康复新技术 在老年
常见功能障碍及疾病中的应用指南

主　编　贾　杰　王金武

副主编　顾　捷　尉建锋　刘昊扬　陆小峰

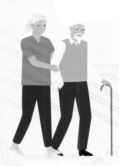

科学技术文献出版社
SCIENTIFIC AND TECHNICAL DOCUMENTATION PRESS

·北京·

图书在版编目（CIP）数据

康复新技术在老年常见功能障碍及疾病中的应用指南 / 贾杰，王金武主编. —北京：科学技术文献出版社，2022.7

ISBN 978-7-5189-9201-0

Ⅰ.①康⋯ Ⅱ.①贾⋯ ②王⋯ Ⅲ.①康复医学—应用—老年人病—常见病—指南

Ⅳ.① R592-62

中国版本图书馆 CIP 数据核字（2022）第 088420 号

康复新技术在老年常见功能障碍及疾病中的应用指南

策划编辑：蔡　蓉　责任编辑：栾璟煜　段淑娟　责任校对：王瑞瑞　责任出版：张志平

出　版　者	科学技术文献出版社
地　　　址	北京市复兴路15号　　邮编　100038
编　务　部	（010）58882938，58882087（传真）
发　行　部	（010）58882868，58882870（传真）
邮　购　部	（010）58882873
官　方　网　址	www.stdp.com.cn
发　行　者	科学技术文献出版社发行　全国各地新华书店经销
印　刷　者	北京地大彩印有限公司
版　　　次	2022 年 7 月第 1 版　2022 年 7 月第 1 次印刷
开　　　本	787×1092　1/16
字　　　数	522千
印　　　张	27
书　　　号	ISBN 978-7-5189-9201-0
定　　　价	168.00元

版权所有　违法必究

购买本社图书，凡字迹不清、缺页、倒页、脱页者，本社发行部负责调换

康复科学
是
人及社会化
恢复的基础

— 励建安

医工结合

创新发展

戴尅戎

【编 委 会】

主 编

贾　杰　复旦大学附属华山医院

王金武　上海交通大学

副主编

顾　捷　上海傅利叶智能科技有限公司

尉建锋　杭州卓健信息科技股份有限公司

刘昊扬　北京诺亦腾科技有限公司

陆小峰　上海大学

编　委（按姓氏拼音排序）

曹　岚	上海交通大学	陈　旦	上海市静安区中心医院
陈鲤文	福建工程学院	陈树耿	复旦大学附属华山医院
陈祥贵	上海市静安区中心医院	陈作兵	浙江大学附属第一医院
邓盼墨	上海市静安区中心医院	邓宗煌	福建合亿医疗科技有限公司
丁　力	复旦大学附属华山医院	樊天润	常州市钱璟康复股份有限公司
冯海洋	潍坊医学院	付丛会	上海市金山区众仁老年护理医院
付江红	复旦大学附属华山医院	顾　捷	上海傅利叶智能科技有限公司
顾永飞	北京诺亦腾科技有限公司	郭　慧	上海诺诚电气股份有限公司
何志杰	复旦大学附属华山医院	贾　杰	复旦大学附属华山医院
蒋柳雅	上海市静安区中心医院	蒋泽武	复旦大学附属华山医院
匡才慧	上海迈动医疗器械有限公司	李　冲	上海体育学院
李　菁	法罗适（上海）医疗技术有限公司	李　鹏	上海迈动医疗器械有限公司
林嘉滢	福建中医药大学	林嬴男	复旦大学附属华山医院
刘　强	复旦大学附属华山医院	刘　睿	北京诺亦腾科技有限公司
刘昊扬	北京诺亦腾科技有限公司	刘同有	上海交通大学
刘智岚	上海市第四康复医院	卢可明	上海交通大学
鹿　霏	上海电气智能康复医疗科技有限公司	陆小峰	上海大学

【编 委 会】

罗　健	福建工程学院	马春霞	陕西省康复医院
马艳兰	杭州卓健信息科技股份有限公司	马振江	上海交通大学医学院附属第九人民医院
马珠江	北京智精灵科技有限公司	茆顺明	上海诺诚电气股份有限公司
苗　鹏	上海交通大学	聂海波	杭州卓健信息科技股份有限公司
宁志翔	福建工程学院	潘　亮	上海迈动医疗器械有限公司
钱佳煜	复旦大学附属华山医院	曲庆明	复旦大学附属华山医院
任银华	杭州卓健信息科技股份有限公司	戎　欣	上海迈动医疗器械有限公司
束贝贝	上海市静安区中心医院	束小康	上海念通智能科技有限公司
孙　鑫	上海交通大学医学院附属第九人民医院	孙鑫鹏	法罗适（上海）医疗技术有限公司
田　婧	复旦大学附属华山医院	王　诚	上海迈动医疗器械有限公司
王　浩	河南工业大学	王　琦	上海同济大学
王宝兰	新疆医科大学第一附属医院	王彩萍	上海交通大学
王鹤玮	复旦大学附属华山医院	王金武	上海交通大学
王景信	郑州大学附属郑州中心医院	王晓怡	北京智精灵科技有限公司
王赞博	上海交通大学医学院附属第九人民医院	魏栋帅	新乡医学院
尉建锋	杭州卓健信息科技股份有限公司	吴江华	青迪（上海）健康科技有限公司
乡靖楠	上海体育学院	徐　硕	复旦大学附属华山医院
许之敏	深圳新锋视科技有限公司	闫志杰	新乡医学院
杨　涵	上海交通大学	杨　青	复旦大学附属华山医院
尹刚刚	上海司羿智能科技有限公司	余恺涛	复旦大学附属华山医院
俞厉祺	杭州卓健信息科技股份有限公司	于文强	潍坊医学院
曾　红	上海交通大学医学院附属第九人民医院	曾海沧	福建合亿医疗科技有限公司
张　岩	杭州易脑复苏科技有限公司	张永丽	福建中医药大学
赵文宽	河南工业大学	赵小清	苏州佑行健康科技有限公司
赵月华	上海市静安区中心医院	赵子立	青迪（上海）健康科技有限公司
郑豪杰	法罗适（上海）医疗技术有限公司	朱　杰	复旦大学附属华山医院
朱　晶	常州华联医疗器械集团股份有限公司	庄金阳	复旦大学附属华山医院
邹　飞	复旦大学附属华山医院		

【主编简介】

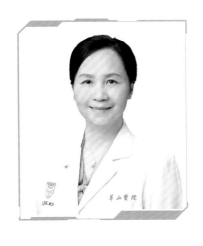

贾杰，主任医师，博士研究生导师，复旦大学附属华山医院康复医学科副主任，复旦大学附属华山医院福建医院、国家区域医疗中心筹办处副主任。中国康复医学会手功能康复委员会主任委员、循证专业委员会副主任委员、社区康复委员会候任主任委员。国家重点研发项目"老年全周期康复技术体系与信息化管理研究"项目负责人及课题第一负责人。曾主持国家自然科学基金重大研究计划集成项目子课题1项、国家自然科学基金面上项目3项、科技部"十二五"国家科技支撑计划课题1项、上海市科学技术委员会／卫生局课题6项。发表SCI收录论文100余篇，参与编写康复医学专著16部，获授权专利41项。曾获2014年教育部科学技术进步奖二等奖、2016年中华医学科技奖二等奖、2016年原国家卫生计生委脑卒中防治工程委员会"突出贡献专家奖"、2018年复旦大学巾帼创新奖、2020年中国康复医学会科学技术奖一等奖、2020年上海康复医学科技奖一等奖等数十项科技奖励与荣誉称号。

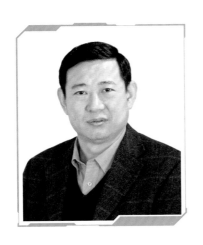

王金武，教授，博士研究生导师，上海交通大学医学院附属第九人民医院主任医师。科技部"十三五"国家重点研发计划首席科学家，民政部智能控制与康复技术重点实验室副主任，上海交通大学康复辅具创新中心主任，转化医学国家重大科技基础设施(上海)–数字技术（生物3D打印）与智慧医疗转化示范平台主任。曾获2019年度第九届上海市康复医学会上海康复医学科技奖一等奖，2010年度中华医学科技进步奖一等奖。

【副主编简介】

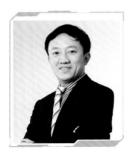

顾捷，人工智能正高级工程师，上海傅利叶智能科技有限公司董事长兼首席执行官。国家重点研发项目"老年全周期康复技术体系与信息化管理研究"新技术推广单位负责人，牵头承担近 20 项国家级及省级研发项目，包括近 10 项省级以上科技重大专项，并荣获"专精特新"小巨人企业称号。曾获第六届吴文俊 AI 科学技术进步奖一等奖，2020年上海市领军人才称号，2019 年上海十大优秀青年企业家等荣誉。

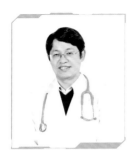

尉建锋，医学博士，副主任医师，杭州卓健信息科技股份有限公司创始人。国家重点研发项目"老年全周期康复技术体系与信息化管理研究"课题第五负责人，腾讯医疗 AI 特聘专家。曾承担国家科技重大专项、国家重点研发计划等诸多课题。先后荣获浙江省"千人计划"、杭州市全球引才"521"计划创业人才、杭州市"131"中青年人才一层次、浙江省科技进步奖一等奖、"奇思妙想浙江行"创业大赛总决赛二等奖、浙江省教学成果奖一等奖等荣誉。

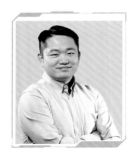

刘昊扬，教授，博士研究生导师，北京诺亦腾科技有限公司联合创始人、首席执行官。国家重点研发项目"老年全周期康复技术体系与信息化管理研究"新技术推广单位负责人，现任北京市归国华侨联合会副主席、中国现代五项运动协会副主席等职务。曾获得国家特聘专家、北京市特聘专家、中关村领军人才等多项荣誉。所创立的北京诺亦腾科技有限公司在人体动作捕捉与 VR 技术领域具有国际影响力，在智能化训练、数字化训练方面开展了大量的研究与尝试。

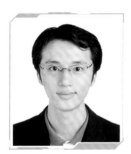

陆小峰，上海大学通信与信息工程学院教师。国家重点研发项目"老年全周期康复技术体系与信息化管理研究"新技术推广单位负责人。研究方向为嵌入式系统与智能信息处理，长期从事信息技术与康复医学相结合的医工交叉领域相关理论研究与项目开发。曾主持和参与数十项上海市科学技术委员会项目及企业委托项目，授权发明专利 10 项。曾获 2019 年上海市育才奖、2018 年上海市"五四青年"奖章、2018 年宝钢优秀教师奖等荣誉称号。

【序 言】

我国老龄化情况日益严重，老年人群的康复需求巨大，但目前老年人群的康复服务体系建设尚不完善：康复技术片面，现有康复技术不符合老年人群的特点；康复服务局限，地区发展不平衡，未覆盖疾病全周期，未全面覆盖社区和家庭；康复信息化、科技化程度低。为解决上述问题，建立智能化老年全周期康复技术体系，由复旦大学附属华山医院牵头，带领全国12个城市的课题参与单位成功申请国家重点研发计划"主动健康和老龄化科技应对"重点专项"老年全周期康复技术体系与信息化管理研究"项目。

复旦大学附属华山医院的老年康复团队调研发现，目前针对老年人康复的新技术还很缺乏，三级康复评估、治疗和护理衔接技术尚不明确。为了解决上述问题，在立项3年多的时间内，老年康复团队联合北京市、上海市、江苏省、河南省、湖北省等多个省份的多家医疗技术公司，与同济大学、上海交通大学等多所高校同步进行产、学、研、医模式下的新技术开发，取得了一系列成果（图0-0-1）。为了推广新技术产品和方案，老年康复团队启动了老年康复医学丛书的编写，本书为"课题一"（老年常见功能障碍的康复技术方案研究）医学丛书的老年康复新技术部分。

本书共分17章，围绕老年人常见的10项功能障碍、14种疾病，综述国内外现有技术体系，阐述老年康复团队联合企业及高校开发的新技术产品和方案，并给出具体临床康复案例参考。本书以新技术样机及产品介绍、规范化技术方案的形式呈现。

本书前6章主要介绍重点专项中的6项老年康复创新关键技术：①基于虚拟现实的老年益智网络游戏平台。该设备结合电子化认知功能评定和训练技术、网络信息技术和虚拟现实技术，研发了符合老年人日常生活习惯和认知障碍特征的虚拟益智网络游戏，能有效

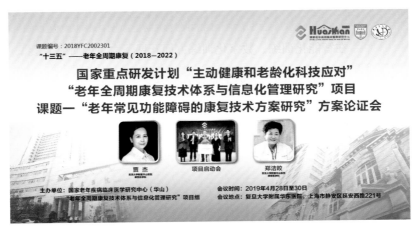

图0-0-1　国家重点研发计划"老年全周期康复技术体系与信息化管理研究"项目课题一方案论证会

1

改善老年认知、语言等功能障碍。②新型无创神经调控技术。这部分介绍了 6 种无创中枢神经调控技术，对中枢神经系统的兴奋性实现选择性调控，可改善老年神经系统疾病 / 损伤引起的多种功能障碍。③基于 3D 打印的康复辅助器具。其实现了个性化、智能化、家庭化的康复配置和相关训练，并可改善老年骨关节疾病 / 损伤引起的运动功能障碍。④手脑感知综合康复干预技术。该项新技术能够帮助诱导 / 促进老年患者感觉功能的改善或再建，并促进运动、认知等功能改善。⑤语言-运动综合干预技术。该技术可以提高老年患者语言、运动障碍的康复疗效，并为严重语言和（或）运动功能障碍患者的康复治疗难题提供新的解决方案。⑥基于生物反馈的生理性缺血训练。该训练可实现生理性缺血训练运动强度（缺血阈强度）的可视化和可控化。

本书后 11 章介绍了基于心肺功能、吞咽功能、盆底功能、运动功能、平衡功能、专注度、精神心理等角度的康复新技术，介绍了目前康复热点新技术——数字医疗技术及其在脑卒中和肝癌患者中的应用案例，还介绍了基于手功能康复全周期的信息化管理技术和老年综合康复技术与服务体系大数据管理平台。

本书介绍的新技术已获得发明专利 5 项，实用新型专利 12 项，外观专利 4 项，软件著作权 14 项。本书所述新技术样机及产品均已通过第三方测试，新技术方案已通过专家评审。目前 16 项新技术已形成产品并在临床推广应用，11 项新技术仍在样机试验阶段。为了推广新技术理念与方案，老年康复团队积极在全国范围内推广老年全周期新技术康复设备与方案，目前已覆盖全国 31 个省（自治区、直辖市），惠及 1052 家医疗单位。

自重点研发计划启动至今 3 年余，在全国各地企业和高校的协助下，老年康复团队开发并推广了多项老年康复新技术，《发展老年全周期康复，健全老年健康服务体系——老年全周期康复技术体系与信息化管理研究项目的实施之路》获评国家卫生健康委员会委管出版物主题宣传优秀专题文章。但由于项目研发周期的限制，本书所述新技术还存在很多不足，希望读者批评指正，也希望更多学者关注老年康复新技术的研发与应用。

凡是过往，皆为序章。在"十四五"期间，老年康复团队将基于现有技术，强化老年康复用具的科技支撑，加强老年科技的成果转化，发展健康促进类康复辅助器具，并推广应用智慧健康养老产品，希望为老年康复事业再添一块砖，再加一把火。

【目　次】

【目　次】

【目　次】

【目　次】

第 一 章

基于虚拟现实的老年益智网络游戏平台

　　我国老龄化情况日益严重，老年人群康复需求巨大，但目前针对老年人群的康复服务体系建设尚不完善，康复技术片面，现有康复技术不符合老年人群的特点。为此，在老年全周期康复理论的指导下，利用信息化新技术开展更有针对性的康复方案和措施显得尤为重要。本章所介绍的基于 VR 的老年益智网络游戏平台即为利用 VR 这一新兴技术为老年人群康复和益智服务的网络工具。其基于虚拟的社会生活场景，集成多种沉浸式训练模块，可根据特定算法实时自适应调整，针对老年失能、失智、精神障碍进行网络益智游戏训练，能够减缓老年人的谵妄与痴呆进程，同时实现虚拟环境体验与真实环境反馈相结合的闭环康复干预。本章重点介绍了北京诺亦腾 VR 系统、杭州易脑复苏 VR 运动康复系统，以及上海大学研发的基于 VR 的时间一致性训练系统所搭建的 VR 康复网络游戏平台。这些系统和平台将 VR 技术与康复方法相结合，兼具便利、趣味与有效康复的特点，根据不同老年人的疾病特点和具体问题进行具体分析，为其制订个性化方案，如针对老年患者在脑卒中后和脑外伤后的躯体运动功能障碍、认知功能障碍及精神状况，通过虚拟游戏等形式开展康复训练。VR 康复治疗模式打破了传统康复训练的局限性，显著降低了康复成本，并依托临床循证将患者的诊断数据进行数字化评估，将定性评估转变为定量评估，从而更加直观地分析和对比康复训练后获得的评估数据。通过进行相关人员培训，可实现同场、远程多人训练，有利于在社区和家庭开展，可极大地促进社区和居家康复服务的发展，同时也为老年康复服务技术体系的建设与发展提供驱动力。

第一节　虚拟现实技术

一、虚拟现实概述

（一）虚拟现实的概念

　　VR 一词最早由 VPL 研究创始人 Jaron Lanier 于 1989 年提出。VR 技术是 20 世纪末逐渐兴起的一门综合性 AI 技术。随着计算机图形学及 AI 技术的不断发展，人们希望探索和实现以人为中心，且具有多维信息输入、输出的人机接口。借此契机，VR 技术得到了迅速发展。VR 技术是一门涉及众多学科的新技术，集先进的计算机技术、传感与测量技术、仿真技术和微电子技术于一体，通过采用以计算机技术为核心的现代科技手段和特殊的输入 / 输出设备创造出一个 3D 虚拟世界。VR 技术原理如图 1-1-1 所示，人在物理交互空间通过传感器集成等设备与由计算机硬件和 VR 引擎产生的虚拟环境交互。多感知交互模型将来自多传感器的原始数据经传感器处理成融合信息，经行为解释器产生行为数据输入虚拟环境并与用户进行交互，而后来自虚拟环境的配置和应用状态再反馈给传感器。

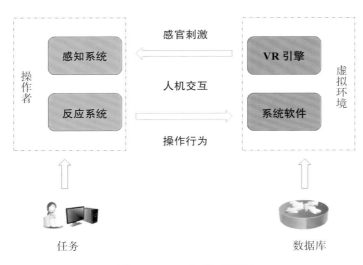

图 1-1-1　VR 技术原理

　　硬件产品在 VR 系统的发展中具有非常重要的作用，以至于人们将 VR 描述为"头盔式显示器""数据手套"，而忽略了其最本质的定义，即"真实感体验"。VR 硬件的关键是计算机技术的发展，只有高速计算和传输才能实时产生更逼真的体验。3D 立体显示器可以实现 3D 模型的立体显示，观察者无须佩戴立体眼镜。立体投影系统是指采用多台投影机组合而成的多通道大屏幕展示系统，更具冲击力和沉浸感。同时，VR 技术的发展与 VR 软件是相辅相成的。OpenGL 是通用共享的开放式 3D 图形标准；WTK 是提供完整 3D 虚拟环境开发的平台；Vega 主要用于实时视觉模拟。与欧美国家相比，国内 VR 软件包的研发较晚，主要有 Webmax、VRP、通用分布式 VR 软件开发平台，以及北京航空航天大学的分布交互仿真开发与运行平台 BH RTI 等。

（二）虚拟现实的特点

　　VR 系统允许用户和 VR 世界自然交互，通过视觉、听觉、触觉、嗅觉等多种感觉通道的反馈令用户产生身临其境的感受。VR 具有沉浸感（Immersion）、交互性（Interactivity）、构想性（Imagination）3 个特征，也被称为 3I 特性。

　　1. 沉浸感　指使用者身临计算机产生的虚拟世界的真实程度。VR 提供给用户一个虚拟环境，用户从生理和心理双重角度难以分辨虚拟环境真假。VR 技术作为沉浸式技术的典型，用户在佩戴 VR 眼镜时，通过视觉看到一个更加立体化的画面。视角具备特殊性，会让用户感觉所有的一切都发生在自己的身边。另外，VR 技术还可以利用立体环绕的音响为用户带来更加真实的感受。

2. 交互性　指使用者能够对虚拟环境内的对象进行 3D 的、自然的交互操作，以及从虚拟环境中得到自然的反馈信息，如人的走动、头的转动、手的移动等。通过这些技术，用户与虚拟世界进行交互，实时产生在真实世界中的感觉，这时手有触摸感，可以感觉物体的质量，能区分所拿的是石头还是海绵，且场景中被抓的物体也立刻随着手的运动而运动。

3. 构想性　指虚拟环境是人想象出来的，同时这种想象体现出设计者的思想，因而可以用来实现特定的目标。所以，VR 技术不仅仅是一种媒体或者一种高级用户接口，也是为解决工程、医学、军事等方面的问题而由开发者设计出来的应用系统。VR 系统的开发技术使得设计者可以并行操作，从而使用者能够从虚拟环境中获取新的知识，提高认知范围和启发思维。

二、虚拟现实的发展

（一）虚拟现实技术的萌芽阶段

早在 20 世纪 30 年代，美国科幻小说家就提出了 VR 技术的建设构想；20 世纪 50 年代，科学家将虚拟技术的研发付诸实践，并且研发了传感仿真器；1968 年，美国计算机科学家 Sutherland 在哈佛大学组织开发了第一个计算机图形驱动的头盔显示器及头部位置跟踪系统，成为 VR 技术发展史上的一个"里程碑"，为虚拟技术的研发奠定了理论和技术基础。

（二）虚拟现实技术的探索阶段

20 世纪 80 年代初至 80 年代中期，VR 技术的基本概念逐渐形成，开始有实验进入实用阶段。这一阶段的重要标志是 1985 年在 Greevy 领导下完成的 VR 系统，该系统装备了数据手套和头部跟踪器，提供了手势、语言等交互手段，成了名副其实的 VR 系统，并让 VR 技术从理论研究真正过渡到实践阶段。

（三）虚拟现实技术的发展阶段

随着 VR 理论和技术的不断完善，科学家研发出了特色的 VR 系统，能够与人形成有效互动。人们可以通过语言和动作等对 VR 系统进行有效控制，为 VR 技术的大范围应用提供了重要的技术支持。

（四）虚拟现实技术的广泛应用阶段

21世纪以来，随着VR理论研究的不断完善，VR技术更加成熟，并在各个领域得到了广泛应用，如康复医学将VR技术应用于康复训练过程中，通过使患者尝试不同的场景、不同的任务，同时获得反馈，以帮助患者获得更好的康复效果。VR技术也开始应用于认知障碍的康复，并取得了一些成果，如Cho等进行了一项随机对照临床试验，试验组进行VR训练，包括头戴显示器和计算机辅助认知治疗，对照组进行计算机辅助认知治疗，结果显示两组患者的认知功能和日常生活能力均得到提高，可见VR训练可能是一种用于脑卒中患者认知功能和日常生活能力恢复的良好方法。Faria等的研究结果显示，VR训练可显著改善脑卒中患者的整体认知功能、注意力和执行功能。王辉等的研究结果也显示，VR训练可改善脑卒中偏瘫患者的认知功能、步行能力及日常生活能力。

三、虚拟现实的分类

（一）桌面式虚拟现实

桌面式VR又称非沉浸式VR，用户主要通过计算机屏幕、投影设备等观察虚拟环境，并通过各种外部设备如鼠标、追踪器等驾驭虚拟环境场景。桌面式VR仅采用简单的光线传感器、距离传感器等小型传感器，或者只是计算机界面的模拟应用。由于造价低和门槛低，桌面式VR应用最为广泛，但缺点是缺乏完全沉浸式的用户体验。

（二）沉浸式虚拟现实

与桌面式VR相比，沉浸式VR提供了更高层次和更完全的沉浸式体验，使用户有一种置身虚拟世界的感觉。这个系统最重要的特点是将体验者的各种感官都带入到虚拟环境中去，通过不同的感官捕捉设备将体验者与现实世界分开，从而可以排除外界的干扰，使体验者真正置身于虚拟世界中去。几乎所有种类的沉浸式VR都以头盔显示器为关键设备，当然随着科技的发展，目前的趋势是抛弃繁重的头盔设备，转而以眼镜甚至是将影像直接投影在眼球上来代替显示器。沉浸式头盔是一种将使用者与真实环境隔离开来的先进显示装置，它可以分别为左眼和右眼提供两个既包含平行视差又独立的图像，类似于3D电影的拍摄和播放原理，再加上各种类型传感器对现实的模拟，可以产生一种极强的立体真实感。沉浸式VR是目前影响最广，在可操作的前提下潜力最大的一类。

（三）增强式虚拟现实

增强式VR允许用户对现实世界进行观察的同时将虚拟图像叠加在真实的物理对象之上，为用户提供所能看到的、与真实环境有关的、存储在计算机中的信息，从而增强用户对真实环境的感受，因此又被称为叠加式或补充现实式 VR。在增强式 VR 中，虚拟对象提供的信息往往是用户无法凭借自身感觉器官直接感知的深层信息，用户可以利用虚拟对象提供的信息加强对现实世界的认知。增强式 VR 主要有 3 个特点：①真实世界和虚拟世界融为一体；②具有实时人机交互功能；③真实世界和虚拟世界是在 3D 空间中整合的。增强式 VR 可以在真实的环境中增加虚拟物体，如医师在进行虚拟手术时，佩戴可透视性头盔显示器，既可以看到手术现场的情况，又可以看到手术所需的各种资料。

（四）分布式虚拟现实

简单来说，分布式 VR 是前面 3 类 VR 的集合版本，是基于网络的虚拟环境，使得位于不同物理位置的多个虚拟环境或多个用户能够通过网络连接。VR 运行在分布式环境下有两种前提：①基于计算机发展的强大的分布计算能力；②某些应用本身具有分布特性的需要，如不同类型的网络游戏或者使分隔在两地的人能够通过 VR 技术实现"面对面"的交流等。分布式 VR 有以下特点：①各用户具有共享的虚拟工作空间；②伪实体的行为真实感；③支持实时交互，共享时钟；④多个用户可以用各自不同的方式相互通信；⑤资源信息共享以及允许用户自然操作虚拟世界中的对象。分布式 VR 的目标是在沉浸式 VR 的基础上，将分布在不同地理位置的多个用户或多个虚拟世界通过网络连接在一起，使每个用户同时参与到一个虚拟空间，计算机通过网络与其他用户进行交互，共同体验虚拟经历，以达到协同工作的目的。分布式 VR 将 VR 应用提升到了一个更高的境界。

四、虚拟现实的研究现状

（一）虚拟现实技术的国外研究现状

1. 美国的研究现状　美国是 VR 技术研究的发源地，目前大部分 VR 研究机构都位于美国。20 世纪 40 年代初，作为 VR 前身的飞行仿真器在美国出现。1966 年，美国麻省理工学院林肯实验室在海军科研办公室的资助下，研制出了第一个头盔式显示器，随后又将模拟力和触觉反馈装置加入到系统中。自 20 世纪 80 年代后期起，美国 VPL 公司陆续研制出较实用的头盔式 3D 显示器，能提供 6 个自由度的数据手套、立体声耳机以及相应的计算机软硬件系统。艾姆斯研究中心也有很多关于 VR 的研究成果，早在 1981 年，该学院研究中心就已经针对虚拟视觉环境映射系统项目的应用进行了深入的研究，并开发了关于虚拟接口和界面环境映射系统的工作站。

2. 欧洲各国的研究现状　在欧洲，英国布里斯托尔公司设计和开发的网络视频服务器软件系统被认为是一种比某些标准化操作系统环境更优越的软件系统。VR 应用的关键是寻找合适的场合和对象，即如何发挥想象力和创造性。选择适当的应用对象可大幅度地提高效率，减轻劳动强度，提高产品质量。为了达到这一目的，必须研究 VR 的开发工具，如 VR 系统开发平台、分布式 VR 技术等，这些都直接与计算机技术、多媒体技术的快速发展密切相关。在 VR 开发的某些方面，特别是在分布并行处理、辅助设备（包括触觉反馈）设计和应用研究方面，英国的研究和开发处于欧洲领先水平。欧洲其他国家如法国、德国、西班牙等也积极进行了 VR 的开发与应用，如西班牙在 VR 上做的多用户 VR 项目——虚拟奥运会；德国计算机图形研究所的测试平台用于评估 VR 对未来系统和界面的影响，以及向用户和生产者提供通向先进的可视化、模拟技术和 VR 技术的途径。

3. 日本的研究现状　日本对 VR 技术的开发在相关领域的科学研究中也具有重要地位。近年来，其在构建虚拟知识库及 VR 网络游戏等方面都取得了长足的进步。东京大学原岛实验室对人脸表情提取、3D 立体结构判定以及 3D 立体形状图像表示进行了研究。东京大学精密与智能实验室正在研究一种名为便笺存储器地址寄存器的人性化接口，该接口可以被用来创建 3D 立体模型。

（二）虚拟现实技术的国内研究现状

在 VR 技术的不断发展中，我国也开始对该技术加以关注。《中华人民共和国国民经济和社会发展第十三个五年规划纲要》中就有发展 VR 技术的明确目标：国家将积极扶持 VR 等新兴技术领域，并且不断增加新兴产业的发展，加大科学技术的持续创新。这无疑为 VR 技术创造了更多的机遇。国内的一些科研单位，如清华大学的临场感应技术重点实验室、北京航空航天大学、中国民航大学、浙江大学计算机仿真重点实验室、中国人民解放军空军第二航空学院、空军工程大学和中国人民解放军信息工程大学等，均在 VR 的研究领域取得了重要成果，其中部分研究已经接近国际先进水平。与国外先进的 VR 技术研究相比，我国的 VR 技术研究仍然处于发展的初级阶段，还需要不断地进行各种研究来丰富实验成果，以获得更大的技术进展。为此，国内多家科研院所和高校积极研究和推广该技术，现阶段已经取得一定的效果。

（三）虚拟现实应用于康复领域的研究进展

康复医学旨在通过多种手段促使患者全部或部分功能最大限度的恢复，以获得最大可能的生活自理、劳动等能力。康复治疗能够改善症状，缩短病程，减轻患者的痛苦，已成为临床治疗中必不可少的一部分。传统的康复治疗存在诸多缺陷，如传统的运动康复治疗过程单调，患者容易丧失兴趣；由于治疗场地的特殊性，患者需要在指定的地点进行训练，不能满足患者量大时的需求。相较于传统康复训练方式，VR 康复技术更接近新的康复治疗观念，不仅能提供与真实世界相似的训练环境和有意义的任务需求，还能在康复训练前后对患者的功能状态进行量化评估，同时能减轻医疗人员的工作强度。VR

技术的引入，除了给患者带来视觉和思维的真实体验外，更重要的是患者将作为一个完整的生物个人融入虚拟环境中，在此种环境中，患者的视觉、听觉、触觉等都可以得到充分的表达和记录。

VR技术历经多年的发展，理论日趋完善，其软件系统和硬件设备也得到了逐步发展。随着VR技术的发展，其应用领域越来越广，尤其近年来将VR技术用于辅助康复治疗的研究越来越多，主要包括脑卒中患者的辅助治疗、脑卒中后认知功能的治疗和运动障碍的康复治疗、脑损伤的康复训练以及PD患者的康复治疗等方面。

1. 虚拟现实在脑卒中后运动功能康复中的研究进展　运动障碍是脑卒中患者最常见的症状且表现多样，不同形式的运动障碍均可导致患者运动受限，最终影响患者的生活质量。从近年的研究看，国内将VR用于脑卒中患者上肢功能康复的研究相对较多。夏熙双等运用桌面式VR技术生物反馈系统对40例脑卒中患者进行运动功能训练，结果表明接受VR治疗的患者上肢运动功能和日常生活活动能力均得到了较好的改善；Suarez在研究中对26例跌倒高风险老年人进行了6周基于VR系统的平衡康复训练，结果显示患者静态和动态姿势控制能力均有提高。

2. 虚拟现实在帕金森病康复中的研究进展　步态和认知功能异常是PD患者常见的临床症状，在完成复杂或多重任务时尤为严重。传统训练难以满足复杂步态活动的要求。VR与动作学习理论相结合，可重现常见的居家活动环境，提供复杂环境中有意义的任务需求。Klinger通过超市场景的VR训练，结合神经心理学评估，对PD患者及年龄匹配受试者的认知功能进行评估和锻炼，证实了VR技术评估与训练的有效性；Mirelman通过对有跌倒风险的PD患者进行加强型活动平板训练结合跨越障碍的VR训练，发现训练后患者步速增加，认知功能评分增加，提示该训练方案可改善患者的反应能力、步态及认知功能。

3. 虚拟现实在语言康复中的研究进展　言语失用是卒中后语言障碍的表现之一，通常与非流利型失语症同时存在，明显影响患者口语的恢复。Grechuta等利用家庭远程VR康复系统对30例失语症患者进行语言康复训练，经过6个月的训练，VR组在理解、命名、阅读、复述和计算能力等方面均有改善。目前言语失用的VR康复系统临床应用尚不足，训练材料不够丰富，未来需进一步对系统进行优化及升级。

4. 虚拟现实应用于认知康复的研究进展　脑卒中患者的认知障碍主要累及视空间、知觉、注意力、记忆力、执行能力等方面。研究表明，脑组织具有可塑性，神经元突触之间存在复杂的联系，可通过康复训练来改善脑认知功能。VR训练的特点之一就是沉浸感，在虚拟环境中，听觉、视觉、触觉反馈信号增强中枢神经系统的再学习能力，促进神经可塑性，从而加快认知障碍的恢复。记忆训练可以提高个体的记忆能力，有改善认知的作用。研究显示，虚拟应用程序使应用者在虚拟公园中骑车并识别出沿途出现的目标动物或物体，完成任务的同时不仅增强了记忆力，还可以通过视觉和听觉反馈诱导兴趣和乐趣。注意力训练是认知改善的基础，注意力分散致无法集中精力可加快痴呆进程。有研究采用模拟真实世界的日常生活活动虚拟环境来改善患者的注意力。执行功能是为了达到特定目标并排除干扰的认知加工过程，包括计划、抑制控制、问题解决、监督控制、认知适应性和错误纠正等。Gamito 等的研究表明，VR 干预对执行功能的改善是传统方法的两倍。有研究者开发了以学校、教室为场景的一系列 VR 训练，并增加了训练师指导系统，结果表明训练后患者的执行能力和日常生活能力均有改善。有轻度认知功能障碍的高危人群可以通过 VR 进行远程测试并练习，在提高患者依从性的同时做到早发现、早诊断、早治疗、及早干预，从而延缓痴呆进程。从临床推广到社区甚至家庭，我国的 VR 产业有较大的发展和应用空间，需要政府支持及各方努力。

第二节　老年益智游戏的开发

一、传统老年益智游戏

益智游戏以游戏的形式锻炼脑、眼、手，使人在游戏中提升逻辑力和敏捷力，通过一定的逻辑或数学、物理、化学，甚至是自己设定的原理来完成一定任务，趣味性较强。益智游戏需要适当的思考，能以游戏形式锻炼参与者脑、眼、手等的功能，使参与者在娱乐放松的同时获得协调身体功能提高自身逻辑分析能力和思维敏捷性的效果。常见的益智游戏有分类、猜谜、接龙游戏等。益智游戏通常具有趣味性、虚构性和社会性等特点，能帮助协调身体功能，在缓解精神疲劳、减轻压力的同时体验到快乐及成就感。

（一）老年益智玩具

老年益智玩具的出现让游戏变得更加有趣味性。老年益智玩具是专门为老年人群体设计的活跃大脑的各类游戏道具。老年益智玩具各类困难点的设定均是参照老年人身心方面的特征而研发的，把陷阱、困难点更为巧妙地设定至题目中，老年人需要借助脑力转换思考的角度才能获得答案。常见类型：①解套类益智玩具，如九连环、鲁班锁等；②积木类、拼图类玩具，如七巧板等；③运动类玩具，如空竹、陀螺等；④休闲类玩具，如象棋、麻将等。

（二）老年团体益智游戏

常见的团体类益智游戏有击鼓传花、猜灯谜、绕口令等，具有参与度高、趣味性强、难度适宜的特点。游戏内容应充分考虑老年人的接受程度，强调记忆能力、手眼脑耳的协调能力、与他人的协作能力、注意力、语言表达能力等。团体益智游戏作为一种智力运动，需要大脑进行思考，因此可以不断刺激大脑细胞，减缓大脑功能的衰退，同时可以通过双手刺激来激励脑功能，起到预防痴呆的作用。研究发现，互动式游戏干预可使老年患者显示出较强的自我意识，更直接地感受到游戏现场轻松、欢快的氛围，有助于额叶功能的激活。这类活动可以促进老年人接受刺激，提供情感和社会支持，有助于缓解消极情绪。另外，游戏治疗的趣味性强，可调动老年人的主动性，帮助其解决心理及社会问题。

二、信息化与益智游戏

国外有不少游戏商家专门为老年人群设计的网络游戏软件，可达到锻炼大脑、维持大脑正常功能的目的。如任天堂针对老年人的头脑训练推出了新一代触摸式的电子游戏产品，该游戏设计全方位考虑老年人的实际情况，具有触摸屏设计、操作简单等特点。日本东北大学神经学教授川岛隆太认为简单的计算和读写有利于活跃人类大脑，其在 2006 年推出的脑力训练书籍曾登上日本畅销书排行榜。川岛隆太认为游戏可让阿尔茨海默病的发病率降低，这在痴呆研究历史上具有里程碑式的意义。目前国内针对老年人疾病防治的数字游戏设计与制作项目基本上处于空白。吉林艺术学院数字娱乐系邵兵副教授课题组联合医学和计算机领域专家，基于数字游戏交互技术对老年疾病尤其是老年痴呆的预防和治疗开展深入研究，研发以平板电脑和智能手机为载体、对老年认知功能障碍具有较好疗效的数字游戏互动训练的途径与方法。

三、新技术与益智游戏

VR 技术作为 20 世纪最热门的新技术之一，在针对老年认知功能康复上具有独特的优点，不仅具有一定的趣味性，还可以实时监测并记录使用者的身体行为和生理反应等，对老年人的注意力、执行力及记忆力均有较大的改善作用。VR 技术的出现时间相对较早，在 20 世纪末已经取得了较好的研究成果。VR 游戏在发展过程中陆续面世，但由于体系不完善，所以基本上仍停留在 3D 游戏阶段。2016 年 VR 游戏体系已经比较完备，市场推出的 VR 游戏受到了许多人的喜爱，因此这一年也被人们称作"VR 元年"。VR 技术对游戏的设计和开发是一场技术性的革命，把 VR 技术运用在游戏的开发和设计上，大大拓展了游戏设计的发展空间和领域，开创了游戏产业发展的新时代。VR 技术在益智游戏设计中可以模拟环境、感知和自然技能等，并基于此技术形成 3D 动态场景，允许使用者通过交互界面和 VR 与其可穿戴设备进行交互，直接与游戏的环境和角色进行通信。旧金山湾区的 42 名老年人参与了一项研究，其中半数参与者在 4 周内花费 12 h 体验了一款名为"迷宫"的 VR 游戏，玩游戏时，参与者佩戴 VR 眼镜四处走动，一边完成游戏中的任务，一边在虚拟社区中漫游。另外一半参与者是对照组，使用平板电脑体验不需要导航或回忆细节的游戏。经过 15 次测试后，对照组在长期记忆测试（要求他们选出大约 1 h 前看到的物体）中的表现与开始游戏前大致相同，而"迷宫"游戏组的记忆得分明显提高，在选择时更不容易被曾经看到的类似物体干扰。

第三节　虚拟现实在康复领域的应用及优势分析

一、虚拟现实在康复领域的应用

（一）虚拟现实在运动功能康复中的应用

用于恢复平衡和步态的临床干预通常依赖神经可塑性和运动学习的原则，有时也被称为运动学习策略。运动学习干预措施旨在促进针对个人障碍的个性化培训，以通过密集的、以任务为导向的重复培训来提高感觉、运动和认知技能。大量研究表明，VR 可促进运动学习，并在神经系统疾病患者平衡和步态康复方面具有优势。一项回顾性研究系统分析了在大型康复中心接受 VR 康复治疗的 167 例患者的临床记录，通过多个 VR 系统和环境的可用性促成高度个性化的干预措施，根据治疗目标制订特定的治疗方案，结果显示，基于 VR 的康复治疗显著改善了患者的平衡和步态（10 m 步行测试、行走计时测试、Berg 平衡量表和迷你平衡评估系统测试），PD 和脑卒中患者在行走时降低了双重任务成本，患者增强了平衡信心；与普通的运动锻炼相比，VR 对脑卒中患者上下肢运动功能、平衡、步态和日常功能都有积极影响，VR 可有效提高国际跌倒效能量表评分，提高 5 次坐站测试时间。

Mekbib 等设计并实施了一种基于神经科学的 VR 研究草案，用于脑卒中患者上肢运动功能的康复，该系统在完全沉浸式的虚拟环境中提供单侧和双侧肢体镜像练习，可以刺激和激活大脑中的镜像神经元系统。12例亚急性期脑卒中患者除了接受连续8个工作日的常规康复治疗之外，还接受了该VR系统的治疗，结果显示，干预后患者FM-UE评分显著提高，提示患者上肢运动功能改善。在一项多中心、平行对照试验中，22例脑卒中患者被分配到试验组，32例脑卒中患者被分配到对照组，试验组患者接受基于VR的训练，通过上肢运动操纵虚拟物体（图1-3-1），对照组接受常规治疗。经过4周的干预和2个月的随访，两组评价手功能的盒块试验、双手功能评估在训练开始后前两周就有所改善，并持续到2个月的随访期结束，但两组之间未见显著差异。随后研究者对人群进行分层，发现手功能障碍较轻的患者（BBT ≥ 18分，CAHAI ≤ 72分）经过VR训练后手功能有改善趋势，这一结果表明，基于VR的训练可能更适用于手功能轻度受损的患者。

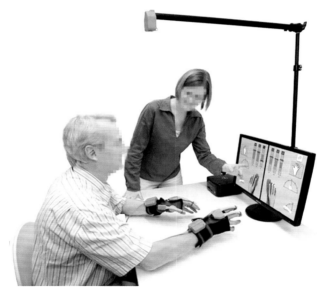

模特戴着有运动传感器的手套，屏幕实时显示手和手指的位置。

图1-3-1　VR训练系统设置（You Grabber）

（二）虚拟现实在认知功能康复中的应用

传统的认知训练涵盖处理速度和注意力，如数字排列、舒尔特表训练、视线跟踪等；记忆力训练包括使用卡片、日历等图片加强大脑记忆、观看图片说话、观看视频后复述内容等方法；计算能力训练常采用100内的加减运算等；执行推理、解决问题能力训练可采用将图片信息分析归类、推理模拟训练等方式。传统训练模式需要治疗师一对一地为患者做训练，通常采用纸笔，并受训练工具的限制，很难满足患者的需求，且长期训练后患者会感到枯燥乏味，失去训练的积极性，降低治疗配合度。

　　相对于利用纸笔或其他工具的传统康复训练，在虚拟环境中很容易实现"重新定向任务"来评估和训练患者的空间定位能力。它的特点被分为两个阶段：在编码阶段，参与者可以通过头盔显示器或手柄移动寻找物体并记住它的空间位置；在检索阶段，参与者从另一个位置开始指出物体的位置。这是使用 VR 环境来评估和治疗痴呆患者的空间回忆缺陷的一个方法。Serino 等招募了 20 例老年痴呆患者，将其随机分为 VR 组和对照组，另招募 10 例健康老年人作为 VR 老年组。VR 组使用自行设定的虚拟城市环境，让受试者记住先前列表中的物品，并在虚拟环境中将这些物品按顺序逐一找出。对照组采用传统的认知康复治疗。经过为期 3~4 周的 10 次干预后，VR 组老年痴呆患者的空间记忆、健康老年人的执行功能（语言流利度测试）均得到了有效的改善。这些在以自我为中心和同心说的导航理论中也有体现。以自我为中心导航理论即个体通过考虑相对于他或她的位置的对象进行导航。Weniger 等通过让 AD 和轻度认知障碍患者记忆虚拟公园的环境来描述以自我为中心的导航缺陷。研究者进一步通过让患者学习 VR 迷宫来描述同种中心导航中的缺陷。该研究虽没能将轻度认知障碍发展为中度认知障碍的患者与未发生转变的患者区分开来，但轻度认知障碍个体在自我中心和同种中心导航任务上的表现比未使用 VR 环境的试验对象的表现差。

　　基于 VR 的干预改善脑卒中患者认知功能的效果一直存在争议，这取决于 VR 训练的设计方案、试验方法、受试人群特点等因素。Mathews 等使用 VR 环境活动任务训练，对 15 例平均年龄为 65 岁的脑卒中患者进行每周 2 h，持续 4 周的干预，试验前后的自身对照显示，参与者的前瞻记忆较基线水平显著提高，并且在干预暂停后的 4 周内仍有显著效果。日本 Kohei Sakaki 等以 VR 结合体育锻炼对有或没有轻度认知功能下降的老年人的认知功能改善为目的开展了一项 meta 分析，纳入了 11 项随机对照试验（6 项针对健康老年人，5 项针对轻度认知功能下降的老年人），其中 6 项研究显示与对照组相比，VR 组的一般认知功能、执行功能、工作记忆能力、短期记忆和言语情节记忆均有显著改善，这表明 VR 结合体育锻炼可改善老年人的认知功能。然而，该 meta 分析纳入的研究数量较少，因此有必要进一步研究以深入探索 VR 结合体育锻炼对认知功能的作用。一项纳入 5 项研究、包含 124 例患者的 meta 分析显示，VR 的认知康复效果并不优于传统认知训练，但与传统康复训练相比，VR 的优势在于患者可以重复学习，对患者的表现提供及时反馈，并通过选择适合患者的方案以满足个体化的治疗需求。

（三）虚拟现实在其他领域的应用

　　VR 技术还可以与 NIBS 技术联合，对脑卒中、神经性疼痛、脑瘫、恐惧症、创伤后应激障碍及多发性硬化患者进行康复训练，多数研究报告了使用 VR-NIBS 后的积极影响。

然而，仍需要进一步的研究来验证更大样本量和不同临床条件下的结果，并且确定结合 VR 和 NIBS 技术的指南和最佳研究流程。VR 可以作为心血管疾病患者在心脏康复不同阶段体能训练的补充工具，研究表明 VR 训练可使患者心率增加、疼痛减轻、行走能力增强、能量水平提高、体力活动增加以及动力和依从性改善。此外，Rutkowski 招募了 106 例慢性阻塞性肺疾病患者进行为期 2 周、每周 5 次的高强度干预治疗。入组患者被随机分为 3 组，34 例参加了包括耐力运动训练在内的传统肺康复计划，38 例参加了包括耐力运动训练和 VR 训练在内的肺康复计划，34 例患者参加了肺康复训练。肺康复计划包括 VR 训练但没有耐力运动训练；传统的肺康复计划包括健身锻炼、呼吸肌阻力和放松训练。研究采用 Xbox 360® 和 Kinect® Adventures 软件用于下肢和上肢力量、耐力、躯干控制和动态平衡的 VR 训练。结果显示体能训练联合 VR 组患者的上下肢力量、耐力、柔韧性、敏捷性、平衡和运动协调能力较其他组改善更显著。

（四）虚拟现实促进功能恢复的可能机制

Howard 提出了 VR 促进功能恢复的 3 种可能机制：①享受。VR 通过不同任务（如探索、挑战）提供有趣的和引人入胜的体验并激励患者完成。与之相反，患者认为传统的康复方法，包括没有立即反馈的重复行为，是重复和无聊的。②身体保真度。VR 提供逼真的场景，允许用户执行和练习类似于日常活动的行为，而传统的康复计划侧重于训练不熟悉的行为。③认知保真度。VR 可以根据特定的认知任务和迁移环境所需的认知负荷构建 VR 环境，而常规康复设置在相对无刺激的环境中，认知保真度有限。

海马体对空间记忆至关重要，是最早随着年龄的增长而萎缩的脑结构之一。VR 有助于改善脑卒中后海马区的组织代谢，从而促进注意力、记忆力和空间定向力的恢复。基于 VR 的康复生物学的合理性在于 VR 能够诱导皮质重组，通过结合实时反馈、注意力集中和内隐学习等运动学习原则，增强依赖经验的神经可塑性。You 等通过 fMRI 检查发现，脑卒中慢性期患者经过 VR 训练后，偏瘫侧运动引起的初级感觉运动皮质激活可从健侧重组至患侧。

二、虚拟现实在康复治疗中的优势、不足及展望

（一）虚拟现实的优势

随着科技的进步发展，无论是年轻人还是老年人，在日常生活中已离不开网络、电脑、手机等电子设备，大众对计算机技术的认知程度变得更高，接受度变得更强。在我国发布了《"健康中国 2030"规划纲要》的大背景下，VR 康复技术的建设显得尤为重要。目前在我国，VR 技术已经被用于各种疾病的康复治疗中，如心理疾病、脑卒中、脑损伤、PD 等。

慢性疾病患者会遗留不同程度和不同形式的功能障碍，均需康复科医师、治疗师对其进行针对性的康复治疗。但与巨大的康复需求形成鲜明对比的是康复服务的供给不足：康复医疗投入较少，体系不完善，康复机构总量不足，康复专业人才缺乏。从人工康复干预到创新技术形式的转变，VR 康复治疗中心的建立在一定程度上能缓解现阶段巨大康复需求与康复服务供给不足之间的矛盾，是计算机代替人工干预训练模式的一大提升。

这类非侵入式的干预措施有趣味性强、内容丰富等优点，在改善运动、认知功能方面有很大的实用价值及发展前景，在提高患者依从性、训练完整性以及节约康复治疗师人力资源等方面存在明显优势，是康复训练发展的趋势。多数研究指出，患者在虚拟环境中训练表现出了更好的参与感、享受感，相较于传统康复治疗，其积极性也较高。VR 除了康复训练本身的治疗外，还具有有益的心理影响，参与者报告在训练过程中感觉更热情、放松、精力充沛，最重要地是担忧、压力和焦虑减轻。

（二）虚拟现实的不足与展望

目前部分报道对 VR 技术概念把控得并不严谨。沉浸式是 VR 技术的一个重要特征，要求患者与虚拟环境融为一体，把自己当作计算机创造的一部分，就像是在真实世界里一样，真假难辨。交互性也与传统的 2D 平面不同，当患者移动头部或改变肢体动作时，整个虚拟环境也随之移动，且能调整图像及声音，参与者不仅仅是一个注视着电脑客户端的外在观望者和操控员。虚拟物品对患者的反馈是一种自然的形式，如当进行击球训练时，患者不仅能听到球拍撞击球的声音，还能感受到球的反作用力。今后会有更多的新型多媒体设备被研发应用，但并不是有虚拟成像设备的产品都可称为 VR 技术，在产品归类及命名规范上需要有关部门监督与审核。

很多用于医疗的 VR 技术系统是由商业系统如任天堂 Wii、微软 Xbox Kinect、索尼 Eye toy 等改进而成的。因此，VR 的场景较多偏向于外国的文化背景，如健美操、滑雪跳台、高尔夫、冲浪等游戏，而中国传统的习俗或活动相对较少，如中式烹饪、太极、棋牌、麻将、广场舞、茶艺等。VR 技术系统本身存在异质性，不同的设备、研究方案可产生不同的治疗效果。对于适用人群而言，与健康年轻人使用头戴式 VR 体验相比，健康老年人的用户体验更差，出错率比平台式的设备更高，这与参与者对设备的熟悉程度及使用经验有关。老年人群应用高度沉浸式技术易出现恶心、头晕、视疲劳等"网络头晕"症状。目前，VR 在康复领域中的使用处于新兴且不断发展的阶段，未来需要对训练系统进一步研究，开发中国化的软件配置产品。

第四节　虚拟现实案例介绍

一、诺亦腾虚拟现实系统

（一）诺亦腾康复训练系统平台架构

1. 数据管理模块　包括患者基本信息、患者评估数据、训练数据、个人数字信息数据、康复评估与训练数字孪生数据系统。

2. 系统功能模块　包括通信服务器、数据同步、数据展示、基础分析、报表（图1-4-1）。

3. 康复训练系统特点　将VR技术与康复治疗方法相结合，借用VR交互设备实时引导患者进行训练，具有沉浸性、趣味性和可虚实结合的交互性，并可针对患者情况进行个性化定制，提高训练效果。VR康复治疗模式颠覆了传统康复训练需大量购买康复设备的现状，可极大地降低成本。依托临床循证方法，把传统定性变定量，将患者的诊断数据进行数字化评估，医师可直观地获得患者的评估数据，并可将康复训练后获得的评估数据进行对比。VR技术可模拟真实场景，使患者不用外出到正式环境中即可进行训练，简化的

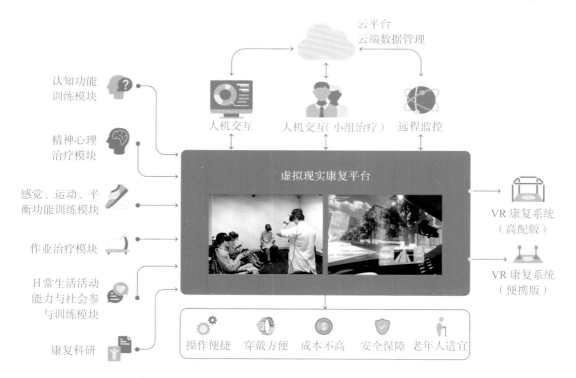

图1-4-1　VR康复训练系统平台架构（项目成果）

训练任务减少了在真实环境中错误操作可能导致的危险，提升了康复过程的安全性。通过对 VR 产品进行相关人员培训，可实现同场多人、远程多人训练，有利于相关康复治疗技术在社区甚至家庭开展，促进社区和居家康复服务的发展，一定程度上弥补了康复专业人员缺乏的不足（表 1-4-1）。

表 1-4-1　VR 康复训练系统特点

特点	具体描述
安全性	模拟真实场景，使患者不用外出到正式环境中即可在熟悉的环境中进行训练；简化的训练任务减少了在真实环境中错误操作可能导致的危险。许多日常生活活动训练系统的开发设想来源于此
趣味性	多个虚拟场景和游戏可供选择，使枯燥单调的运动康复训练过程更轻松、有趣和容易
个性化	VR 允许用户进行个性化设置，将运动训练、心理治疗和功能测评有机地结合起来，针对患者个人的实际情况制订恰当的康复训练计划
交互性	虚拟情景及训练过程中可提供多种形式的反馈信息，包括视觉、听觉、触觉的反馈，训练中动作完成度的即时反馈（训练过程录像或记录数据并回看），阶段性治疗结束后训练结果量化处理，前后对比可客观反映进步情况

（二）诺亦腾虚拟现实康复系统产品简介

1. 软件和硬件　软件：①适用于老年患者康复训练的 VR 游戏；②光惯混合数据收发处理系统；③医师客户端控制系统。硬件：①头戴式 VR 一体机；②个人计算机中央服务器和配件（显示器、键盘和鼠标套装）；③医师客户终端平板电脑；④动作捕捉手套；⑤光惯混合追踪套件、数据收发器和配件（充电盒、转换头、抗磁箱）；⑥数据传输交换机；⑦无线路由器；⑧高精度双目摄像机；⑨台车结构。

2. 不同配置虚拟现实康复系统　高配版 VR 康复系统见图 1-4-2，便携版 VR 康复系统见图 1-4-3。

3. 诺亦腾沉浸式虚拟现实益智训练康复平台操作流程　①医师开启设备，设置桌椅规定位置。②医师开启 VR 视野共享，可以通过显示器看到 VR 场景。③医师开启手套和传感器，使用系统采集手套和刚体光惯追踪数据。④医师帮助患者佩戴手套、光惯混合追踪模块。⑤医师使用系统指导患者进行设备校准，校准后为患者佩戴头盔显示器 iqihsnaixiuku，患者可以看到 VR 大厅场景、虚拟双手和全身。⑥医师开启主控程序，选择患者账户（首次使用需要创建患者账户）。⑦医师选择训练内容，设置难易度，调节虚拟桌面，患者视野切换到对应场景。⑧医师选择开始训练，患者看到开始倒计时后，按照

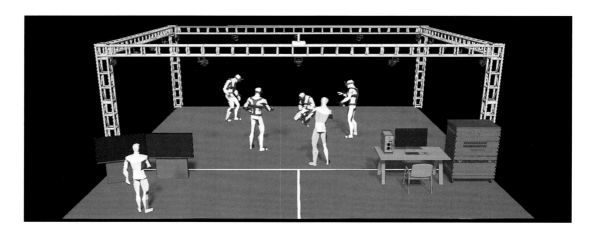

产品配置

- 虚拟现实系统 [分辨率：双眼 ≥ 2560×1440；视场角：≥ 100°；刷新率：≥ 75 Hz；定位：6 自由度；交互设备：手套、实体道具；体验人数：多人（推荐 4 人）]
- 人体追踪系统
- 用户管理系统

适用范围

- 手部康复　　　•上肢康复　　　•下肢康复　　　•认知康复

应用场景

- 多位患者在康复医疗师的辅助下自主进行各项康复训练

图 1-4-2　VR 康复系统（高配版，项目成果）

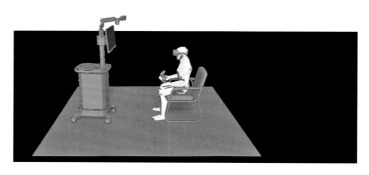

产品配置

- 虚拟现实系统 [分辨率：双眼 ≥ 1832×1920；刷新率：≥ 90 Hz；定位：6 自由度；交互设备：手套；体验人数：单人]

适用范围

- 手部康复
- 上肢康复

应用场景

- 患者在任意一个 1 m×1 m 的空间中皆可自主进行康复训练

图 1-4-3　VR 康复系统（便携版，项目成果）

游戏规则开始训练。医师可以在平板上看到患者活动部位姿态，可以在显示器上看到患者游戏视角，并指导患者进行规范的训练。⑨训练完成后（可以按需提前结束训练），数据可自动保存，医师可以在主控平台上看到结果并导出数据。⑩医师可以通过主控平台继续同一个科目的训练，也可以切换训练科目或患者（图 1-4-4）。

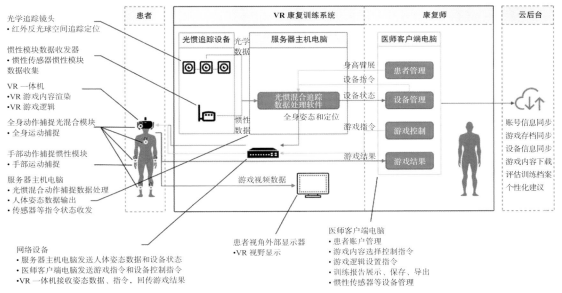

图 1-4-4　老年 VR 康复益智游戏软硬件架构设计（项目成果）

4. 诺亦腾沉浸式虚拟现实益智训练康复平台的适用领域　①肢体功能障碍康复，包括上肢粗大运动、下肢粗大运动、手部精细运动；②平衡和前庭功能康复；③认知功能评定和康复，包括记忆力、视空间能力、形状颜色判断、手脑协同任务；④日常生活能力；⑤偏瘫功能障碍视觉反馈镜像疗法。

（三）训练内容介绍

1. 认知训练游戏设计　认知训练游戏主要针对认知障碍的康复训练，结合不同形状、大小、颜色等认知相关要素，设置任务导向式游戏内容，引导患者进行手部精细运动、上肢粗大运动和手脑协同配合，以达到认知改善和上肢功能康复的训练目标。认知训练游戏包含接水果、空间绘画和搭积木。

（1）接水果　接水果游戏是一个手脑协同综合性作业式认知训练游戏，包括手部活动、肘部活动、上臂活动、肩部活动、肌力控制稳定性、形状颜色判断、视空间判断等训练要素。患者需要识别出现的水果类型，用双手分别抓取空中（或下落中）的水果，放入对应的水果篮中（图 1-4-5）。训练主要统计训练用时、接住和放入水果的数量（考察视空间能力，肌力控制能力、准确性和稳定性）、果篮类型匹配数量和匹配成功率（考察对形状、颜色、大小的认知判断能力）。训练难度可根据患者能力调整，分为简单、中等、困难 3 级。每次出现两个同类型的水果，从距离虚拟桌面高 50 cm 处自由下落（没抓住会按照正常重力掉落地面消失，不计分）。

简单	中等	困难
频次：一次两个水果同时（种类随机）出现，放入篮子后（或没抓住，水果掉落消失后），下一波水果才出现 速率：无，出现漂浮在空中	频次：一次两个水果同时（种类随机）出现，放入篮子后（或没抓住，水果掉落消失后），下一波才出现 速率：2.5 cm/s	频次：每隔 4 s 出现两个水果（种类随机） 速率：5 cm/s

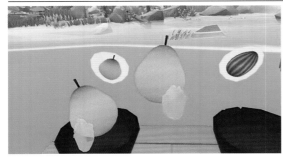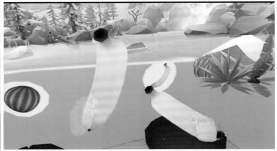

图 1-4-5　接水果游戏患者视角（项目成果）

（2）空间绘画　空间绘画游戏是一个手脑协同综合性作业式认知训练游戏，包括手部活动、肘部活动、上臂活动、肩部活动、肌力控制稳定性、形状颜色判断、视空间判断等训练要素。患者需要识别出现的绘画轨迹（图形和方向）和颜色，用患侧手选取调色板中正确的颜色，按照提示的节点在画板（水平或垂直随机出现）上以正确方向画出对应图形。训练主要统计在水平、垂直画板上成功画出的图形数量和平均用时（考察视空间能力，肌力控制能力、准确性和稳定性，以及对形状、颜色、大小的认知判断能力）。训练难度可根据患者能力调整，分为简单、中等、困难 3 级（图 1-4-6，图 1-4-7）。

图示：半透明灰色；图形：圆形、正三角形、正方形、菱形、正五边形；提示：顺时针、逆时针；颜色：红、黄、蓝、绿、紫；交互：触碰选择颜色，捏指手势激活画笔。

提示举例：请沿着所示轨迹，xxx（顺/逆时针）画出 xx（红/黄/蓝/绿/紫）色的 xxx（圆形/正三角形/正方形/菱形/五角星）。

（3）搭积木　搭积木游戏是一个手脑协同综合性作业式认知训练游戏，包括手部活动、肘部活动、上臂活动、肩部活动、肌力控制稳定性、形状颜色判断、视空间判断等训练要素。患者需要识别出现的积木组合和对应的颜色，用患侧手选取调色板中正确的颜

简单	中等	困难
图形只有圆形、三角形、正方形，画板只有水平面	图形只有圆形、三角形、正方形，画板随机水平面或垂直面	圆形、正三角形、正方形、菱形、正五边形，画板随机水平面或垂直面

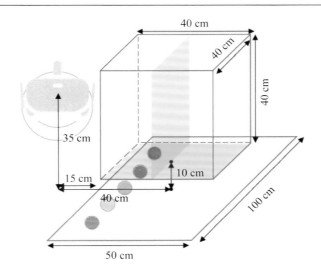

图 1-4-6　空间绘画游戏患者可操作范围参数（项目成果）

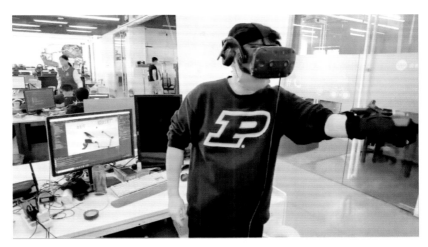

图 1-4-7　空间绘画游戏患者操作（项目成果）

色和积木块，拿起对应积木块放到提示组合的对应位置以完成拼图。训练主要统计拼图完成数量、平均完成用时和拼图完成比例（考察视空间能力，肌力控制能力、准确性和稳定性，以及对形状、颜色、大小的认知判断能力）。训练难度可根据患者能力调整，分为简单、中等、困难 3 级（图 1-4-8）。

根据显示出来的图形（5 种组合，颜色随机）选择正确颜色的几何体，搭建积木；每个拼图有 20 s 时间来完成，正确完成拼图后或者 20 s 到时后，出现下一个拼图（图 1-4-9）。

交互：①颜色按钮——5 种颜色触碰激活；②积木按钮——5 种几何体图标触碰激活；③生成积木块——颜色和积木按钮同时激活时，按照对应的颜色和形状在桌面生成积木块，生成完后颜色和积木按钮恢复至未激活状态；④切换颜色——生成的积木块，再点击不同颜色可以切换积木块的颜色；⑤几何体——可抓握、堆叠，正确的颜色、形状到对应位置后锁死。

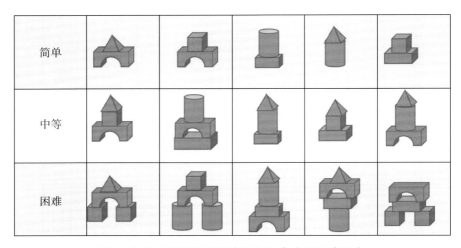

图 1-4-8　不同难易度的积木组合（项目成果）

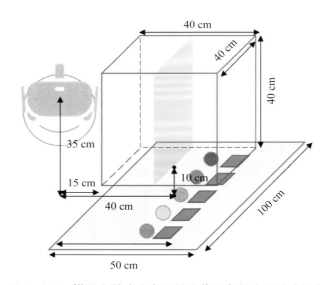

图 1-4-9　搭积木游戏患者可操作范围参数（项目成果）

2. 回归生活训练游戏设计 康复的最终目的是回归生活，回归生活训练的目的是构建医院难以模拟的各种场景，利用 VR 系统的沉浸性特点，在有限空间内设置各种生活环境，利用虚实结合的技术让患者进行生活场景化练习，如开关电视、服药、洗碗等基本生活能力训练，为患者最终回归家庭奠定基础。回归生活训练游戏场景包含户外庭院、室内客厅和居家厨房。

（1）户外庭院训练场景 户外庭院是一个亚洲风格的院落场景，用于患者适应 VR 环境和与虚拟道具的交互操作。该模式由一个舒适明亮的庭院场景、可调节桌面、桌面上可互动元素构成，主要供患者适应 VR 环境和训练抓取等基本操作，提供一个脱离医院封闭环境的沉浸场景。患者在医师语言指导下可在虚拟空间中做相应的动作并与虚拟道具交互、抓取、放置、投掷不同的水果或积木。户外庭院训练游戏考察患者的语言理解、视空间、认知和上肢运动能力（图 1-4-10）。

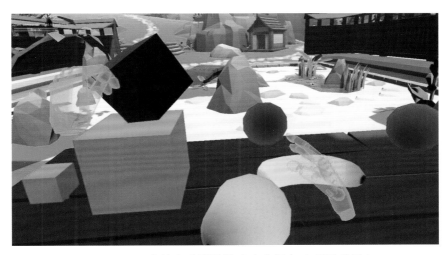

图 1-4-10 户外庭院训练游戏患者视角（项目成果）

（2）室内客厅训练场景 室内客厅是一个温馨的居家客厅场景，用于患者适应 VR 环境和模拟回归家庭后客厅日常生活。该模式由一个舒适温馨的客厅场景、茶几桌面上可互动元素（水果、药瓶、书本、水杯、遥控器）和远处可开关电视构成，主要供患者适应 VR 环境、训练抓取等基本操作和模拟居家日常生活（图 1-4-11）。患者在医师语言指导下可在虚拟空间中做相应的动作并与虚拟道具交互，抓取、放置不同的水果或药瓶，拿起遥控器按按钮控制远处电视。室内客厅训练游戏考察患者的语言理解、视空间、认知和上肢运动能力。

（3）居家厨房训练场景 居家厨房是一个温馨的居家厨房场景，用于患者适应 VR 环境和模拟回归家庭后在厨房日常生活。该模式由一个舒适温馨的厨房场景、桌面上可互

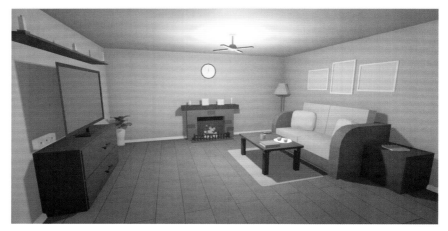

图 1-4-11　室内客厅训练游戏场景（项目成果）

动元素（水果、道具、餐具）和上下可开关柜门构成，主要供患者适应 VR 环境、训练抓取等基本操作和模拟居家日常生活（图 1-4-12）。患者在医师语言指导下可在虚拟空间中做相应的动作并与虚拟道具交互、抓取、放置不同的水果或刀具，打开或关闭各种柜门和抽屉。居家厨房训练游戏考察患者的语言理解、视空间、认知和上肢运动能力。

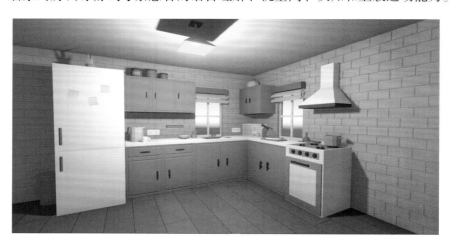

图 1-4-12　居家厨房训练游戏场景（项目成果）

3. 镜像疗法特殊训练设计　镜像疗法是基于重复想象力和心理训练的一种运动表象训练，在视觉刺激基础上应用躯体感觉输入辅助运动功能恢复，方便可行、易于操作。视觉作为知觉的主导，是向大脑传输人体感知外界信息的主要来源。参考镜像疗法原理，该模式在 VR 环境下将健侧肢体活动的画面复制到患侧，患者通过视觉反馈进行运动观察、模仿以及再学习。通过不断的视觉反馈刺激大脑主要运动皮质，影响皮质的电活动及兴奋性，促进脑功能重塑，诱发运动功能恢复。通过操作性训练，增强其感受器、效应器的能力，促进本体感觉进一步提高，给予患者心理支持、暗示等提高其主动康复的意愿。该模式可选择患侧手直接复制健侧手镜像显示，也可以选择患侧手叠加健侧手镜像显示（图1-4-13）。患者在医师语言指导下可在虚拟空间中做相应的动作并与虚拟道具交互，双手同步抓取、放置、投掷水果或积木。该训练游戏考察患者的语言理解、视空间、认知和上肢运动能力。

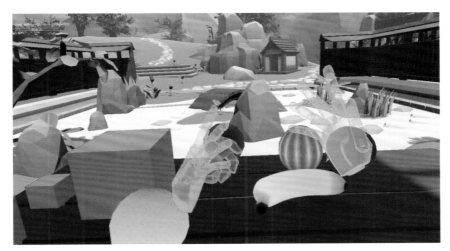

叠加模式，红色表示真实患侧，蓝色表示健侧镜像限制。

图1-4-13　镜像疗法（项目成果）

二、杭州易脑复苏虚拟现实运动康复系统

易脑复苏VR运动康复系统以互联网技术为基础，融合VR、智能可穿戴设备、大数据分析等技术，充分运用康复医学理论，为运动功能的康复提供一套创新解决方案，可用于上下肢运动功能障碍、认知功能障碍的评估和康复。易脑复苏VR运动康复系统适用于脑卒中、脑外伤引起的肢体瘫痪，脊髓损伤引起的肢体运动功能障碍，骨折、运动损伤的术后康复，以及其他疾病所致肌力下降的康复训练。

（一）设备组成

①VR眼镜：沉浸式训练，提高主动性，互动式康复，增加趣味性，刺激镜像神经元，加速康复防蓝光镜片保护视力；②智能传感器：关节活动精度不超过0.1°，支持多个关节，佩戴灵活简易，运动数据实时上传系统；③触控屏：康复过程实时监控，随时指导康复数据同步上传云端，量化分析患者数据、评估康复效果。设备组成如图1-4-14所示。

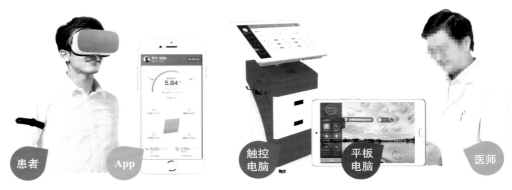

VR 运动康复设备

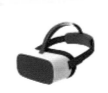

VR 眼镜

沉浸式训练，提高主动性；互动式康复，增加趣味性；刺激镜像神经元，加速康复；防蓝光镜片保护视力

智能传感器

关节活动精度不超过 0.1°；支持多个关节，佩戴灵活简易；运动数据实时上传系统

触控屏

康复过程实时监控，随时指导康复数据同步云端，量化分析患者数据、康复效果一览无遗

图 1-4-14　VR 运动康复设备（项目成果）

（二）产品特点

1. 基于循证医学的康复数字疗法　易脑复苏 VR 运动康复系统通过将 VR 技术与运动想象疗法、Bobath 康复方法相结合，提供了一整套针对运动康复不同阶段的 VR 康复方案（图 1-4-15，图 1-4-16）。

运用领域：上下肢康复。

适用范围：①上下肢运动功能的评估和训练；②针对神经损伤引起的运动功能障碍；③肌肉、骨骼损伤患者的术后康复。

使用说明：①患者将传感器佩戴于上肢或下肢；②在 VR 场景中进行上下肢运动训练和评估；③训练和评估结果在触控屏中实时显示。

2. 与传统康复器械融合的 VR 物联中心　一方面，传统的康复器械往往缺少运动训练数据，导致康复医师难以掌握患者是否通过该设备达到了康复的治疗目标，也无法了解患

科学评估

利用云端数据分析，结合 Brunnstrom 评估方法，科学评估康复效果，提供针对性康复方案

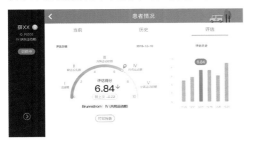

运动处方

医师 / 治疗师可根据评估结果结合患者的运动功能及康复进度安排个性化的训练内容

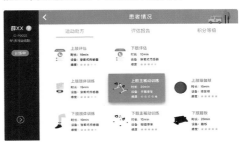

趣味互动

利用 VR 技术带来的沉浸式体验，结合目标导向的游戏化训练内容，使康复过程生动有趣，显著提高患者康复主动性，优化康复体验

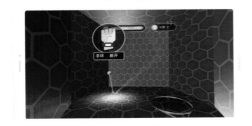

生活训练

通过 VR 还原真实的日常生活场景，结合上下肢运动功能和认知能力的综合训练，提高患者独立生活能力

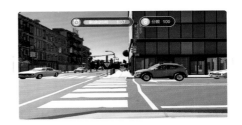

智能管理

多人同时训练，康复数据同步云端。训练记录、历史记录、量化指标一览无遗

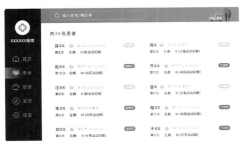

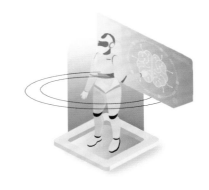

图 1-4-15　VR 运动康复设备特点（项目成果）

者通过该设备提高了哪些维度的运动功能。另一方面，VR 康复虽然在为患者提供沉浸式康复环境和促进患者产生运动等方面有独特的优势，但缺少来自真实世界的力反馈，从而在整个运动神经闭环中欠缺基于力反馈的神经调节机制。

易脑复苏 VR 运动康复系统将 VR 技术与传统器械训练融合，整合了两者的优势，通

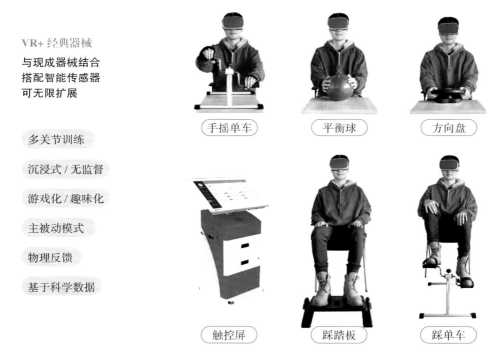

VR+ 经典器械

与现成器械结合
搭配智能传感器
可无限扩展

多关节训练

沉浸式 / 无监督

游戏化 / 趣味化

主被动模式

物理反馈

基于科学数据

手摇单车　　平衡球　　方向盘

触控屏　　踩踏板　　踩单车

图 1-4-16　VR 与器械设备相结合（项目成果）

过将运动传感器镶嵌于康复器械的方法提供了一套 VR 物联康复系统。对于医师而言，通过采集分析来自康复器械的运动数据可以全面掌握患者在不同器械、不同训练内容中的康复效果；对于患者而言，可以在沉浸式的 VR 环境中以趣味化的任务导向式训练完成传统的康复任务；对于医院而言，可以在不重新购置新设备的情况下完成数字化和智能化的科室改造（图 1-4-17）。

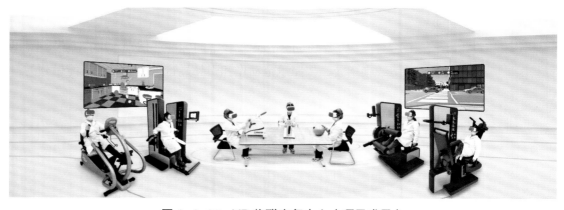

图 1-4-17　VR 物联康复中心（项目成果）

3. 个性化的康复训练处方　康复数字疗法的一个难点是不同认知水平、不同运动功能的患者对康复训练任务种类、难度的需求都有很大的差异，因而难以通过统一的训练方案对所有患者进行治疗。为解决这一问题，VR康复系统引入了"康复处方"的概念，对于不同的患者，由治疗师安排适宜的训练方案、任务难度、适配器械、训练时长等。同时，在训练过程中，系统也会根据患者的表现和功能实时调整任务难度，减轻治疗师的负担（图1-4-18）。

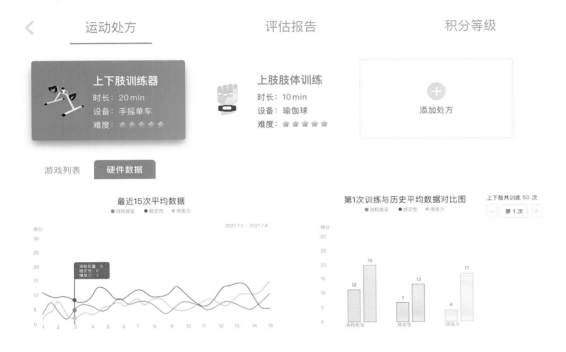

图 1-4-18　个性化的康复训练处方示例（项目成果）

（三）评估系统

1. Brunstrom 评估系统　①产品将 Brunnstrom 量表中的标准评估动作融入系统；②患者将运动传感器佩戴在手腕或脚踝处，按照示范动作和引导进行评估，以患者能做到的最大能力值作为结果；③按照 Brunnstrom 标准得到相应的分期和得分。

操作：评估开始前先将传感器佩戴于手腕处，每个评估项目会有示范动作。当倒数结束进入评估模式后，系统会有一个标准姿势的示范位置，系统会提示患者在 10 s 内尝试，尽力达到标准位置，以最大能力值作为最终结果（图1-4-19）。按照 Brunnstrom 标准得到相应的分期评估，评估报告和历史训练成绩可以打印输出（图1-4-20）。

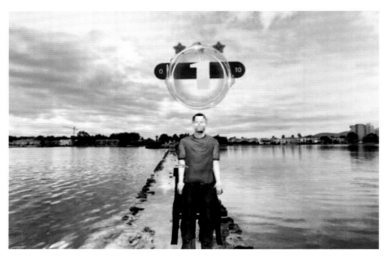

图 1-4-19 VR 评估界面（项目成果）

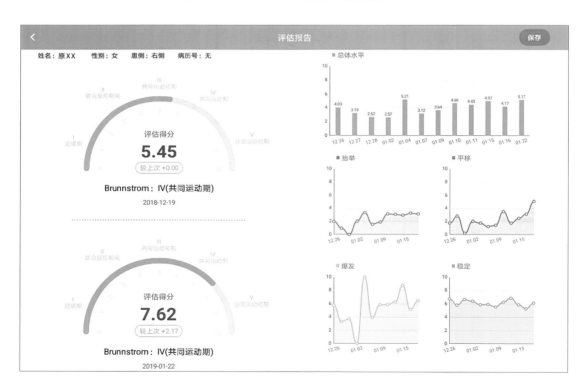

图 1-4-20 VR 评估结果展示（项目成果）

2. 多维度评估系统 ①产品通过运动传感器收集分析患者的运动行为得到多维度评估结果；②评估指标包括肢体的关节活动度（抬举、平移）、爆发力和稳定性；③系统可根据这些评估指标定制适合患者的训练内容。训练中 VR 评估结果如图 1-4-21 所示，VR 训练结果跟踪如图 1-4-22 所示。

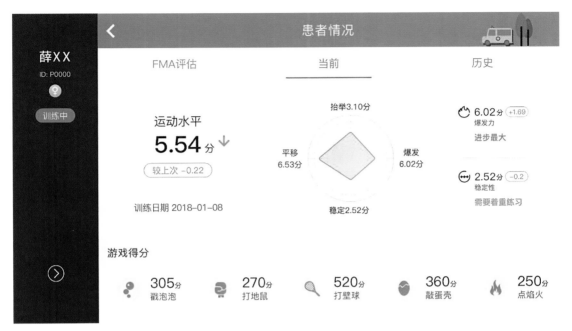

图 1-4-21　训练中 VR 评估结果展示（项目成果）

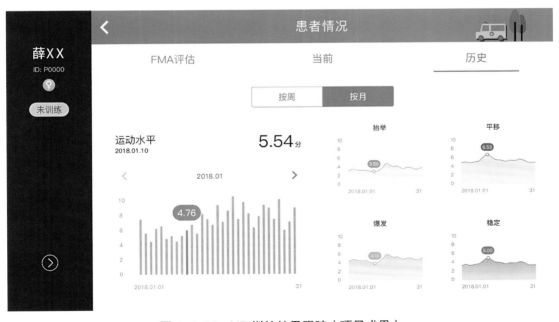

图 1-4-22　VR 训练结果跟踪（项目成果）

（四）系统训练内容

1. 产品训练内容　产品包含 20 多种训练内容，包括整体活动度训练、爆发力训练、稳定性训练、手眼协调训练和日常生活能力训练（图 1-4-23，图 1-4-24），以及关节活动度训练（图 1-4-25 至图 1-4-27）。

（1）关节活动度　包括横向的外展、平移训练以及纵向的抬举训练。

（2）爆发力　球类训练，在击打瞬间分析患者动作的瞬时力量。

（3）稳定性　上下肢的控制力任务练习，分析运动轨迹的稳定程度。

（4）手眼协调　利用 VR 头部运动数据，与肢体运动配合完成任务。

（5）日常生活能力　利用 VR 对真实场景的模拟，完成日常生活中的任务。

戳气泡

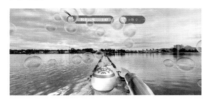

针对患者的整体活动能力进行训练，目标是挥动肢体戳破漂浮的气泡，带问号的气泡有额外分数奖励

孔明灯

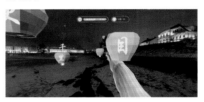

针对患者的整体活动能力进行训练，目标是挥动肢体点燃空中的孔明灯，收集带字的孔明灯可以排列出诗词

敲蛋壳

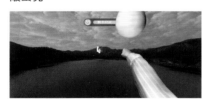

针对患者的抬举能力进行训练，目标是打碎蛋壳收集拼图。对于上肢肌力不足的患者建议使用 Bobath 握手姿势，以健侧带动患侧练习

打虫子

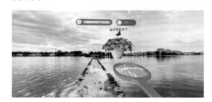

针对患者的抬举能力进行训练，目标是在虫子破坏植物之前抬手将其打下

打气球

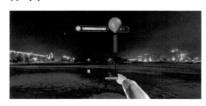

针对患者的抬举能力进行训练，目标是为气球打满气

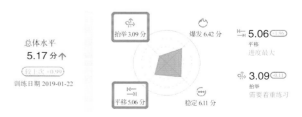

运动能力和抬举类训练反映了患者的整体活动能力，在评价中体现在抬举和平移这两个维度的得分上

图 1-4-23　VR 产品运动能力类训练内容（项目成果）

稳定类

点焰火

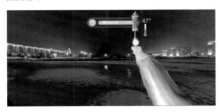

针对患者的维持能力和稳定性进行训练，目标是保持肢体抬起状态一定时间来点燃焰火

浇花

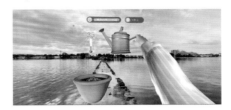

针对患者的维持能力和稳定性进行训练，目标是保持肢体抬起状态一定时间来为花浇水

爆发类

打壁球

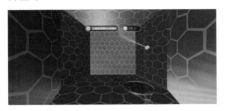

针对患者的爆发力和控制力进行训练，目标是用力击打壁球，并朝红色墙壁的方向进行击打，力量越大得分越高，击中红色墙壁会有额外得分奖励。对于肌力不足的患者建议使用 Bobath 握手姿势，以健侧手带动患侧手练习

打棒球

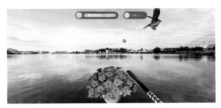

针对患者的爆发力和控制力进行训练，目标是用力击打棒球，并尽力朝向飞鸟的方向进行击打，力量越大得分越高，击中飞鸟会有额外得分奖励。对于肌力不足的患者建议使用 Bobath 握手姿势，以健侧手带动患侧手练习

手眼协调类

打地鼠

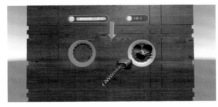

针对患者的协同力和控制力进行训练，目标是击打探出头的地鼠，反应速度越快得分越高。出拳的方向由头部的朝向控制，头向左看则往左出拳，反之则往右出拳。建议患者使用 Bobath 握手姿势，以健侧手带动患侧手从胸口往前推出

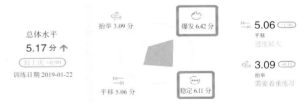

稳定性和爆发力训练反映了患者对肢体的控制能力，在评价中体现在稳定和爆发两个维度的得分上

图 1-4-24　VR 产品稳定类、爆发类、手眼协调类训练内容（项目成果）

| 肩关节 | 将传感器佩戴于大臂处，可进行肩上提、肩后缩、肩外展、肩内收的训练 |

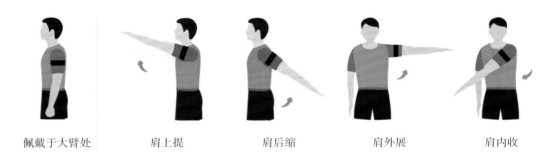

佩戴于大臂处　　　肩上提　　　肩后缩　　　肩外展　　　肩内收

| 肘关节 | 将传感器佩戴于小臂处，可进行肘屈曲、肘伸展、前臂旋前旋后的训练 |

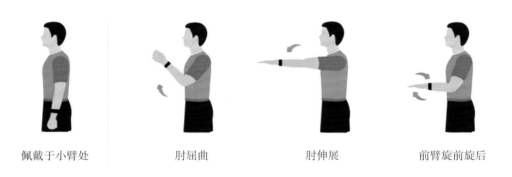

佩戴于小臂处　　　肘屈曲　　　肘伸展　　　前臂旋前旋后

| 腕关节 | 将传感器佩戴于手背处，可进行腕背曲、腕屈伸、腕环形运动的训练 |

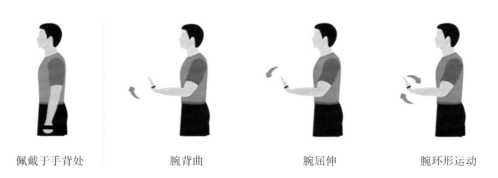

佩戴于手背处　　　腕背曲　　　腕屈伸　　　腕环形运动

图 1-4-25　VR 上肢单关节活动度训练（项目成果）

髋关节 将传感器佩戴于大腿处，可进行髋关节屈曲的训练

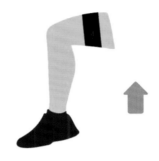

髋关节屈曲

膝关节 将传感器佩戴于脚踝处，可进行膝关节屈曲、膝关节伸展的训练

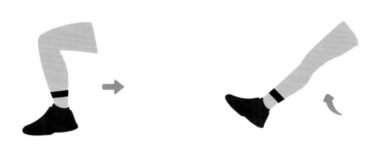

膝关节屈曲　　　　　　　　　　　　　　　膝关节伸展

踝关节 将传感器佩戴于脚背处，可进行踝关节背屈、踝关节跖屈的训练

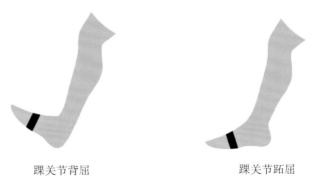

踝关节背屈　　　　　　　　　　　　　　　踝关节跖屈

图 1-4-26　VR 下肢单关节活动度训练（项目成果）

迟缓期患者 　迟缓期患者可用 Bobath 握手方法，以健侧手带动患侧手进行训练

避免习得性误用

• 治疗师指导患者使用正确的姿势进行训练
• 必要时借助 Bobath 方法减少错误姿势
• 尽量多地进行肩外展练习

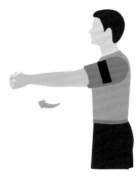

图 1-4-27　VR Bobath 握手关节活动度训练（项目成果）

2. 作业治疗器械区　将 VR、运动传感器和传统器械相结合，在不增加额外器械的情况下进行 VR 化的改造升级，提供康复数据的同时也增加了训练的趣味性。将 NeuroEase 运动传感器镶嵌在传统的作业治疗设备上，患者在进行作业治疗的同时佩戴 VR 设备，在沉浸式的训练环境中进行康复，训练数据和评估报告通过软件系统实时回传医院终端。每个作业治疗器械对应一套运动处方，每个运动处方提供适合该设备的一系列训练内容。医师或治疗师可以添加、删减训练内容，也可以编辑某个训练内容的难度、时长等参数（图 1-4-28）。

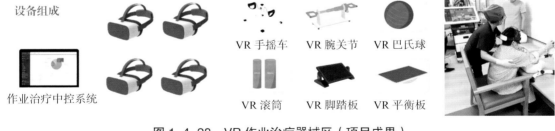

设备组成

作业治疗中控系统　　VR 手摇车　　VR 腕关节　　VR 巴氏球

VR 滚筒　　VR 脚踏板　　VR 平衡板

图 1-4-28　VR 作业治疗器械区（项目成果）

3. 物理治疗器械区　将 VR、运动传感器和传统物理治疗器械相结合，在不增加额外器械的物理治疗中控情况下进行 VR 化的改造升级，提供康复数据的同时也增加了训练的趣味性。易脑复苏 VR 运动康复系统支持多种不同的物理康复设备，并针对不同设备提供相应的训练内容，所有设备的康复数据通过软件在中控系统集中报告分析。根据不同设备的特点进行数据汇总与分析，包括患者运动量、速度水平、力量水平等多项指标；根据数

据分析结果制订患者康复进程与运动处方（图1-4-29）。目前该产品已在浙江大学附属邵逸夫医院、安徽中医药大学附属第二医院完成临床测试，通过FMA运动功能评估，显示本产品的康复效果要优于一般康复方法。另外，通过患者健康问卷-9抑郁筛查量表的评估，还显示本产品对患者的抑郁情绪有改善作用。

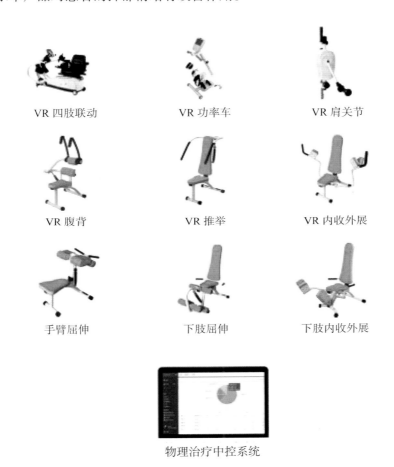

VR四肢联动　　　　　VR功率车　　　　　VR肩关节

VR腹背　　　　　　　VR推举　　　　　　VR内收外展

手臂屈伸　　　　　　下肢屈伸　　　　　下肢内收外展

物理治疗中控系统

图1-4-29　VR物理治疗器械区（项目成果）

4.注意力训练系统　采用VR技术，易脑复苏VR运动康复系统可创造沉浸式训练配合眼动数据，精准分析用户脑电特征，结合正念疗法进行多维度训练。该系统可提供个性化训练方案，包含50个训练模块，按照"提升弱项部分、巩固强项部分"原则，提供集采集、评测、训练、放松为一体的专业化、科学化解决方案。

（1）设备　包括VR头盔显示器、脑电监测设备、终端一体机（图1-4-30）。

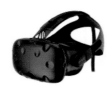

VR 头盔显示器
沉浸训练，提高主动性
眼动设备，量化行为数据
防蓝光镜片，保护视力

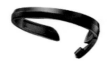

脑电监测设备
脑电监测，实时反馈
多维度指标，科学评估
仅 95 g 质量，佩戴轻便

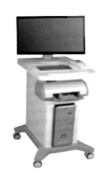

终端一体机
训练过程实时监控，随时指导
训练数据同步云端，量化分析

图 1-4-30　VR 注意力训练系统设备（项目成果）

（2）主要功能　采用专业量表和 VR 场景实时采集脑电数据，得到多维度分值，制订个性化训练计划。按照个性化的 7 d 训练计划，采用 VR 游戏化场景，患者佩戴脑电头环和 VR 头盔显示器，根据眼动及脑电数据控制训练操作，达到提高注意力和专注度的效果。提供多种放松场景，适用于训练前、训练后以及日常随时放松。提供评测报告、单次训练报告、7 d 阶段报告的查询及打印功能。

（五）远程康复

患者的康复时间往往持续数月到数年不等。医院为患者提供的康复服务时间会受到很大限制，因而全周期康复需要考虑到患者出院之后回归社区和家庭的康复方案。作为 VR 数字疗法的解决方案，易脑复苏 VR 运动康复系统考虑到了医院、社区、家庭这几个场景的不同需求，提供了一套基于多场景的远程康复解决方案（图 1-4-31）。

患者在康复过程中产生的评估结果、训练数据可以实时上传到云端数据中心，对结果进行分析后，数据中心将分析后的结果同步传输给患者的主治医师、治疗师和家属，为医师提供分析报告和治疗方案建议，为家属提供医师的指导，为患者提供个性化康复方案。

当患者离开医院进入社区康复中心时，其在社区的康复数据可以回传给医师，医师根据患者在社区的治疗情况定期制订下一阶段的康复目标和训练方案，并给予远程指导。在家庭场景中，数据可以同步给患者所在社区，通过社区和家庭远程联动为患者提供居家康复服务。

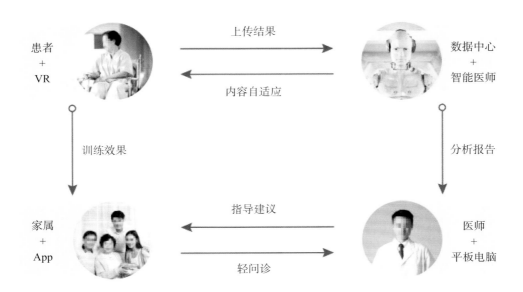

图 1-4-31　VR 远程康复系统（项目成果）

三、上海大学基于 VR 的时间一致性训练系统

（一）系统概况

基于 VR 的时间一致性训练系统创新性地将 VR 技术与运动想象训练相结合，对传统的康复临床实践进行总结与提升，研发出时间一致性评估盒与相应的软件系统，并结合 VR 运动捕捉手套设计出虚拟的康复训练与评估模式，是一种新型的康复训练模式。基于 VR 的时间一致性训练系统不仅能精准、高效地评估中枢神经损伤患者的康复训练效果，还能使患者详细、直观地了解自身康复程度，不再依赖康复治疗师的个人经验。

软件系统与虚拟训练场景主要基于 Unity3D 引擎设计开发，丰富了中枢神经损伤患者的康复治疗内容与训练场景，避免了传统康复训练的枯燥，极大地调动了患者康复训练的积极性。另外，基于 VR 的时间一致性训练系统中云端数据库和网站的设计实现了患者跨院治疗时病历通用与远程康复评估治疗，有效解决了康复专家资源有限的问题。同时，表情识别技术可以让系统随时了解患者评估时的状态，并对后续康复训练强度及时进行调整。另外，VR 技术与运动想象训练的结合，可使患者进行想象训练时体验到与手指真实活动类似的活动触感。对上海市第三康复医院地 39 例志愿患者进行测试与分析，证实该系统在一定程度上可加速中枢神经损伤患者肢体感觉与运动功能的重塑。

（二）技术方案与技术路线

基于 VR 的时间一致性训练系统的总体设计方案可分为软件客户端、数据查询云端和网站、硬件外设端（图 1-4-32）。

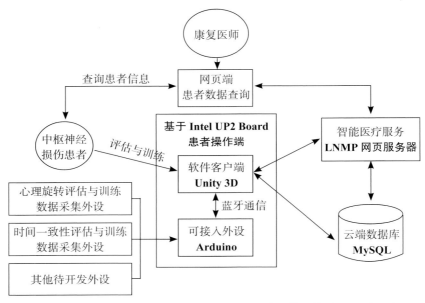

图 1-4-32　基于 VR 的时间一致性训练系统总体架构（项目成果）

软件客户端基于 Unity 3D 引擎设计开发，主要完成患者的信息注册与训练评估，最终得到的训练评估数据将上传至云端数据库。该系统设计将云端数据库与网站相连，以便于康复师通过网站查询患者的历史数据，从而提供更有效的康复指导方案。客户端总体架构如图 1-4-33 所示。

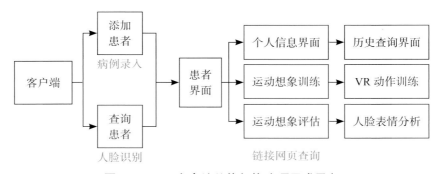

图 1-4-33　客户端总体架构（项目成果）

云端 Web 服务采用经典的 LNMP（Linux-Nginx-MySQL-PHP）网站架构，其总体架构如图 1-4-34 所示。在本项目中，Web 服务器由基于 Linux 的 centos7.4 操作系统的云主机、MySQL-5.6.21、Nginx-1.4.4 和 PHP-5.4.23 组成。其中，Nginx 监听 80 端口，MySQL 监听 3306 端口，患者信息查看页面与评论系统基于 PHP 开发。另外，云主机还装有 fail2ban 防止 ssh 暴力破解。

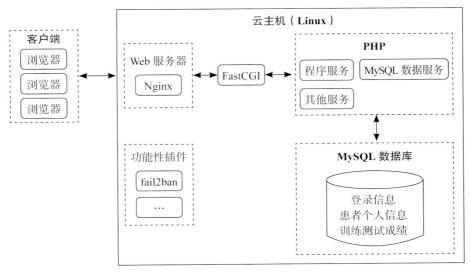

图 1-4-34　云端数据库和网站架构（项目成果）

与云端数据库相连的网站功能结构如图 1-4-35 所示。康复专家通过账号与密码登录网站。在主界面中默认显示该医师账号下所有患者的信息，可选择查看以图表形式呈现的所有患者的统计数据，也可选择单个患者查看其历史康复数据。同时，医师可对患者提供在线与线下治疗指导，并将训练建议与注意事项以短信形式发送至患者手机端。

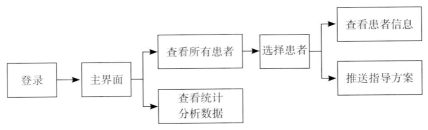

图 1-4-35　网站功能示意图（项目成果）

本项目中，硬件外设端包含时间一致性评估盒与 VR 动作捕捉手套。其中，时间一致性评估盒主要由两块 3 mm×3 mm 大小的矩阵印制电路板和 Arduino Uno 开发板组成。矩阵印制电路板装有磁簧开关与二极管，当装有磁铁的木块被患者拿起或放下时，对应于设备内部磁簧开关的开合状态。Arduino Uno 开发板主要用于数据的采集与处理，并提供通信端口使蓝牙模块与客户端进行通信。该设备内部如图 1-4-36 所示，内部原理如图 1-4-37 所示。

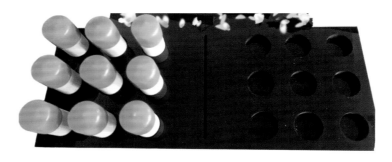

图 1-4-36　时间一致性评估盒内部示意（项目成果）

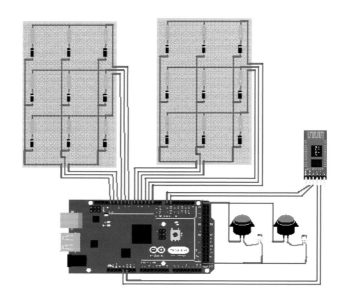

图 1-4-37　时间一致性评估盒内部原理（项目成果）

VR 动作捕捉手套（图 1-4-38）由手套本体以及与本体可拆卸或连接的壳体组成。本体手掌部和指套部的第二指节处均设置有惯性传感器，壳体内设置有电路板和连接电路板的振子，其电路板上设置有无线通信装置来实现惯性传感器与电路板的连接。惯性传感器获取使用者的手部动作，并通过无线通信装置实时发送至外部设备中。同时无线通信装置接收外部设备的反馈信号，通过振子模拟振动情况，以提高使用者体验时的真实性。该无线通信装置为射频电路，其射频工作范围大于 5 m，并支持多个不同无线通信装置在同一区域内同时使用。在出现不同无线通信装置频道干扰时，可自动切换频段，避免射频干扰。

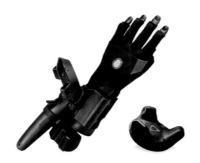

图 1-4-38　VR 动作捕捉手套（项目成果）

（三）软件系统

基于 VR 的时间一致性训练系统的软件客户端包含用户注册与管理功能。康复医师可在医师操作界面（图 1-4-39）进行患者管理及其训练评估数据的查询。患者可在患者操作界面（图 1-4-40）进行时间一致性评估。患者按照界面提示，将时间一致性评估盒左侧对应位置的木桩移动至右侧规定位置，完成评估后系统自动计时并评分。

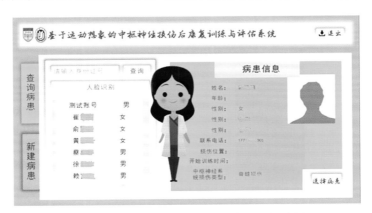

图 1-4-39　时间一致性训练系统医师操作界面

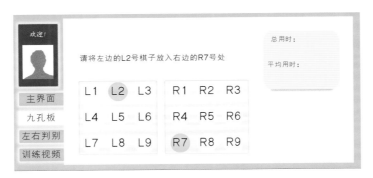

图 1-4-40　时间一致性训练系统患者操作界面

在患者进行训练评估的同时，系统对患者进行表情识别，根据患者的表情状态对训练强度进行调整，并去除患者非专注状态下的评估数据，避免得到质量较差的评估结果。该表情识别技术的实现可分为人脸检测、表情特征提取及表情分类 3 部分。其中，基于 SeetaFace 模型进行人脸识别，根据识别结果进一步提取人脸特征信息，最终实现表情识别功能。

VR 训练内容与训练场景如图 1-4-41 所示。用户根据看到的虚拟场景的提示，依次将红框中的小球放入右侧随机变绿的方框中。系统会在拿起小球的瞬间开始计时，正确放入后停止计时。完成全部训练内容后，患者将会在虚拟场景中看到 3D 显示的用时时长。另外，VR 训练场景还提供了许多可互动的物体供患者熟悉与操作该设备。

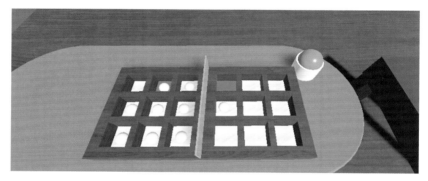

图 1-4-41　基于 VR 的时间一致性训练内容

扫描下方二维码查看本章参考文献

第二章

新型无创神经调控技术

神经调控技术是指在科技、医疗和生物工程相结合的领域,通过植入性/非植入性技术、电/化学作用方式,对中枢神经系统、周围神经系统和自主神经系统邻近/远隔部位神经元或神经信号转导发挥兴奋、抑制或调节作用,从而改善神经功能、提高患者生活质量的技术。按照是否进行有创性操作,神经调控技术可分为有创和无创两大类,本章主要关注无创神经调控技术。

无创神经调控技术根据其干预原理可分为内源性与外源性神经调控技术,如内源性的多模态镜像疗法技术、面部具身训练设备、运动想象技术、脑机接口技术,以及外源性的TMS技术和tDCS等。本章将分别介绍上述技术的临床研发及应用。

多模态镜像疗法技术是基于传统镜像疗法"视错觉"的原理,结合计算机成像和摄像头技术的一种新型主动康复技术,主要应用于脑卒中患者上肢与手运动功能的康复。面部具身训练设备基于神经科学与康复医学理论,结合AI、增强与VR技术、计算机视觉技术等多项智能化现代技术的主动康复训练设备,已在中枢性面瘫和周围性面瘫的临床实践中得到有效验证。运动想象技术是涉及说明、预习、运动想象、重复、问题的解决和实际应用等多个步骤的主动中枢干预技术,临床主要用于脑卒中后肢体运动功能的康复。脑机接口技术以主动康复为依托,促使不同需求的群体,如脊髓侧索硬化、脑卒中、脊髓损伤等患者进行设备操作辅助生活及康复训练。TMS技术在美国、欧盟等地区已获得批准,主要用于抑郁症、脑卒中后运动障碍、疼痛等多种疾病的治疗。

无创神经调控技术主要基于赫布理论和皮质/半球兴奋性平衡、"中枢—外周—中枢"闭环等创新康复理论,通过主动想象、镜像视错觉、磁刺激、电刺激等前导和后续训练,选择性调控中枢神经系统兴奋性,以改善神经系统疾病或损伤引起的感觉、运动和认知等多种功能障碍,具有无痛、安全、经济以及参数和靶点可调整等优点,具有广阔的发展前景。

第一节　多模态镜像疗法技术

一、概述

(一)脑卒中后上肢与手功能康复

脑卒中最典型、最常见的后遗症包括运动、感觉、认知、吞咽、言语等功能障碍,给患者的日常生活带来极大的不便和痛苦，也给患者家庭和社会带来沉重的经济负担。运动功能障碍是脑卒中患者最常见的功能障碍，有 55% ~ 75% 的患者遗留肢体功能障碍，35%的患者存在下肢运动功能障碍，65% 的患者存在上肢运动功能障碍。相比而言，脑卒中患者上肢功能障碍问题更为严重，据报道，脑卒中 6 个月后仍有 60% 的患者遗留上肢与手功能障碍，40% 以上的患者生活难以自理。根据美国永久性功能障碍分级标准，人的上肢功能占全身功能的 60%，手指功能则占上肢功能的 90%，可见手功能障碍对患者生活自理能力的影响最大。

康复治疗是解决脑卒中后手功能障碍的主要方法。戴尅戎院士认为，手功能障碍的治疗目的是最终恢复和保持手的良好功能，而康复工作的成败直接关系到患者自理生活、恢复工作、重返社会的可能性和程度。顾玉东院士也认为，要解决手部肌群功能恢复这个世界难题，除了继续在基础科学上加大努力外，康复医学的全程参与是至关重要的环节。然而，目前国内外脑卒中后手功能康复仍缺乏高质量且规范的治疗方案。循证医学证据显示镜像疗法是解决脑卒中后上肢与手功能障碍较为有效的方法之一。镜像疗法将健侧活动的画面通过平面镜反射到患侧，让患者想象患侧运动，通过视错觉、视觉反馈结合康复训练激活中枢神经，达到促进肢体功能康复的目的，具有简便易用、成本低廉的特点。

（二）镜像疗法的起源

镜像疗法又称镜像视觉反馈疗法（图 2-1-1），1995 年由 Ramachandran 等学者首次提出并应用于幻肢痛的疼痛治疗。1998 年，Altschuler 于第 28 届美国神经科学年会上首次报告将镜像疗法应用于脑卒中后运动功能康复，并于 1999 年发表了镜像疗法应用于脑卒中慢性期患者上肢功能康复的临床研究报告，镜像疗法的应用领域逐步扩展至脑卒中后的肢体康复，并多从运动恢复、控制，动作观察、学习等方面进行研究。作为较新的康复治疗手段，镜像疗法已在上肢运动康复以及疼痛、认知等领域治疗中广泛应用。

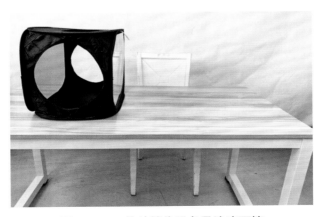

图 2-1-1　传统镜像设备及治疗环境

（三）镜像疗法的作用机制

虽然目前镜像疗法已经广泛应用于临床，但其在上肢与手功能康复中的机制仍无共识。作为近20年才发展起来的一种疗法，镜像疗法不同的临床应用相关机制也不同，目前主要分为疼痛抑制和运动功能恢复两类。

1. 疼痛抑制机制　在疼痛抑制机制方面，目前主要有以下几种理论。

（1）基于疼痛的感觉运动不协调理论　研究表明，当一个系统存在运动输出与感觉反馈不相符时，镜像疗法可提供感觉反馈的纠正。神经系统的基本功能是感知—处理—反应，其中感觉整合发挥关键作用。正常身体部分的镜像可帮助重建和整合移动身体的本体感受和视觉反馈，促进患侧的感觉恢复。当感觉系统和运动系统不协调时，右侧背外侧前额叶皮质和顶叶皮质的兴奋性提高，慢性疼痛患者的初级运动和感觉系统均会发生变化。研究显示疼痛感知和大脑皮质重新映射的程度与镜像疗法对疼痛抑制的疗效有直接关系。镜像疗法可通过视幻觉促进患侧肢体的感觉输入，进而使疼痛发生变化。

（2）镜像神经元理论　镜像神经元最初被发现存在于恒河猴的运动皮质前区，不仅在个体执行特定动作时兴奋，而且在个体观察其他同类执行相同动作时也产生兴奋。后续研究表明人类大脑中也存在镜像神经元，最早的证据来自Fadiga等的TMS研究。镜像神经元是近10年来神经科学领域最重要的发现之一，分布于不同脑区的镜像神经元构成了镜像神经元系统，该系统能较好地协调动作感知和动作执行功能。镜像神经元提供了观察者内在的识别体验，使其理解他人的行为、意图和情感状态。基于此，在镜像疗法中，患者通过体验健侧肢体的运动感觉，减少了动作和感觉系统的不协调，从而减少患侧肢体的疼痛。

（3）提高关注度　镜像疗法要求患者在治疗过程中尽可能多地活动患侧手并将看到的健侧手镜像想象成自己的患侧手，从而将健侧肢体的感觉转移到患侧。针对这一观点，镜像疗法可通过减少患侧肢体疼痛信息的输入以及减少患者的习得性废用缓解疼痛。

2. 运动功能恢复机制

（1）镜像疗法的即时效应　视错觉可干扰正常的视觉信息输入，使受试者预期的视觉反馈与实际视觉信息不匹配。此外，镜像疗法还会引起受试者患侧肢体本体感觉反馈与视觉反馈的不匹配，这样的"错误匹配"会引起中枢神经系统相关脑区兴奋性改变，产生神经调制作用。Lee等通过延迟镜像视觉反馈发现，两次"错误匹配"引起的脑区兴奋性改变均可通过脑电信号体现。镜像疗法下脑区兴奋性的改变具体表现在主要运动皮质、初级视觉皮质、次级体感觉皮质、扣带回后部以及顶叶的楔前叶等区域。次级体感觉皮质与运动、感觉信息整合有关，楔前叶和扣带回后部与行为认知、自主控制动作活动、视觉空间信息处理和空间注意相关。这些脑区的兴奋性改变或许提示镜像疗法可通过视错觉影响大脑内部连接，提高受试者对肢体的感知和注意水平。此外，也有研究表明镜像疗法能改变后顶叶皮质、枕上回、颞上回以及背外侧前额叶等区域的兴奋性。Matthys 等在对健康人进行镜像视觉反馈的 fMRI 研究时发现颞上回与枕上回被激活，其中，颞上回兴奋性增加提示镜像疗法与运动观察有关。由于枕上回与负责视觉运动信息转化的后顶叶皮质联系，猜测镜像疗法可能是通过影响后顶叶皮质进而引起了枕上回兴奋性的改变。研究者认为镜像疗法可能通过视错觉、运动观察等视觉信息输入引起受试者对患侧肢体的意识，并通过视觉皮质、运动感觉皮质等脑区的相互作用促进大脑内部网络连接，最终提高运动皮质兴奋性，进而产生康复效果。

除了相关脑区兴奋性改变外，镜像疗法的神经调制作用还体现在大脑半球间的平衡上。许多研究指出，镜像疗法能够调节同侧主要运动皮质的兴奋性或发生偏侧性改变，即患侧主要运动区兴奋性提高，并易化皮质脊髓束，提示镜像疗法可调整大脑半球间的平衡。Richard 等在研究视觉刺激调节皮质脊髓束抑制时发现，镜像疗法能够改善大脑半球间抑制作用并促进同侧皮质脊髓束易化。Rossiter 等也发现，在镜像疗法下进行双侧上肢运动能够促进主要运动皮质激活向对称模式发展。因此，镜像疗法或许能促进主要运动皮质的兴奋性向平衡模式发展，提高患侧运动网络连接，从而有助于手与上肢运动功能的恢复。不过，也有研究报道未发现镜像疗法能诱导主要运动皮质兴奋性的改变。Mehnert 等通过功能性近红外光谱对 20 例右利手健康人接受镜像疗法时主要运动皮质与楔前叶的兴奋性进行分析，观察到大脑半球间的偏侧性变化表现为楔前叶兴奋性向同侧（运动手侧）偏向，而主要运动皮质未见明显偏向性改变。

镜像神经元系统包括 Broca 区、运动前区腹侧、后顶叶及前额叶等皮质区域，传统理论认为镜像疗法与镜像神经元系统有关，但随着认知领域研究的逐步深入，许多研究并未发现镜像疗法与镜像神经元系统的激活有直接关系。与镜像疗法相关的镜像神经元系统区域主要存在于感知觉和运动相关脑区，由于镜像神经元系统在镜像疗法时只是部分激活，因此也有学者认为不能单纯地将镜像疗法与运动观察和运动想象归为一类。镜像神经元系统在镜像疗法神经调制中的作用尚需进一步探究。

（2）镜像疗法的重塑效应　有研究发现，接受镜像疗法的脑卒中患者患手的运动功能明显改善，还有研究报道镜像疗法可以提高健康人的手部运动功能。受试者运动表现的提升被认为与大脑皮质兴奋性提高、半球间或皮质间抑制减弱以及皮质脊髓束易化有关。具体表现为镜像疗法干预后，受试者的 MEP 幅值提高，皮质脊髓束易化增强且运动阈值降低。Chang 等对比运动观察镜像疗法干预前后脑电信号的改变发现，干预后主要运动皮质、运动前区和前额叶的兴奋性提高明显。Nojima 等研究发现镜像疗法干预中右手运动功能训练能够提升左手的运动表现，TMS 评估发现被调查者的 MEP 幅值提高且运动阈值降低。结合神经电生理检查，研究者认为皮质脊髓束易化主要是由于运动皮质的兴奋性增强所致。镜像疗法中，对侧手活动时主要运动皮质的激活向患侧半球偏向性改变，即患侧主要运动皮质兴奋性提高，健侧兴奋性降低。上述结果进一步提示镜像疗法可使大脑内部平衡重新建立。Hamzei 等通过镜像疗法进行右手运动训练后（右手放于镜前）发现，正常受试者左手的运动表现优于未接受镜像疗法的对照人群。对受试者进行 fMRI 检查发现，完成运动观察及握拳任务时受试者的大脑右侧运动前区背侧、左侧运动前区腹侧和左侧运动感觉皮质明显激活。此外，功能连接网络分析提示，镜像疗法干预后受试者两侧大脑皮质运动前区和左侧辅助运动区的联系增强，即提高了左侧感觉运动皮质的功能性连接。因此，研究者认为镜像疗法干预后运动功能的提升可能与同侧主要运动皮质兴奋性提高和皮质脊髓束易化增强有关。

（3）镜像疗法减轻习得性废用　偏瘫侧肢体运动功能障碍和神经"输入-传出"环路的病理生理破坏可引起患侧肢体的习得性废用。镜像疗法可通过将患者注意力转移到患侧肢体增加肢体存在感，并结合康复训练动作在患侧肢体被"治愈"的错误图像刺激下，多次反复训练，减少习得性废用，促进患侧肢体的运动功能恢复，且可通过此方法纠正单侧忽略。

（四）镜像疗法在脑卒中上肢康复应用中的局限性

在镜像疗法发展的近 20 年里，特别是在国内，该疗法多依托"一面镜子"。具体方法是在患者面前沿正中矢状面放置一块镜子，训练时患者将双上肢或双下肢置于镜子的两侧，健肢在反光面侧，身体稍偏向健侧以便看清镜面上反射的健肢镜像，患肢被镜子挡住不进入患者视野，治疗时嘱患者控制双侧肢体同时做同样的动作，此时健肢可完成，而患肢不能，让患者尽可能地想象患肢也在活动（图 2-1-2）。

依靠平面镜达成镜像视觉反馈的效果具有操作简便、成本低廉的特点。但传统的镜像疗法由于单纯依靠平面镜，从治疗设备上限制了其操作实施甚至是疗效的提升。镜面反射从根本上限制了镜像疗法的发展，另外还存在尚缺乏规范化、标准化的治疗流程，缺乏与中枢刺激同步的外周反馈，以及为保证疗效需耗费大量的人力资源等不足。

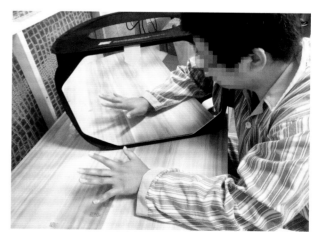

图 2-1-2　传统镜像疗法

二、多模态镜像疗法的研发与应用

（一）脑卒中康复创新理论的启发

近年来创新的脑卒中康复理论不断被提出，引领了临床康复技术与治疗模式的创新。"中枢—外周—中枢"闭环康复理论在脑卒中康复大背景下应运而生（图 2-1-3）。该理论由复旦大学附属华山医院康复专家贾杰教授于 2016 年在《中国康复医学杂志》上首次提出。该理论将手功能与脑功能相结合，在干预层面不再局限于作业治疗，而是同时采用新技术、新方式刺激大脑，如 tDCS、镜像治疗、运动想象等技术。"中枢—外周—中枢"闭环康复模式基于神经突触的可塑性，通过中枢干预刺激并激活脑区，然后通过外周干预强化运动控制训练，正反馈于中枢，促进脑功能重塑和神经再支配，两者有机融合、相互补充，促进脑卒中患者手与上肢功能的恢复。结合该理论，我们发现传统镜像疗法在临床操作上仍然不规范，很大一方面是受限于镜像设备本身。

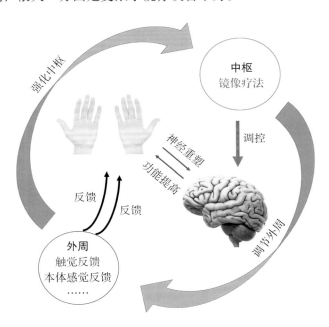

图 2-1-3　镜像疗法与闭环康复

（二）多模态镜像疗法设备的研发

进一步对镜像疗法的应用现状进行分析后，贾杰教授课题组发现，经典的镜像疗法始终依托"一面镜子"，在操作上相对枯燥，缺乏精确的动作指引和规范的治疗流程，对患者的注意力和平衡能力要求较高，因此，为保证疗效，需要投入较多的人力资源。近年来逐步推出的基于 VR 技术、摄像头技术以及针对传统镜子的改进等镜像疗法设备很少具有国内的自主知识产权，且没有考量镜像疗法临床范式的统一、规范及量化，限制了其临床应用和推广。镜像疗法是目前脑卒中后手功能康复中具有较高等级循证证据的康复方法，具有较高的临床应用价值。因此，如何更有效地改进和利用这一技术，并将其推广于临床成了课题组关注的问题。研制一套具有自主知识产权，能提供规范化临床治疗方案的镜像疗法设备是解决这一问题的有效途径。

课题组分析了健康人的手部基本动作和功能动作，结合脑卒中后患者手功能康复需求，在镜像疗法治疗原理基础上，结合计算机成像技术和基于摄像头的动作捕捉技术，研制出了一款新型的针对脑卒中后手功能康复的多模态同步反馈手功能康复训练系统（图 2-1-4），该系统属于康复辅具范畴。

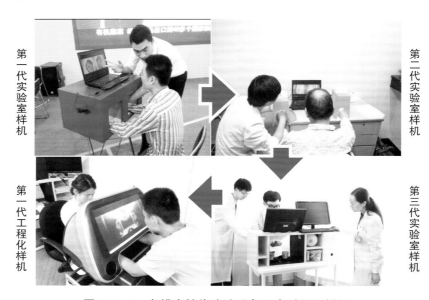

图 2-1-4　多模态镜像疗法设备研发过程和样机

（三）多模态镜像疗法设备的技术实现

在设备的硬件设施和软件程序上，多模态同步反馈手功能康复训练系统均展现了较为充分和全面的技术设计。

外观硬件设计：①训练系统大小为 1200 mm × 940 mm × 700 mm，组装公差 ±1 mm，设备高度可以调节，便于患者使用。②针对治疗师和患者设置了两个端口，分别为操作端和治疗端，提供了互不干扰的治疗环境，治疗师可根据患者情况实施主动、主动助力和被动活动等干预方式。③双屏显示设计，屏幕采用 1920×1080 分辨率的液晶显示器。医师端显示器位置可调，便于观察和指导。患者端采用了 23.8 英寸（1 英寸 =2.54 cm）的

LED屏幕，以显示视觉反馈。④设备内置广角动作捕捉摄像头，两个摄像头置于镜盒的顶部。利用摄像头可使患者健侧手腕和手部运动画面水平反转至患侧，以替代患侧肢体的运动影像，形成镜像视觉反馈。可调节摄像头位置使患者所观察到的肢体运动影像与肢体实际大小相同，且通过遮挡屏幕可控制形成单侧肢体或双侧肢体运动影像。⑤设备内置多媒体音箱，可为患者提供必要的听觉提示和反馈，提高患者的注意力。⑥设备底部采用人体工学设计，便于坐轮椅的患者使用，且配有万向脚轮，方便转运（图2-1-5）。

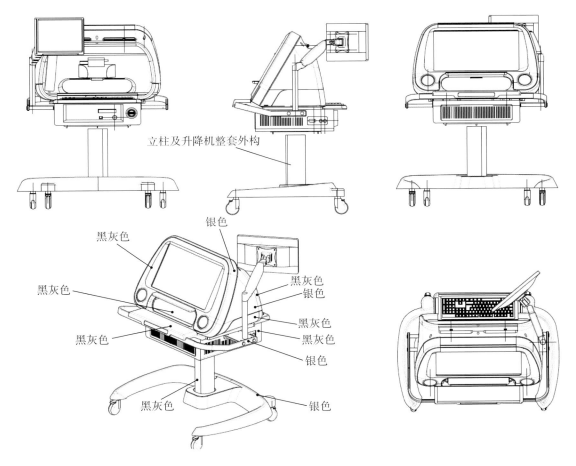

图 2-1-5　多模态镜像疗法设备外观

（四）多模态镜像疗法设备的技术与临床创新

1.国内外相关设备现状

（1）国内现状　国内有上肢康复机器人的体感控制方法及康复训练策略、基于镜像疗法的光电多模态反馈的上肢康复训练方法、基于镜像虚拟和Skinner强化学习的个性化运动想象—脑电信号训练与采集方法等，上述训练方法只提供具体的治疗技术，但均未提供系统、规范化的临床镜像操作流程和标准。

（2）国外现状　目前国外有作业治疗设备、基于用户情绪向用户提供最佳治疗的智能化镜像系统、基于 VR 的镜像治疗技术、用于对称身体疾病疼痛的治疗设备、镜像治疗设备、使用 3D 方法进行医学恢复的镜像系统治疗装置、镜像治疗系统等。相比国内，国外针对手功能镜像疗法的设备种类较多，但是由于国外的设备具有专利产权问题，价格普遍昂贵，而且也同样没有形成规范的临床镜像操作流程，不利于临床推广。

2. 技术与临床创新分析　多模态同步反馈手功能康复训练系统涉及多种信息反馈，包括视觉信息、触觉信息、听觉信息、生物反馈等，颠覆了各类反馈常规信息传递的概念。镜像视觉反馈作为直接的中枢刺激手段，具有较好的刺激靶向性，能特定地激活大脑运动、感觉皮质，达到康复治疗的目的。该设备以镜像视觉反馈为主导，结合外周听觉、触觉、本体感觉等形成多模态反馈，提升患者特定脑区的兴奋性和训练动作的感知程度（图 2-1-6）。

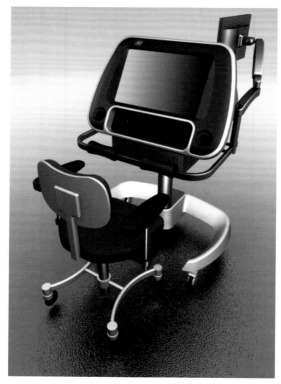

图 2-1-6　多模态镜像疗法设备样机（项目成果）

多模态镜像疗法设备软件系统应用可听化、可视化技术进一步强化患者训练感知和准确性。该设备通过软件控制训练流程，该训练程序由"空间想象训练"、按照手解剖结构设计的"基础动作训练"、基于作业治疗设计的"功能动作训练"3部分组成。每个部分又依据评估将细化、规范化的具体康复方案实施于患者。综上，应用多模态镜像设备技术具备以下三大优势：①将传统康复训练程序化，使治疗步骤更具体、细致，治疗内容更规范；②采用标准化的康复手段，对于康复训练的持续进行、患者训练都有积极促进作用；③设备的应用能节约人力资源。

在技术层面，多模态镜像疗法系统的创新点包括6个方面：①搭建了一套新型的镜像治疗操作平台；②设置了治疗师和患者两个独立操作的端口，提供互不干扰的治疗环境；③通过动作捕捉技术形成实时的镜像视觉反馈，并可通过屏幕遮挡提供单侧或双侧的肢体投影；④结合多模态音箱提供治疗时视觉、听觉等多感官的体验，丰富治疗环境；⑤采用了专业的多模态同步反馈训练软件，内置3种训练模块，规范临床治疗；⑥软件可进行升级，便于治疗师同时对多位患者进行管理。

在实现技术创新的同时，在临床应用层面，多模态镜像疗法系统的创新点包括以下5个方面：①规范了镜像疗法的临床操作。相对于既往镜像设备，该设备提供了一套规范的临床操作方案，并在治疗过程中提供精确的动作指引视频，为患者演示标准动作以确保精准治疗。②提供了个性化的治疗方案。设备的训练程序基本涵盖了不同时期和不同类型脑卒中患者所需训练的手功能动作，且对训练动作进行了分类和难易分层，治疗师可根据患者的不同情况提供对应的治疗参数，保证治疗的有效性。③提高了患者治疗时的感知和注意力。该设备应用可听化、可视化技术进一步强化患者训练感知及准确性，可提高患者治疗时的注意力。④改善脑卒中患者的运动准备状态。该设备创新性地结合了左右手判断的空间想象训练。左右手判断是经典心理旋转实验的操作范式之一，有利于提高脑卒中患者的运动反应，进而改善运动准备状态。⑤减少治疗时对脊柱的压力。治疗前，可根据患者的情况调节设备的高度以达到舒适的位置。另外，该设备采用双屏幕设计，治疗时患者可直接平视显示屏，避免长期传统镜像治疗不良体位姿势造成的脊柱损伤。

（五）多模态镜像疗法的临床操作流程

多模态镜像疗法在系统软件设计方面采用了专业的多模态同步反馈训练软件，内置3种训练模块：空间想象、基本动作、功能动作训练，从而建立起一套规范化的脑卒中手功能康复方案。所有训练项目均能根据患者情况调整参数，从而制订个性化、规范化的康复计划方案。

1.多模态镜像疗法临床训练模块

（1）空间想象训练　对脑卒中患者进行左右手辨别训练。左右手辨别训练是经典心理旋转实验的一种操作范式。早期研究表明，脑卒中患者的功能性脑网络在基于心理旋转的运动想象期间表现出显著改变和补偿效应。多模态镜像疗法设备结合该项训练调整脑卒中患者的运动准备。

空间想象训练即在训练时从4个不同角度（0°、90°、180°和270°）进行左右手不同手势的辨认，任何一侧手出现的概率相同。空间想象训练具体设定参数包括图片张数（10~100张）、单张图片时间（3~20 s）、图片难度（1~5级）等，临床可根据患者的具体情况进行个性化设定。治疗师选择患者测试的难度和图片数量，每次判断的时间（5~20 s）等。测试结束后，系统将提供本次测试的左右手各自以及总的反应时间、正确率等参数。根据图片手部姿势复杂程度、旋转角度以及是否结合认知成分分为5个不同的难度等级供患者训练（图2-1-7）。

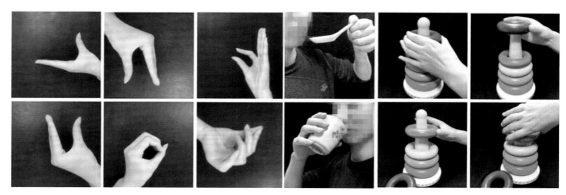

图2-1-7 空间想象训练

（2）基本动作训练 包括25个以上的手部动作，包括勾状抓握、拇指对示指、拇指对环指、拇指对小指指根、拇指环转、拇指屈伸、拇指外展、前臂旋后、前臂旋前、前臂旋前旋后等，按照不同部位又可以分成以下几种类别（图2-1-8）：①拇指动作。拇指屈伸，拇指外展/内收，拇指对示指，拇指对环指，拇指对小指指根，拇指环转。②手指动作。手指内收、外展，四指屈伸，四指单独屈伸，掌指关节屈曲指间关节伸展，比OK，比数字。③抓握类。直拳，握拳，柱状抓握，球状抓握，勾状抓握，侧捏。④腕部动作。尺偏，腕背伸，腕掌屈。⑤前臂旋后/旋前。

（3）功能动作训练 功能动作训练项目是在基本动作基础上结合器具设计的，包括20个以上动作，主要有堆棋子、翻卡片、翻木板、木棒抓握、木块抓握、拿玻璃杯、拿回形针、拿矿泉水瓶、拿铅笔、拿钥匙、拿勺子、拿易拉罐、捏夹子、握弹力球、握网球、揉纸团、开锁等（图2-1-9）。

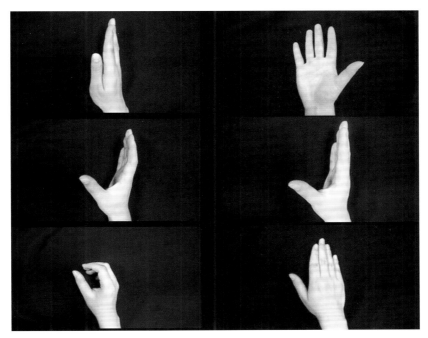

图 2-1-8　基本动作训练

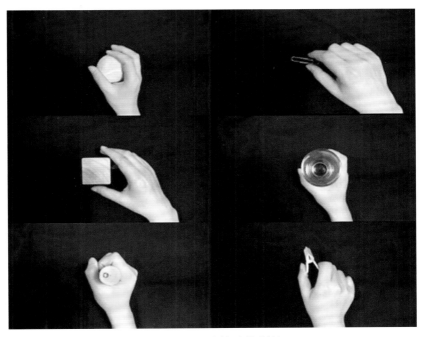

图 2-1-9　功能动作训练

2.临床操作及注意事项

（1）临床操作　基于上述训练模块，临床具体操作步骤如下：①前期准备。录入患者基本信息；请患者入座，并调整镜像高度；打开镜像设备，登录系统，选中该患者进行下一步操作。②空间想象部分。设置演示图片张数、做题时间及任务难度，请患者自行判断屏幕上出现的信息为左手还是右手，若患者无法操控鼠标，则患者口头回答，治疗师代为操控。③基本动作与功能训练部分。根据患者的手功能勾选需要的基本动作组合（如腕背伸及前臂旋前旋后等）并设置训练组数。引导患者将手伸入训练盒中，在操作界面上选择"开始训练"，左右手图像下选择"播放"，将健侧选定为"镜像""遮罩"即开始训练（图2-1-10）。

（2）注意事项　①于光线较为充足的环境中治疗；②保证患者坐位安全；③根据患者的恢复情况改变训练策略；④训练时提醒患者将注意力放在健侧手部运动的图像上；⑤对于患者难以完成的动作，治疗师应予以适当帮助。

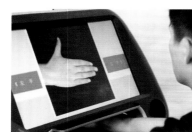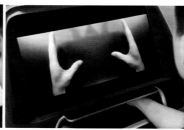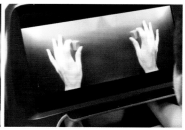

图2-1-10　多模态镜像疗法临床操作流程

三、临床案例与创新应用研究

（一）经典案例

1.案例1　患者为57岁男性，主诉为脑梗死后右侧肢体运动障碍1月余。

（1）现病史　患者于1月余前无明显诱因出现头晕、乏力、言语不利，于当地医院就诊，2 d内症状逐渐加重，出现右侧肢体运动障碍、吞咽障碍，无明显眩晕或感觉异常。于复旦大学附属静安区中心医院入院诊治，头颅MRI检查考虑"左侧脑干急性脑梗死"，为康复治疗收入康复医学科，予多模态同步反馈手功能康复训练、偏瘫肢体综合训练、针灸、生物电反馈等综合治疗，患者功能恢复良好。

（2）既往史　有高血压病史20年，最高血压200/110 mmHg（1 mmHg=0.133 kPa），服用培哚普利片降压治疗，血压控制可；有糖尿病病史5年，现进行降糖治疗，血糖控制可；否认冠心病病史；否认慢性支气管炎病史和传染病病史。

（3）入院量表评估　①Brunnstrom 分期：上肢Ⅲ期，手部Ⅱ期；②简化 FMA 评分：总分 23 分，手部得分 1 分；③mBI：40 分；④Berg 平衡量表：6 分（表 2-1-1）。

（4）阶段治疗计划和运动处方　①镜像训练前先让患者进行手部的空间想象（左右手判断 30 张图片，20 秒/张，2 组）；②基本动作训练包括腕背伸、前臂旋前旋后（每个动作训练 10 次/组，训练 3 组，每组休息间隔 40 s，训练约 30 min）；③注意事项：治疗时让患者将注意力集中在镜像正面，视线避开健侧手，使患者感觉是患侧手在做运动；④镜像训练后辅以物理治疗、作业治疗结合任务导向训练等 30 min，主要内容包括腕背伸、前臂旋前旋后以及肩关节主动前屈、外展等。

（5）2 周后量表评估　①Brunnstrom 分期：上肢Ⅳ期，手部Ⅴ期；②简化 FMA 评分：总分 46 分，手部得分 8 分；③mBI：42 分；④Berg 平衡量表：16 分（表 2-1-1）。

（6）阶段治疗计划和运动处方　①镜像训练前先让患者进行手部的空间想象（左右手判断 30 张图片，20 秒/张，2 组）；②基本动作训练包括抓握、对指、腕背伸（每个动作训练 10 次/组，训练 3 组，每组休息间隔 40 s，训练约 30 min）；③注意事项：镜像训练后辅以物理治疗、作业治疗结合任务导向训练等 30 min，主要内容包括抓握、对指、腕背伸、被动牵伸以及主动抓、握、够、取等。

（7）4 周后量表评估　①Brunnstrom 分期：上肢Ⅵ期，手部Ⅵ期；②简化 FMA 评分：总分 46 分，手部得分 8 分；③mBI：63 分；④Berg 平衡量表：28 分（表 2-1-1）。

表 2-1-1　案例 1 评估结果

时间	Brunnstrom 分期		FMA/分		mBI/分	Berg 平衡量表/分
	上肢	手部	总分	手部		
入院时	Ⅲ期	Ⅱ期	23	1	40	6
2 周后	Ⅳ期	Ⅴ期	46	8	42	16
4 周后	Ⅵ期	Ⅵ期	46	8	63	28

2. 案例 2　患者为 72 岁男性，主诉为突发眩晕，左侧肢体活动不利 40 余天。

（1）现病史　患者于 40 余天前夜间突发眩晕、视物旋转，伴大汗，当时未予重视。在出现上述症状 1 月余时，晨起出现左侧肢体无力，行走拖步，出现持物不稳等情况，因症状加重，于复旦大学附属静安区中心医院就诊，考虑为脑梗死，收入院治疗。

（2）入院量表评估　①Brunnstrom 分期：上肢Ⅳ期，手部Ⅳ期；②简化 FMA 评分：总分 40 分，手部得分 12 分；③mBI：40 分；④Berg 平衡量表：9 分（表 2-1-2）。

（3）阶段治疗计划和运动处方　①镜像训练前先让患者进行手部的空间想象（左右手判断 30 张图片，20 秒/张，2 组）；②训练方案包括腕背伸、前臂旋前旋后（每个动作训练 10 次 / 组，训练 3 组，每组休息间隔 40 s，训练约 30 min）；③注意事项：治疗时嘱患者将注意力集中在镜像正面，视线避开健侧手，使患者感觉是患侧手在做运动；④镜像训练后辅以物理治疗、任务导向训练等 30 min，主要内容包括腕背伸、前臂旋前旋后、练习握力，训练中加入洗漱等日常生活能力训练。

（4）2 周后量表评估　①Brunnstrom 分期：上肢IV期，手部 V 期；②简化 FMA 评分：总分 42 分，手部得分 12 分；③mBI：45 分；④Berg 平衡量表：21 分（表 2-1-2）。

（5）阶段治疗计划和运动处方　①镜像训练前先嘱患者进行手部的空间想象（左右手判断 30 张图片，20 秒 / 张，2 组）；②训练方案包括对指、手指内收外展、腕背伸（每个动作训练 10 次 / 组，训练 3 组，每组休息间隔 40 s，训练约 30 min）；③注意事项：镜像训练后辅以物理治疗、任务导向训练等 30 min，主要内容包括对指、手指内收外展、腕背伸。以辅具固定健侧手，训练患者以单手完成进食、书写等任务。

（6）4 周后量表评估　①Brunnstrom 分期：上肢IV期，手部 V 期；②简化 FMA 评分：总分 50 分，手部得分 13 分；③mBI：65 分；④Berg 平衡量表：27 分（表 2-1-2）。

表 2-1-2　案例 2 评估结果

时间	Brunnstrom 分期		FMA/ 分		mBI/ 分	Berg 平衡量表 / 分
	上肢	手部	总分	手部		
入院时	IV期	IV期	40	12	40	9
2 周后	IV期	V 期	42	12	45	21
4 周后	IV期	V 期	50	13	65	27

综合上述 2 个经典案例发现，多模态镜像疗法具有一定的临床可操作性和疗效，对患者的肢体运动功能表现、日常生活能力均有促进作用。

（二）创新应用研究

1. 创新研究 1——促进脑卒中患者上肢功能恢复　镜像疗法被广泛应用于脑卒中后的运动恢复，但缺乏最佳的训练设置和系统程序。贾杰课题组基于多模态镜像疗法设备进行了一项随机对照试验，探讨该创新疗法的临床应用疗效。研究将 79 例脑卒中患者随机分为镜像疗法组（38 例）和对照组（41 例），分别接受多模态镜像疗法和剂量等效的物理治疗或作业治疗，每日训练 1 h，每周训练 5 d，共 4 周（图 2-1-11）。采用 FMA-UE 和 BI 进行功能评估，采用侧化任务评价心理旋转能力，包括反应时间和准确性。结果显示，干预后两组所有的结局指标均较同组干预前显著改善；与对照组相比，镜像疗法组 FMA-UE 评分显著提高。在侧化任务中，镜像疗法组的反应时间明显短于对照组。对所有患者来说，功能受影响较严重一侧的判断准确性明显劣于受影响较小一侧。镜像疗法组脑卒中亚急性期（6个月以内）患者的运动功能、日常生活能力和心理旋转能力均有较大改善。研究还发现，中度-重度运动障碍（FMA-UE ≤ 34 分）患者和右侧半球损伤患者的运动功能有更大程度的改善。多模态镜像疗法改善了脑卒中患者的运动功能和心理旋转能力，尤其是亚急性期患者，提示镜像疗法有改善脑卒中患者心理旋转能力的潜力。

综上，与上肢被动/主动运动训练相比，多模态镜像疗法设备能够显著提高脑卒中患者上肢运动功能与左右手判断表现，并从行为学角度提出镜像疗法对运动准备阶段的影响。此外，研究的亚组分析结果也表明，多模态镜像疗法对亚急性期患者上肢运动功能、日常生活能力的改善效果更加明显；中度-重度上肢运动功能损伤或病灶位于右侧半球的脑卒中患者上肢运动功能改善效果更加明显，提示多模态镜像疗法潜在的受益患者类型。

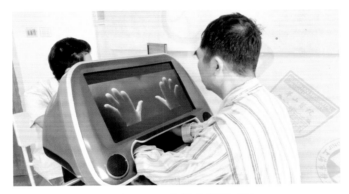

图 2-1-11　多模态镜像疗法

2. 创新研究2——改善脑卒中患者上肢功能相关的静息态脑网络　前期研究发现，多模态镜像疗法对脑卒中患者的上肢功能有改善作用，然而该创新疗法对脑卒中康复潜在的神经机制仍不清楚。因此，基于该问题，课题组进一步研究，探讨多模态镜像疗法对脑卒中亚急性期患者手功能锻炼前启动的可能疗效，揭示干预后脑网络的拓扑结构重组。

研究将20例脑卒中亚急性期患者随机分为多模态镜像疗法组（10例）和对照组（10例）。干预前、干预后2周和4周分别测定FMA-UE、FIM、改良Ashworth量表、手工肌肉测试量表和Berg平衡量表。此外，干预前后分别记录静息状态EEG信号（图2-1-12）。研究结果显示，多模态镜像疗法组FMA-UE、FMA-WH（腕部和手部）和FIM的改善明显优于对照组。干预后多模态镜像疗法组静息脑电网络 α 波段的聚类系数显著增加，而对照组中没有增加。聚类系数分析显示，多模态镜像疗法组患者的聚类系数增加往往在同侧枕叶、颞叶以及双侧中央和顶叶区域更明显，这表明在视觉、躯体感觉和运动区域的局部交流效率有所提升。

综上，该研究表明，与单纯的上肢被动/主动运动训练相比，结合"中枢—外周—中枢"闭环康复理念的多模态镜像疗法可显著提高脑卒中亚急性期患者的上肢运动功能，包括手、腕部运动功能；改善患者日常生活能力，特别是转移和行走能力。本研究的静息态脑网络分析发现，与单纯的上肢被动/主动运动训练相比，接受多模态镜像疗法干预的脑卒中亚急性期患者的脑网络功能性分离程度提高，提示其网络连接效率提高。局部聚类系数分析发现，接受多模态镜像疗法闭环康复干预的患者病灶侧枕部、颞部以及双侧的顶叶、中央区域节点局部聚类系数增高，提示脑网络中视觉、躯体感觉和运动相关区域的网络连接增强。

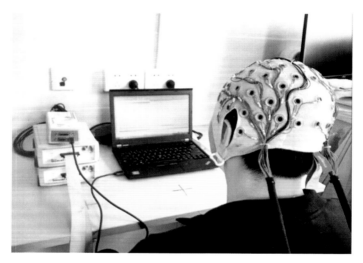

图 2-1-12　脑电采集范式

3. 创新研究 3——双侧协同镜像疗法范式创新　左右制衡理论是康复医学专家贾杰教授率先在国内提出的针对脑卒中手功能康复的理论。该理论指出，手与上肢的左右制衡主要表现为非目的性运动与目的性运动的制衡，前者通常表现为脑卒中患者在坐站转移训练时，双手作为一个整体的协调性启动；后者一般表现为完成复杂的任务导向性运动时的双手配合，如叠毛巾。双侧手与上肢存在着平衡、协调与制约的关系，这也是"左右制衡"理论所阐述和着眼的核心（图 2-1-13）。在对脑卒中患者上肢和手功能的康复进行评定和治疗时，应充分考虑左右制衡的正常和异常因素，以提高康复疗效。

双手合作在上肢功能和日常活动中起着至关重要的作用。基于左右制衡理论，若能实现基于镜像疗法的双侧功能训练，将有助于患者上肢与手功能的康复。然而，传统的镜像疗法无法实现镜像的隔离。基于多模态镜像设备，课题组提出了一种新的镜像治疗范式——双侧协同镜像疗法，即基于任务双手合作模式的镜像疗法（图 2-1-14）。课题组进行了一项单盲、随机对照试验，旨在探讨双侧协同镜像疗法干预脑卒中患者的可行性和有效

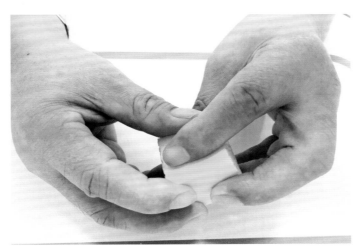

图 2-1-13 双手的协同制衡

性。36 例脑卒中患者被随机分为试验组和对照组，试验组接受双侧协同镜像疗法训练，对照组接受无镜像条件下的双手训练，训练时间为 5 天 / 周，持续 4 周。主要结局指标为 FMA-UE、BBT 和 FIM。所有患者全程参与试验，无不良事件或不良反应。干预后，两组患者的 FMA-UE 和 FIM 评分均较干预前显著提高。与对照组相比，试验组干预后 FMA-UE 和 FIM 评分改善更为显著。干预后试验组的 BBT 评分显著改善，对照组的 BBT 评分无明显改善，但是，干预后两组的 BBT 评分没有显著差异。综上结果，双侧协同镜像疗法是一种可行且实用的方法，可以促进脑卒中患者手臂功能和日常功能的恢复，还可以提高患者的手部灵活性。

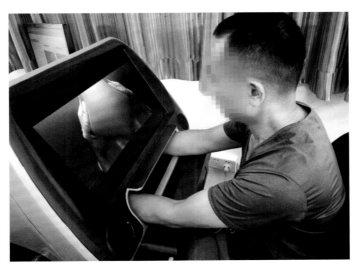

图 2-1-14 双侧协同镜像疗法范式

第二节 面部具身训练设备

一、概述

（一）镜像疗法

1. 概述 镜像疗法指的是借助平面镜成像的原理，将患者健侧肢体的活动通过一定角度的平面镜映射至患者患侧肢体的位置，让患者能够在视错觉的引导下对患侧肢体的运动进行想象。这种镜像的呈现可克服患者对自身肢体完全无法运动的认知，"欺骗"大脑相信患侧肢体能够不受影响地、无障碍地移动。

Ramachandran 在 20 世纪 90 年代引入了镜像疗法来治疗幻肢痛，后来这种基于视觉刺激的治疗方法逐渐被其他研究者进行了更深一步的拓展应用。1999 年，基于镜像疗法能适当地提供视觉输入，增加本体感觉输入，可能有益于偏瘫患者功能恢复的理论，镜像疗法首次被应用于脑卒中患者的康复治疗。目前，镜像疗法可针对脑卒中患者的多重功能障碍进行治疗，如肢体运动障碍、疼痛、感觉、偏侧忽略等。

2. 镜像疗法的机制 目前对于镜像疗法的机制，科学家们已在神经生理学基础上提出了几种假说。

第一种假说基于镜像神经元的发现。镜像神经元指模仿或观察另一个人的动作会引发自身相关脑区激活的一类神经元，目前认为额颞区和颞上回存在镜像神经元系统。镜像神经元首次被发现和定义是在针对恒河猴脑区的研究中，人们发现恒河猴运动前皮质中的 F5 区有一类特殊的神经元，还提出了镜像神经元的概念并对其进行定义。之后的几年内，学者们通过 EEG、脑磁图、TMS 等技术进行探索，发现人类大脑中也可能存在类似的镜像神经元系统。镜像疗法中所包含的对于动作的观察有可能对皮质脊髓通路有促进作用，进而通过激发心理意象和诱导运动学习的方式以改善运动功能。此外，部分学者认为患者单侧忽略的改善与额颞区和颞上回的功能促进有关。

第二种假说提出了新的观点。有学者认为镜像疗法通过激活额颞区、颞上回、楔前叶和后扣带回以帮助患者提高自我意识和空间注意力。镜像疗法的使用能够增加初级、次级视觉通路、躯体感觉区域的活动，从而帮助患者提高注意力。在此过程中，患者能够得到较强的感觉反馈，并避免偏瘫后长期习得性废用所造成的运动功能恢复缓慢的现象。此外，镜像疗法还有可能通过促进同侧运动通路的激活促进神经功能的恢复。

第三种假说认为镜像疗法具有激活或调节初级运动皮质兴奋性的作用，能够有效促进脑卒中后大脑半球内失衡的改善与功能正常化。镜像疗法干预期间，患肢运动和被动观察镜像所反映的健肢运动都能影响、调节初级运动皮质的兴奋性。部分学者发现镜像疗法干预一段时间后大脑半球 Brodmann 区的激活明显增加，也有助于神经重塑。

（二）相关康复理论介绍

1. 半球间竞争模型理论 大脑半球间竞争模型理论认为，健康人的两侧大脑半球对对侧的抑制是相对均衡的，这种抑制通过大脑中最大的纤维束——胼胝体进行调节。脑卒中患者患侧大脑脑组织受损，对健侧大脑半球的抑制减少，患侧对应的肢体因受损而导致兴奋性降低。同时，健侧大脑半球变得更容易兴奋，并对患侧损伤周围组织施加更强的抑制（图 2-2-1）。基于神经可塑性理论，患侧未受损的神经组织可能被重新映射以代偿或部分恢复失去的功能。然而这种过度不平衡抑制被认为阻碍了这些区域的神经可塑性并限制了通过康复实现的运动恢复。如运动皮质的半球间抑制被认为是双侧大脑半球产生自愿性单手运动时一侧抑制另一侧大脑半球的机制。这种抑制是为了减少可能不利于任务执行的"镜像"运动，而在运动开始时迅速抑制对侧运动皮质的一种现象。因此，调节脑损伤周围组织中被抑制的区域或降低健侧兴奋性，逐渐成为脑卒中治疗的一个潜在康复机制。

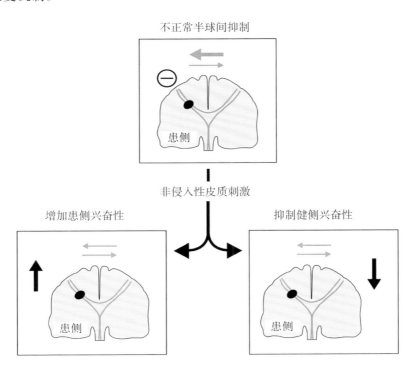

图 2-2-1 半球间竞争模型及康复策略

2."中枢—外周—中枢"闭环康复理论

（1）理论背景　随着患者对社会性活动的需求和期望逐步增高，单纯的"外周干预"，尤其对于承担了复杂功能的手部，康复效果愈发局限。同时，脑科学的蓬勃发展标志着人类对有效解决复杂的生理病理问题的进一步探索，直接对中枢系统进行干预的各种康复治疗方法应运而生。复旦大学附属华山医院贾杰教授团队基于临床观察与初步验证，提出了"中枢—外周—中枢"闭环康复理论，即综合应用中枢和外周干预能够更好地促进手功能康复。在这一临床背景下，治疗师亦要更新观念，从对患者单纯使用外周治疗技术过渡到综合应用"中枢—外周—中枢"康复的诊疗思路。

（2）临床应用及意义　"中枢—外周—中枢"闭环康复的核心理念是中枢干预和外周干预的融合。脑卒中后康复的本质问题是解决脑出血、脑缺血后大脑皮质功能改变的问题。中枢干预是通过对损伤脑区或功能脑区的直接刺激，改变皮质兴奋性，激活相应脑区，以达到改善大脑功能、重塑效果的治疗方法。目前各类NIBS的新兴中枢干预技术在不对大脑造成物理损伤的前提下对中枢神经系统进行最直接的激活与调控，在患者的最大功能恢复上发挥着可观的作用。外周干预并不直接作用于中枢神经系统，最经典的例子是传统的四大技术——本体感觉神经肌肉促进技术、Bobath、Brunnstrom和Rood（多种感觉刺激）技术。外周干预是针对脑卒中患者的普适性康复过程，针对患者不同时期的状态制订相应的个性化治疗方案。外周干预能够不断强化正确的运动模式，间接地、持续不断地通过感觉运动系统向中枢神经系统输入刺激。

简而言之，中枢干预能够直接激活相应功能脑区，外周干预能够对中枢神经系统进行持续的正性反馈，间接激活相应脑区，从而促进脑功能的重塑。"中枢—外周—中枢"闭环模式能够构成有效的、重复性的、规律性的循环刺激，有效弥补了单一外周干预或中枢干预的不足，增强受损脑区的刺激效力，最终达到改善患者特定脑区或功能相关脑区皮质功能，促进肢体功能恢复的目的。

（三）具身认知理论

1.概念与内容　具身认知理论是认知心理学领域的一门理论，已逐渐被应用于教育学、数学、人类学、AI等多学科领域，其核心内容是认知过程与身体及身体的活动方式有关。该理论认为生理体验与心理状态之间有很强的相关性，生理体验能够"激活"心理感觉并进一步影响认知。

具身认知理论强调身体对于认知过程的重要意义，认为人形成的认知与身体所感知的知觉世界密不可分。基于该理论的应用多是通过身体感知及身体运动以帮助更深入地理解、记忆相关信息。

2.机制　具身认知理论认为人们对世界的思考和推理与感觉运动系统以及身体、物理环境的相互作用密切相关，因此，身体运动也可以影响人的学习过程。近几年对具身认知的研究集中在一致性概念上，即动作或身体位置能否连贯地映射到特定的应用区域。研究显示，空间、运动、力等概念是由于感觉运动与环境的相互作用而产生的，如移动自己或让其他物体移动会导致个体关于运动的想法进一步加深、发展。

3. 具身认知与镜像的关系　镜像疗法的核心内容是通过视错觉激活或影响患者大脑特定区域以达到恢复的作用，而具身认知理论主张加强身体的感知以增进对认知的深化。我们可以理解为在镜像疗法的基础上结合具身认知理论，相当于强调个体肢体的活动与环境的塑造，增强个体对运动的认知，促进运动再学习。此外，这种具体化的参与将增强沉浸感，更容易提高患者训练的积极性以及深化模拟体验的感知。

（四）临床镜像形式

1. 传统镜像模式——"镜书"　镜像疗法初始的实践工具是镜像盒。后来镜像疗法逐渐延伸应用于脑卒中患者上肢、下肢、面部的训练，也逐渐衍生出基于镜子的相应调整，如通过对位置的调整、与其他简单工具重组等方式以实现不同部位的镜像应用。在面部，有学者尝试将双折镜与不同材质的板材连接在一起实现固定与位置的调整，这种简便地实现面部镜像疗法的设备被称为"镜书"（图2-2-2）。通过双折镜两次反射健侧面部，患者可以通过镜子看到完整的、仿佛未损伤的脸。在此基础上，再让患者对着镜子进行面部表情练习。在此期间，应尽可能地以自然的面部表情训练进行所有的练习，不应强行限制或夸大表达方式。在开始训练之前，可以先想一想，把想做的动作进行想象，然后表演。

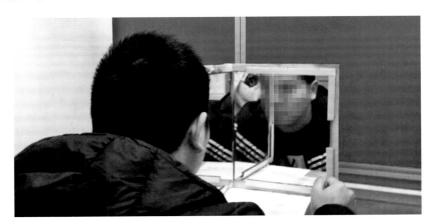

图2-2-2　面部镜像疗法（项目成果）

镜书疗法基于"刺激—反应—控制"假说，允许患者在视觉上欣赏肌肉活动的恢复。通过看到未受影响的面部以正常方式进行练习，来自未受影响区域的运动指挥通路的活动增加被用来补充受损区域。看到正常的脸所带来的心理强化为患者提供了进行家庭锻炼的额外动力。这项新技术是一种生物反馈形式，已经在许多研究中使用。

2. 智能化镜像训练　　随着科学技术的发展以及医工结合应用模式的推广，目前镜像疗法也正逐渐受到大家的重视，以镜像疗法为基础的各类算法、设备等的研发也逐渐走进大众的视野。镜像疗法的工具不断迭代，从最简单的平面镜/镜像盒到通过改良实现距离的可调整，目前正逐渐结合 VR、数字成像等技术走向智能化、现代化。镜像疗法的操作方式也由医务人员操作逐渐演变为设备的智能化应用，其家庭应用与推广在现代技术的加持下也有望成为现实。

目前有学者基于免费的线上应用网站以实现镜像疗法，也有学者结合 VR 技术进行大型沉浸式镜像设备的设计、研发。镜像疗法也不再满足于先前单纯的镜像训练，而是结合各类趣味性内容、增加游戏性相关设计，以提升患者的参与度与积极性。此外，镜像疗法与其他康复技术联用也产生了很好的临床效果，如镜像疗法与肌电生物反馈的联合应用已在手部功能的康复训练中进行了临床验证。镜像疗法还可以结合 FES、神经肌肉电刺激、rTMS、VR 技术、外骨骼机器人等技术在临床上联合应用，从而有望突破单一治疗方法的"瓶颈"。

二、面部康复治疗现状和临床需求

（一）面部康复现状

1. 周围性面瘫（核下瘫）　　周围性面瘫可由多种病因引起，其中最常见的是特发性面瘫（贝尔麻痹），其次为带状疱疹引起的面瘫。研究显示约 80% 的特发性面瘫患者能够完全恢复，但仍有 15% 的患者将造成永久性神经损伤，其余 5% 的患者会遗留严重的后遗症。带状疱疹引起的面瘫预后较特发性面瘫更差（图 2-2-3）。

目前对于周围性面瘫而言，急性期基础治疗为药物治疗，最常用的药物为激素和抗病毒药物。当疾病进入平台期、慢性期后，康复治疗则显示出了不可替代的重要作用。对于传统康复治疗，针灸在面瘫患者中有着重要的作用；对于物理治疗，运动疗法、理疗（如红外线、激光、电刺激等）、镜像治疗、按摩、淋巴引流、生物反馈疗法、面部贴扎技术等均表现出良好的疗效。

2. 中枢性面瘫（核上瘫）　　脑卒中后轻度面瘫患者可能由于药物的使用、神经的自我修复等逐渐恢复功能，但严重面瘫患者很难通过这种方式实现康复。多数脑卒中后面瘫患者在 2～4 周的常规治疗（无面部功能针对性治疗）后并不能完全恢复，提示中枢性面瘫很难自愈。相关研究显示超过 35% 的脑卒中后面瘫患者因治疗缺失和延误造成永久性面瘫（图 2-2-3）。

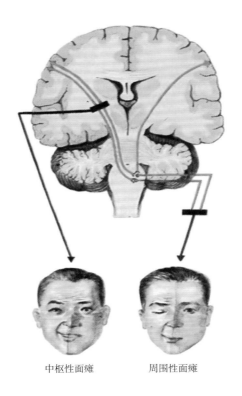

中枢性面瘫   周围性面瘫

图 2-2-3 中枢性面瘫与周围性面瘫

（二）临床需求背景

1. 周围性面瘫 周围性面瘫常遗留后遗症且可复发（图 2-2-4），目前针对镜像疗法治疗周围性面瘫的研究相对较少，其研究内容也主要聚焦于镜像疗法作为生物反馈技术对周围性面瘫患者联带运动方面的改善作用。目前没有证据表明任何一种特定的康复治疗或治疗方案的组合对于面瘫患者而言是最优的，因此需要设计更多的随机对照试验来验证。

镜像治疗最开始被应用于中枢性面瘫的治疗，目前也逐渐被应用于周围性面瘫患者的治疗。2020 年 Teresa 等的研究表明镜像疗法结合运动想象的综合治疗在周围性面瘫患者生活质量以及情绪改善方面较常规治疗有更好的疗效。其作用机制主要为激活镜像神经元回路，促进大脑皮质重组，平衡大脑半球间的神经元网络并改善运动功能等。此外，镜像系统所制造出的视错觉能够让患者看到自己健全而完整的面部运动，使得患者的面部表情更和谐，在一定程度上可以减轻患者的挫折感。

2. 中枢性面瘫 脑卒中作为一种常见的神经损伤疾病，给社会、家庭及患者个人造成了沉重的负担。随着经济的发展和人们意识水平的提高，针对脑卒中的康复治疗也逐渐变得普适化。对于脑卒中患者而言，最影响生活的无疑是运动功能障碍，其中又以上下肢运动功能障碍最为显著。上肢运动功能障碍将影响进食、取物及日常清洁等活动，而下肢运动功能障碍则直接影响步行能力。在临床康复治疗中，上下肢的康复训练也是脑卒中康复最为重要的内容。然而，面瘫作为部分脑卒中患者的首发症状，其康复需求在后期的康复治疗中却并未被大众所重视。轻症面瘫可自行恢复，但较重的面瘫可合并构音障碍、吞咽困难、误吸、肺炎、抑郁等多种并发症，影响患者的预后。有研究显示脑卒中后面瘫发生率为45%，这部分患者群体的面部问题应该引起临床重视。

脑卒中后中枢性面瘫虽然在药物治疗后有一定改善，但很难使患者面部功能完全恢复。此外，对于患者而言，仅仅使用药物治疗，患者自身参与感不强，很难达到预期的治疗效果。临床上，中枢性面瘫的其他治疗主要参考周围性面瘫的治疗方法，并没有针对中枢性面瘫的特异性治疗方式。

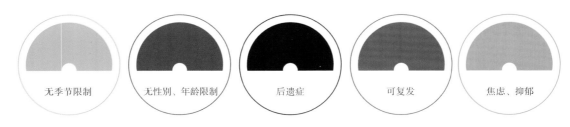

图 2-2-4　面瘫特点

三、面部具身训练设备的临床应用

（一）面部客观评估指标

1. House-Brackmann 面神经功能分级标准　HBGS 分级标准相对简单，结果直观明了，在规范面神经功能评估中起到了重要作用，被认为是评估面神经功能的"金标准"。HBGS 分级标准提出了 6 分类的面神经功能分级（表 2-2-1）。

2. 多伦多面神经评定系统　在全球范围内 SFGS 评定系统的应用率仅次于 HBGS，该评估系统包括静态、运动及联带运动 3 部分。通过不同的表情对面神经运动分别进行 0 ~ 5 分的评分，然后去掉静态不对称性和联带运动得分而获得总分。总分 0 ~ 100 分，0 分表示面瘫程度最严重，100 分为正常。SFGS 评定系统易于管理，对面神经功能的细微变化更加敏感。

3. 面部具身训练设备评估参数　设备通过 68 个特征点识别以及相关算法计算后，自动形成的数据有 SFGS 与 HBGS 的评估分数以及与健患侧比值相关的 7 个参数。参数包括静态眼裂比、静态嘴角比、闭眼眼裂比、抬眉高度比、抬眉眼裂比、示齿嘴角比、示齿眼裂比。与以上两个常用量表相比，这些参数能够更直观、更细致地反映患者的面部变化以及变化的面部区块。

表 2-2-1 House-Brackmann 面神经功能分级标准

分级	表现
I 级：正常	各区面肌运动正常
II 级：轻度功能异常	大体：仔细检查时有轻度的面肌无力，可有非常轻的联带运动 静止状态：面部对称，肌张力正常 运动：额部正常，稍用力闭眼完全，口角轻度不对称
III 级：中度功能异常	大体：明显的面肌无力，但无面部变形，联带运动明显或半面痉挛 静止状态：面部对称，肌张力正常 运动：额部减弱，用力后闭眼完全，口角用最大力后轻度不对称
IV 级：中重度功能异常	大体：明显的面肌无力和（或）面部变形 静止状态：面部对称，肌张力正常 运动：额部无运动，闭眼不完全，口角用最大力后不对称
V 级：重度功能异常	大体：仅有几乎不能察觉的面部运动 静止状态：面部不对称 运动：额部无运动，闭眼不完全，口角轻微运动
VI 级：完全麻痹无运动	各区面肌完全麻痹无运动

（二）电子版评估量表

1. 操作步骤 ①在患者主页，点击"量表评估"按钮，进入量表评估页面（图 2-2-5）；②点击所需评估量表按钮，进入相应的量表页面。

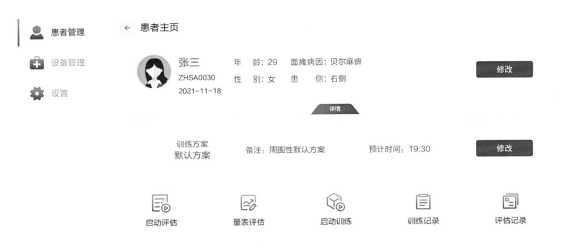

图 2-2-5 量表评估页面

2. 量表内容　①临床面部评价量表及面部综合评估量表（扩展 SFGS）（图 2-2-6）；
②抑郁自评量表及焦虑自评量表（图 2-2-7）。

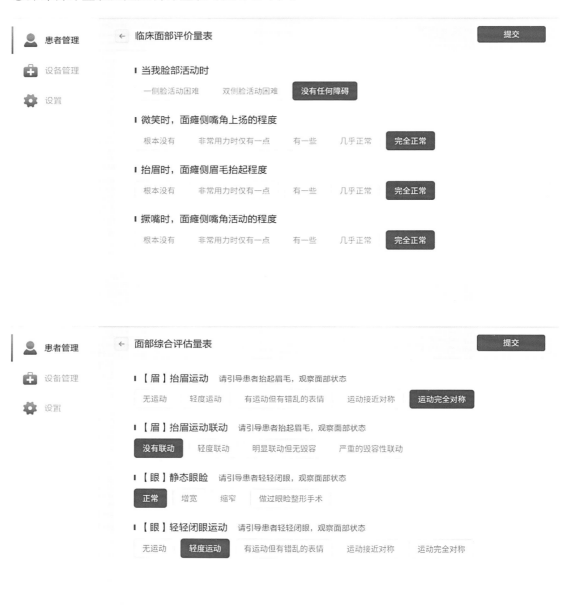

图 2-2-6　临床面部评价量表及面部综合评估量表

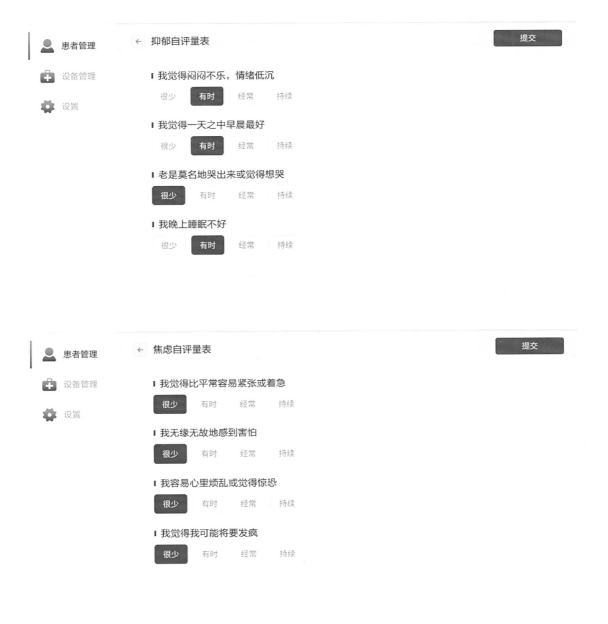

图 2-2-7 抑郁自评量表及焦虑自评量表

（三）智能化训练方案

目前镜像系统中储备几十项训练方案、百余项训练项目，并且可以在患者进行信息录入后根据患者的面瘫类型进行默认训练方案的推荐，极大地提高了临床适用性。该系统可配合其他面瘫康复疗法使用以提高康复效果。此外，医务人员可以对方案进行自主调整和设计，从而根据患者不同的表现制订个性化训练方案。

（四）设备构成及使用要求

1. 设备　包括推车、主机、RealsenseD415 深度摄像头、24 寸（1 寸 =3.33 cm）显示器、音箱、麦克风（图 2-2-8）。

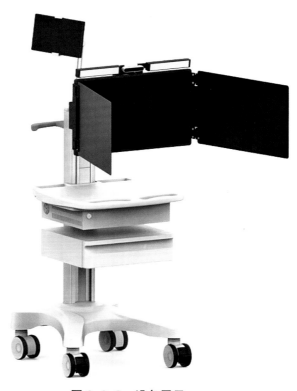

图 2-2-8　设备展示

2. 使用要求　患者正坐于屏幕前方，距离屏幕 60 ~ 80 cm，面部和眼睛正对屏幕中心。根据环境明暗适当开启补光灯。

3. 患者管理及训练

（1）患者信息添加查询与调整　进行正式评估和治疗之前，需要在患者主体账号上添加患者信息以确保后续评估、治疗记录能够在不同设备端保持同步。因此，可在电脑端或者所配备的同步 iPad 端口上进行相关基础信息的录入，内容包括患者的姓名、性别、身高、年龄、体重等。

（2）评估模块及训练模块　在完成信息录入后，设备的电脑端会在患者页面首页的最前方呈现最新录入患者的信息页。点击进入后，可在子页面进入评估与训练选项。在训练之前应对患者进行一次评估，保证患者的状态被设备记录、跟踪。后续训练模块将根据患者基本信息及评估结果进行推荐。治疗师可核对训练内容并进行调整。

（3）设备管理　①添加设备：在设备列表页面点击"添加设备"；②在框内输入设备编码，点击"搜索"按钮，搜索成功后，新设备信息会出现在界面右边，点击"添加"按钮，即可添加设备；③点击"返回"按钮，返回上一页面；④修改设备名称：在设备详情页面的设备名称栏处进行修改并点击"确定"按钮，即可完成设备名称修改；⑤设备刷新：点击"刷新"按钮，进行设备列表刷新。

（五）设备特色

1. 设备优势　面部具身训练设备基于神经科学与康复医学理论，结合了 AI、增强与 VR 技术、计算机视觉技术等多项智能化现代技术，是医学结合智能化、新兴技术临床应用的典型体现。此外，为使服务完备化，目前该设备已制订了覆盖面部康复全场景、全周期、全品类的解决方案。在进行操作前，医师应进行严格的操作培训，以确保设备使用功能最优化。我们已搭建了大数据管理平台以便患者、临床工作者进行使用、查询与自我／他人管理。作为医用设备，我们提供医疗场所及家庭的双重延伸保障，从而使患者更好地完成镜像治疗过程（图 2-2-9）。

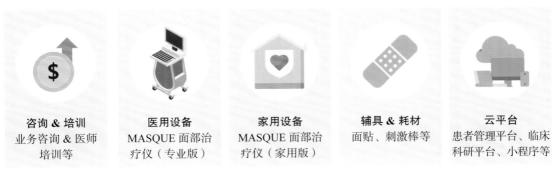

图 2-2-9　设备优势

2. 应用人群及场景　面部具身训练设备不管是在功能上还是在设计范式上均具有较强的创新性。其主要应用对象为中枢性面瘫、周围性面瘫患者。本设备以国际公认标准的 68 个面部技术关键点进行视频评估识别，以期在一定程度上替代传统人工评估与治疗，推动面瘫全周期诊治智能化发展（图 2-2-10）。

目前该设备已进行临床精准化验证，发现其在面瘫最常用的两大评估量表（SFGS、HBGS）的评估上可达到业内高标准，对面部常用评估量表的评估准确率达 88.9%，其中对 HBGS 的评估偏移不超过 1 级。在面瘫的治疗上，该设备以外框际虚化、关键点识别镜像技术完成面部镜像视错觉最真实化的打造，临床患者反馈良好。此外，我们已验证了面部具身训练设备相对于传统"镜书"治疗的优势，其方便、有效、真实的性能将获得更多患者的青睐。

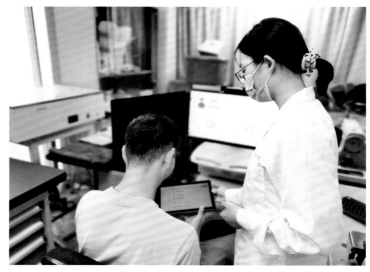

图 2-2-10   面部具身训练设备的临床应用（项目成果）

第三节   运动想象技术

一、概述

脑卒中是具有高发病率、高致残率、高死亡率和高复发率特点的重大疾病。我国脑卒中发病率和患病率一直呈持续上升趋势，随着人口老龄化进程的加快，我国脑卒中患者数量日益增多。随着医疗水平的提升和卫生体系的完善，现阶段约有 70% 的脑卒中患者能安全地度过急性期，这部分患者遗留多种多样、不同程度的功能障碍，如运动、感觉、言语、认知等功能障碍。其中，80% 的脑卒中患者会有不同程度的肢体活动障碍，超过 60% 的患者在发病 6 个月时仍遗留有上肢或手功能障碍。老年脑卒中患者运动功能障碍的康复成了康复医学领域学术研究和临床实践的重要问题。

脑卒中肢体功能康复技术可以分成中枢干预和外周干预两类。中枢干预指直接作用于中枢神经系统本身的技术，如 tDCS、TMS、脑机接口技术和运动想象疗法等；外周干预则强调对肢体的功能训练，如各类神经促通技术（本体感觉神经肌肉促进、Bobath、

Brunnstrom 和 Rood 技术）和神经肌肉电刺激技术等。运动想象疗法作为一种主动中枢干预技术，能够充分调动患者的主观能动性，可以在不伴有肢体实际外在动作的条件下激活患者的感觉和运动网络，从而起到促进运动功能恢复的作用。由于具有安全、经济、易用、有效等特点，运动想象疗法非常适合作为常规康复治疗的补充技术。运动想象疗法注重中枢，而传统康复技术注重外周，符合"中枢—外周—中枢"的理论框架。

作为脑卒中肢体康复治疗技术的重要组成部分，运动想象疗法一直在实践中发展，相关的临床研究也逐渐深入。既往临床实践提示，运动想象疗法可用于多数认知功能较好的老年患者，但考虑到老年人群的失能依赖、认知功能减退、依从性降低、多病共存、情感缺失等问题，以及老年人群对于康复需求的差异性，运动想象疗法在老年人群全周期康复中的应用还有很多值得探讨的问题。

二、运动想象技术的背景和相关概念

（一）运动想象的概念和发展历史

运动想象的概念最初是从心理学发展出来的。在心理学领域，"表象"指的是人脑对客观事物的编码，主要涉及记忆功能，而"想象"则是人脑对已有表象进行加工改造形成新形象的过程，是思维活动的一种特殊形式。1950年，"心理想象"的概念被首次提出，其核心是个体的感觉器官在未受到外界刺激时，可以通过中枢神经系统的想象功能产生类似感觉输入的体验。

运动想象的概念可以从心理意向中衍生出来，即个体在内心模拟、演练特定的肢体动作，但不伴有明显的外在活动。运动想象在英文文献中的表达方式有很多，如"motor imagery""mental practice""mental rehearsal"，这些词汇通常可以互换。作为一种特殊的心理想象，运动想象最初被用于体育技能训练。运动员可以根据特定动作的技术要领，在不伴有明显躯体动作的条件下，想象完成该动作时伴随的多种感觉，如空间位置觉、平衡觉、视觉、速度觉、肌肉收缩等感觉等，从而主动在大脑中形成不同技巧性动作的"流程图"，并通过一定强度的想象训练完善该"流程图"，由此提升实际运动的表现水平。Savoy 等将常规练习和运动想象相结合，用以训练美国高水平女子篮球运动员的罚球准确率，结果发现，运动想象结合常规练习相比于单纯的常规练习可以将罚篮命中率提升 10% ~ 18%。Maring 等通过运动想象训练受试者屈肘向靶标投掷乒乓球，结果发现，训练后运动想象组的准确率显著高于对照组，肌电监测表明运动想象可以缩短投掷运动的主动肌从兴奋起始到电活动峰值的时间，并延长从主动肌收缩到拮抗肌收缩的时间区间。Brouziyne 等研究表明运动想象训练可以帮助高尔夫新球手学习击球技能。一项 meta 分析表明运动想象疗法可以提升运动员的最大主动肌力，对于无法进行高强度训练的运动员而言，运动想象训练可用于维持运动员的竞技水平，减少不必要的运动损伤。

从 20 世纪 90 年代开始，逐渐有文献报道将运动想象用于脑卒中患者的肢体功能训练。其基本思路是，脑卒中患者的运动神经系统损伤，导致其运动冲动无法顺利传递到躯体的靶肌肉，但脑卒中患者大脑内有关运动的程序却可能完整或部分保留下来，患者可以在引导下进行运动想象，而持续的运动想象训练可维持大脑感觉和运动系统的兴奋性，为受损通路的修复和新传导通路的重构提供中枢准备。基于此，Sharma 认为运动想象是脑卒中患者运动系统的一扇"后门"。常用的主动训练治疗技术（如限制性诱导训练、主动肌电诱发的神经肌肉电刺激等）不适用于肢体功能较差的患者，而运动想象疗法却可以为这类患者提供帮助。随着影像技术的快速发展，研究人员对运动想象背后的脑神经活动有了愈发深入的理解，较多研究发现脑卒中患者在进行运动想象时可以激活与实际运动类似的脑区，如初级运动皮质、辅助运动区等，进一步为运动想象疗法用于脑卒中患者的康复提供了神经影像学基础。随着运动想象理念的完善和推广，该技术已经广泛应用于脑卒中患者的上肢功能康复、下肢功能康复、日常生活能力训练、认知功能训练、吞咽功能训练等诸多领域。在国内外脑卒中康复指南和相关专业参考书中，运动想象疗法得到了越来越广泛的认可。

（二）运动想象的类型

运动想象按想象视角可以分成动觉运动想象和视觉运动想象两类（图 2-3-1）。动觉运动想象指个体以自身作为感知的主体，以第一人称的视角想象自己正在做某个动作，在想象的过程中充分感知与该动作相关的各种感觉，如空间位置觉、速度觉、触觉等，又称内在运动想象或第一人称想象。视觉运动想象又称外在运动想象，在想象过程中个体采用旁观者的视角，仿佛自己在一定距离之外看到了自己或他人正在进行某个动作，在整个想象过程中以视觉感官意向为主，强调想象画面的颜色、大小、相对位置等。

研究表明，无论是动觉运动想象还是视觉运动想象，都可以诱发与实际运动相似的生理反应，如心跳加速、呼吸频率加快。有学者比较了动觉运动想象和视觉运动想象脑区激活的差异，使用任务态 fMRI 采集健康受试者进行不同类型运动想象时的脑皮质激活影像，结果显示，动觉运动想象可明显激活感觉运动皮质和下顶叶皮质，而视觉运动想象的产生则与枕叶皮质和上顶叶皮质的兴奋有关。由此可见，动觉运动想象激活更多的是感觉运动系统，同时想象过程中的第一人称视角可以增强沉浸感和提高专注度；而视觉运动想象则强调想象画面的清晰度，可以充分激活视觉网络。在设计运动想象的训练任务时，将两者结合可能会取得更好的效果。

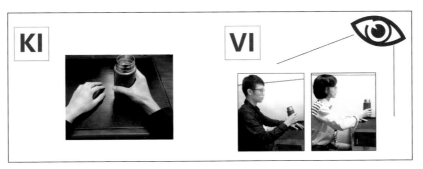

KI—动觉运动想象，VI—视觉运动想象。

图 2-3-1　运动想象的类型

（三）运动想象和运动观察

运动想象与运动观察的关系非常密切，运动观察不仅可以为运动想象提供内容和素材，还可以在运动想象的训练过程中充当引导刺激。运动观察本身也是一种主动中枢干预措施，是基于脑中之镜——镜像神经元系统视觉诱导的运动认知训练。

镜像神经元指的是一类能在自身做动作或观察其他个体做同样的动作时产生兴奋的神经元（图 2-3-2）。研究者们最早在恒河猴大脑的顶叶和运动前区发现了镜像神经元（图 2-3-3）。Rizzolatti 等通过 fMRI 研究发现人类无论是自己执行某种动作，还是观察他人进行同样的活动，都可以激活相同的神经元，且在有动作意图的时候，这些神经元也同样可以被激活。

目前的研究主张将上述分布在各脑区的镜像神经元统一成镜像神经元系统，认为它们之间存在着特定的联系。人类主要存在两个镜像神经元系统，一个是由 Broca 区、运动前皮质腹侧、中央前回下部、额下回后部及顶下小叶嘴侧、辅助运动区等构成的顶额镜像神经元系统；另一个是由脑岛、杏仁核、前额叶皮质等构成的边缘镜像神经元系统。研究人员发现，手和上肢执行观察或模仿动作（如手部动作、弹吉他的指法）激活的是顶额镜像神经元系统。因此，我们可以认为顶额镜像神经元系统在脑卒中患者手和上肢功能训练过程中发挥着主要作用。

研究发现，当我们观察其他人进行运动并模仿其他人运动时，可以不同程度地兴奋自己脑中的镜像神经元系统。基于这一发现，我们可以将传统的脑卒中康复训练内容以一种全新的方式呈现给患者。将患者需要进行训练的动作拍摄成视频，然后让患者观看并模仿，就可以起到激活中枢神经系统，促进运动通路修复和重塑，进而改善患者手和上肢运动功能的作用。

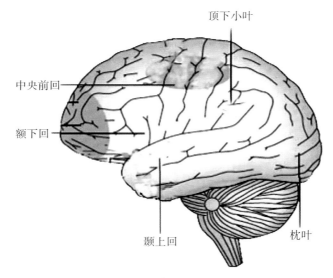

图 2-3-2　人类的镜像神经元系统

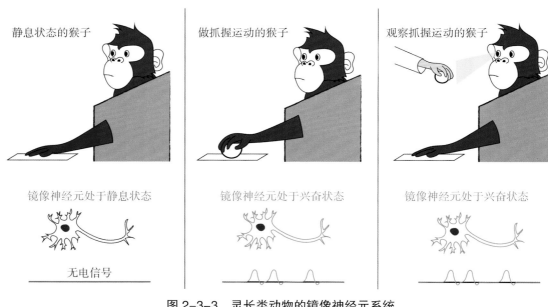

图 2-3-3　灵长类动物的镜像神经元系统

三、运动想象技术在临床康复中的应用

（一）运动想象技术在脑卒中上肢功能康复中的应用

上肢功能和手功能是脑卒中运动功能康复的重点和难点，运动想象疗法在脑卒中康复

中的应用也专注于该方向。

　　大量研究表明，运动想象训练可以促进脑卒中患者上肢功能恢复，帮助患者重新学习肢体活动技能、提高患侧肢体的使用量。Page 等采用随机对照试验设计，招募了 32 例平均发病 3.6 年的脑卒中后遗症期患者，患者遗留中等程度肢体功能障碍，但保留部分手功能（腕关节、掌指关节和两个以上指间关节可以偏离中立位屈曲 10° 以上）。招募的患者被随机分配至试验组（常规康复＋运动想象）或对照组（常规康复＋伪运动想象），每组 16 例。试验组在常规康复基础上进行每周 2 次、每次 30 min、持续 6 周的运动想象训练，想象训练的内容包括够取、抓握、翻书和写字，对照组接受同等强度的放松训练作为伪运动想象训练。研究采用上肢动作研究量表和 FMA-UE 量表评估干预前后的疗效，结果表明实试组的上肢功能进步程度明显优于对照组，证明运动想象疗法可以有效促进脑卒中患者肢体功能恢复，即使是处于"平台期"的后遗症期患者，也能通过运动想象训练来改善运动功能。Muller 等将 17 例脑卒中患者随机分成重复动作训练组、运动想象组和常规康复组，重复动作训练组接受非序列性的手指对指训练，运动想象组进行相同内容的想象训练，常规康复组接受传统的物理治疗，治疗持续 4 周，每周 5 次，每次 30 min，治疗前后进行手捏力测量和 Jebsen 手功能评估。结果发现，运动想象组手功能的进步与重复动作训练组相当，且优于常规康复组。Kim 等研究发现运动想象结合物理治疗优于单纯的物理治疗，患者在经过运动想象训练后，肩部和手腕的功能可以获得更显著的进步。Park 等观察到运动想象训练在提升脑卒中患者上肢功能的同时，还可改善患者的日常生活能力。张亚菲等招募了 16 例脑卒中患者，随机分配至运动想象组、执行运动组和对照组，入组时所有受试者的认知水平均较高（MMSE ≥ 30 分、手心理旋转实验正确率 ≥ 75%）。运动想象组采用"观察—执行—想象"的方式进行训练，结果发现，运动想象可以显著改善脑卒中患者的手部功能，研究者认为与执行阶段患者对实物的操作提升了想象阶段对皮肤、关节位置的感受清晰度有关。马双媛等招募了 88 例脑卒中患者，随机分为运动想象组和常规护理组，通过播放运动想象的指导语来引导运动想象组的受试者进行预设故事情境下的动作想象训练，结果发现，运动想象训练不仅可以提升患者的上肢功能和日常生活能力，还可以提升患者对康复护理服务的满意度。分别于 2014 年和 2018 年发表的 meta 分析均证实在常规康复的基础上辅以运动想象训练有助于脑卒中患者获得更好的上肢功能预后。

（二）运动想象技术在脑卒中下肢康复中的应用

　　运动想象疗法在脑卒中下肢康复中的应用研究主要集中在改善患者的步态控制和平衡功能等方面。Cho 等将 28 例脑卒中后遗症期患者随机分配至运动想象组和常规康复组，运动想象组在常规的步行训练中嵌入运动想象训练，每周训练 3 次，每次持续 15 min，共 6 周。想象训练的形式为先观看正确的步态指导视频，然后进行步行想象训练。治疗前后采用 10 m 步行测试、FMA 量表和坐站平衡测试评估患者的下肢运动功能。结果显示，在常规的步行训练中嵌入运动想象训练可以显著提升患者的步行功能和平衡能力。闫彦宁等采用两阶段交叉实验设计，研究了运动想象疗法在 20 例脑卒中后遗症期患者下肢功能中的疗效。结果发现，运动想象训练可以通过改善患者偏瘫侧下肢的最大承重能力改善其平衡功能，同时提高患者的步行速率和跨步距离，且显著改善与下肢有关的日常生活能力，但对下肢运动模式的纠正没有显著作用。Malouin 等招募了 12 例脑卒中患者以及年龄匹配的 14 例健康受试者，研究单次运动想象训练在脑卒中患者下肢功能康复中的作用，想象训练的主要内容为重心转移和坐站转移，评价指标包括下肢负重能力和工作记忆测试。结果发现，运动想象训练完成即刻和完成后 24 h 随访时，受试者下肢的负重能力均明显提升，且负重能力的提升与工作记忆中维持和处理信息能力的提高有关。Verma 等将任务导向思路和运动想象疗法结合训练脑卒中患者的步行功能，通过循环分级的方式设置训练流程，并与标准下肢功能训练方案进行比较，结果发现，运动想象组的步态、步行速度和 6 min 步行测试的表现均优于对照组。Li 等在 2017 年发表了针对脑卒中患者进行运动想象训练对下肢步行能力和平衡能力作用的定量分析综述，结果表明，运动想象训练可以改善脑卒中患者的步态，提升平衡功能，是一种具有潜在价值的下肢康复技术。但是，缺少高质量的临床随机对照试验，样本量也普遍较小，不同研究设计存在明显的异质性，因此，该领域需要继续开展高质量、大样本的临床随机对照试验。

四、运动想象技术的作用机制

（一）运动想象任务下的神经系统激活模式

当我们在脑海里想象运动的时候，大脑产生了哪些反应？与健康人相比，运动感觉网络受损的脑卒中患者的反应又有哪些不同？

随着神经成像技术的不断发展，我们可以用多种多样的成像手段探究不同状态下的大脑活动。常见的非侵入式神经影像成像方法包括头皮 EEG、fMRI、MRI 弥散张量成像等，尤其是 fMRI 技术可以通过无创检测大脑局部血流中氧合血红蛋白的含量来反映大脑局部的神经活动水平。这些成像方法的时间分辨率和空间分辨率各不相同，但结合不同研究方法与成像方法，我们可以对运动想象相关的神经反应建立起相对系统性的认知。

研究表明，健康人进行运动想象任务时激活的区域主要包括顶叶网络、基底节区、小脑、内侧前额叶、双侧辅助运动区和运动前区。系统性荟萃分析显示，健康人进行运动想象任务会广泛募集额顶叶网络（图 2-3-4）。还有研究表明，运动想象时大脑的激活强度低于运动执行时。此外，脑卒中患者的整体皮质激活强度低于健康对照的激活强度。总体来说，运动想象和运动执行所涉及的运动神经网络大范围是重合的。

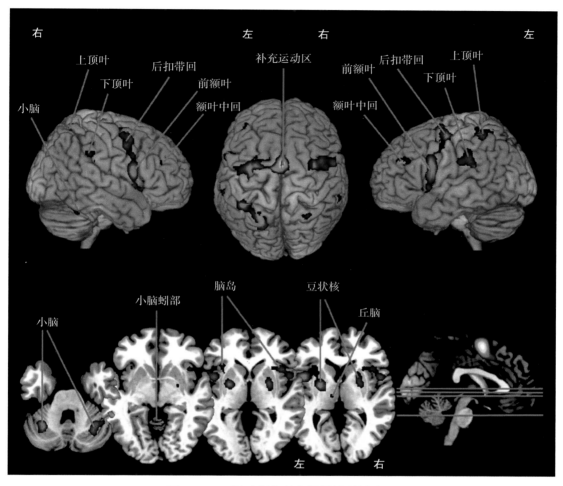

图 2-3-4　运动想象任务的关键激活脑区

图片来源：https://doi.org/10.1016/j.neubiorev.2013.03.017。

（二）运动想象技术的作用机制相关理论

国内外诸多临床研究已经提示运动想象对脑卒中肢体功能康复具有一定的疗效，可作为常规康复的补充，但运动想象的神经作用机制目前尚不清楚。理论是实践的基础，可为临床研究指明方向，因此探究运动想象疗法背后的神经作用机制显得尤为必要。目前有关运动想象作用机制的理论有很多，其中心理神经肌肉理论受到了最广泛的认可，还有学者通过神经影像学对运动想象、运动执行进行分析，总结出了强化"运动准备"的前导理论。心理神经肌肉理论与强化"运动准备"的前导理论紧密关联、相辅相成。

心理神经肌肉理论认为中枢神经系统储存了运动计划或流程图，且对特定的运动任务目标而言，实际运动和运动想象的流程图是相同或相近的。虽然脑卒中患者的中枢神经系统受到不同程度的损伤，运动输出通路受阻，但其大脑中关于运动想象的流程图可能部分或完整地保留了下来。基于该理论，脑卒中患者在进行特定的运动想象活动时会激活与运动执行类似的神经肌肉冲动，但运动想象属于阈值下的兴奋而实际运动是阈值上的兴奋。

强化"运动准备"的前导理论认为虽然运动想象与实际运动激活的脑区大部分重叠，但运动想象激活的皮质多与运动准备相关的次级运动区重叠，如运动前皮质、辅助运动区及顶叶皮质等。因此，有文献总结出区别于心理神经肌肉理论的假设，认为运动想象对应的脑神经活动更类似于运动上游准备阶段的脑区激活，在反复较高强度的想象训练后，与运动准备有关的脑神经功能发生了正向的神经网络重塑，患者在训练后进行肢体活动时由于上述"前导效应"的作用，会有更高质量的运动输出。在临床实践中，运动想象训练增强了患者与运动准备相关的脑网络连接的效能，再配合实际的外在躯体训练，就可以发挥中枢干预结合外周运动训练的效果，从而改善患者的肢体功能。

（三）运动想象疗法理论的神经影像学证据

心理神经肌肉理论有丰富的神经影像学研究结果做支撑。既然运动想象和运动执行在大脑中的流程图是一致的，那么通过神经影像检查观察到的健康人或脑卒中患者进行运动想象和实际运动时的皮质激活模式应该是重叠的。Kuhtz 等招募了 12 例健康受试者，通过任务态 fMRI 观察受试者在完成运动想象任务或手部运动执行时的大脑兴奋模式，结果发现，想象和手部运动执行均可以激活包括辅助运动区、运动前区、顶叶和小脑等与运动功能关系密切的功能脑区。该研究还显示，想象精细的运动（次序对指运动）比想象简单的动作（五指屈伸）能更明显地引发后顶叶皮质和小脑的兴奋。Sharma 等进一步采用任务态 fMRI 观察了 20 例恢复良好的脑卒中患者和 17 例健康受试者在进行想象次序对指运动和实际次序对指运动时的大脑激活情况，结果发现，无论是脑卒中患者还是健康人，进行运动想象和实际运动均可明显激活包括运动前皮质、内侧额上回、顶上小叶、小脑、额叶和顶叶鳃盖区等区域，这些脑区对运动的产生和控制有重要作用。Page 等招募了 10 例病程 6 个月以上、功能处于"平台期"的偏瘫患者，对受试者施以任务导向联合运动想象训练，并在干预前后对患者进行任务态 fMRI 的扫描，结果发现，患者主动屈伸腕关节时所激活的脑区（如损伤同侧初级运动区和损伤对侧初级运动区、运动前皮质等区域）在治疗后兴奋性显著增强，即运动想象训练可以促进运动网络重塑。还有研究者通过静息态 fMRI 的纵向研究也证明经过运动想象干预后，脑卒中患者双侧大脑半球初级运动区之间的功能连接显著增强，且与运动功能的恢复程度密切相关。2018 年发表的一篇影像学 meta 分析详细对比了运动想象、运动观察和运动执行对应的脑区激活分布，该 meta 分析综合比较了来自不同影像学工具、不同任务范式、不同研究人群的数据，结果表明，运动想象和运动执行激活的皮质区域和皮质下结构相似，且运动想象和运动执行对应的网络连接模式也基本一致。上述诸多研究通过神经影像学工具回溯运动产生的初始阶段，即感觉运动皮质的激活模式，发现无论是脑卒中患者还是健康受试者，在进行运动想象任务时均可以引发与实际运动相似的感觉运动网络的兴奋，提示运动想象可能是脑卒中患者通往中枢运动系统激活的一扇"后门"，这也为运动想象疗法在脑卒中患肢功能训练中的应用奠定了理论基础。

心理神经肌肉理论认为运动想象除了可以诱发运动的起始阶段即感觉运动皮质的激活外，还可引起与运动执行相似的神经肌肉冲动和生理反应。Kasai 等研究了运动想象对皮质脊髓束兴奋性的影响，受试者需要集中注意力想象自己进行腕关节的屈曲任务，并充分想象腕关节周围肌肉的收缩，为了排除实际肌肉收缩的干扰，在对受试者的运动皮质使用TMS 之前，对侧上肢桡侧腕屈肌的表面肌电至少维持 5 ~ 10 s 的静息电位。研究结果表明，运动想象显著提高了 MEP，说明个体进行运动想象的过程伴随着皮质脊髓束兴奋性的提升。Lebon 等进一步观察到当受试者在想象特定动作时，其 MEP 的波幅增加是特异性的，只有当想象动作本身需要特定肌肉的收缩来实现时，监测该肌肉 MEP 的波幅才会明显增高。此外，受试者运动想象能力的强弱与运动想象时 MEP 的波幅呈正相关，且运动想象能力越强，其靶肌肉特异性和时间特异性越强。除了调节皮质脊髓束的兴奋性，运动想象还可以诱发与实际运动相似的躯体生理反应。Oishi 等观察了 8 名年轻的男性运动员在进行运动想象时身体生理指标的变化。参与研究的运动员均有冰上短道速滑的运动背景，可以轻松地进行短道速滑的运动想象，监测指标包括皮肤阻抗、心率和呼吸频率。结果显示，受试者可以在 35 ~ 38 s 内完成 500 m 速滑的运动想象任务，这一表现与实际运动耗时十分接近。此外，运动想象后受试者的皮肤阻抗显著下降（提示体表出汗），其心率和呼吸频率也明显增加。Jacobsen 等研究了运动想象时外周肌肉的肌电反应，研究者首先记录受试者用上肢支撑特定质量物体时的表面肌电，接着让受试者想象上肢负重活动。想象时虽然不伴有实际的肢体动作，但受试者的体表肌肉也出现了明显的电活动，且运动想象诱发的肌电活动具有肌肉特异性。综合上述研究，我们认为运动想象任务不仅可以诱发神经中枢层面的兴奋，其过程也伴随着从中枢到外周的运动信号的传递，即心理神经肌肉反应，但该运动信号通常在运动阈值之下。

大量神经影像学研究提示，运动想象和运动执行有着非常相似的脑区和皮质下神经通路，但运动想象和运动执行的脑区激活模式究竟相似到什么程度，有哪些重叠和不重叠的区域，这些问题引发了更为深入的争论和思考。很多研究通过细致比对运动想象和运动执行激活脑区的差异，得出了与心理神经肌肉理论不同的强化"运动准备"的前导理论。该理论主要基于这一事实：运动想象对应的功能脑区与运动准备网络更接近，且初级感觉运动皮质在运动想象时的激活强度要明显低于实际运动。Marie 等通过正电子发射断层扫描技术监测受试者进行实际手指运动或想象手指运动画面时的脑区激活模式，结果表明，运动想象时更多激活的是下顶叶皮质、辅助运动区、前扣带回皮质和背外侧前额叶皮质。作者认为这些脑区主要分布在额顶联合皮质，并不是传统的感觉运动区域，该结果可能与该运动想象的类型为视觉运动想象有关。Hanakawa 等研究发现运动想象手指运动时主要激活内侧额上回、前扣带回皮质、中央前沟、缘上回、梭状回及小脑后外侧等脑区，这些区域与运动指令的产生和感觉信息的整合有关，在运动准备中发挥着重要作用。Kraft 等利用 fMRI 研究了 17 例脑梗死亚急性期患者和 12 例健康人在进行静力性握拳和想象握拳时大脑双侧运动前皮质激活的偏侧化指数，结果表明两组受试者在进行运动想象时双侧运动前皮质的偏侧化指数是相似的，而运动执行时脑卒中患者的偏侧化指数显著低于健康对照。运动前皮质和辅助运动区对运动的准备、计划和运动排序有重要作用。在进行运动想象时脑卒中患者与健康人的脑区激活较为接近，而实际运动时则差异显著，这一现象再次提示我们脑卒中患者的运动想象能力是基本保留的，运动想象疗法可以通过上调上述脑区的功能改善运动输出。

综上所述，从运动想象和运动执行激活的脑区差异出发，我们发现运动想象更多对应的是次级运动区域，其主要功能与运动准备更为接近。运动想象训练通过强化感觉信息的整合、运动记忆的提取和运动程序的编码，为运动执行做准备。强化"运动准备"的前导理论作为心理神经肌肉理论的有力补充，为今后的研究提供了新的思路。

五、运动想象能力评定技术

运动想象能力是评价个体能否进行生动有效的运动想象的一项指标，用以衡量个体在脑海中模拟、排演特定运动任务的难易程度。运动想象能力具体包括能否生动地想象出运动，即能否将运动涉及的视听、触味、本体觉等感官输入在脑海中有序、生动地再现。可操作性是指能否在脑海中根据想象任务的变更精准调控想象的内容；精准性是指想象运动的画面与真实的画面细节是否一致，想象动作的运动参数与实际运动是否接近；时间参数一致性是指想象完成任务所需的时间与实际运动是否一致。运动想象疗法作为一种主动中枢干预技术，在脑卒中康复领域被广泛运用。但在临床实践中，我们发现运动想象的训练效果与个体运动想象的能力密切相关，想象得越生动、逼真，训练的效果越好。为了提高运动想象疗法的治疗效果，需要对脑卒中患者的运动想象能力进行评估，从而筛选出适合接受运动想象训练的对象。

（一）运动想象能力量表

经典的运动想象能力问卷为运动觉-视觉想象问卷（图 2-3-5），包含 10 个常见的评定动作：颈部运动（屈曲－伸展）、肩部运动（耸肩）、躯干运动（屈曲）、上肢运动（肩关节前屈、肘屈曲–伸展、对指）、下肢运动（膝伸展、髋外展、脚打拍子、足外旋）。受试者需要实际做这些运动，然后立即想象做同样的动作。受试者可根据评定想象后的清晰度（视觉想象评分）和感受到的运动程度（运动觉想象评分）两种方法对自己的运动想象能力评分（分为 5 级，1 分为低想象力，5 分为高想象力）。

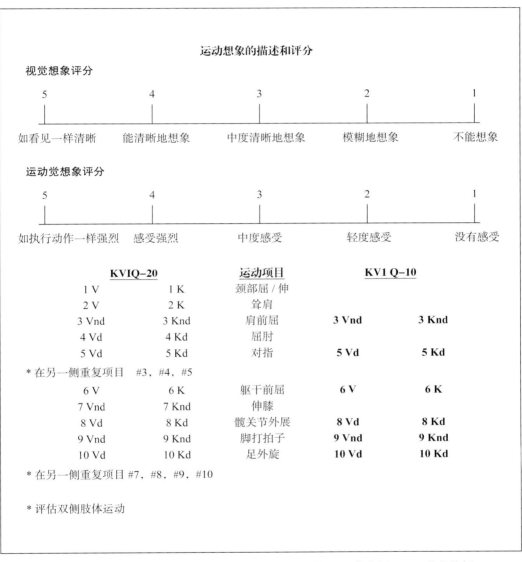

KVIQ—运动觉和视觉想象问卷；V—运动觉；K—视觉；d—优势侧；nd—非优势侧。

图 2-3-5 运动觉-视觉想象问卷

（二）心理旋转实验

"心理旋转"这一概念最早由 Shepard 等在 1971 年提出，基本内容是人类可以通过大脑的空间认知等相关功能识别空间内旋转到不同角度的 3D 图形，并且识别的速度与旋转的角度密切相关。该项研究是空间认知领域的经典研究，后续大量研究都借鉴了 Shepard 研究的核心设计，创造出众多的研究范式，取得了丰硕的研究成果。现代理论认为心理旋转指受试者对于呈现在面前的 1 个或多个几何图形、身体部位、字母符号等客体，通过大脑的空间表征转换判断该客体的空间特征。心理旋转实验与患者的视空间认知功能密切相关，与运动想象能力也紧密关联。大量科学研究和临床实践都认为，脑卒中患者在进行运动想象康复训练之前，需要通过心理旋转实验对患者的运动想象能力进行筛查，患者只有在特定时间内以较高的正确率完成测试才被认为是运动想象训练的适用对象。

心理旋转实验的实施所需要的外部设备包括视觉刺激的呈现设备和实验判断的反应设备。评估时需要通过心理学的专业软件（如 E-prime）预先编制好专门的测试程序，然后利用电脑屏幕呈现出不同的视觉刺激图片，并使用按键进行判别，同时准确记录反应时间。心理旋转实验可以按照视觉刺激内容的不同和测试形式的差异进行划分。

心理旋转实验的视觉刺激内容可以根据实验目的相应设置，因此种类繁多。最常见的视觉刺激包括身体部位（如手、脚、单侧躯干的照片等）、3D 模型、字母、数字和包含空间关系的其他图案等（图 2-3-6）。其中，手旋转测试最为经典，刺激的图片可以是手心、手背或手的局部，而手的照片既有真实的照片也有 3D 建模或手绘图片。手部的动作最常见的是五指伸直自然分开，也可以有握拳或其他复杂动作。手旋转测试之所以经典，是因为手是人类最熟悉的身体部位之一，人们想要与外界环境发生关系、参与各种活动、进行各种操作和任务都需要手的参与。因此，受试者在进行手旋转测试时代入感较强，能够更好地集中注意力完成测试，研究表明手旋转测试可以诱发运动想象相关大脑皮质的明显激活。有研究表明，患者手部心理旋转的正确识别率在 75% 以下，就被认为是运动想象能力不足而不适合接受运动想象疗法。

传统的心理旋转实验通常基于 E-prime 等软件，呈现的图案为 2D 图形或 3D 图形的截图，沉浸感稍显不足。VR 依靠突出的感知性、沉浸感和交互性，有望赋予传统心理旋转实验全新的活力。复旦大学附属华山医院康复医学研究团队前期通过文献综述和临床研究发现"手"的图案可以显著诱发内隐性运动想象，因此选择"手"作为 VR 心理旋转系统的视觉刺激对象。研究结果显示，基于 VR 的心理旋转系统具有良好的适用性，有潜力为临床康复带来全新的运动想象评估与训练形式（图 2-3-7）。

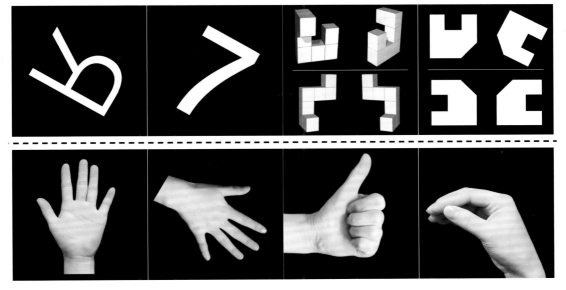

图 2-3-6　心理旋转实验常见的视觉刺激图片

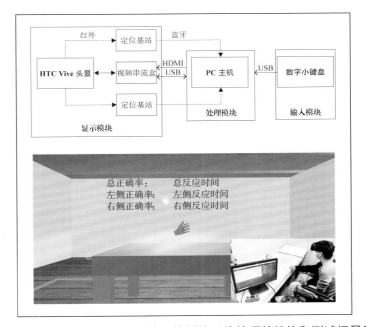

图 2-3-7　基于 VR 的心理旋转评估训练系统的硬件结构和测试场景示意

（三）其他运动想象能力评定方法

1. 九孔柱心理测时实验——时间一致性测试　既往研究表明，较高质量的运动想象与实际运动执行在时间上有显著的一致性，即运动想象完成某组动作的时间与实际运动的时间高度相关。在进行该项评定时，上海大学和复旦大学附属华山医院联合研究团队选择临床康复评估常用的九孔柱实验为想象任务媒介，要求患者分别进行实际的和想象的九孔柱移动操作，进一步探索两者时间之间的相关性（图 2-3-8）。

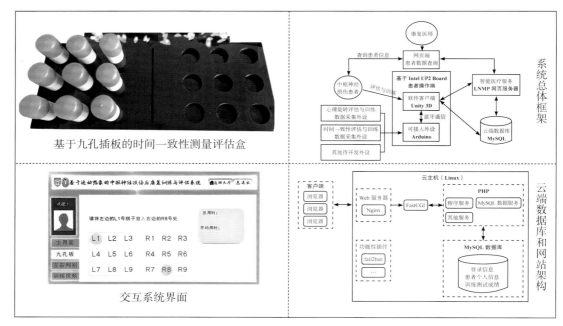

图 2-3-8　九孔柱心理测时系统

该时间一致性测试系统基于 Arduino Uno 单片机研发，采用 Unity 3D 引擎设计激励性客户端，丰富患者康复评估和干预场景，可调动患者康复训练的积极性与主动性。同时，系统云端数据库和网站的设计可实现患者跨院治疗时的病历通用与远程康复评估治疗。

在评估时患者需要分别用健侧手和患侧手（或利手和非利手）实际操作 9 根放置在左侧区域的圆柱状木块，并在语音提示下按照顺序放入右侧区域的孔洞中。由于每根圆柱状木块下端都安装有与孔洞相匹配的磁感应传感器模块，因此该设备可以准确记录实际操作完成的时间。当实际操作任务完成后，受试者还需要进行想象任务操作，当语音提示开始想象时，受试者开始想象分别用健侧手和患侧手（或利手和非利手）将 9 根左侧区域的圆柱状木块放置到右侧区域的孔洞中，当想象完成时立刻按黄色按键，记录下想象的时间。

2. 预握实验　预握实验视觉刺激区域的左右部各有从 0° 到 315° 共 8 个不同角度抓握柱状物体的图形。0° 对应的动作是把手抬高，在上方抓握住圆柱，而 180° 对应的是手臂往下伸展然后抓握住圆柱状物体（图 2-3-9）。评估时，每次从左边区域或右边区域随机抽取 8

个角度动作中的 2 个，然后要求患者"想象自己分别用左手或右手按照图中的两个角度去抓握这个圆柱体，并选择自己觉得最容易或最舒适的姿势"。测试的要点是患者只能根据图案想象自己的实际感受，而不是实际执行相应的动作。试验采用 E-prime（Version 2.0，Psychology Software Tools Inc，Pittsburgh，USA）预先编制好的专用测试程序，受试者根据屏幕出现的成对图案做出判断。程序会自动记录受试者的选择对象和反应时间。

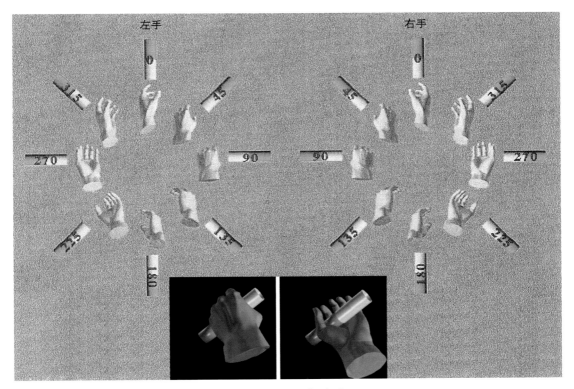

图 2-3-9 预握实验

六、运动想象技术在老年康复中的实施方法

运动想象疗法的训练程序通常分成 6 个步骤：说明、预习、运动想象、重复、问题的解决和实际应用。说明是指在治疗开始前对患者详细地解释运动想象的训练方法和步骤，以及训练过程中的注意事项，确认患者理解训练内容之后才可以开始训练；预习指在治疗师的帮助下，患者跟着治疗师逐步完成最初的运动想象尝试；接着是正式的运动想象任务，运动想象包括进入想象环境、运动想象以及返回真实的环境；运动想象训练与其他脑卒中康复治疗技术一样，只有进行反复、高强度的训练，才能实现运动神经生理通路的重塑；问题的解决指运动想象的内容可以针对性地解决患者日常生活亟须完成的任务，如抓握功

能；最后是实际应用，指将运动想象的训练成果迁移到实际的生活场景中，让患者在真实的日常生活中完成在运动想象训练中学会的新动作。

研究表明，运动想象在康复治疗中最好的定位是补充治疗技术，也就是说，它不可以代替常规的物理治疗，但如果将其与常规物理治疗训练相结合，则可发挥"1+1＞2"的效应。此外，在选择想象任务时往往需要针对性地从康复训练和日常生活中挑选出合适的运动任务，针对患者的实际功能情况和生活需求设定训练项目，实现真正的个性化康复。

下面介绍一种典型的脑卒中后上肢和手运动功能训练的运动想象方案（图2-3-10），训练需要安排在安静舒适的房间内，整个训练流程通常在 20～30 min（表2-3-1）。

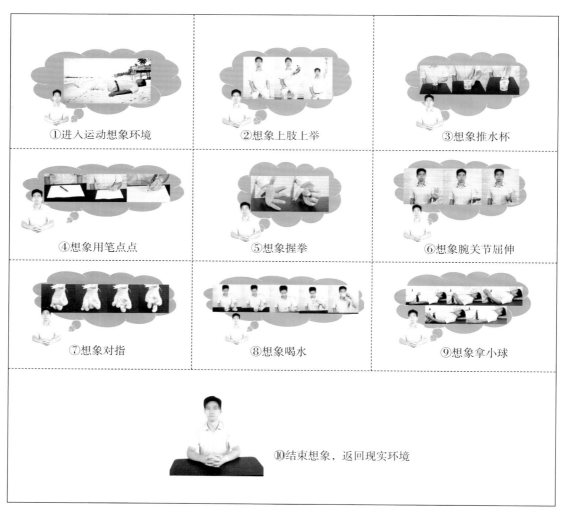

图 2-3-10　运动想象的训练流程

表 2-3-1　上肢和手运动功能训练的运动想象方案流程示例

步骤	描述
第一部分（3～5 min）	请您设想自己躺在温暖、舒适的沙滩上，收缩及放松全身肌肉
第二部分（20 min）	①请您全身放松，想象坐位下上肢上举过头并保持伸直，然后慢慢将上肢恢复原位 ②请您想象坐在桌前，胸前桌上放一水杯，用手握住水杯，用力向前将水杯推离自己，直至上肢向前伸直，默数 1、2、3、4、5，然后恢复原位 ③请您想象坐在桌前，手握一支铅笔在纸上连续快速地点点儿 1、2、3、4、5、6、7、8、9、10，然后做手腕旋转运动 ④请您想象五指用力伸开，然后用力握拳 ⑤请您想象坐位下保持上肢自然下垂，屈肘 90°，手心向下，然后将手心翻向上，再翻向下，反复 5 次，最后将上肢恢复自然下垂 ⑥请您想象用拇指与每一个手指对指，先用拇指与示指用力对捏，拇指与中指用力对捏，拇指与环指用力对捏，最后拇指与小指用力对捏 ⑦最后请您想象伸手拿杯子喝水的动作，想象手臂前伸同时松开五指，握住杯子，然后缓慢送入口中，最后将杯子放回原位 ⑧请您想象躺在温暖舒适的沙滩上，腹部放一乒乓球，想象用手将它拿到身体旁边 第二部分每个动作重复 4 遍
第三部分（3～5 min）	请您把注意力集中于自己的身体和周围环境，睁开眼睛，深呼吸全身放松

七、运动想象技术在老年康复中应用的注意事项

（一）运动想象技术的定位

相对于传统治疗技术，运动想象疗法最好的定位是对当前治疗方案的辅助和补充，将运动想象疗法和任务导向性训练、限制性诱导运动、常规运动神经康复治疗技术结合，可以更好地改善脑卒中慢性期患者的上肢运动功能和日常生活能力。临床应用时，需要根据患者的运动功能状况、精神认知情况、依从性等选择适合患者的运动想象任务，在训练过程中，需要密切观察患者的精神集中情况以及对训练的反馈。有时患者过于急躁，因为运动功能恢复的速度达不到预期，急于进行想象，反而会导致想象混乱，不仅起不到治疗作用，反而有可能加重患者的焦虑。因此在临床应用中，治疗人员一定要加强对患者的教育。

（二）运动想象技术的适用性

临床运用运动想象训练治疗偏瘫患者的上肢运动功能面临的另一个问题是患者的适用

性。我们可以任意选择患者吗？如果需要选择特定的患者，那么如何筛选呢？关于这个问题，需要对一些要素进行分析，包括患者运动功能的受损程度、发病时间、运动想象能力和认知状态等。

1. 患者运动功能的受损程度　有研究表明脑卒中患者残存的功能与预后相关，脑卒中后早期阶段，患者如果完全没有功能恢复的迹象，可能提示预后不良。迄今为止，大部分关于运动想象在脑卒中患者运动功能恢复中的应用都是在残存部分运动功能的患者中进行的，研究结果提示运动想象能够促进这些患者残存的运动功能恢复。但是，能否认为运动想象仅适用于部分功能残存的患者，还需要更多的证据。

2. 患者的发病时间　另一个需要考虑的常见因素是发病时间。多数研究都会选择脑卒中慢性期患者进行运动想象训练，目的是排除患者的自发恢复，从而证明是运动想象促进了患者运动功能的进步，使研究结果更具说服力。但这就引出了一个疑问，早期应用运动想象训练会有效吗？如果有效，是否会比晚期应用效果更佳呢？Sharma 将运动想象比喻成"后门"，形象地说明了运动想象是脑卒中患者运动功能恢复的"蹊径"。研究逐渐发现运动想象在脑卒中亚急性期患者中的应用也可取得很好的疗效，临床上我们也发现了类似的现象。对于脑卒中患者，临床早期更多关注的是躯干和下肢功能，而手和上肢的功能往往到中后期才进行相对充分的干预，这是因为患者上肢和手的功能在急性期和亚急性期往往较弱。运动想象由于不依赖患者的运动功能，因此可以在早期应用，这也许是促进脑卒中患者早期上肢运动神经网络重建的一个新思路。

3. 运动想象能力的筛查　患者的运动想象能力是临床需要关注的另外一个因素，研究提示强行让不具备适当运动想象能力的患者进行运动想象训练，可能引起混乱的运动想象，不仅达不到治疗效果，还会加重患者的痉挛和紧张焦虑情绪。高质量的运动想象临床随机对照试验均对患者的运动想象能力进行了细致的评估，只有具备一定的运动想象能力，才适合进行运动想象训练。运动想象能力的评估方法包括问卷类、工具类等，详见《手功能康复理论与实践》相关章节。

4. 一般认知功能的筛查　患者的认知功能也是必须关注的一个问题。脑损伤可以造成患者多种高级认知能力的障碍，如工作记忆、持续注意能力、言语能力、自我身体感知等能力的丧失或错乱。运动想象是一种自上而下的过程，高级皮质的功能整合逐渐向低级中枢传递，因此有理由认为运动想象程序与高级认知功能存在相关性。在运动想象训练之前进行认知能力的评估是很有必要的，临床常用 MMSE 和 MoCA 量表问卷进行初步筛查。

第四节 脑机接口技术

脑机接口技术是一种在没有周围神经和肌肉这一正常传出通路参与的情况下实现人与外界环境交互并显示或实现人们期望行为的电脑系统。借助脑机接口技术，人们就可以直接用脑来操作设备，而不需要通过语言或肢体动作。这是一种全新的控制和通信方式，对于无法控制肢体活动或言语障碍的残疾人来说有着极其重要的意义。脑机接口的一个主要应用就是神经功能障碍残疾人的辅助支持与康复。随着我国老龄化社会的来临，脑卒中等神经系统方面疾病的发病率和发病人数不断上升，带来了巨大的社会问题和经济负担，而脑机接口技术可以促进神经系统部分功能恢复，减轻患者痛苦，提高患者独立生活能力。本章让我们走近脑机接口技术，了解脑机接口技术是如何应用于神经系统疾病引起的多种功能障碍的康复治疗的。

一、脑机接口概述

（一）脑机接口概念

自 1929 年 Berger 等提出"阅读思想"这一概念后，随着大脑信号研究的进展，神经重塑的时间和空间普遍性被认可，大脑信号实时采集和分析系统的发展，及社会需求的不断增长，脑机接口技术在近几十年飞速发展。《阿凡达》这部科幻电影中以人类意识为基础活跃在潘多拉星球上的克隆人应用的就是脑机接口技术，人类意识转移到了另一个躯体上，并能借助这一躯体自由活动，实现神经、肌肉和骨骼的正常功能，还能进行社会活动。这其实是脑机接口的超高级形式。

脑机接口是指大脑与计算机或外界设备之间的一种联系或通路，其运作原理是采集（包括采集、放大、滤波、模/数转换等）来自大脑的信号，进行数字信号的特征提取，得到最具有代表性（如代表某一功能活动）的特征量，分类后形成控制外部设备的指令。另外，计算机或外界设备还能将相应的信息反馈回大脑，以此实现大脑与计算机（外界设备）之间的交互（图 2-4-1）。单向脑机接口是指计算机或其他外界设备单纯接受来自大脑的信号或单向地向大脑发送相关信息，能实现大脑与外界之间双向信息交流、反馈作用的则是双向脑机接口。

（二）脑机接口理论基础

脑机接口对运动行为的强化是其训练与学习的关键机制之一。在健康人中观察到脑机接口驱动运动学习，可解释其在脑卒中患者中应用的机制。最原始的巴甫洛夫条件反射或通过练习与强化新的习得行为技能是常见的初始机制。巴甫洛夫条件反射使患者能够与脑

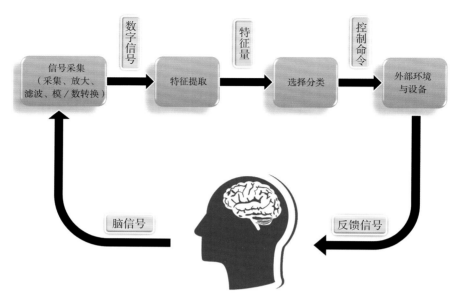

图 2-4-1　脑机接口系统运作原理

机接口进行整合训练，通过对大脑激活信号的获取和分析，将患者的运动意图转换为指令，并输出给外部设备以产生动作，从而间接实现对肢体运动的控制（如通过 FES 对手运动进行控制）。在这一过程中，脑区的激活对患者的运动再学习非常重要，可加强神经元的功能性募集以及促进残余神经通路的重塑。

研究表明，大脑将刺激与强化（正反馈）或惩罚（负反馈）进行匹配，组成人类的学习过程。最有效的机制为突触前细胞与突触后细胞之间持续、重复的信息传递所导致的突触传递效能提升。"脑机接口诱导下的赫布神经元恢复理论"就建立在这一机制之上，强调强化的量与时间或频率对学习有效性和特异性的影响。这一突触可塑性的基本机制也被应用于脑损伤的康复治疗中。利用 fMRI 的研究显示，通过脑机接口训练，损伤脑区皮质激活状态改变。另外，赫布型学习模式可以通过再训练或再创造进行功能性皮质活动，实现运动输出所需的必要突触连接，从而促进脑卒中患者康复。

根据赫布理论中"一起发射的神经元连在一起"（当神经元 A 的轴突与神经元 C 离得很近，并参与对 C 的重复持续兴奋时，这两个神经元或其中之一会发生某些生长过程或代谢的变化，使 A 兴奋 C 的效能增强）的原理（图 2-4-2），患者运动意图与脑机接口任务执行之间的匹配程度越高，大脑皮质越容易出现神经重塑。这在脑机接口整合 FES 或其他治疗模式时明显可见：通过从大脑皮质采集提取特征性信号，促进远端手部肌肉收缩，即将脑区激活与外周刺激进行匹配，形成一个正常运动模式的反馈闭环通路，从而实现患者功能支配的恢复。

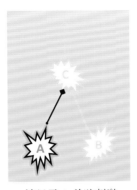 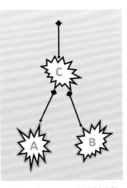 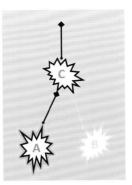

神经元 A 单独刺激　　　　神经元 A、B 共同刺激　　　神经元 A 刺激频度比神
神经元 C　　　　　　　　神经元 C　　　　　　　　经元 B 高，与神经元 C
　　　　　　　　　　　　　　　　　　　　　　　　建立了更强的连接

图 2-4-2　赫布理论中"一起发射的神经元连在一起"原理

根据脑机接口的研究与应用情况，大致总结出其在临床康复中所起到的两个主要作用。一是通过脑机接口转换获取特征信号指令，实现对外骨骼或 FES 连续、多维度的有效精确控制，辅助患者日常工作与生活，提高其生活质量，起到辅助性脑机接口的作用；二是依托脑机接口解码患者脑电波，于训练过程中实时反馈给患者，激活其大脑神经可塑性，从而有效提高患者运动学习、运动恢复的速度与能力，起到康复性脑机接口的作用。

（三）脑机接口分类

1. 侵入性脑机接口　侵入性脑机接口需要通过外科手术将硬件如电极阵列、芯片植入到硬膜外、硬膜下或皮质内。由于有侵入损伤，患者通常不易接受这种方式。

为了在日常生活环境中更加可靠地使用辅助性脑机接口，需要精确、稳定地对大脑活动进行解码，进而控制一个高自由度的外界设备进行输出。侵入性脑机接口可实现这一目标，其已经成功地在大脑皮质或表面采集到了局部场电位和动作电位。

2. 非侵入性脑机接口　非侵入性脑机接口虽然在采集信号的精度上不如侵入性脑机接口，但由于安全、方便、无创，因此更易被接受，目前已被应用于科研甚至临床治疗中。在非侵入性脑机接口设备中，有以下 6 种典型的大脑信号已经被测试出来。

（1）感觉-运动节律　α节律和μ节律与受试者的松弛状态有关，频率范围为 8~15 Hz。在枕部视觉皮质区检测到的 α 节律可反映视觉松弛状态，在感觉运动皮质区检测到的 μ 节律则反映运动松弛状态。

（2）慢皮质电位　慢皮质电位是皮质电位的变化，持续时间为几百毫秒到几秒，能反映皮质Ⅰ层和Ⅱ层的兴奋性，健康人和瘫痪患者通过反馈训练学习可使慢皮质电位幅度产生正向或负向偏移。

（3）P300事件相关电位　P300是一种事件相关电位，其峰值大约出现在事件发生后300 ms，相关事件发生的概率越小，所引起的P300越显著。美国Illinois大学的Farewell和Donchin在1998年利用P300事件相关电位设计了虚拟打字机。2000年，Donchin又对虚拟打字机进行了改进，使其准确率达到了80%。P300的优点是受试者不需要通过训练就可产生。

（4）稳态视觉/听觉诱发电位　美国空军研究室的替代性控制技术是利用稳态视觉诱发电位设计的脑机接口。受试者通过训练学习控制稳态视觉诱发电位的幅度来控制飞行器向右或向左转，或控制FES开关及电流幅度，以训练瘫痪肢体。也可以不通过训练，而通过不同频率的稳态视觉诱发电位实现对上述参数的控制，如清华大学程明、高上凯教授设计的稳态视觉诱发电位光标控制系统。

（5）事件相关同步或去同步　奥地利格拉茨技术大学的Pfurtscheller等开展了事件相关同步或去同步的脑机接口研究，结果表明，单侧肢体运动或想象运动时，大脑同侧产生事件相关同步，大脑对侧产生事件相关去同步。

（6）血氧水平依赖的功能磁共振成像　脑fMRI技术的基础是当脑内功能区局部活动增强时，局部脑血流量和氧消耗量增加。目前最常用且相对较敏感的技术为血氧水平依赖。血氧水平依赖技术所采集的MRI信号反映的是局部毛细血管床和静脉床中血氧饱和度的变化。局部脑血流量和氧消耗量的增加，导致该部位毛细血管床和静脉床中血氧饱和度增加。血氧饱和度的增加表现为MRI上T_2^*和T_2弛豫时间的延长，通过相关的后处理软件，可显示脑内兴奋的功能区。

其他常用的非侵入式检测大脑信号的方法还包括脑磁图、功能近红外光学成像及正电子发射断层扫描等。

二、脑机接口技术方案

（一）基于运动形式的主动康复模式

大脑中枢神经元膜电位的变化会产生峰电位或动作电位，神经细胞突触间传递的离子移动会产生场电位，这些神经电生理信号代表了大脑的活动状态。通过在大脑表面或特定的位置和深度插入电极，再利用电子设备采集并放大这些神经电生理信号，可以实现神经信号的记录。脑机接口技术通过直接在大脑与外部环境之间建立一种不依赖外周神经和肌肉的通道，实现大脑与外部设备的直接交互。脑机接口应用于康复领域主要是改善运动功能和提升认知能力。在改善运动功能方面，目前涉及老年人的研究主要聚焦于神经康复方面，如脑卒中后引起的偏侧肢体瘫痪。因此，本节主要聚焦于脑卒中后运动功能障碍的脑机接口干预模式。

康复训练包括主动康复和被动康复，广义的训练包括能够提高患者生活自理能力和功能的一切手段。康复专家浅川哲指出主动康复训练是狭义的概念，指患者在康复师的帮助下进行行走、爬楼梯、排尿这样一些具体的训练。对于脑卒中患者，进行患肢的主动运动比被动运动更有利于改善脑血流，刺激神经，促进机体功能恢复。对于脑机接口，主动康复不仅体现在患者运动任务训练的主观能动性上，还体现在围绕运动学习的强度、任务特异性、主动性、动机及反馈上。

主观能动性对脑卒中患者的康复起着积极的推动作用，不仅能刺激神经递质和激素的释放，更有助于患者信心与意志的培养，减少其对家属的依赖。

运动学习的强度、任务特异性、主动性、动机、反馈等要点：①在整个运动训练过程中，训练类型、频率、时间为主要因素，而训练强度则是较为重要的一环；②训练的任务选择方面，因为人体的差异性，需制订个体化、多样性的运动任务，下文将对脑卒中患者运动恢复发展过程及恢复关键点的运动任务进行详细阐述；③主动性不仅涉及患者强烈的主动康复意愿，同时该设备需要患者主动执行运动任务，无论是运动想象、运动尝试还是实际的运动任务执行，都能驱动脑机接口设备的运作；④动机与上文中的主观能动性、实时的反馈及涉及的奖赏有一定的关联，可正面促进患者进行反复训练；⑤反馈是脑机接口训练中较为重要的一环，患者在执行运动任务后，可接受视觉、听觉或本体觉的反馈，可以是单一形式或多种反馈形式相结合。Wolpaw指出脑机接口系统必须提供反馈，而且应以一种有效的方式与大脑对反馈做出反应的适应性交互，进行人机交互操作脑机接口设备本身就需要不断地重复，获得反馈及奖赏。虽然有研究指出部分受试者无反馈时的脑机接口有较强的学习效应，但是总体来说，有本体感觉反馈时大脑事件相关去同步是更强的。神经反馈是获得预先设定的神经电生理特征控制的必要手段，无反馈或与人的大脑活动无关的反馈，如来自非目标或他人目标的大脑区域的反馈，则不会引起神经生理信号的变化。不过，也有学者指出，一旦受试者学会了控制自己的大脑活动，反馈可能就没有必要了。训练时的指令、训练采取的策略均会对反馈产生一定的影响。

（二）运动任务的选择与反馈

脑卒中引起的运动功能障碍主要以偏瘫为主，严重时可出现双侧肢体瘫痪。运动功能障碍主要以上肢屈肌协同运动模式、下肢伸肌协同运动模式为特征表现。根据脑卒中患者上肢的运动功能恢复规律，结合脑机接口设备制订不同恢复时期的运动任务：Ⅰ期为弛缓期，患肢无随意运动，从完全无运动到部分运动是一个跨越，部分损伤严重的患者可能会长期处于软瘫期。治疗师可帮助患者设置运动想象相关的运动任务，进行手指屈曲等简单基础动作并反复训练。Ⅱ期开始出现痉挛、肢体共同运动或其成分，不一定引起上肢关节运动，稍出现或无主动手指屈曲。这个时期可强化抓握、伸指等基础动作的训练。Ⅲ期痉挛显著，可随意引起共同运动或其成分，并有一定的上肢关节运动，能全指屈曲、勾状抓握，但不能伸展，有时可引起反射性伸展。从该阶段到有分离运动，手指能够部分或全部张开，完成功能性运动是恢复进程中较难的阶段，部分脑卒中患者的手功能恢复可能会止步于此期。此时可给患者设置反复伸指的运动任务，通过本体反馈不断强化恢复过程。Ⅳ期痉挛开始减弱，出现一些脱离共同运动模式的分离运动。手功能方面，能侧捏及拇指松开，手指能半随意地小范围伸展。这个时期手功能恢复已经突破瓶颈期，可进行强化分离运动的手功能训练。Ⅴ期痉挛明显减弱，基本脱离共同运动，能完成更复杂的分离运动。手功能方面：用手掌抓握，能握圆柱状及球形物，但不熟练；能随意全指伸开，但范围大小不等。此期的任务设置以功能性活动为主，将基础动作向功能性动作转化。Ⅵ期时痉挛基本消失，协调运动正常或接近正常，但速度比健侧慢。上肢和手的控制协调能力可通过进一步强化训练达到基本的日常生活自理水平。

综上，脑卒中后手和上肢功能的恢复是一个连续的过程。多数患者会遵循上述过程逐渐恢复或直接跨越式恢复至接近正常功能状态，但部分患者的恢复会止步于某些关键节点，如Ⅰ期到Ⅱ期从无到有的跨越，Ⅲ期到Ⅳ期分离动作的出现等。因此，面对不同功能状态需求的患者，运动任务需要个体化定制。如对于存在手指张开困难的患者，需强化患者手指张开训练，同时结合机器人/FES等辅助伸指，强化本体反馈，加快患者恢复进程，帮助患者突破运动功能恢复的瓶颈。

综上，关于反馈的几个要点总结如下：①需有效；②内容应该是指导性的；③具有便捷性，能够提供验证途径（即反馈是否发生，正确或错误）。这些不同的特征均可提升学习者的动机和参与度。多数研究中反馈都是通过使用移动物体或增强视觉方式来实现的，通过逼真的视觉反馈提高反馈的实体感和代入感。同时，更复杂的方式多通过游戏、3D、VR等技术促使患者获得更强的动机及训练参与度。在脑卒中康复中，将本体感觉作为反馈使用较多，并主要用于运动功能的恢复。与视觉反馈相比，听觉反馈对初始脑机接口训练表现的影响最大。由视觉和听觉刺激组成的多模态反馈可能并不比单模态视觉反馈更有效，然而，结合躯体感觉的多模态反馈比视觉反馈效果更好。因此，在脑卒中患者运动功能恢复方面，制订适应患者功能需求的任务计划时，结合躯体感觉的多模态反馈可能会获得较好的疗效。

三、脑机接口操作流程

（一）运动意图的获取

目前临床应用于脑卒中后手功能康复的脑机接口技术多基于运动想象，通过给患者佩戴导电帽，在头皮涂抹导电膏，采集EEG信号进行特征处理，获取患者的运动意图。

运动想象可促进受损伤的感觉运动传导通路修复或重建，使部分处于休眠状态的突触激活并担任起代偿的作用。研究表明，当人们想象单侧肢体运动时，大脑对侧运动感觉区的皮质开始激活，代谢和血流增加，ECG 中的 μ 节律（8 ~ 13 Hz）和 β 节律（14 ~ 30 Hz）频谱振荡的幅度减小或阻滞，这一电生理现象被称作事件相关去同步。与之相反，同侧大脑对应区域处于静息或惰性状态，μ 节律和 β 节律频谱波幅明显增高，被称为事件相关同步。运动想象与实际运动在时间和空间上所产生的电生理现象基本一致，证实了这两种行为是通过相同脑结构来实现的，所以，可以利用运动想象作为脑机接口系统的输入源。

运动想象脑电属于内源性诱发响应，是真正通过受试者主观意识诱发的脑电成分，而且反映了主观思维意识形成到执行的过程，因此对于脑认知研究中意识和智力本质的揭示具有更显著的意义，也是研究机构使用最多、研究最广泛的脑电信号。

运动想象能激发主动式自发性脑电信号，可以通过分析患者的 EEG 信息检测其运动交互的意图，完成用户与外部设备之间的交互，为思维正常但运动功能缺失的个体提供一种辅助运动功能和对外信息交流的手段，如控制轮椅、假肢等。同时运动想象可诱导并促进大脑的神经可塑性，激发患者的主动运动意愿，有助于偏瘫患者实现主动康复训练（图 2-4-3）。

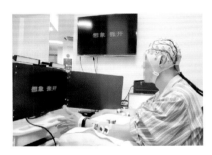
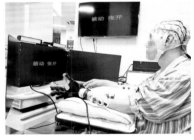
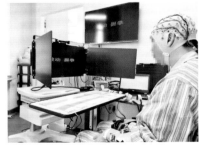
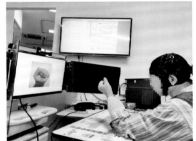

图 2-4-3　患者做任务同时检测脑电信号场景

运动神经康复研究表明，利用想象动作电位设计的脑机接口系统能够建立最接近于原有损伤通路的神经通路，是运动神经恢复和重建的强有力条件。因此，运动想象脑电研究对运动功能康复领域的发展也具有重要意义。

（二）运动意图脑机接口的反馈

脑机接口应用于脑卒中手功能康复治疗时多结合其他干预技术对瘫痪上肢产生刺激，通过神经反馈促进运动控制网络重建，促进患者受损脑区神经通路的重塑和功能重组，从而恢复受损的运动控制功能。

目前针对脑机接口在手功能康复方面的研究大致可分为两类，即脑机接口结合 FES 和脑机接口结合外骨骼。两类应用各有优势，都可取得一定的功能恢复效果。

1. 功能性电刺激　FES 是应用低频脉冲电流有序、同步、随意地作用于支配肌群的神经系统，模拟正常运动，以配合功能动作的完成并诱导脑功能重组。对于手功能康复，FES 已是一项成熟技术，但单一的康复技术往往难以达到较好的康复效果，多种不同措施共同干预必将替代单一的康复模式从而促进神经功能的重建。现代康复技术已开始从"平面康复"向"立体康复"转换，多模式、多元化联合康复模式是目前关注的热点。

FES 结合脑机接口治疗脑卒中后手功能障碍是目前的研究热点之一。有研究显示，应用脑机接口结合 FES 对脑卒中慢性期手指肌肉瘫痪患者进行 9 个疗程的治疗之后，部分手指伸展功能（测量手指伸展活动度）得到了一定程度的恢复。

FES 结合脑机接口主要包括脑电信号的采集、脑电信号的处理和 FES 系统 3 个部分，将人脑左手或右手运动想象时产生的事件相关同步 / 去同步信号转换为控制命令输出，传至 FES 系统，通过调节电刺激的强度调节电流最终传递刺激，引起目标肌肉收缩，进而实现手功能的恢复（图 2-4-4）。该途径可以避开患者受损伤的神经通路，将其运动想象意愿直接传递给 FES 系统。FES 在刺激周围神经肌肉的同时也刺激传入神经，增强了下运动神经元的兴奋性，加上不断重复强制性运动模式信息传入中枢神经系统，可以促进大脑受损区域突触效能的增强及半暗带的可塑性增强，在皮质形成兴奋痕迹，从而形成"自下而上"的神经传导通路。另外，对脑卒中偏瘫患者进行 FES 可以直接控制受损肢体。神经阻断但肢体尚在的残疾人可利用脑机接口系统直接控制肢体肌肉，使肢体完成日常生活基本动作，从而弥补患者残损的功能。

综合脑机接口和 FES 技术各自的特点并将两者结合对脑卒中偏瘫患者进行主动康复训练，对患者的手功能康复有极其重要的意义。这种结合形成了一种中枢干预与外周干预结合的新模式，促进了神经通路的接合。脑机接口在直接激活脑区的同时，还输出信号配合外周 FES，再从外周进行刺激，两种刺激可能直接形成一种对接，促进患者的手功能更快地恢复。

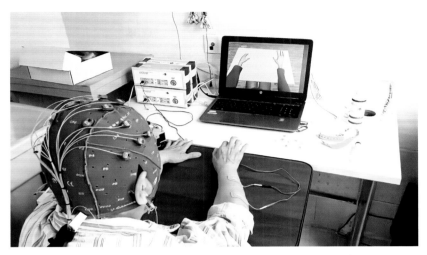

图 2-4-4　应用功能性电刺激辅助脑卒中患者进行上肢抓握

2. 外骨骼机器人　外骨骼是手功能康复机器人最常采用的结构，其运动实现形式由最初的手指末端直接拉伸式发展为模块化多关节驱动式，而为其提供驱动力的执行器也由电机驱动逐渐被气动人工肌肉或气缸与气动人工肌肉相结合的方式所取代，随着各类传感技术的应用，将其集成于康复机器人，实现了实时反馈康复训练过程中的数据信息，帮助临床康复师评估患者训练效果的目的（图 2-4-5，图 2-4-6）。

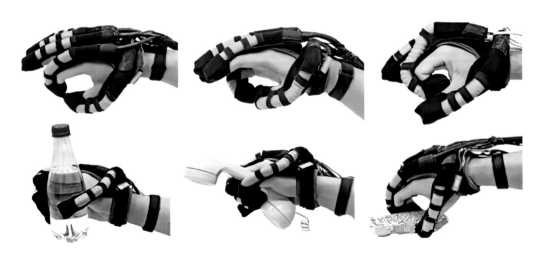

图 2-4-5　应用气动手套辅助患者进行手部动作

脑机接口研究不仅为脑卒中患者提供了一种大脑与外界进行交流的新方法，还为康复训练提供了新途径。2006 年，美国布朗大学 Donoghue 教授等在 1 例四肢瘫痪患者的大脑

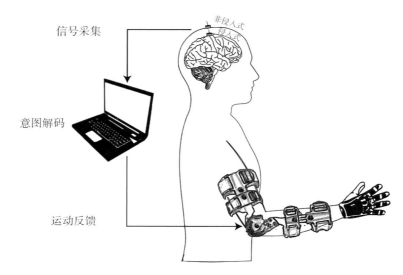

图 2-4-6　结合外骨骼机器人的脑机接口设备

中植入芯片，记录运动想象脑电信号，并对此进行解析。最后该瘫痪患者可以通过脑电打开邮件、开启电视、控制瘫痪手的抓握以及控制多关节机械手臂的基本动作。2012 年，加拿大西蒙弗雷泽大学设计了一个简易便携的脑机接口手臂康复系统。该系统通过 Emotiv 无线头套采集运动想象脑电，然后通过蓝牙设备将数据传送到计算机进一步处理和识别后，驱动外骨骼机械手臂实现相应动作，从而辅助患者进行手臂康复治疗。

外骨骼结合脑机接口主要包括脑电信号的采集、脑电信号的处理和外骨骼产生运动 3 个部分。大脑在进行思维活动、产生动作意识或受外界刺激时，神经细胞会产生几十毫伏的电活动，通过一定方法可以检测到这些电活动，再通过信号处理（主要是特征提取和信号分类）辨析出人的意图信号，最后将其转换为控制命令，实现对外部设备的控制和与外界的交流。

目前仍在研究的基于脑机接口技术的康复机器人可以实现治疗与辅助一体。基于脑机接口技术的康复机器人主要有两种作用：其一，利用脑机接口系统直接与外界交流，如控制神经假肢、智能轮椅、电脑荧幕上的光标等；其二，基于中枢神经系统的可塑性理论，利用脑机接口系统进行神经再恢复。

四、脑机接口临床应用

（一）脑机接口应用进展

目前脑机接口的临床应用仍未推广，但关于脑机接口的研究十分活跃。意大利

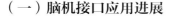

Pechora 等学者采用了视觉反馈形式，在试验环境中指导患者根据电脑屏幕的提示进行持续的健侧、患侧手部抓握及手指伸展的运动想象，手部覆以幕布，幕布上投射出模拟手做出运动想象动作提供视觉反馈。北爱尔兰大学 Prasad 等学者纳入 5 例脑卒中患者，首先对患者进行手抓握运动想象训练，然后通过视频中投篮游戏使受试者集中注意力至左手或右手，控制篮球从上方投至下方绿色目标区域，使用上肢动作研究量表等进行上肢功能的评定，结果显示训练后患者的上肢功能提升达到最小临床重要差异。Pichiorri 等学者使用 FMA 进行功能评定，发现脑机接口组患者的 FMA 评分明显提升，并且在患侧手进行运动想象联合脑机接口训练后，患侧大脑半球感觉运动区有了较多的参与，脑电节律也有所改变，如产生更强的事件相关去同步信号。德国 Kraus 等的研究纳入了 13 例脑卒中患者，让其进行 40 min 的动觉运动想象，如以第一人的角度想象左手打开的感觉，与此同时保持肌肉放松的状态，并接受来自右侧大脑半球感觉运动皮质 β 波的事件相关去同步引起的机器人外骨骼的本体反馈，研究者记录了使用 TMS 后患者皮质脊髓的兴奋性改变，结果发现诱发了复杂的皮质脊髓兴奋性模式。

西班牙学者 Barios 研究了基于感觉-运动节律的脑机接口系统控制下运动想象任务中慢皮质电位在 δ 波和 θ 波的位相与频率变化。运动想象任务为根据屏幕及声音提示进行右手抓握，并通过附于右手的机器人带动手伸展。俄罗斯 Frolov 等学者在试验中指导患者根据电脑屏幕上箭头的随机指向，进行左手或右手伸展的运动想象，如果运动想象信号可以被成功检测和识别，外骨骼系统就可进行辅助伸指。试验结果提示脑机接口组的运动功能有较明显的提升，同时发现脑机接口对信号的识别率与运动功能的提升有一定的关联。美国 Norman 等学者在试验中指导受试者进行无实际运动的示指或中指外展，识别感觉-运动节律的信号特征，并在机器人辅助下进行手指伸展。德国 Belardinelli 等同样在试验过程中指导受试者进行左手伸指运动想象，患侧大脑皮质的 β 节律事件相关去同步被检测到即可通过机器人系统辅助手指伸展，试验前后均进行 FMA 评定。结果显示，干预前后患者的 FMA 评分差异具有统计学意义。日本学者 Katsuhiro Mizuno 为了验证基于 EEG 的脑机接口系统对严重脑卒中患者康复的有效性，使用神经肌肉电刺激机器人矫形器根据视觉提示图进行瘫痪手指伸展，对照组未使用机器人矫形器仅进行运动想象训练，目前该研究仍在进行中。日本 Kawakami 等学者指导无伸指功能的脑卒中患者进行瘫痪手指伸展的运动想象，附于瘫痪手的机器人可辅助手指伸展，与此同时，对指总伸肌进行神经肌肉电刺激，结果提示训练后患者的 FMA 评分有明显提升。在该团队进行的另一项研究中，受试者根据电脑屏幕指示进行手指伸展运动想象，信号被检测到后给予一个视觉反馈，机器人带动患侧手进行钉子的抓取本体反馈同时伴有一个指总伸肌电刺激，干预后，患者的 FMA 评分明显提高。Takashi Ono 等在研究中指导受试者尝试手指伸展运动，反馈分为两组，一组为屏幕提供手部张开握拳的视觉反馈，另一组为矫形器带动手指从 90° 伸到 50° 的本体反馈，结果提示，相对于视觉反馈组，本体反馈组的运动功能得到了明显的提升。

中国学者进行了一项关于重复 tDCS 运动想象联合脑机接口的研究。在运动想象阶段，受试者想象手部握拳，根据电脑屏幕提示进行左右手运动想象，结果提示，tDCS 可引起事件相关去同步，增强的事件相关去同步能够提升脑机接口准确率。天津大学的研究者在对受试者进行双腕部正中神经电刺激的同时，根据电脑屏幕箭头的左右指向进行左右手伸展及握拳的运动想象，采集记录稳态本体诱发电位及事件相关去同步特征，结果显示整体准确率明显提升。复旦大学附属华山医院贾杰课题组在脑卒中亚急性期运动功能恢复方面也进行了相关研究，证明外骨骼反馈脑机接口训练在脑卒中亚急性期患者中是可行的（图 2-4-7）；课题组进一步探索基于感觉-运动节律的不同运动任务类型（运动尝试 / 运动想象）与脑卒中后上肢手功能状态的联系，结果表明，运动功能障碍可能与运动想象任务中的事件相关去同步和运动尝试任务中的事件相关去同步密切相关，而痉挛可能与运动尝试任务中的事件相关去同步的相关性更强。在比较偏瘫患者进行运动尝试和运动想象时脑-机接口准确性和事件相关去同步的差异时发现，运动尝试任务可能获得更高的脑机接口准确性，但二者具有相似的皮质激活情况（图 2-4-8）。基于以上研究，后续开展了针对患者功能状态及任务需求的脑机接口研究，对不同功能状态的患者进行张开 / 抓握任务训练，同时以外骨骼机械手进行辅助运动，患者 FMA-UE 的提升超过最小临床差异值。

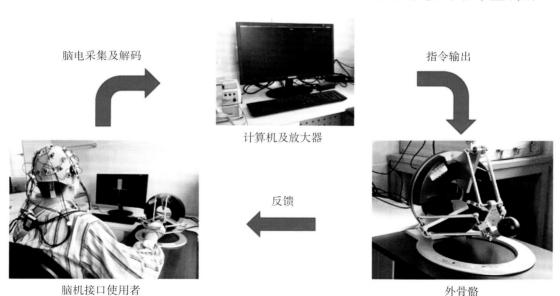

图 2-4-7　受试者进行外骨骼反馈脑机接口训练

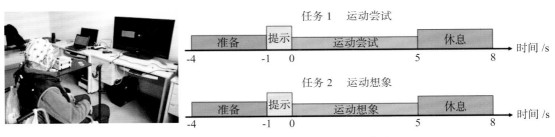

图 2-4-8　运动尝试与运动想象任务范式

综上，目前在脑机接口应用于脑卒中后运动功能康复方面，关于反馈的形式、运动任务的类型、大脑的变化及行为学改变均有较多研究，为后续脑机接口的进一步推广及临床应用打下了坚实的基础。

（二）脑机接口应用案例

下面介绍一个脑机接口应用于脑卒中患者运动功能康复的案例。

1. 现病史　男性患者，因"左侧肢体活动不利 3 月余"入院。患者无明显诱因出现左侧肢体活动不利，伴有言语不清，无肢体抽搐、大小便失禁，于 2020 年 9 月 27 日就诊于复旦大学附属华山医院。头颅 CT 显示双侧基底节区脑梗死灶、腔隙灶、脑萎缩。予以降压、抗凝等内科治疗，入院 3 d 后头颅 MRI 检查显示双侧基底节区、侧脑室旁白质、额顶叶皮质下多发腔隙性梗死灶（其中右侧基底节区、侧脑室旁白质病灶为急性梗死灶）。经治疗病情稳定后，患者仍遗留左侧肢体活动不利、言语不清，遂开始行康复治疗。在康复科治疗 3 月余后患者言语、吞咽功能恢复可，可独立行走，心肺功能良好，但左手功能仍较差。患者自发病以来精神状态、胃纳、睡眠可，二便正常，体力无明显下降，体重未见明显下降。

2. 既往史　有高血压病史 10 年，否认糖尿病、冠心病、慢性支气管炎、胆结石和胆囊炎病史，否认传染病病史。

3. 治疗前评估　神志清，精神可，对答切题，言语清晰。双侧额纹对称，左侧鼻唇沟略浅，伸舌居中，双侧瞳孔等大等圆，对光反射灵敏。左上肢肌力 5- 级，远端肌力 3 级，左下肢肌力 5- 级。左侧上肢、手、下肢 Brunnstrom 分期分别为 V、Ⅱ、Ⅵ期，FMA-UE 27 分（其中手部 1 分），mBI 95 分，MMSE 30 分（表 2-4-1）。

4. 诊断　初步诊断：左侧肢体偏瘫，脑梗死恢复期，高血压 3 级（很高危），2 型糖尿病；功能诊断：左侧肢体运动障碍。

5. 治疗方案　常规物理治疗、作业治疗、针灸、理疗等，每周 5 d，每日 1 次，每次 30 min，同时予以脑机接口训练，每周 5 d，每日 1 次，每次 30 min（图 2-4-9）。

表 2-4-1　患者脑机接口训练前后评估数据

时间	FMA-UE/ 分	FMA-手部 / 分	Brunnstrom 分期-上肢	Brunnstrom 分期-手	Brunnstrom 分期-下肢	mBI/ 分	视觉模拟评分 / 分
治疗前	27	1	V期	II期	VI期	95	0
治疗后	40	6	VI期	III期	VI期	90	0

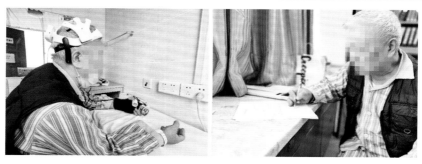

图 2-4-9　脑卒中患者进行脑机接口训练场景

6. 再次评估　神志清，精神可，对答切题，言语清晰。双侧额纹对称，左侧鼻唇沟略浅，伸舌大致居中，双侧瞳孔等大等圆，对光反射灵敏。右侧肢体肌力 5 级，左上肢肌力 5- 级，远端肌力 3 级，左下肢肌力 5- 级。左侧上肢、手、下肢 Brunnstrom 分期分别为 VI、III、VI 期，FMA-UE 40 分（其中手部 6 分），mBI 90 分（表 2-4-1）。

7. 总结　脑机接口对脑卒中患者运动功能的恢复有一定的积极作用。

第五节　经颅磁刺激技术

一、经颅磁刺激技术理论

TMS 是一种利用脉冲磁刺激作用于中枢神经系统，使之产生感应电流，改变皮质神经细胞动作电位，引起一系列生理生化反应，从而影响脑内代谢和神经电活动的技术。

（一）经颅磁刺激的技术原理

1832 年 Faraday 发现了电磁现象，1848 年 DuBois 阐述了电流和神经细胞活动之间的联系，为人们用电磁技术研究和干预大脑功能提供了可能。1965 年，Bickford 和 Freeming

开始用振荡磁场刺激人和动物的外周神经。1985 年，Barker 等开始用 "8" 字形连续的磁力线刺激人的运动皮质，这是现代 TMS 技术的开端。目前，TMS 已在神经、精神心理等不同领域中广泛应用，如用于研究知觉、注意、学习记忆、语言、意识、皮质功能联系及可塑性等方面。TMS 的主要原理是法拉第的电磁感应理论，即一个随时间变化的均匀磁场 B 可在它所通过的空间内产生相应的感应电场 E 而与该空间的电导率无关。磁场对神经元产生何种影响取决于多种因素，如线圈的形状、方向、神经元的密度，以及神经轴突、树突的方向等。在细胞水平上，磁刺激被认为可激活轴突而不是神经元胞体或其他部分。细胞膜保持着一个电位差，其跨膜电位是 70 mV。外加电场叠加到细胞膜两侧可以改变细胞膜电位差，因此，外加电场能引发细胞膜去极化，激活可兴奋性组织（如神经等）。其最终效应既可引起暂时的大脑功能的兴奋或抑制，也可引起长时程的皮质可塑性的调节。

（二）经颅磁刺激的神经电生理学基础

1. 膜电位

（1）静息电位 静息电位指细胞未受刺激时存在于细胞膜内外两侧的外正内负的电位差。由于这一电位差存在于安静细胞膜的两侧，故亦称跨膜静息电位，简称静息电位。将玻璃微电极插入细胞内，参考电极放在细胞外所记录到的神经元静息电位在 $-90 \sim -70$ mV。静息电位的数值向负值减少的方向变化（绝对值减小）称为去极化；向负值增大的方向变化称为超极化；若电位差变成内正外负状态称为反极化；当静息电位从去极化或反极化状态恢复到基线状态称为复极化。静息电位代表了神经元细胞膜的一种电学极化平衡状态，是神经元的基本生物电现象，反映神经元的正常功能状态，也是神经元活动时各种瞬时电变化的基础，如感受器电位、突触电位以及可传播的动作电位等都是在静息电位基础上产生的。

（2）局部电位 也称电紧张电位、分级电位或阈下电位，是细胞受到阈下刺激时细胞膜两侧产生的微弱电变化，较小的膜去极化或超极化反应，或者说是细胞受刺激后去极化未达到阈电位的电位变化。局部电位也是神经信息表达的一种重要形式。

（3）动作电位 动作电位是神经元兴奋和活动的标志，是神经编码的基本单元。在精密复杂的神经网络中，动作电位是信息赖以产生、编码、传输、加工、储存、整合的唯一载体。能引起细胞发生反应的声、光、电、磁、温度、机械、化学等因子刺激是可兴奋细胞产生动作电位的前提条件。神经细胞动作电位的特性是在较弱的阈下刺激时不能引起兴奋，但在刺激达到一定强度，超过阈刺激后并不随刺激的强弱而改变动作电位固有的幅度和波形。动作电位在受刺激部位产生后可沿着细胞膜向周围传播，而且传播的范围和距离并不随着原来刺激的强弱而变化。这种在同一细胞上动作电位大小不随刺激强度和传导距离变化的现象，称为 "全或无" 现象。

2. 离子通道 　离子通道是神经细胞兴奋性的基础。其与神经电信号的产生、神经递质的释放、信息传递信号转导、学习记忆可塑性等功能有关，也与细胞稳态和内环境稳定有关。

3. 神经信号转导 　神经信号转导是细胞感受、转导和传递内外环境刺激并调节细胞内级联生化反应的分子生物学机制。TMS 作为一种特殊的环境刺激，通过信号转导诱发细胞内产生一系列生化反应，达到调节神经功能的目的。神经元之间的信息交换主要是通过各种电化学方式实现的。突触是神经元之间信息传递的关键部位，中枢神经信号转导首先在突触之间传递。神经元将一连串动作电位的电信号传到突触前膜，突触前膜释放化学信使分子，作为配体与突触后膜上的特异性受体结合后使受体蛋白激活变构产生应答反应。从电生理水平看，突触传递的本质是神经细胞间膜电位信号的传递；从分子水平看，突触传递是一系列物理、化学信号的转换和转导过程，需要突触前和突触后多种受体蛋白和神经递质信号分子互相作用才能共同完成。突触传递依靠神经递质和受体的结合，经过电化学转化将突触前的电信号转变为突触后细胞内的化学信号，产生第二信使与各级信号传递途径进行级联反应，引起相应的生理生化改变或基因表达。细胞信号转导通路是变化活跃的电化学网络信号系统的一种，其信号分子常同时激活下游通路中几种不同的信号分子，下游分子又可互相激活或抑制，产生复杂的相互作用。

4. 神经元信号转导 　神经元信号转导指内外界环境刺激因子或细胞间的信号分子作用于细胞表面或细胞内的受体，在细胞内经过不同通路的一系列生物化学的瀑布式级联放大反应，改变细胞内酶的活性、胞膜通透性和诱导基因表达，引起特定的生理反应。其是特异性化学信号在细胞内的传递和表达过程，在分子水平上实现信息对物质和能量代谢的调节。神经系统的信号转导首先通过细胞膜外的第一信使激活不同类型的受体，如离子通道型受体、G 蛋白耦联受体、胞内或核内受体等，然后激活或产生细胞内的第二信使或第三信使，引发瀑布式级联放大化学反应，最终实现信号转导的生物学效应。

（三）经颅磁刺激的中枢修复机制

1. 半球间抑制 　"半球间竞争模型"理论认为脑卒中后神经功能障碍与大脑两侧半球的皮质兴奋性失调有关。通常脑卒中后患者健侧大脑半球皮质兴奋性增强，而患侧大脑半球兴奋性下降，从而导致健侧大脑半球对于患侧半球的功能抑制增强。基于此模型，TMS 治疗脑卒中的策略是通过低频刺激降低健侧大脑半球的皮质兴奋性，通过高频刺激提高患侧大脑半球的皮质兴奋性，从而达到新的平衡。然而，随着神经影像技术的进步，这种理论也受到了一定的质疑。许多研究表明，对于不同程度的脑卒中，其治疗方法也应该分别对待，对于严重的脑卒中患者，应以健侧代偿为主，而对于脑损伤较轻的患者，应当刺激患侧，以促进患侧皮质功能的恢复。新的研究结果对 TMS 治疗方案的制订提出了新的要求。

2. 神经可塑性 　在过去 20 年关于神经可塑性的研究中，研究者揭示了健康人和脑损伤患者大脑神经可塑性的发生是由哪些因素所引发的。其中，内源性诱发因素可引发自发性皮质可塑性；外源性因素，如感觉刺激、运动技能的学习和获取、中枢和外周神经的损伤、外周电或磁刺激等，引发经验依赖性可塑性。

3. 功能重组　功能重组是指中枢神经系统部分损伤后，其支配的功能可由另一部分完好且与损伤功能无关的系统来代替，表现出脑的可塑性潜能。在脑卒中患者中也发现了神经网络重组的现象，fMRI 研究发现，受损的皮质功能区在功能恢复时面积增大，支持脑卒中后功能重组的概念。

4. 再生　成年后神经系统尽管不具备细胞分裂增殖能力，但却能产生新的树突与轴突以及新的树突棘，形成新的突触连接，产生局部神经元形态和突触结构的变化，又称突触可塑性。

（四）经颅磁刺激促进神经可塑性原理

TMS 的作用机制之一是影响大脑皮质的可塑性。TMS 是一种无创性刺激神经的外源性技术，必须通过大脑皮质神经元的内源性因素起作用。刺激强度可影响刺激部位的大小与刺激深度。TMS 的作用机制是影响神经系统对信息的处理过程，包括神经元的突触兴奋、突触抑制和突触可塑。高频 TMS 可诱导突触传递功能的长时程增强，低频 TMS 可引起长时程抑制。两者是突触功能可塑性的重要表现形式，也是 TMS 采用不同的频率影响和调控神经功能可塑性、治疗不同疾病的主要方式。刺激频率的高低产生突触后电位的时空总和效应通过兴奋性神经递质激活突触后膜的离子通道，改变突触后细胞内钙离子浓度。细胞内钙离子浓度有频率依赖性，低频刺激诱发长时程抑制的钙离子浓度阈值低，高频刺激使细胞内钙离子浓度增高产生长时程增强，钙离子浓度在分子学水平控制长时程增强与长时程抑制的转换。目前比较统一的观点是，高频刺激可引起皮质长时程增强样的神经兴奋性增高，低频刺激可引起皮质长时程抑制样的神经兴奋性降低。

二、经颅磁刺激技术方案

（一）经颅磁刺激评估方法和常用参数

以丹麦 MagPro R30 TMS 治疗仪为例（图 2-5-1）。在进行 TMS 检查前，首先将该检查目的及方法告知患者和家属，并确认其签署检查同意书及风险告知书。检查时患者取仰卧位，保持清醒、安静、全身放松。室温维持 22 ~ 25 ℃。TMS 评估一般采用水冷 "8" 字形线圈，磁刺激峰值强度为 3T。参照国际脑电图学会 10-20 电极导联定位标准，将磁刺激线圈中心对准患者一侧大脑半球 C3 部位（大脑运动皮质的手功能代表区），患者经常规清洁皮肤后，将表面记录电极置于对侧拇短展肌肌腹处，参考电极置于肌腱处，地线接腕部。调整磁刺激线圈位置至引出的 MEP 重复性良好，将该区域作为头部磁刺激点并在定位帽上加以标记，确保整个过程均刺激同一位置。

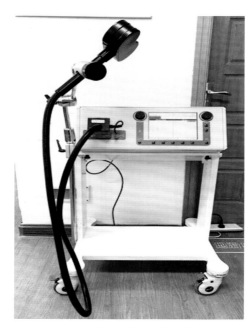

图 2-5-1　经颅磁刺激治疗仪

在进行大脑皮质 TMS 刺激时，患者拇短展肌处于静息状态。TMS 刺激量从最大输出强度的 100% 开始并逐渐减小。以 10 次刺激中有 5 次可使静息状态下拇短展肌产生波幅超过 50 μV MEP 的最小磁刺激强度作为该侧大脑运动皮质静息运动阈值，如以 100% 最大输出强度刺激病灶侧运动皮质仍不能记录到 MEP，则该侧大脑运动皮质静息运动阈值定为 100%。将 80% 静息运动阈值的阈下刺激刺激健侧脑区所诱发的动作电位最大波幅视为 MEP 波幅，将相同阈值强度刺激大脑皮质所诱发的 MEP 最短潜伏期视为皮质潜伏期；将刺激同侧 C7 水平颈神经根时诱发的 MEP 最短潜伏期作为 C7 潜伏期，将皮质潜伏期与 C7 潜伏期差值视为中枢运动传导时间。

目前常用的 TMS 分为 3 种模式：单脉冲及成对脉冲 TMS、rTMS 和 TBS。单脉冲 TMS 主要用于检测大脑皮质功能，包括静息运动阈值、MEP、中枢运动传导时间和皮质静息期，这些参数可以反映皮质的兴奋性和运动传导通路的完整性，同样可以作为 TMS 的疗效指标。rTMS 提供连续、高强度的磁刺激脉冲波，弥补了单脉冲 TMS 在治疗上的缺点，可以产生长时程增强或长时程抑制。低频 rTMS，一般认为是频率低于 1 Hz 的刺激，而高频 rTMS 指频率高于 5 Hz，低频 rTMS 可降低大脑皮质兴奋性，高频 rTMS 可上调皮质兴奋性。TBS 是一种模式化 rTMS，具有耗时短、强度低及效应强等优点，根据其产生的兴奋性或抑制性作用分为间歇性 TBS 和连续性 TBS（图 2-5-2）。

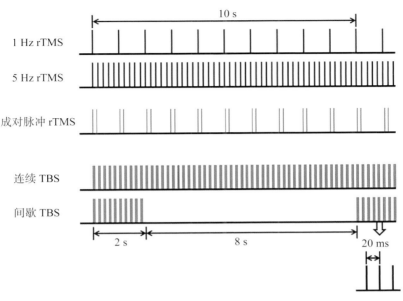

图 2-5-2　常见经颅磁刺激模式

（二）经颅磁刺激的作用部位

1. 局部神经的作用　刺激效应产生在离刺激点最近、感应电场最强的地方。感应电场可以驱动离子流，对膜静息电位的电化学平衡产生干扰，使膜内外原来的离子的动态平衡分布发生变化。神经对磁刺激最敏感的部位包括轴束起始部位—轴丘处的动作电位阈值最低，最容易产生动作电位；轴束行走向的弯折处容易切割磁场，受到感应电场的刺激作用；变化的电场使较粗的纤维更容易去极化；轴突终末的突触布满电压依赖性离子通道和受体，高度敏感，容易受到刺激。

2. 远隔部位的作用　虽然 TMS 的刺激深度还不能直接到达大脑深部，但是 TMS 能刺激到离颅骨较近的大脑皮质和小脑皮质，而皮质细胞既与皮质柱内的局部神经网络系统有关，又与整个神经网络系统有着千丝万缕的联系。普通的 TMS 的刺激可到达皮质神经元，神经兴奋可通过神经网络、神经轴索、神经纤维和突触将刺激部位的信息传递到远方的组织细胞，发挥 TMS 的远距离刺激效应。

3. 经颅磁刺激的常用模式

（1）单脉冲经颅磁刺激　单脉冲 TMS 指每次输出 1 个刺激脉冲，这种刺激模式一般以手持式操作，单脉冲波形上升快下降慢，主要在上升期有较大的磁场强度变化率，可以保证电流的上升引起刺激作用。主要用于电生理检查测量运动阈值、MEP、中枢运动传导时间及功能区定位，以及研究大脑被刺激皮质区域与行为之间的因果关系，还可以用于刺激外周神经根和神经干，测量外周神经传导速度等。

（2）成对脉冲经颅磁刺激　成对脉冲 TMS 为每次成对（配对）输出两个脉冲，两个脉冲的间歇从 0～50 ms 不等，可以调节。两个脉冲可以输出到同一个刺激线圈，成对刺激同一个部位；也可以分别输出到两个刺激线圈，同步或成对相继刺激不同的部位。第一个刺激为条件刺激，第二个刺激为实验刺激。

（3）成对关联刺激　如果成对刺激的范围超过了大脑，即一个刺激大脑皮质而另一个刺激外周神经，或磁刺激大脑而电刺激外周，这样的成对刺激被称为成对关联刺激，如磁刺激中央前回手运动区，与对侧手腕部正中神经的电刺激锁时成对（配对）同步刺激。成对关联刺激主要以活动时序依赖性可塑性原理诱导大脑被刺激的区域产生长时程增强或长时程抑制。

（4）重复经颅磁刺激　每次输出两个以上成串的有规律的 TMS，既往 rTMS 也被称为快速或快速率 TMS，现在统一称为 rTMS。rTMS 代表一种有规律、有节律的重复刺激频率（≤1 Hz），又称为低频 rTMS 或慢速 rTMS，如刺激的重复频率＞1 Hz 则称为高频 rTMS。

（5）模式化重复刺激　模式化重复刺激是 2008 年国际 TMS 研讨会提出的专业术语。模式化重复刺激的内容和含义与常规 rTMS 的刺激序列明显不同，增加了各种爆发式簇状或丛状刺激模式，每一个丛、簇相当于常规 rTMS 中的一个脉冲，多个丛刺激组合在一起相当于常规 rTMS 的一个串刺激。现在应用最多的是 3 个 50 Hz 脉冲为一丛，连续重复频率 5 Hz 的丛状刺激和间歇性 TBS。

4. 常用刺激方案

（1）常规刺激方案　目前应用最多的是常规 rTMS 模式。为了达到刺激部位神经功能长时程抑制的效果，一般采用≤1 Hz 的频率刺激；为了达到长时程增强的作用，多采用 10 Hz 或＞10～＜25 Hz 的刺激频率。

（2）高频刺激方案　高频 rTMS 方案中的频率参数一般为 4～25 Hz，每串刺激的时程常为 0.1～1 s，最长可达 30 s。最常用的 10 Hz 高频刺激方案中平均每串有 5～6 个脉冲，刺激时程为 4～5 s，平均 32 s 为一个脉冲串。

（3）模式化刺激方案　模式化 rTMS 以丛状刺激为特点，更接近神经活动的生理状态，具有刺激时间短、刺激强度小、后续时间长的双向调节作用。标准的 TBS 分为 3 种刺激模式，即连续性 TBS、中间刺激 TBS、间歇性 TBS，刺激脉冲数均为 600 个。实施方案：间歇性 TBS 刺激 2 s，停 8 s；中间刺激 TBS 刺激 5 s，停 10 s，用时 110 s；连续性 TBS 连续刺激用时 40 s。3 种模式的刺激都是 3 脉冲 / 丛，丛内频率 50 Hz，每 200 ms 发出一丛刺激。

三、经颅磁刺激操作流程

（一）YRD CCY- Ⅰ 和 YRD CCY- Ⅱ 型号磁场刺激仪

YRD CCY- Ⅰ 和 YRD CCY- Ⅱ 型号磁场刺激仪为武汉依瑞德医疗设备新技术有限公司开发。设备根据电磁感应原理，由储能电容向刺激线圈放电，产生强大的变化磁场，刺激线圈周围的快速变化磁场通过颅骨在颅内感应出电流，刺激大脑局部神经，通过观察刺激效果为刺激区功能定位，检测大脑运动神经功能的完整性（图 2-5-3）。

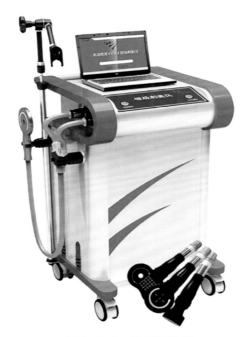

图 2-5-3　磁场刺激仪

（二）YRD CCY- Ⅰ 和 YRD CCY- Ⅱ 型号磁场刺激仪一代产品

1. 产品概述

（1）简介　YRD CCY- Ⅰ 和 YRD CCY- Ⅱ 型号磁场刺激仪附带 MEP 功能，刺激线圈为液态内冷型，能长时间连续工作。根据电磁感应原理，由储能电容向刺激线圈放电，产生强大的变化磁场，刺激线圈周围的快速变化磁场通过颅骨在颅内感应出电流，刺激大脑局部神经，通过观察刺激效果为刺激区功能定位，检测大脑运动神经功能的完整性。出于安全和可靠性考虑，当输出设定在 100% 强度时，每分钟输出的刺激个数被限定在 400 个以内，或者每小时 6000 个以内，或每 24 小时 34 000 个以内。

（2）性能指标　①安全分类：所属安全防护类型为 I 类 BF 型（应用部分浮地隔离，可用于体外和体内，但不能直接用于心脏）医疗设备；②电源条件：220 V，50 Hz；③功耗：待机功耗 ≤ 160 VA，最大功耗 ≤ 5 kVA；④输出脉冲频率：0 ~ 100 Hz，上下浮动 5%；⑤脉冲宽度：（340 ± 20）μs；⑥脉冲上升时间：（60 ± 10）μs；⑦最大磁感应强度：1.5 ~ 6 T；⑧磁感应强度的最大变化率：30 ~ 80 KT/s；⑨单序列连续刺激时间：单位为"秒"，时间精度为 0.01 s。

2. 设备结构　产品包含主机部分、磁场刺激操作软件、刺激适配器和 MEP 模块。①主机部分：主要为高压储能电容放电，包括电源滤波、功率因数调节模块、主电源升压模块、高压控制模块、液体散热模块及推车型外壳。②磁场刺激操作软件：可以完成对主机启动自检，对主机重要部件运行状态的监控和保护。软件内含有患者信息管理系统，可记录、查看患者的基本信息和就诊信息。③刺激适配器：由各种形状的刺激线圈组成，可发送磁场刺激。刺激线圈由导电铜管线、触发按钮、温度传感器、液体散热管道组成。④ MEP 模块：用来采集人体肌电信号（图 2-5-4）。⑤方向：设备可调节刺激线圈支架。

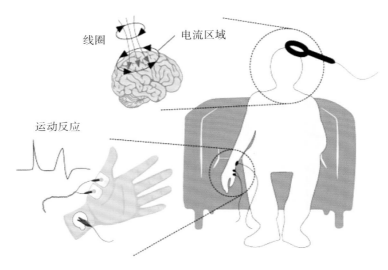

线圈　电流区域

运动反应

图 2-5-4　运动诱发电位测定

3. 产品用途

（1）适应证　刺激人体中枢神经和外周神经，用于人体中枢神经和外周神经功能的检测、评定和改善，对脑神经及神经损伤性疾病进行辅助治疗。TMS 治疗的适应证、刺激方案、刺激部位及推荐等级见表 2-5-1。

表 2-5-1　经颅磁刺激治疗刺激方案、刺激部位及推荐等级

诊断		刺激部位	刺激频率	推荐水平和（或）证据等级[①]
脑卒中	运动障碍	健侧 M1 区	低频 rTMS	A 级（亚急性期）
				C 级（慢性期）
		患侧 M1 区	高频 rTMS	B 级（亚急性期）
疼痛	非流利性失语	右侧额下回	低频 rTMS	B 级（慢性期）
	单侧忽略	左后侧枕叶皮质区	连续性 TBS	C 级（亚急性期）
	神经痛	疼痛对侧 M1 区	高频 rTMS	A 级
	CRPS Ⅰ 型	疼痛对侧 M1 区	高频 rTMS	C 级
	纤维肌痛	左侧 M1 区	高频 rTMS	B 级（改善生活质量）
		左侧 DLPFC 区	高频 rTMS	B 级（减轻疼痛）
帕金森病	运动障碍	双侧运动皮质区	高频 rTMS	B 级
	抑郁情绪	左侧 DLPFC 区		
多发性硬化		健侧 M1 区腿代表区或双侧 M1 区	间歇性 TBS	B 级（改善下肢痉挛）
癫痫		癫痫病灶所在皮质区	低频 rTMS	C 级
轻度认知障碍和阿尔茨海默病		多个刺激点	rTMS-COG	C 级
抑郁症		左侧 DLPFC 区	高频 rTMS	A 级（8 字形线圈或 H1 线圈）
		右侧 DLPFC 区	低频 rTMS	B 级
		双侧 DLPFC	左侧高频 rTMS 右侧低频 rTMS	B 级
		双侧 DLPFC	左侧间歇性 TBS 右侧连续性 TBS	B 级
精神分裂症	幻听	左侧颞顶皮质区	低频 rTMS	C 级
	阴性症状	左侧 DLPFC 区	高频 rTMS	C 级
耳鸣		左侧大脑半球听觉皮质区或受累耳对侧大脑半球听觉皮质区	低频 rTMS	C 级（慢性期）
尼古丁成瘾		左侧 DLPFC 区	高频 rTMS	C 级
创伤后应激障碍		右侧 DLPFC 区	高频 rTMS	B 级
强迫症		右侧 DLPFC 区	低频 rTMS	C 级

注：① A 级推荐—确定有效，需要 2 个Ⅰ类证据或者 1 个Ⅰ类证据加上 2 个Ⅱ类证据支持；B 级推荐—很可能有效，需要至少 2 个Ⅱ类证据，或 1 个Ⅰ类或Ⅱ类证据加上至少 2 个Ⅲ类证据支持；C 级推荐—可能有效，需要至少 2 个Ⅲ类证据，或者Ⅰ~Ⅲ类证据中任意 2 个支持。CRPS—复杂性局部疼痛综合征；M1 区—初级运动区；DLPFC—前额叶背外侧区；rTMS—重复经颅磁刺激；COG—认知训练技术；TBS—θ 短阵快速脉冲刺激。

（2）禁忌证　绝对禁忌证：①患者体内存在金属植入物，特别是具有脉冲发送功能的植入物，如心脏起搏器、脑深部刺激仪、脑皮质刺激仪及人工耳蜗等；②颅内高压、颅内感染；③严重心血管疾病，尤其是心脏起搏器、心脏支架安装者；④颅内严重病变不稳定阶段，包括严重脑出血、脑外伤、肿瘤、急性大面积脑梗死、颅内多发动脉瘤等。

相对禁忌证：下述情况进行 TMS 治疗存在风险，在治疗前需结合病症仔细权衡利弊。①体内金属（或含有金属部件的）植入物，如颅骨钛网、血管夹、血管支架、脑室引流管等，治疗前应与外科 / 介入科医师仔细核对产品类型，对于 TMS 来说，可以进行 MRI 检查的材料比不能进行 MRI 检查的材料更加安全；②治疗强度、频率等超出推荐使用范围，如长时间、多部位、双脉冲刺激；③癫痫病史或 EEG 检查提示有癫痫样改变者，禁止使用高频率和高强度刺激；④患者存在可能降低癫痫发作阈值的情况，如感染、睡眠剥夺、酗酒以及正在服用可能降低癫痫发作阈值的药物；⑤近期有心脏病发作；⑥既往或同时使用电休克疗法或迷走神经刺激治疗；⑦青光眼、视网膜脱落；⑧存在听力受损，包括耳鸣、幻听等，或正在使用耳毒性药物（如氨基糖苷类抗生素、铂类化合物等）；⑨妊娠；⑩儿童（感冒发热时不可做）。

（3）不良反应　①癫痫是 TMS 最严重的急性不良反应，在单脉冲刺激、成对刺激、重复刺激模式中均有报道，但总体发生率较低；②听力受损；③影响行为和（或）认知能力，但目前研究未发现可对健康人造成不可逆的行为 / 认知功能损害；④头痛。

（4）使用注意事项　出于安全和可靠性考虑，当仪器输出设定在 100% 强度时，每分钟输出的刺激个数被限定在 400 个以内，或者每小时 6000 个以内，或者每 24 小时 34 000 个以内，该限制功能与其他控制功能同时生效，其他限制功能优先，如线圈发热后限制工作。

设备使用环境：①设备工作环境要求在温度 5～35 ℃，相对湿度 ≤ 80%，大气压力 86～106 kPa，无腐蚀性气体且通风良好的室内，避免阳光直射；设备放置位置需距离对面墙至少 1 m；放置 TMS 仪器的治疗室面积应不小于 20 m^2，设有病房用抢救车，备有必要抢救设备，包括但不限于心肺复苏装置、血氧饱和度测量仪、吸痰装置、静脉输液装置等。设备不可进水、雨淋、受潮，远离水池并在治疗室内安装抽湿机，不能露天使用。若设备被水浸入，需要联系生产商检测处理，不可自行处理。②由于设备产生脉冲强磁场的高压电容回路接触不良或集尘、受潮可能会产生火花，因此，设备周围不允许有易燃、易爆物品，不能在氧混合麻醉气体、一氧化氮气体环境中使用。③设备属于强脉冲磁场诊疗电子产品，会对周围电子设备和磁性物产生一定干扰和影响，要求与敏感物（电子产品、磁性物、金属物等）的距离要大于 40 cm，最好不要携带此类物品进入刺激治疗室。④治疗室内的治疗床 / 椅要求坚固舒适，床椅的头部支撑不能含铁磁性物质，治疗室外需贴警示标识。

（5）日常维护　①设备出现使用者无法排除的故障时，须联系厂家派专业工程师进行维修。②每次使用前都需要检查设备及相关配件。③仪器为重复使用设备，不直接接触人体，无须进行灭菌处理。刺激线圈不可使用高温、高压消毒；仪器和线圈表面的灰尘和污渍可使用中性清洁剂擦除，但注意使用前线圈表面应是干燥状态；在使用前 MEP 模块附件电极片可使用医用酒精擦拭清洁，禁止重复使用。④设备的高压储能电容、刺激线圈、循环泵使用期为 2 年，或以设备 8 000 000 次刺激放电为标准，达到使用期限或上限后，仪器将停止工作，使用者需与厂家联系。

（三）产品操作流程

1. 设备检查　包括主电源电缆线、刺激线圈。①检查主电源电缆线是否完好，插头是否坚固，插座和插头接触是否良好；②检查刺激线圈是否完好，是否有裂纹，是否有颜色改变，高压电插头和液冷插头是否紧固。

2. 操作注意事项　包括操作前、操作过程中注意事项。

（1）操作前注意事项　①选择有资格的医疗技师或医师来操作设备，操作者使用前要仔细阅读说明书并接受专业培训；②操作前需要检查设备；③操作前操作人员需要告知患者及陪护人员治疗的原理、过程和可能出现的反应，介绍操作中的注意事项，缓解患者的紧张情绪，准备随时为患者提供帮助。

（2）操作过程中注意事项　①出现紧急情况按设备表面的"急停"按钮，并从患者头部撤离刺激线圈。②操作过程中由于刺激磁场线圈内部的磁力作用，会出现 90 dB 的"啪啪"响声，超强刺激、高频刺激和长时间过度刺激可能会影响听力，应避免近耳部刺激，治疗过程中治疗室内所有人员佩戴耳塞。③定位帽使用时用医用纱布相隔戴在患者头上，不直接接触人体头皮，定位帽可以用中性洗衣液与洗涤剂清洗。④由于长时间的刺激可能引起刺激部位疼痛，通常患者的治疗时间应少于 20 min，操作过程中经常询问患者感受，以便及时调整刺激参数。⑤过高频率的刺激只用于外周神经，对大脑的刺激不宜超过 20 Hz，同时要限制刺激时间，延长间歇时间。为防止诱发癫痫或其他不良反应，需要参照国际脑卒中和神经失调学会的 rTMS 指南中对刺激强度、频率、刺激时程、间歇时间、连续刺激的脉冲个数等参数的标准设定。

3. 方案选择　①对于 rTMS，刺激频率、强度以及单个刺激串时程的组合应根据临床治疗目的，在平衡风险 / 收益的基础上进行组合选择；②刺激强度：临床及科研上常用的 rTMS 刺激强度为 80% ~ 120% 运动阈值；③在刺激强度 < 120% 运动阈值的情况下，刺激串之间间隔时间 5 s 是安全的；④在不同刺激强度、不同刺激频率下，安全范围内的单个刺激串脉冲数见表 2-5-2。

表 2-5-2　安全范围内的单个刺激串脉冲数

刺激频率 /Hz	刺激强度 100%[①]/ 个	刺激强度 110%[①]/ 个	刺激强度 120%[①]/ 个	刺激强度 130%[①]/ 个
1	＞270	＞270	＞180	50
5	50	50	50	50
10	50	50	32	22
20	30	24	16	8
25	25	17	7	5

注：①与运动阈值相比。

4. 线圈定位方法　治疗过程中应保持刺激线圈和患者头部的相对位置不变，线圈的定位方法有以下几种：①参照 EEG 检查 10-20 系统电极放置法，对目标脑区进行定位；②根据功能反应定位，对于功能明确、易于检测到靶区刺激效果的刺激部位定位，如刺激不同部位的运动皮质，在上肢、下肢或面部等很容易观察到肌肉抽动；③结合功能与解剖结构定位，如常用初级运动区向前移动 5～6 cm 来定位额叶背外侧点；④借助脑影像导航技术定位；⑤机器人无框架导航系统定位。

5. 治疗流程

（1）治疗前　①录入患者信息：若是新患者或是之前没有存档的患者，可以通过"信息管理—录入患者"进行患者信息录入并保存。录入的信息主要包括两个部分：患者的基本信息（姓名、性别、出生日期等）和患者的诊断信息（门诊/住院号、科室、床号等）。②查对患者姓名、病房、床号或就诊号等基本情况，查看患者躯体状况。门诊患者需要填写治疗安全告知单。

（2）签署治疗知情同意书。

（3）选择患者　可在列表中查询之前录入的患者并选定，进行模式选择（MEP、标准模式、脉冲模式 3 种模式），选择后系统会把该患者设置为"当前患者"，可进行对应模式的干预。另外，在该步骤页面点击"疗程结束"可以选择将疗程结束患者的信息隐藏，点击"显示疗程结束患者"可将患者信息显示出来。

（4）首次治疗者在开始治疗前需测定大脑皮质运动阈值。

（5）刺激模式选择　刺激模式包括标准模式和脉冲串模式。对选中患者或新录入患者进行模式选择时，需要将患者设为"当前患者"。

①标准模式：通过"录入患者"或"选择患者"中的"标准模式"，或通过"磁刺激-标准模式"进入，界面上方显示刺激方案列表，勾选后将会按照选中方案进行刺激（可选择多个方案）。双击"方案"可进行方案参数的编辑，可编辑的参数包括强度、频率、刺激个数、间歇时间和重复次数等，针对不同的疾病症状，刺激频率和刺激部位各有不同，设备中有治疗方案的参考值。同时，界面中间有刺激方案的直观图，图片下方显示刺激方

案已用时间和剩余时间，界面右侧显示刺激拍的温度，便于观测设备使用情况。②脉冲串模式：通过"录入患者"或"选择患者"中的"脉冲串模式"，或通过"磁刺激-脉冲串"进入，设备界面和操作与上述标准模式相同。

（6）治疗过程中应随时观察患者有无不良反应，包括头痛、耳鸣、面部或肢体抽动（与治疗刺激不相关的）、癫痫发作等。

（7）治疗结束后，询问患者有无不适反应，并完整填写治疗记录单。

（8）治疗以15~20次为一疗程，每周可治疗3~5次，通常每日治疗1次（图2-5-5）。

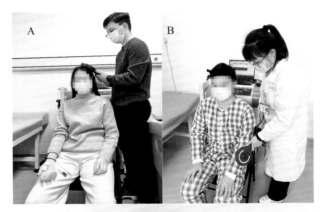
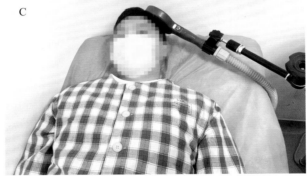

A图为MEP测量；B图为外周磁刺激；C图为经颅磁刺激。

图 2-5-5　磁刺激操作

四、经颅磁刺激设备的临床应用

TMS最早应用于运动神经功能完整性的诊断，由于其具有操作便捷、无创、无痛、非侵入性等特点，目前在临床上已经成为一种广泛应用的康复治疗技术。贾杰教授团队较早关注了TMS技术的使用，积极探索TMS的应用价值，并在临床研究中证实了TMS对患者的积极作用。

（一）探索 1：经颅磁刺激临床应用研究现况

张晓莉等在 2015 年发表的文章中分析了 TMS 作为临床评估工具的价值，同时引证相关临床研究对 TMS 作为治疗手段在脑卒中后运动功能和认知功能障碍、PD 以及抑郁、焦虑等精神疾病方面的临床使用价值，对 TMS 的临床应用安全性进行了评价，另外也展望了 TMS 的应用前景。

（二）探索 2：基于生物学标志物经颅磁刺激治疗脑卒中作用机制的研究进展

徐硕以治疗前后生物学标志物的变化作为切入点，探讨 TMS 治疗脑卒中的机制，从神经电生理、fMRI、组织细胞因子和功能性近红外光谱 4 个角度出发，总结并归纳 TMS 治疗脑卒中的作用机制。神经电生理方面，作者总结了关于 TMS 治疗后 MEP、静息运动阈值、EEG 方面的变化；fMRI 方面，主要梳理了 TMS 治疗后血氧水平依赖信号以及功能性近红外光谱变化、功能连接及脑网络变化方面的研究进展；组织细胞因子方面，作者从 TMS 治疗后脑源性神经营养因子的变化、神经递质及其他细胞因子的变化两方面梳理了研究进展。除此之外，功能性近红外光谱可以用于监测 TMS 治疗后大脑皮质活动的兴奋性，但目前功能性近红外光谱监测低频 TMS 产生的抑制作用仍有争议。TMS 治疗是目前康复医学最常用的中枢干预模式（图 2-5-6），其机制可能是多种因素综合产生的中枢效应，不能仅由单一因素解释。从生物学标志物的角度可以更客观地分析 TMS 治疗的可能机制，从而对治疗方案进行改良，以达到更好的治疗效果，未来的研究应更加关注 TMS 治疗后生物学标志物的变化与患者功能状态的相关性。

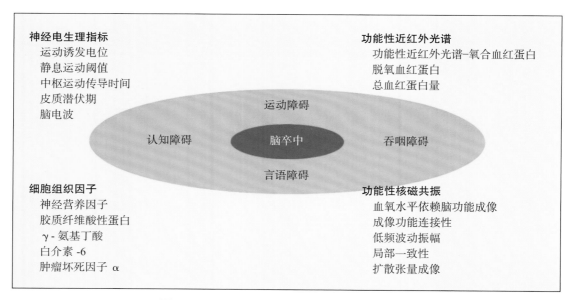

图 2-5-6　经颅磁刺激治疗脑卒中的作用机制

（三）应用 1：周围神经肌肉磁刺激联合重复经颅磁刺激治疗脑卒中慢性期手功能障碍

上肢和手运动功能障碍是脑卒中患者常见的功能障碍，对于部分存在上肢和手功能运动障碍的脑卒中慢性期患者来说，运动功能障碍影响患者的日常生活、工作和社交活动。常规康复疗法对改善脑卒中急性期和亚急性期患者的上肢和手运动功能有一定效果，但对于慢性期患者疗效欠佳。"中枢—外周—中枢"理论是贾杰教授团队提出的一种基于神经系统内在结构和重塑规律的康复治疗理论，基于该理论的多种新治疗方案已被证实可改善脑卒中患者的上肢和手运动功能。

杨青等为了探索周围神经肌肉磁刺激联合 rTMS 治疗对脑卒中慢性期患者上肢和手运动功能障碍的疗效，选定 1 例脑卒中病程 3 年以上、右侧肢体运动功能障碍的患者，在常规康复基础上，对其进行右侧前臂周围神经肌肉磁刺激和双侧大脑半球感觉运动皮质高频 rTMS 治疗。治疗开始前，医师向患者及家属解释治疗目的、流程和可能的风险，进行安全检查并签署知情同意书。第一次治疗前测定周围神经肌肉磁刺激和中枢 TMS 的阈值。每次联合治疗均先进行周围磁刺激，将线圈靠近肱骨外上髁肱桡肌、肱肌间刺激桡神经，以诱发前臂伸肌细微收缩的最小磁刺激强度（运动阈值）作为起始刺激强度，以最小刺激强度沿右侧前臂周围神经走行从肘至腕进行移动式磁刺激，每次移动过程约 2 s，然后依次提高 5% 的刺激强度进行同样的移动式磁刺激，刺激过程中可观察到患者明显伸 / 屈腕（指）运动。刺激共有 3 个强度，刺激频率 5 Hz，每串刺激 20 个脉冲，共 15 串，刺激间隔 2 s。周围磁刺激结束后，给予患者上肢及手部肌肉按摩放松，再行 rTMS 治疗。rTMS 分为预刺激和治疗刺激，预刺激是为了使患者头皮等周围感受器及心理适应磁刺激治疗。预刺激频率为 77 Hz，刺激强度以不引起患者不适感且在运动皮质不诱发肢体运动的最大强度为宜，每串 140 个脉冲，共 12 串；治疗刺激强度为于右侧初级运动皮质诱发左上肢运动的最小强度，频率为 77 Hz，治疗刺激选取 8 个位点，每个位点 2～4 串刺激，每串 7 个脉冲，共 20 串，间隔 6 s，整个治疗包括 20～30 组。每日 1 次，每周 5 d，共持续 4 周。治疗后，患者右上肢 FMA 评分提高，下肢运动功能评分改变不明显，右上肢改良 Ashworth 量表分级降低，Brunnstrom 分期无变化。

该研究基于"中枢—外周—中枢"干预理论，针对长期接受常规康复但上肢和手功能无明显改善的脑卒中慢性期患者开展周围神经肌肉磁刺激联合 rTMS 治疗技术。在确定 rTMS 刺激方案时，研究者考虑到在接受本次治疗前，患者主要功能障碍已有两年无明显改善，推测在现阶段健侧大脑以代偿为主，治疗应广泛激活感觉、运动皮质，故选择采用高频 rTMS 进行治疗，选择 8 个刺激部位，基本覆盖双侧大脑半球的感觉运动皮质和运动前皮质、顶叶后部等。研究发现，患者患侧上肢和手功能在长期常规康复无明显改善的情况下，联合治疗4周后明显改善，同时患侧上肢和手的痉挛程度也有所减轻。该研究尝试为脑卒中慢性期患者运动功能障碍的康复提供新的治疗方案，该方案涉及的中枢及周围神经调节机制值得进一步研究和探索。

（四）应用2：重复经颅磁刺激联合镜像疗法促进脑卒中上肢和手功能康复

脑卒中后的上肢和手功能障碍是影响患者独立生活、降低患者社会参与度和影响患者工作的重要因素。脑卒中后，患者的患侧运动皮质对健侧的抑制作用减弱，导致健侧皮质过度活跃。镜像疗法利用平面镜成像原理，通过视觉反馈诱发患侧活动，达到消除异常感觉和恢复功能的效果。另外，既往研究显示，rTMS在脑卒中治疗中有积极作用。基于上述原因，杨延辉等应用rTMS联合镜像疗法对1例发病3个月的右侧基底节脑出血患者进行了治疗，持续6周，以观察联合治疗对患者上肢和手功能康复的作用。

治疗前向患者说明治疗目的、流程和可能的风险，进行宣教并签署知情同意书。第一次磁刺激前测定患者大脑皮质初级运动区手区的运动阈值（诱发拇屈肌细微收缩的最小刺激强度），镜像疗法训练时注意观察患者视觉状态下是否出现不适。

在安静的环境中进行治疗，先对健侧初级运动区进行rTMS刺激，再对患侧初级运动区进行rTMS刺激，刺激过程中注意观察患者状态并询问患者感受。健侧初级运动区治疗参数：频率1 Hz，刺激10 s，共10次，间隔2 s，重复100次，约20 min；患侧初级运动区治疗参数：频率10 Hz，刺激时间1.5 s，共15次，间隔10 s，重复52次，约10 min。每日1次，每周5 d，共6周。休息5 min后，再进行镜像疗法训练。将平面镜置于患者前方桌面上，镜面垂直于桌面，患侧手平放于镜面背侧，健侧手平放在镜面侧，嘱患者注视镜面，健侧手做手指伸展、抓握、侧捏，拇指背曲、环绕，前臂旋前、旋后，腕背屈、掌屈、尺偏、桡偏等动作，诱发患侧手活动。每次30 min，每日2次，每周5 d，共6周。

在治疗前、治疗3周时、治疗6周时采用Brunnstorm分期、FMA、mBI、明尼苏达协调性测试和Jebsen手功能测试进行功能评定。治疗结束后，患者Brunnstorm分期由Ⅳ期提高到Ⅴ期，FMA-UE评分明显改善，偏瘫侧上肢功能测试由4级进步到7级，mBI由80分进步至92分，明尼苏达协调性测试和Jebsen手功能测试完成时间缩短。相较于联合治疗前，患者偏瘫侧出现手的抓握、伸展，上肢各肌群协调性变好，但进行复杂或粗重的工作仍有一些困难。

该病例的脑卒中病程在3个月以上，干预结果表明，在常规康复治疗基础上，rTMS联合镜像疗法能明显改善患者的手功能，未来可结合电生理等方法进行大样本的临床研究，以进一步验证其疗效。

（五）应用3：成对关联刺激与重复经颅磁刺激对脑卒中肢体功能运动诱发电位的影响

成对关联刺激是一种新兴的大脑刺激技术，可降低脑卒中患者健侧大脑半球的皮质兴奋性，减少有害物质释放到患侧大脑半球，恢复两半球间的抑制平衡，从而改善肢体功能。rTMS 是在 TMS 的基础上发展而来的一种 NIBS 技术，具有无痛、无创的优点，能通过改变磁频率达到兴奋或抑制大脑皮质的目的。近年来 rTMS 在脑卒中后运动障碍、PD 等神经功能障碍中取得显著的临床疗效。

魏丽红等研究纳入 60 例脑卒中患者，探索成对关联刺激与 rTMS 治疗脑卒中患者的效果以及对肢体功能和 MEP 的影响。研究分为对照组和试验组，首先以最小强度的经颅电刺激频率作用于脑部左侧皮质区，测量右手拇指短展肌运动诱导电位，多次测量以获得最大诱导电位的脑部皮质区为最佳作用位点，标记以保障每次治疗方式的稳定；然后，在重复刺激的过程中确定所有患者的运动阈值，并用率表示。在康复护理及康复训练的基础上，对照组给予 rTMS 治疗，试验组给予成对关联刺激。对照组干预过程中，患者取舒适坐靠位，于最佳刺激位点给予磁刺激，rTMS 治疗参数：刺激频率 1 Hz，强度为 120% 的静息运动阈值，脉冲总数为 1000 个。试验组干预过程中，在患者右手腕正中给予刺激，刺激参数：强度 6 mA，脉冲波宽为 200 μs。间隔 10 ms 后，于上述脑部皮质区最佳作用位点给予磁刺激，仪器同对照组，刺激参数：刺激频率为 0.05 Hz，强度为 120% 的静息运动阈值，脉冲总数为 90 个。两组每次治疗 15 min，每日 1 次，每周 5 d，持续治疗 4 周。

研究以干预 4 周后患者的临床症状、NIHSS 降低率、FMA 评分、mBI 评分及 MEP 作为评价治疗效果的指标。研究结果发现，对照组在 rTMS 治疗后临床症状得到一定改善，两组 NIHSS、FMA 评分、mBI 评分以及 MEP 的波幅、潜伏期、中枢运动传导时间的变化差异均具有统计学意义，证实单独使用 rTMS 对患者肢体功能恢复有一定的疗效，将外周神经电刺激与中枢 rTMS 联合（成对关联刺激）应用于患者，对健侧大脑皮质兴奋性的抑制作用更强，更有助于改善肢体功能，治疗效果优于单独应用 rTMS。该研究的康复治疗方案具有一定的临床参考价值。

（六）应用4：重复经颅磁刺激对脑卒中患者脑机接口的神经调节作用

脑机接口是人脑与外部环境直接交流的渠道，在不同脑机接口模式中，基于感觉运动节律的脑机接口在临床中的应用较广泛。在"感觉—运动节律—脑机接口"中，使用者通过进行特定的任务，如运动想象或运动执行，激活感觉运动相关皮质区，从而实现脑机接口的意志控制。既往研究显示 NIBS 技术，如 rTMS，可诱导运动相关皮质区的激活，因此，NIBS 技术可作为提高感觉—运动节律—脑机接口性能的干预手段。

束小康等研究探讨了接受高频 rTMS 刺激干预后患者在感觉运动节律的脑机接口（感

觉—运动节律—脑机接口）中表现的改变。研究纳入 16 例脑卒中患者，分为 rTMS 组和对照组。rTMS 组患者进行 12 次 rTMS 干预，刺激参数：频率 10 Hz，100 串刺激，每串刺激 30 个脉冲，持续 3 s，每串刺激间隔 5 s；最佳刺激位置：能引起健侧手第一背侧骨间肌最大 MEP 的健康大脑半球刺激部位的对称患侧大脑半球部位；刺激强度：健侧手第一背侧骨间肌的 100%。对 rTMS 组干预开始前 1 d、结束后 1 d、3 d 进行脑机接口表现评估。对照组不进行 rTMS 干预，仅进行脑机接口表现评估。在脑机接口表现评估中，患者需要连续完成 3 组运动想象任务和 3 组运动执行任务，每组包含 15 次左手任务和 15 次右手任务，即一共需要进行 90 次运动想象任务和 90 次运动执行任务。脑机接口评估开始时，电脑屏幕会出现一个白色十字，提示受试者保持专注，2 s 后，一个红色矩形会出现在白色十字的左边或右边，提示左手或右手任务，1 s 后指示消失，开始执行任务，8 s 后，任务时间结束。在下一次任务开始之前会有 4 s 的休息间隔，并在整个任务执行过程中记录 EEG 信号。

研究结果显示，高频 rTMS 可以增强脑卒中患者在运动想象和运动执行任务期间的皮质激活，这种神经生理上的增强有助于提高脑机接口解码的准确性，且该研究在干预后 3 d 也观察到了脑机接口表现的增强，提示 rTMS 干预对感觉—运动节律—脑机接口的表现有持续性影响。该研究仍存在一些局限性，如未确定最佳刺激参数，rTMS 的参数设置可能对结果存在较大影响，还需要更多的大样本研究进一步验证 rTMS 对脑机接口表现的影响，并优化 rTMS 的治疗参数。

第六节 经颅直流电刺激技术

一、经颅电刺激理论支撑

（一）经颅电刺激的分类与特征

经颅电刺激是一种 NIBS 技术，主要包括 tDCS 和经颅交流电刺激（图 2-6-1）。目前，经颅电刺激越来越多地被用于调节中枢神经系统的兴奋性，改善中枢神经功能。tDCS 是一种将 1~2 mA 的低强度直流电通过放置在头皮的电极刺激脑组织的技术；经颅交流电刺激是一种利用低强度的正弦波电流作用于头皮从而达到皮质功能调节目的的技术；经颅随机噪声刺激也是一种经颅交流电刺激技术，但不同的是，它的刺激频率在 0.1~640 Hz

的振荡频谱内持续变化，是一种重复的、随机的阈下刺激，这项技术相比其他经颅电刺激技术更新，目前针对其作用机制的研究较少。总体来说，目前的研究提示，如果将经颅随机噪声刺激应用于运动皮质区域，可以增加 MEP，但其效果具有强度依赖性。

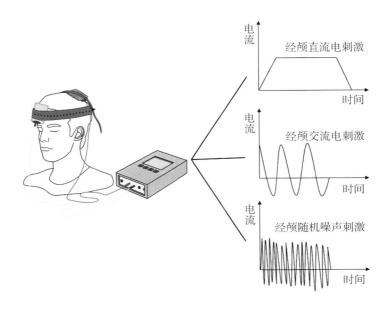

图 2-6-1　经颅电刺激分类

（二）经颅电刺激的常用监测手段

TMS 的 MEP、EEG 和事件相关电位、MRI、磁共振波谱技术均可用于监测经颅电刺激技术作用于受试对象所产生的生理效应。但在功能效应检测方面，行为学检测指标可能不像电生理或神经影像那样可对较短疗程的 tDCS 做出较为敏感的反应，而是需要一定时间的积累。有学者提出，可以在行为学方法训练前使用 tDCS 技术为大脑皮质的学习提供动力，然后进行训练进一步巩固效应，但目前支持这个观点的证据较少。也有学者尝试在训练过程中应用 tDCS 技术，结果显示其可使调节皮质兴奋性的作用持续时间延长，进一步增强神经的可塑性和长期记忆。

（三）经颅直流电刺激的神经生理病理学基础

中枢神经可塑性和大脑皮质兴奋可调性是很多神经系统疾病治疗的重要的生理病理基础。NIBS 技术可用于监测和调节皮质内神经元回路的兴奋性，长期的皮质刺激可对大脑功能产生持久的影响，为 NIBS 技术在慢性神经系统疾病中的应用奠定理论基础。脑卒中是导致功能障碍和残疾的重要原因，现有的康复治疗难以满足患者对功能恢复的期望，

NIBS 在脑卒中康复中的应用前景令人期待。

生理状态下，大脑半球间存在一种相互抑制的平衡状态，而病理状态下，这种半球间的抑制平衡被打破。在神经解剖结构上，胼胝体将左右大脑半球对应部位联系起来，使其在功能上成为一个整体，皮质脊髓束在锥体下端大部分交叉至对侧也为左右制衡提供了生理基础；在功能实现上，涉及大脑皮质的初级感觉区、初级运动区、次级感觉区、次级运动区及联合区等。一般而言，在不同功能层级、双侧大脑半球之间存在不同类型的制约平衡关系，初级感觉和初级运动活动主要由对侧大脑半球的初级感觉区和初级运动区控制；双侧大脑半球初级感觉区和初级运动区之间还存在动态功能联系和相互抑制；一些高级脑功能有明显的偏侧化特征，对语言、文字符号、数学规则等的认知加工有左侧优势，空间注意、感知觉统合则多呈右侧优势。因此，来自双侧的感觉信息，可能需要传输到某一侧高级中枢进行加工，再将信息传导至双侧运动皮质，完成运动执行过程。大脑双侧半球间的信息交流、功能整合、竞争抑制关系处在动态制衡之中（图 2-6-2）。

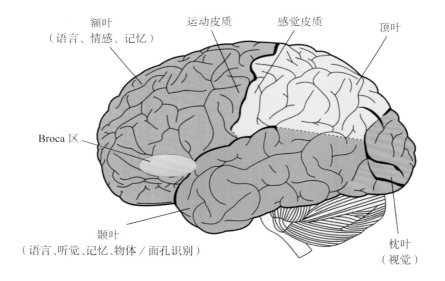

图 2-6-2　脑部功能区分布

初级和次级运动皮质（包括前运动皮质、辅助运动区等）、初级感觉皮质、小脑等较多脑区的结构损伤、功能活动和功能连接异常，使得病灶侧和对侧大脑半球运动皮质间功能连接减弱，伴有病灶侧运动皮质对对侧正常运动皮质抑制的降低，以及对侧运动皮质对病灶侧运动皮质的过度抑制。基于此，目前临床研究中使用的 tDCS 方案包括抑制对侧大脑半球功能，以帮助病灶侧脑结构和功能恢复，即健侧放置阴极的方案；如果病灶侧脑组织受损过于严重，则患者的功能恢复可能更多依赖于对侧的功能代偿，这种代偿可能存在于双侧等位脑区之间、正常情况下有结构/功能连接的脑区之间，也可能在疾病恢复的过程中形成大脑半球间新的结构和功能连接，这时临床治疗可能既要促进健侧半球脑区的有效代偿，又要减少无意义的病理性异常模式形成，即患侧放置阳极的方案和患侧放置阳极同时健侧放置阴极的方案（图2-6-3）。

除此之外，基于"中枢—外周—中枢"理论的闭环刺激方案也成为近年来的临床研究趋势。

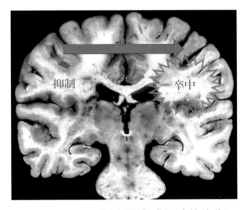

图 2-6-3　双侧大脑半球间功能失衡

（四）经颅直流电刺激的作用机制

tDCS 是一种 NIBS 技术，通过在头皮上传输恒定电流来调节皮质兴奋性。电极放置的位置和电极的极性在很大程度上决定了 tDCS 的治疗效果。神经可塑性和皮质兴奋可调性是其主要的作用基础。tDCS 作为一种无创神经调控技术具有明确的临床实用价值。早在大约 60 年前就有研究表明，经颅直流电作用于大鼠的感觉运动皮质可以调控其神经活动和皮质的兴奋性，这些效应取决于经颅直流电的刺激极性，而且这种调控作用会持续到刺激后数小时。大约 20 年前经颅直流电被应用于人类大脑，并开始作为一项调节大脑兴奋性的工具被系统地开发，其神经机制也不断得到探索。tDCS 的主要作用机制是改变神经细胞的静息膜电位，在阈电位之下，根据电流相对于轴突方向的不同，使神经细胞的静息膜电位产生去极化或超极化改变，tDCS 阳极覆盖下的皮质区域可能出现去极化现象，而阴极覆盖下的皮质区域则可能出现超极化现象（图2-6-4）。使用 tDCS 作用于健康受试者运动皮质后的 MEP 结果表明，阳极下皮质兴奋性提高，而阴极下皮质兴奋性下降，tDCS 不同极性电极对神经调控的作用机制得到初步证实。此外，tDCS 作用于相应脑区几秒钟的短时刺激和数分钟的相对长时刺激均能诱发神经细胞兴奋性的改变，但是只有长时刺激才可能在 tDCS 之后出现持续数小时的后续效应，相对的短时刺激则没有观察到明显的该后续效应。在既往研究中，大脑初级运动区是主要的靶向刺激脑区，利用 TMS 导航定位，可观察到在 tDCS 应用结束后初级运动区兴奋的持续性变化。在针对其他脑区的tDCS 研究中，如视觉皮质和躯体感觉皮质区域的刺激，同样也观察到了类似的 tDCS 神经效应。

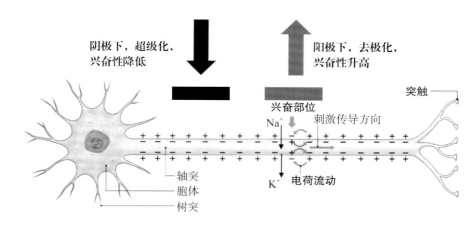

图 2-6-4　神经元静息膜电位变化

另一方面，经颅直流电刺激作用于中枢神经系统后除了电生理效应之外，还有部分化学效应存在。谷氨酸能神经元的钙依赖性突触可塑性被认为在 tDCS 持续存在的神经可塑性作用机制中起着关键作用。同时有学者发现，如果阻断 N- 甲基天冬氨酸受体会减弱tDCS 的作用。无论 tDCS 的极性如何，tDCS 都可以降低局部 γ - 氨基丁酸神经递质水平，这也可能影响谷氨酸能神经元的可塑性，因为这两种神经递质之间存在密切联系。

除了局部效应外，另一个神经效应可能存在于神经网络之间，涉及多个神经元之间的信息传递，而不是单个神经元。有研究描述了 tDCS 的连接效应，神经元网络对直流电场的反应甚至比单个神经元更敏感，tDCS 可能干扰各种皮质和皮质下神经网络的功能连接、同步和振荡活动，这种现象已被证明适用于作用于初级运动区、前额叶皮质或慢波睡眠期间的 tDCS。

此外，由于 tDCS 可在突触水平上调节神经元静息膜电位，一般来说，电流作用于整个轴突也可能会导致非突触效应。包括跨膜离子传导、膜结构、细胞骨架或轴突运输中暴露在直流电场中等各种轴突分子构象和功能的变化，可能是 tDCS 产生非突触效应的基础，也可能是 tDCS 存在后续效应的原因之一。

二、经颅直流电刺激技术方案

（一）经颅直流电刺激在运动障碍中的应用

基于 tDCS 对大脑皮质兴奋性和神经可塑性短期和长期影响的研究由来已久，尽管 tDCS 改善运动功能的机制尚不完全明确，但其作为运动功能损害的补充治疗手段已被广泛接受。当 tDCS 作用于初级运动皮质时，健康受试者和神经系统疾病患者的运动功能均得到了改善。综合现有循证证据发现，tDCS 技术可用于改善多种疾病后的运动障碍，如脑卒中、PD、脑性瘫痪或各种肌张力障碍等（图 2-6-5）。

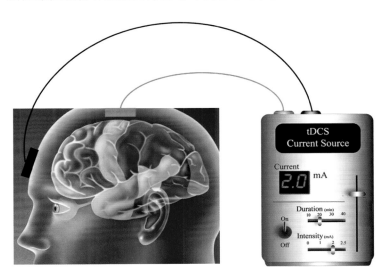

图 2-6-5　经颅直流电刺激作用于初级运动区

1. 经颅直流电刺激技术在脑卒中后运动障碍中的应用　fMRI 的研究结果显示，在脑卒中发生后的 3 d 内，患侧脑区的神经活动性开始逐步下降，10 d 后对侧和病灶周围区域的神经活动性增加。当运动功能改善时，对侧脑区的神经活动性恢复至接近正常的水平，但如果严重的临床损害持续存在，对侧脑区的神经活动性则持续保持升高。利用 TMS 进行测试时，运动阈值增加和 MEP 振幅降低，提示最初的患侧神经活动减少与同侧皮质脊髓束兴奋性降低有关，从而导致对侧皮质脊髓束兴奋性增加。因为从患侧到对侧初级运动区的半球间抑制减弱，反过来增加了从对侧到患侧初级运动区的半球间抑制，并进一步降低了患侧皮质脊髓束的兴奋性。因此，tDCS 治疗的目的是提高同侧大脑初级运动区的兴奋性，或降低对侧大脑初级运动区的兴奋性，或大脑双侧半球脑区同时进行 tDCS。tDCS 技术可以单独使用，也可以采用不同的方式与物理治疗或其他康复措施相结合。关于 tDCS 技术介入的时间窗，有研究表明在脑卒中发生后的急性期使用阴极电极覆盖健侧脑区进行 tDCS 治疗是有益的，其作用机制在于减少健侧初级运动区对受损半球的抑制作用。然而，健侧半球在脑卒中恢复中的作用仍存在争议，所以，是否将 tDCS 阴极刺激作为脑卒中后运动功能障碍康复的一种必要治疗仍需要大样本、多中心的临床对照研究。

2. 经颅直流电刺激技术在帕金森病运动障碍中的应用　对于有运动症状的 PD 患者，作用于运动皮质和前额叶皮质、为期 2.5 周的 tDCS 治疗被证实是安全、有效的。并且在长达 3 个月的随访期内，10 m 步行以及手和手臂连续运动的定时测试结果表明 tDCS 对冻结步态和运动迟缓等运动症状有持续改善作用。然而，由于样本量较小，观察到的 tDCS 技术对 PD 运动症状的影响仍需要在更大样本量的研究中进行证实。PD 患者的运动症状也可以使用 tDCS 阳极刺激初级运动区的方案来治疗，连续 5 次治疗对运动症状的改善作用甚至可以持续 1 个月。除了 tDCS 对运动控制和皮质兴奋性的影响外，越来越多的证据表明，增强运动学习和长期记忆是将 tDCS 与康复干预相结合用于 PD 患者的理论依据。虽然针对初级运动区的阳极 tDCS 可能会对 PD 患者的步态和运动症状产生影响，但由于研究中目标运动区域和结局测量的异质性，以及样本量较小，因此目前没有足够的证据提供确切的建议。

（二）经颅直流电刺激在感觉障碍（疼痛）中的应用

有证据表明 tDCS 在中枢性疼痛、外周性疼痛、肌骨疼痛、偏头痛、口面部疼痛、下背痛、腹痛、术后疼痛及复杂性疼痛等方面均有应用价值。大多数情况下，tDCS 治疗感觉障碍尤其是疼痛的靶点是初级运动皮质、左背外侧前额叶皮质或初级视觉皮质。

在多数研究中，存在局灶性或偏侧性疼痛的情况下，阳极 tDCS 应用在疼痛侧对侧半球的初级运动区；当发生弥漫性疼痛时，阳极 tDCS 则多应用于优势半球的初级运动区，阴极则作为参考电极常放置于对侧眶上区域。有学者认为在初级运动区进行阳极 tDCS 可以通过激活中央前回中的各种神经回路来减轻疼痛，如与疼痛处理相关的丘脑或背外侧前额叶皮质的传入或传出纤维。初级视觉区也是一个潜在的疼痛治疗靶刺激区域，有关偏头痛患者的研究结果表明，阳极 tDCS 刺激初级视觉区可以调节疼痛的敏感性，从而达到治疗效果（图 2-6-6）。

tDCS 在治疗感觉障碍尤其是改善疼痛的应用中，电流强度多设置为 2 mA，电极尺寸多选用为 35 cm²，每日治疗时间为 10～20 min，推荐连续 20 次的治疗剂量。也有研究表明，常用的连续 5 d、每次 20 min、初级运动区阳极 tDCS 方案的镇痛效果也可延续至治疗结束后 2～6 周。目前尚不清楚 tDCS 对不同类型的疼痛在同等治疗条件下是否产生不同程度的缓解效果。尽管初级运动区阳极 tDCS 的镇痛作用可被用于躯体各种中枢和（或）外周神经性疼痛综合征，但其对下肢神经性疼痛综合征的改善尤为明显。综合上述证据，对于疼痛的 tDCS 治疗，推荐技术参数：电极尺寸 35 cm²，治疗强度 2 mA，至少连续 5 d，每次进行 20 min，作用部位与作用极性可根据疼痛类型的不同进行选择。慢性疼痛的长期治疗方案尚未得到证实，暂不作推荐。

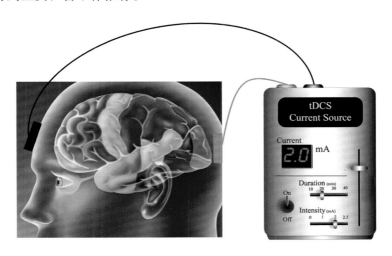

图 2-6-6　经颅直流电刺激作用于初级视觉区

（三）经颅直流电刺激在语言障碍中的应用

失语症是一种高度致残的语言障碍，常见于左侧半球（优势半球）脑卒中后，严重影响患者的生活质量，也给患者家庭和社会带来沉重的经济负担。由于语言功能也是预测疾病康复结局的一项重要指标，所以更加需要其他有效的辅助治疗手段强化"言语—语言"治疗的效果，最大化地推进康复进程。tDCS 技术作为一种语言障碍辅助治疗手段对语言功能的恢复有积极作用。一般来说，受损优势半球的残余语言功能区和功能完好的健侧半球之间的半球间竞争是 tDCS 技术进行语言障碍治疗的理论基础。通过阳极 tDCS（兴奋性）来增加病灶周围优势半球的输出功能，通过在对侧皮质上应用阴极 tDCS（抑制性）来减少健侧半球的抑制作用，或两者兼而有之，都有可能改善患者的语言能力。tDCS 在脑卒中后失语症中的应用研究较多，研究对象包括脑卒中亚急性期和慢性期的流利性与非流利性失语症患者，刺激剂量 5～15 次不等。左侧（优势半球）Broca 区是最常见的靶刺激区域，此外，包括额下回在内的额叶皮质及 Wernicke 区也是常用的治疗部位，根据大脑皮质功能区的分布，刺激以上区域可分别改善失语症患者的命名、听理解等能力。建议采用阳极 tDCS 作用于左侧半球语言功能区的方案，也可采用阴极置于右侧半球语言同源区域的刺激方案，如在左侧 Broca 区和 Wernicke 区使用阳极 tDCS，在右侧同源脑区使用阴极 tDCS，或对双侧额下回进行阴极加阳极 tDCS，这些方案都有报道验证可临床获益，可观察到几小时至几周不等的后续效应（图 2-6-7）。近年来，也有学者探究对不同的脑区进行 tDCS，临床研究发现将阳极电极置于左侧半球初级运动区可以改善患者的命名能力，随访 6 个月后依然存在改善效应。但现有研究的异质性较大，需要大样本、多中心的临床随机对照试验进一步验证并优化刺激参数，包括刺激极性、刺激强度、刺激时长等。

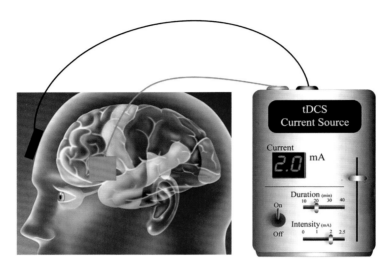

图 2-6-7　经颅直流电刺激作用于 Broca 区

（四）经颅直流电刺激在精神心理异常中的应用

现代生活节奏日益加快，面对来自生活、工作的各种压力以及疾病因素等，越来越多的人出现了精神心理异常，常见精神心理异常状态包括抑郁、焦虑等。现有证据表明 tDCS 对于抑郁症的改善是较为明显的。

左、右背外侧和腹内侧前额叶皮质、杏仁核和海马等结构对人类的认知、情感、情绪调控起着重要作用。包括 tDCS 在内的 NIBS 技术应用于抑郁症患者的主要目的是使双侧背外侧前额叶皮质区域之间的神经元活动在左右大脑半球间的不平衡趋于正常化，这一原理通过 EEG 分析得到了解释。关于 tDCS 在精神心理尤其是抑郁症方面的应用，目前的方法是通过阳极 tDCS 增强左侧前额叶背外侧区的神经活动和（或）通过阴极 tDCS 来降低右侧前额叶背外侧区的神经活动（图 2-6-8）。tDCS 治疗精神心理疾病的神经成像和计算机建模研究表明，tDCS 可在很大程度上影响更深层次的大脑结构，如杏仁核、海马和膝状神经节等。但是 tDCS 技术抗抑郁作用的具体脑网络重塑机制尚未明晰。

tDCS 对精神心理异常治疗的常用技术参数为电流强度 1～2 mA，每次治疗时间 20～30 min，持续 10 d，阳极刺激左侧前额叶背外侧区，阴极置于右侧眶上区域或右侧前额叶背外侧区，治疗剂量是否与治疗效果成正比仍需进一步验证。

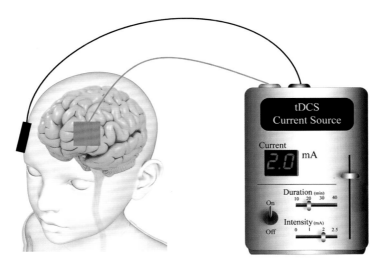

图 2-6-8　经颅直流电刺激作用于前额叶背外侧区

三、经颅直流电刺激操作流程

（一）操作前准备

进行正式的 tDCS 操作前需要熟知 tDCS 的相关知识，提前与患者沟通取得知情同意，将所需设备准备齐全，并逐项检查是否完好、能否正常使用。tDCS 常用的硬件设施包括主机、连接线、金属或导电橡胶电极、电极海绵、液体介质、固定带或固定帽（图 2-6-9）。

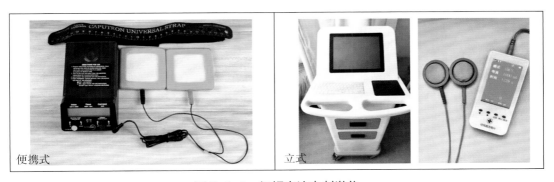

便携式　　立式

图 2-6-9　经颅直流电刺激仪

1. 电极与介质　tDCS 技术中电极的用途是促进电流从刺激装置传输到头皮。最常用于 tDCS 的电极组件：①金属或导电橡胶电极；②电极海绵；③基于电解质的接触介质（如盐水、凝胶或导电膏），以促进电流向头皮输送；④用于塑造这些组件或以其他方式辅助传输直流电的任何材料（如塑料外壳、铆钉等）。为了尽可能地降低患者皮肤损伤的可能性，根据已经报道的临床研究，严格控制电极选择和准备，遵守 tDCS 操作守则、培训技术操作人员，认证使用设备的资格，可最大限度地保障该技术的安全性。

在 tDCS 技术实施的过程中，金属或导电橡胶电极是电化学反应的场所，不能直接接触皮肤。基于电解质的接触介质如生理盐水则被用作电极和皮肤之间的缓冲，当电极表面有足够的电解液体积时，可以有效防止电极上形成的化学物质触及皮肤，从而保护局部皮肤免受伤害。电解液（如生理盐水）可以放置在包裹电极的海绵中，如果采用电极膏或凝胶，则可直接放置在电极表面。需要注意的是，采用盐水做介质时，电极海绵的过度饱和会显著破坏 tDCS 的应用和效果的重现性。因为当电极海绵过度饱和时，盐水很有可能从海绵中流至电极海绵所覆盖以外的头皮区域。这可能导致电极表面积和电流传输面积不再通过电极下方特定表面积（如 5 cm × 5 cm）传输电流，取而代之的是盐水覆盖的头皮区域。这会产生一个无定形的电流传递区域，在受试者内或受试者之间不可再现。所以，对于 tDCS 技术的电极介质，重要的是仅在与电极充分接触的皮肤区域内获得良好的接触。避免介质过度饱和以及保证 tDCS 的应用和效果重现性的一种方法是介质定量，如使用注射器抽取定量的盐水覆盖在电极海绵上。

与电极海绵过度饱和引起的问题一致，电极和电极海绵的形状与大小也可显著改变输送到头皮和大脑的电流分布。在恒定电流强度水平（如 1 mA）下，电极尺寸的增减和（或）电极组件形状的差异均会导致头皮表面电流分布的差异，从而导致整个大脑电流分布的差异。因此，相关专业技术人员不仅要始终报告并记录施加的电流强度和使用的接触介质的性质、数量，而且要报告并记录电极组件的形状和尺寸，这一点对于 tDCS 的应用效果至关重要。

2. 刺激部位　进行 tDCS 实际操作前，另一个需要考虑的关键问题是确定放置电极的头部位置。监测 tDCS 后神经生理变化的研究和预测电流的计算机建模研究表明，电极的相对位置改变可导致向大脑输送电流的位置和数量出现显著差异。进一步研究证明，只要电极位置移动 1 cm，大脑中预测电流的分布以及特定大脑区域的刺激强度就会发生显著改变。由于头部的大小和形状因人而异，因此，电极位置的通用定位方法显得尤为重要。下列几种定位方法可供参考：①国际 10-20 或 10-10 电极放置系统；②大体解剖坐标系统；③神经导航系统（如 MRI 引导）；④基于生理学定位（如利用 TMS 生成的 MEP）。目前，基于生理学定位的放置只能用于运动皮质和其他初级皮质（如感觉皮质），未来可能会有更多选择（如 TMS-EEG 方法）。选择定位方法的原则在于可以重复地将每个电极置于头部既定位置，以适应不同的头部形状和大小。

3. 固定装置 确定了所需的靶刺激位置后，tDCS 治疗过程中必须将电极组件固定在头部的固定位置，以便稳定地输送电流。用于将电极放置在身体或头皮上的非导电装置（如弹性带、弹力帽）虽然不包括在电极组件中，但对于适当放置电极也非常重要。对于使用电极海绵覆盖电极的 tDCS 装置，弹性带是放置电极最常用的固定装置。如果这些用于固定电极的弹性带过于松弛，电极在 tDCS 治疗过程中就容易发生移位。电极移位会导致在 tDCS 治疗期间大脑表面电流的分布发生变化，破坏 tDCS 的可重复性。此外，如果弹性固定带过紧，从电极海绵中排出盐水的可能性会增加。弹性带可分别固定于颅骨前额部与枕部的位置。对于长发患者，如果将弹性固定带放置在头发上方则有可能导致固定带连同电极一起向上位移，因此，建议将弹性固定带背面置于发际线下方，从而提高稳定性。在下颌下方使用交叉带也可以抵消这种位移倾向，但患者有可能会感到不适。如果在研究中使用下颌带，则所有参与者都应使用同样的固定带与固定方式，以保持参与者体验的一致性。

4. 相关参数的选择 根据 tDCS 的目的选择合适的刺激参数或方案。如果目的是调节健康成年人静息运动皮质刺激的神经生理学测量（如 MEP 振幅），则电流强度 1 mA、电极尺寸 35 cm^2、持续 4 s 的 tDCS 即可引起急性兴奋性改变，而不会导致后遗效应。使用 5 cm × 7 cm 的电极，阴极电极刺激运动皮质 9 min 或阳极电极刺激 13 min 可产生持续约 1 h 的后续效应。刺激持续时间和（或）强度的进一步延长不一定会导致神经生理效应的相对增加，甚至可能逆转刺激效应。为了诱导相对持久的 tDCS 效应，间隔刺激 ≤ 30 min 是合适的。如果电极的大小、形状、放置位置等诱导不同的电流方向，生理效应可能不完全相同，因为电流分布与 tDCS 的行为学效应在很大程度上取决于电流的方向和靶区神经元方向之间的关系。改变对 TMS 的生理反应的刺激参数可在多大程度上影响运动行为，或可在多大程度上成功应用于其他大脑区域和行为，仍有待确定。在未来的研究中，由于个体间状态和解剖因素，如电极—大脑距离和皮质折叠，刺激方案的个体调整可能是有潜力的解决方案。如果没有针对特定试验方案的参考研究，建议滴定刺激参数，即在实际应用过程中逐步增加或减少 tDCS 的刺激剂量。

5. 研究中使用的盲法或伪刺激方法 ①仅以目标强度刺激几秒钟，最初参与者会感受到瘙痒/刺痛感，但刺激持续时间太短，无法诱发后续效应。电极尺寸为 25 cm^2、电流强度为 1 mA 的 tDCS 已被证明能可靠地作为受试者盲法。但对于刺激强度较大或持续时间较长的研究设计，皮肤红斑的问题可能是干扰盲法的主要因素。电流刺激使血管扩张会使局部皮肤出现红斑，乙酰水杨酸盐或局部应用酮洛芬可以有效减少皮肤红斑。②刺激与研究任务无关的区域。③如果研究目标是展示特定极性的效果，那么对同一刺激区域使用相反极性的刺激是一个合适的选择。

（二）主要操作步骤

1. 检查　检查所有设备包括配件，要求准备齐全且无毁损，保证治疗正常使用，并连接各装置备用。如使用海绵垫，需提前用电解液将其湿润，介质液体用量建议使用去针头的注射器定量抽取。检查患者状态，询问其身体状况，评估患者是否适合治疗并向患者解释治疗过程和可能出现的状况。

2. 设置参数　根据临床实际需求设置治疗参数，包括治疗强度、治疗时间等。

3. 放置电极　将电极的阳极与阴极分别放置于靶刺激区域，并用弹性固定带或固定帽进行固定。

4. 开始治疗　开启电流，进入治疗时间，期间注意询问患者的感受并观察患者是否有异常表现，如有不适及时调整。

（三）注意事项

除了上述准备工作和操作过程中需要注意的问题外，在进行 tDCS 治疗时还应注意患者的耐受性和治疗的安全性。

1. 耐受性与安全性　在严格意义上区分耐受性和安全性是很重要的。耐受性是指存在不适和意外影响（如电极下的刺痛感和瘙痒感），但在 tDCS 的情况下，这些影响不会导致结构或功能损伤。安全性是指破坏性影响。

2. 常见不良反应　目前使用的治疗方案的舒适度评分显示出其具有良好的耐受性。最常报道的效应是电极下的刺痛感和瘙痒感、头痛和疲劳。电极下的红斑是由 tDCS 释放的电流所诱导的血管扩张引起的，不属于安全问题。迄今为止，尽管尚未报道任何 tDCS 诱发癫痫的病例，但对于开颅或颅骨损伤患者仍需格外警惕，因为电流密度会在颅骨孔或颅骨裂缝等处产生局部增强，必须谨慎处理。对 tDCS 治疗过程中的皮肤损伤偶有报道，但在大多数情况下与操作不当有关，如电极下接触介质干燥或缺乏介质。研究发现，与生理盐水相比，自来水可增加皮肤损伤（如烧伤）的风险，因此，应避免使用自来水代替生理盐水作为接触介质。使用电极膏时，必须保证可以形成足够厚的保护膜，以防止皮肤与电极直接接触。

3. 禁忌证　进行 tDCS 相关临床治疗或研究时必须遵循 tDCS 和 NIBS 的共同排除标准：①头部金属植入；②安装有心脏起搏器；③未控制的癫痫；④颅骨裂缝、颅骨钻孔或颅骨缺损等可能导致局部电流密度增强的情况。在确定儿童的 tDCS 方案时，还应特别考虑，在成人中使用安全的治疗参数在低龄群体中可能具有不同的安全性和耐受性。

四、经颅直流电刺激临床应用案例

tDCS 应用于脑卒中后失语的临床案例报道。

1. 病史资料　患者为 76 岁男性，右利手，大学文化，无吸烟、饮酒史，高血压病史 10 余年，糖尿病病史 10 余年，规律用药，控制尚可。退休后居家活动时突发意识不清、跌倒，后由家属急送至当地医院就诊。头颅 CT 检查显示左侧基底节区、侧脑室旁及卵圆孔中心多发梗死灶，左侧小脑半球软化灶，诊断为脑梗死，遂行血管内溶栓治疗。溶栓后患者仍遗留右侧肢体活动不利、言语不清等功能障碍，会诊建议病情稳定后进行康复治疗。

2. 康复评定　康复治疗前对该患者进行了全面的评定：NIHSS 26 分；经西方失语成套测试评估后判断为运动性失语，失语商为 27 分，自发言语 3 分，听理解 200 分，复述 0 分，命名 5 分；波士顿失语症严重程度分级为 0 级；MoCA 5 分；FMA 37 分，其中上肢 20 分，下肢 17 分；BI 55 分。

3. 康复目标　根据患者现有疾病与功能状态，制订短期和长期康复目标。短期目标为学习独立转移与坐立位平衡训练，增加自发言语，学习辅助交流手段，改善情绪与交流状态；长期目标为可在辅具辅助下在室内独立步行，应用字词及短句独立进行日常交流。

4. 康复方案　根据患者疾病与功能状态，结合康复目标与患者需求施行康复治疗方案，包括运动疗法、作业疗法、物理因子治疗、言语-语言治疗及 tDCS 治疗等。基于"中枢—外周—中枢"的闭环康复理念，在进行言语—语言治疗之前，利用 tDCS 先行激活 Broca 区，tDCS 治疗参数：电流强度 1 mA，持续时间 20 min，刺激部位为左侧 Broca 区，参考电极置于右侧眶上区域，每周 5 d，连续治疗 3 周（图 2-6-10）。

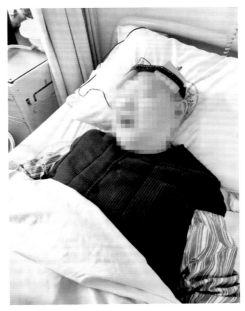

图 2-6-10　言语-语言治疗前的经颅直流电刺激治疗

5. 治疗后康复评定与随访　经过 3 周的康复治疗后再次对该患者进行全面的康复评定，结果如下：NIHSS 23 分；经西方失语成套测试评估后判断为运动性失语，失语商为 37.2 分，自发言语 4 分，听理解 200 分，复述 29 分，命名 17 分；波士顿失语症严重程度分级为 1 级；MoCA 5 分；FMA 53 分，其中上肢 36 分，下肢 17 分；BI 55 分。

1 个月后随访再次对该患者进行全面的康复评定，结果如下：NIHSS 21 分；经西方失语成套测试评估后判断为运动性失语，失语商为 35.2 分，自发言语 3 分，听理解 200 分，复述 29 分，命名 17 分；波士顿失语症严重程度分级为 1 级；MoCA 5 分；FMA 55 分，其中上肢 38 分，下肢 17 分；BI 55 分。

综上所述，tDCS 联合行为学康复治疗手段对于加快脑卒中后失语的康复进程是有益的。

扫描下方二维码查看本章参考文献

第三章

基于 3D 打印的康复辅助器具

3D 打印是一种快速成型技术，又被称作增材制造技术，是运用数字文件制作 3D 立体对象的过程，通过材料增加过程完成 3D 打印对象的创建。在 3D 打印制造过程中，通过逐层铺设材料来创建对象，这些层中的每一层都可以看作最终对象的薄切片水平横截面。

与传统的减法（计算机数字化控制精密机械加工）或成形（注塑）制造技术相比，通过 3D 打印的方式生产零件是根本上的变革。3D 打印过程中，不需要特定的加工工具辅助生产（如具有特定几何形状的切削刀具或模具），可以直接在平台上逐层制造任意形状的产品，具有加工不规则形状产品的独特优势，突破了传统加工方式严重依赖特定道具或模具的局限性。

第一节　3D 打印的起源

3D 打印技术首次出现于 20 世纪 80 年代后期，当时被人们称为快速成型技术，其最初的目的是为了快速、更具成本效益地创建原型产品。

1980 年 5 月，Kodama 博士在日本首次提交了快速成型技术的专利申请。遗憾的是，他在提交专利申请后的 1 年内没有完成完整的专利说明书，所以导致现在普遍认为第一个 3D 打印技术的专利是 1986 年提交申请的立体光刻设备。该专利属于 Charles Chuck Hull，他在 1983 年发明了立体光固化 3D 打印机，后来创建的 3D Systems 公司是目前经营规模最大、产品最丰富的 3D 打印企业之一。

1987 年，德克萨斯大学的 Carl Deckard 在美国申请了关于选择性激光烧结快速成型过程的专利。激光烧结工艺利用粉末材料成形，将材料粉末铺洒在已成型零件的上表面并刮平；用高强度的 CO_2 激光器在刚铺的新层上扫描出零件截面；材料粉末在高强度的激光照射下被烧结在一起，得到零件的截面，并与下面已成型的部分黏接；当一层截面烧结完后，铺上新一层的材料粉末，继续选择性烧结新的一层。激光烧结法主要用于铸造业，具有制造工艺简单、柔性度高、材料选择范围广、材料价格较低、材料利用率高、成型速度快等特点，并且可以直接用来制作快速模具。

美国学者 Scott Crump 于 1988 年研制了熔融沉积成型工艺，这是一种不使用激光器加工的方法。其原理为喷头在计算机控制下作 X-Y 平面联动及 Z 向运动，丝材在喷头中被加热到温度略高于其熔点，通过带有一个微细喷嘴的喷头被挤喷出来。熔融沉积成型工艺利用热塑性材料的热熔性、黏结性，在可编程逻辑控制器控制下逐层堆积成型。同时，熔融沉积成型工艺不采用激光，因而仪器的使用和维护比较便捷，成本较低。近年来又开发出聚亚苯基砜、聚碳酸酯等高强度材料，可以利用上述材料制造功能性零件或产品。鉴于熔融沉积成型工艺的诸多优点，其获得了快速发展。

数字光处理是在立体光固化技术出现的 10 余年后才出现的，是业界公认的第二代光固化成型技术。数字光处理技术是由德州仪器（上海）有限公司开发出来的，主要通过投影仪逐层固化光敏聚合物液体，从而创建出 3D 打印对象的快速成型技术。这种成型技术首先利用切片软件把模型切薄片，投影机播放幻灯片，每层图像在树脂层很薄的区域产生光聚合反应固化，形成零件的一个薄层，然后成型台移动一层，投影机继续播放下一张幻灯片，继续加工下一层，如此循环，直到打印结束。数字光处理 3D 打印技术不仅成型精度高，而且打印速度非常快。

激光熔覆沉积是 3D 打印技术中的新兴技术，近几年才开始流行起来，其使用紫外线照射固化树脂作为成型方式，成本和入门门槛低，精度媲美数字光处理。激光熔覆沉积 3D 打印机利用液晶屏激光熔覆沉积成像原理，在计算机和显示屏电路的驱动下，由计算机程序提供图像信号，在液晶屏幕上出现选择性的透明区域，紫外光透过透明区域照射树脂槽内的光敏树脂耗材进行曝光固化。每层固化时间结束，平台托板将固化部分提起，让树脂液体补充回流，平台再次下降，模型与离型膜之间的薄层再次被紫外线曝光，由此逐层固化上升打印成立体模型。激光熔覆沉积 3D 打印机还会在树脂罐上闪烁完整的层，紫外线会通过激光熔覆沉积而不是投影仪发出的 LED 阵列散发出来。屏幕充当遮罩，仅显示当前图层所需的像素，不需要像立体光固化和数字光处理一样的特殊设备来导光。

第二节　3D 打印过程

3D 打印过程主要包含创建模型、切片处理、打印过程、后期处理等步骤。

一、创建模型

①通过网络获取模型：随着 3D 打印技术的发展，越来越多的 3D 打印技术人员或爱好者会通过网络共享自己的模型，因此可以通过网络来获取各种各样的 3D 模型，从而满足生产生活的需求。②通过 3D 扫描仪逆向工程建模：通过扫描仪对实物进行扫描，得到 3D 数据，然后加工修复。这种方式能精确描述物体 3D 结构的一系列坐标数据，输入 3D

软件中即可完整地还原出物体的 3D 模型。③采用建模软件建模：3D 打印工作人员可以通过计算机辅助设计软件（如 AutoCAD、Solidworks、Pro E 等）来创建 3D 模型。理论上，3D 打印工作人员可以生产出事先设计完成的任意形状的产品。

二、切片处理

切片处理过程是指在模型建立后，需要规划加工成型的路径，并将所需加工生产的 3D 模型转换为可被机器读取的程序语言的过程。切片是指 3D 模型的具体横截面，在实际加工过程中，也指一个加工厚度。切片实际上就是把 3D 模型切成片，设计好打印的路径（填充密度、角度、外壳等），并将切片后的文件储存成 .gcode 格式（3D 打印机能直接读取并使用的文件格式），然后再通过 3D 打印机控制软件，把 .gcode 文件发送给打印机并控制 3D 打印机的参数，使其完成打印。

三、打印过程

打印过程就是将虚拟的模型加工成实体 3D 模型的过程。启动 3D 打印机，通过切片软件设置打印温度、填充率、网格类型等打印参数，进行切片，并将切片文件发送给 3D 打印机。3D 打印机安装相应打印材料，并进行平台调平等工作。开始打印后，材料会逐层按照切片对应的截面图形打印出来，并按照横截面将图案固定住，最后逐层叠加起来，最终经过分层打印、层层黏合、逐层堆砌，打印出完整的物品。3D 打印机与传统打印机最大的区别在于其使用的"墨水"是实实在在的原材料。

四、后期处理

3D 打印机完成工作后，取出物体，做后期处理。如在打印部分悬空结构的时候，需要有个支撑结构顶起来，然后才可以打印悬空上面的部分，所以需要去掉这部分多余的支撑。其他处理：3D 打印粉末材料过程完成之后，需要一些后续处理措施来达到加强模具成型强度及延长保存时间的目的，其中主要包括静置、强制固化、去粉、包覆等。打印过程结束之后，需要将打印的模具静置一段时间，使成型的粉末和黏结剂之间通过交联反应、分子间作用力等作用固化完全，尤其是以石膏或者水泥为主要成分的粉末。

3D 打印在诸多领域有着广泛应用，如珠宝、鞋类、工业设计、建筑、工程和施工、汽车、航空航天、牙科及其他医疗产业、教育、地理信息系统、土木工程、枪支以及其他领域。

第三节　3D 打印技术

一、3D 打印技术的成型方式

3D 打印按照其成型方式一般可以分为熔融沉积成型、数字光处理、选择性激光烧结、选择性激光熔化、电子束熔化成型技术和分层实体制造。

熔融沉积成型 3D 打印技术的原理是将材料高温熔融，通过压力使其从喷头处挤出成丝。喷头按照切片软件规划的路径进行运动，将挤出的丝按照路径排布成平面，每打完一层，喷头向上移动继续进行下一层的打印，层层堆积，直至整个模型打印完毕。这种打印方式的打印原理、结构设计和日常维护都较简单方便，目前应用较为广泛的桌面级 3D 打印机应用的就是这种原理。

光固化打印技术按照光源的不同分为立体光固化和数字光处理两种。其中立体光固化技术使用的是点光源，光源通过切片软件所规划的路径进行运动，逐点照射打印材料，使其固化成型。当一层固化完成后，工作台下移一个层厚的距离，然后在原先固化好的树脂表面再敷上一层新的材料，重复上述操作，直到 3D 模型打印完毕。这种成型方式打印效率较低，成本较高，但是可以打印较大尺寸的模型。数字光处理 3D 技术所使用的光源为面光源，其打印的基本原理是紫外光透过数字微镜元件形成 2D 图案，将打印材料选择性固化，一层固化完成后，打印平台移动一个层厚的距离，再进行下一层的打印。这种方式单次照射即可成型一个面，打印效率高，而且只需一个轴进行移动，结构简单，控制方便，成型精度较高，但是其打印尺寸受光源大小的限制。光固化 3D 打印所使用的材料一般为光敏树脂材料。

选择性激光烧结技术是一种基于液相烧结机制的 3D 打印技术。在成型过程中，粉末材料部分熔化，而粉末颗粒保留固相核心，通过后续的固相颗粒重排、液相凝固黏结实现粉末的致密化成型。激光烧结系统主要由激光器、扫描系统、铺粉滚筒、粉末床和粉末运输系统组成。其 3D 打印成型原理是激光将粉末按照切片软件所规划的路径运动，将粉末选择性烧结成型。每打印完成一层，便在该层上铺设一定厚度的粉末，重复上一步的动作，逐层堆叠成型，直至打印完毕。激光烧结技术能够利用粉末状的材料直接制造具有复杂结构的金属模型，制造工艺简单，效率高。然而这种技术所打印的模型内部疏松多孔，表面粗糙度较大，其机械性能较差。另外，激光烧结技术的成型过程温度较高，需要消耗大量的能量，因此对设备的性能和质量也具有很高的要求，成本较高，这类打印机多为工业级。

选择性激光熔化技术是在激光烧结技术基础上发展而来的一种成型技术。这种成型技术的基本原理与激光烧结相似，不同之处在于激光烧结技术并未将粉末完全熔化，而选择性激光熔化技术是将金属粉末完全熔化后再次固化成形。打印过程需要在真空或惰性气体保护的加工室中进行，以防止材料在高温下发生氧化反应。该技术由于是将金属粉末完全熔化后固化成型，因此模型内部的致密度超过 99%，具有优良的机械性能，且模型的尺寸精度较高。不过选择性激光熔化技术设备昂贵，工艺复杂，打印速度较慢，制造成本较高。

电子束熔化成型技术是一种与激光烧结技术相似的工业级 3D 打印技术，不同之处在于其能量来源为电子束，而非激光熔化。其制造原理为在真空的环境中，采用高能高速的电子束选择性熔化金属粉末或金属丝，熔化成型，层层堆叠成型。该技术具有成型速度快、能量利用率高、无污染等优点。但是由于需要专业的设备和真空环境，其成本高昂，且所打印模型的尺寸有限，打印过程中需要防止电子束泄露对实验人员和环境造成危害。

分层实体制造是一种以薄膜状材料为原材料的快速成型技术。其成型系统一般包括原料进给机构、热压辊、激光切割装置、升降式工作台和控制系统。其制造原理是将薄膜材料放置在工作台上，由激光束按照切片软件规划的路径对其进行切割，完成后将工作台下移，再铺设一张新的材料，并由热轧辊碾压使其与上一层金属板材黏结在一起，再由激光束对其进行切割，如此反复，直至切割完成各层轮廓，并将其黏结在一起。这种成型技术的主要优点在于成型速度快，镂空部分也无须支撑结构。但是这种技术所制造的模型表面较粗糙，且机械性能较差，在应用方面有较大的限制，而且加工完成后所需要的后处理工作较为麻烦。

二、3D 打印材料

3D 打印技术不断更新迭代，也使得 3D 打印材料有了较大的发展，在材料种类、打印工艺等方面取得了较大的进步。根据其原理的不同，不同成型方式所使用打印材料的种类和性状也存在一定差异。

熔融沉积成型 3D 打印技术所使用的打印材料为热塑性的线状材料，一般为热塑性的高分子材料。目前报道的可用于熔融沉积制造的材料主要有聚乳酸、聚丙烯腈-丁二烯-苯乙烯、聚己内酯、聚乙烯醇、聚乙烯、聚丙烯、聚醚醚酮、聚氯乙烯、尼龙以及这些材料的改性材料。

光固化 3D 打印技术的打印材料一般由预聚体、稀释单体和光引发剂组成。预聚体是光固化打印材料的主体，决定固化成型树脂的基本性能。常见的预聚体一般分为自由基型和阳离子型两类，其中自由基型预聚体有环氧丙烯酸酯类、聚酯丙烯酸酯类、聚氨酯丙烯酸酯类和聚醚丙烯酸酯类，阳离子型预聚体主要有不饱和聚酯类、环氧基树脂类和乙烯基聚醚类。稀释单体不仅参与材料的固化，还能稀释黏度较大的预聚体。常见的稀释单体有单官能团、双官能团和多官能团 3 类。光引发剂是决定光敏树脂能否固化成型的关键因素，可在紫外光的照射下吸收能量形成活性自由基或阳离子，诱导预聚体发生聚合反应形成 3D 网状结构。

选择性激光烧结技术所使用的材料主要有金属基粉末材料、陶瓷基粉末材料、铸造砂粉末材料、高分子粉末材料等。其中金属基粉末材料主要有金属粉和黏结剂组成的混合粉末和纯金属粉末两大类。混合粉末材料中的金属粉末主要为不锈钢粉末材料，黏结剂一般使用聚甲基丙基酸甲酯、聚甲基丙烯丁酯、环氧树脂和其他易于热降解的高分子共聚物。纯金属粉末材料一般为熔点较低的铜、铅、锡和锌等。陶瓷基粉末材料主要由陶瓷粉末和黏结剂组成，黏结剂主要有聚甲基丙基酸甲酯和铝粉等。常见的高分子粉末材料主要有尼龙、聚碳酸酯、聚苯乙烯等。

选择性激光熔化和电子束熔化成型技术是目前应用最广泛的金属增材制造技术，其中选择性激光熔化技术所用的材料主要有钛合金粉末、钴铬合金粉末、不锈钢粉末和铝粉等。电子束熔化成型技术所使用的原材料主要为钛合金粉末和铝合金粉末。

分层实体制造技术所使用的材料主要有纸、金属箔和塑料薄膜等材料。

三、3D 打印参数

3D 打印参数包括模型切片参数和打印工艺参数，参数的设定对于所打印模型的质量和打印工艺过程都有一定的影响，因此在打印之前要充分考虑模型、材料及成型方式的选择。切片参数主要包括设置层厚、模型壁厚、填充密度，有些成型方式还需设置支撑结构等参数。打印过程中，依据不同的打印方式，所需要的参数也不尽相同。熔融沉积成型工艺需要设置打印温度、挤出速度和打印速度等参数。光固化类型的打印机要根据其固化光源的波长选择合适的打印材料。选择性激光熔化、激光烧结技术需设置好激光源的激光脉冲峰值功率、激光脉冲宽度、激光脉冲频率、离焦量和加工速度等参数。电子束熔化成型技术类型的打印机需要设置好电子束的参数。分层实体制造技术则需要设置好激光相关参数和热压相关参数。

除上述提到的参数外，进行打印时还要充分考虑需要打印的模型、所使用的材料、打印设备的类型等条件，以确保正确设置参数。

第四节　3D 打印的发展

近年来，随着 3D 打印研发技术的不断突破，3D 打印已经成功应用于航空航天、生物医疗、建筑、汽车等领域，并不断取得突破性进展。首代高通量集成化生物 3D 打印机的成功研制，不仅推进了 3D 打印医疗器械、人工组织器官的临床转化进程，也为 3D 打印技术的深化应用提供了技术支撑。

2014 年 8 月，北京大学研究团队成功地为 1 例 12 岁男孩植入了 3D 打印脊椎，这属全球首例。该例患儿的脊椎在足球运动中受伤，后出现了恶性肿瘤，医师不得不选择移除肿瘤所在的脊椎。制订手术方案时，医师并未采用传统的脊椎移植手术，而是尝试先进的 3D 打印技术。研究者发现这种 3D 打印脊椎可与患儿现有的骨骼非常好地结合，而且还能缩短患儿的康复时间。由于植入的 3D 打印脊椎可以很好地与周围的骨骼结合在一起，所以并不需要太多的"锚定"。此外，研究人员还在上面设立了微孔洞，帮助骨骼在合金之间生长，也就是说，植入进去的 3D 打印脊椎将与原脊柱牢牢地生长在一起，未来也不会发生松动的情况。

虽然目前 3D 打印技术在全球制造业中的比重较低，其发展和应用受到各种因素的影响。但随着研究的不断深入和技术的不断进步，3D 打印的应用领域将不断扩大，打印材料将更加多样化，打印设备的功能也将更加完善。3D 打印必将对传统的生产方式产生深远的影响，甚至会引领全球制造业新一轮的革命浪潮。

第五节　3D 打印的临床应用

一、基于 3D 打印的脊柱侧凸矫正技术

（一）矫形器治疗脊柱侧弯的原理

矫形器治疗脊柱侧弯的理论依据包括额状面"三点力系统"、局部"力对系统"和矢状面脊柱平衡。"三点力系统"指处于同一平面但不在同一直线的三点的受力情况，当其中一点的受力方向与另外两点相反时，根据作用力与反作用力、力的分解定律及杠杆平衡原理，三点力相互作用而产生矫正作用。"力对系统"由两个相反方向的力组成，它们自

不同方向施加于躯干某个较宽部分，使其旋转（局部旋转）。"力对系统"必须施加于椎骨旋转最多的顶椎水平，以实现力的最大化。此外，Hueter-Volkmann 定律也为矫形器治疗提供了依据，即骨骺受压增加，骨生长受抑制；骨骺受压减小，骨生长加速。脊柱侧弯后，凸侧的椎体骨骺受到牵拉，生长加速，而凹侧的椎体骨骺生长受抑制，导致侧弯角度逐渐增大。因此，增加侧弯脊柱凸侧的骨骺压力，减小凹侧的骨骺压力，可逐步矫正脊柱侧弯。根据每个患者因脊柱侧弯引起的身体变形情况，采用多组"三点力"，可 3D 矫正脊柱侧弯畸形。

（二）3D 扫描躯干模型

3D 扫描技术是一种融合光、电和计算机等的新型技术，通过特有的手段捕捉物体的外观、色彩等要素，从而获得目标物体表面的 3D 空间坐标，进而转化捕捉到 3D 信息，使计算机可以进行处理。3D 扫描技术是近些年来出现的一种快速实现物体信息 3D 数字化的有效工具，为工业、医学物体信息的数字转化提供了便捷和新颖的手段。

3D 扫描仪大致分为接触式和非接触式两类。门诊多采用非接触式扫描仪，如 Structure Sensor 3D 扫描仪（尺寸 119.2 mm × 27.9 mm × 29 mm，质量 99.2 g，范围 40～350 cm），是美国 Occipital 公司在 2014 年研究的针对 iPad 等移动设备的便携式非接触 3D 扫描仪，可固定在 iPad 上，并通过数据线与 iPad 连接。Structure Sensor 3D 扫描仪通过两个红外线发射器获取并接收物体表面的点数据，捕获后的数据会经过自动处理，最终获得 3D 模型数据。Structure Sensor 3D 扫描仪对人体没有危害，无辐射，能采集高精度的点云数据，对人体进行扫描可以做到量体裁衣，可根据医务人员的需求，对目标部位进行扫描，利用计算机辅助技术进行适当的修型调整，得到医务人员想要的数字化模型。在医疗领域，3D 扫描仪的出现改变了传统矫形器的制作环境，特别是应用于脊柱的矫形器，采集的模型与患者的身体匹配与否直接关系到矫形器的打印和治疗效果。患者在就医过程中，不仅仅是希望得到专业的指导，还希望获得更加轻松、舒适的治疗体验。3D 扫描仪的扫描过程快速、简洁，降低了难度，提高了工作效率，在一定程度上革新了传统石膏建模的弊端。

3D 扫描前的准备工作包括患者着适合的贴身衣物，徒手定位锁骨、髂前上棘、髂后上棘，并使用胶带标记出骨盆轮廓，方便对模型进行定位。扫描时，操作者双手持 iPad，调整位置和距离，使躯干全部出现在 iPad 屏幕中间的方框内，围绕患者进行转动，扫描成功的区域将由白色标记，等到白色区域连成一片后点击"Done"即可，之后，便可查看扫描完成的躯干模型数据。

（三）计算机辅助设计

脊柱侧凸矫形器的设计是整个脊柱侧凸矫正过程中至关重要的一环，医师、治疗师、

3D打印工程师、矫形技师等都应参与整个设计过程。将3D扫描躯干模型导入假肢矫形器计算机辅助设计与制造软件，对3D模型进行裁剪及表面光滑等处理，即可进行矫形器的设计。在侧弯顶椎处设计压力区（向内凹处），对侧设计压力释放区（向外凸处），矫形器设置为前开口，并进行模拟适配，完成后将矫形器模型初版生成STL格式，构建矫形器的三点力矫正系统。根据国际脊柱侧凸骨科和康复治疗科学协会指南，三点力矫正是矫形器治疗侧弯畸形最基本的生物力学原理，对矫形器的设计具有重要意义。出于对患者穿戴舒适性和3D打印矫形器安全性的考虑，矫形器模型可根据材料选择合适的打印厚度，再进行下一步处理。为了提高患者穿戴的舒适性，对矫形器模型进行镂空处理，可以减少材料的浪费并提高透气性。

（四）3D打印制作

3D打印增材制造技术根据成型原理、打印材料等方面的不同分为很多种类。目前，3D打印康复矫形器领域应用的增材制造方法主要包括熔融沉积成型、立体光固化成型、选择性激光烧结等技术。较高的设备成本（特别是激光烧结技术）和加工时间是使用3D打印生产大型矫形器的主要限制因素。但从材料强度、韧性和表面光洁度多方面考虑现在多采用选择性激光烧结技术。

（五）案例分析

1. 病例介绍　患者为14岁女性，于2018年12月发现脊柱侧弯，Cobb角13°，未予以合适治疗，2020年1月复查Cobb角度数增加，于上海交通大学医学院附属第九人民医院3D打印中心就诊。辅助检查：脊柱全长X线片测量Cobb角27.3°，Risser征3级，骨盆稍有倾斜，部分椎体旋转，剃刀背Scoliometer测量旋转15°，身体向左侧偏移（图3-5-1）。

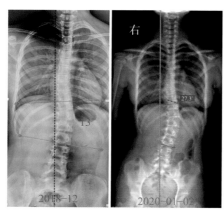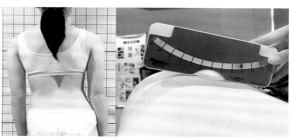

图3-5-1　3D打印矫形器评估测量

2. 脊柱侧凸矫形器制作 进行体表 3D 扫描（图 3-5-2），使用计算机辅助设计，为患者制作 3D 打印矫形器（图 3-5-3）。

3. 穿戴效果 患者穿戴矫形器后复查 X 线片，显示效果明显，侧弯角度明显降低。患者佩戴矫形器无明显不适感，旋转度和力线均有好转（图 3-5-4）。

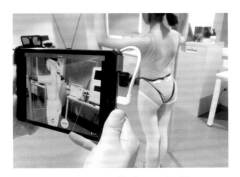 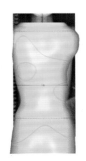 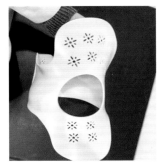

图 3-5-2 体表 3D 扫描　　　　图 3-5-3 计算机辅助设计制作 3D 打印矫形器

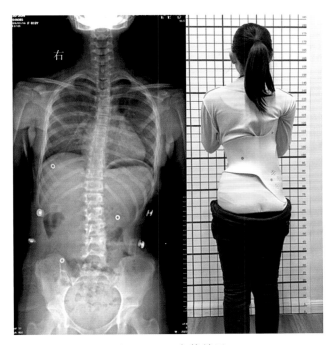

图 3-5-4 穿戴效果

4. 随访结果 2020 年 7 月，患者佩戴矫形器 6 个月后至医院复查，主诉对矫形器适应较快，1 周便可正常使用，穿戴期间每天能够佩戴 20 h 以上。脱矫形器后进行 X 线检查，显示 Cobb 角 14°，身体偏移明显改善，骨盆平衡，Scoliometer 测量旋转 7°，矫正疗效明显（图 3-5-5）。

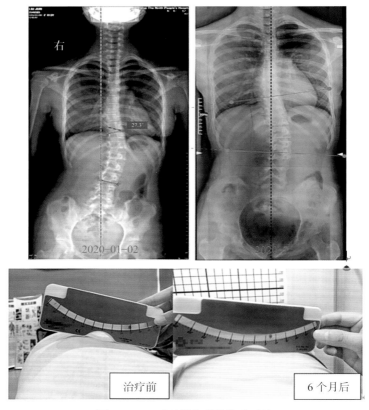

图 3-5-5　佩戴矫形器前后对比

二、基于 3D 打印的扁平足矫正技术

扁平足是指内侧足纵弓降低或消失的一种低足弓症状，也是一种临床上较常见的足部异变畸形的症状。人体足部解剖结构实验表明，扁平足最主要的表现是足部内侧纵弓塌陷，足底受力面积变大，距骨内旋及足部外翻，前足外侧微翻和外展，足内翻肌群和足外翻肌群的肌肉力量受力不平衡引起足外翻和足内翻，从而引起一系列足部症状。

扁平足患者常在长时间、长距离行走以及运动后有足部疼痛症状，部分患者会伴有踝部和膝盖疼痛，这些问题给患者的日常生活造成了极大的负面影响。调查发现，矫正鞋垫对改善足部问题、减少足部损伤具有积极作用，已被广泛用于预防和治疗足部问题及其带来的下肢疾病。目前，矫形鞋垫的个性化定制主要有传统石膏模型制作和计算机辅助设计与制作两种形式。传统矫形鞋垫普遍存在批量化、大众化、疗效不佳的问题，用于扁平足矫正的普通或预制矫形鞋垫不能满足患者个性化足部形状特征的需求，并且对患者的足弓部分缺少支撑，因此不能有效解决患者的足部问题，还可能造成不适，甚至会诱发疼痛。

与传统鞋垫相比，3D 打印矫形鞋垫通过计算机扫描获取患者的足部形状，通过软件设计，由数控机械机床加工完成。3D 打印矫形鞋垫可以改善患者脚底甚至下肢的生物力学性能，对传统支撑结构进行优化，更好地贴合患者的足底结构，从而减少伤害，提高舒适度。

（一）3D 打印矫形鞋垫的制作方式

目前主流的 3D 打印矫形鞋垫的成型技术主要有选择性激光烧结、立体光固化、熔融沉积成型和 3D 印刷等技术，其中应用最广泛的是熔融沉积成型工艺。熔融沉积成型工艺可以实现打印鞋垫的网格镂空结构使之更加透气以及节省材料，另外，熔融沉积成型工艺可以实现多材料混合打印以实现不同区域的矫形需求。激光烧结技术打印鞋垫通过面片加厚更为轻薄，不占据鞋子空间，打印成品的弹性好，还可进行剪裁、打磨等后处理，且使用寿命长。

（二）3D 打印矫形鞋垫的制作材料

目前制作 3D 打印矫形鞋垫的主流材料有热塑性聚氨酯弹性体橡胶、聚乳酸、尼龙等，各种材料各有优缺点，即使同一种材料，在设计时参数上的差异也会改变鞋垫的性能，用来实现不同的矫形需求。

聚氨酯弹性体橡胶属于特种合成橡胶，是一种（AB）n 型的多嵌段共聚物。常温下 A 部分处于高弹态，为软段；B 部分处于玻璃态或结晶态，为硬段。由于硬段与软段在一定程度上热力学不相容，使得聚氨酯弹性体橡胶具有优良的硬度、弹性和耐磨性，被广泛应用在体育用品、装饰材料、玩具和医疗器械等领域。聚氨酯弹性体橡胶的原料分为线材和粉末两种，3D 打印矫形鞋垫多以线材为主。聚氨酯弹性体橡胶打印的鞋垫具有较好的弹性和柔韧性，但也存在支撑强度不足、容易塌陷、吸水、打印速度慢等缺点。

聚乳酸是一种从玉米等可再生植物资源中提取的淀粉原料制成的新型生物降解材料，具有良好的热稳定性、抗拉强度及延展度。另外，作为医学器械材料，聚乳酸还具有良好的生物相容性、耐热性、耐菌性等，被广泛应用于与人体直接接触的医疗器械。但聚乳酸线材打印成品往往存在韧性差、受冲击易碎等缺点，需要加入其他材料混改以优化性能。

尼龙是一种结晶性聚合物，分子间存在大量作用力强的氢键。尼龙具有较高的机械强度和拉伸、压缩强度，耐疲劳性极佳，经过多次弯折后，器件仍然可以保留良好的机械强度。不过尼龙分子内应力大，收缩性强，纯尼龙丝材打印常常存在翘曲变形严重的问题。

（三）3D 打印矫形鞋垫的结构设计

由于现有的 3D 打印矫形鞋垫通常使用单个网状结构，因此单位面积上能承受的压力是不变的，会导致病变周围的压力无法完全分解，使得患者（如糖尿病足）病灶周围的压力分布不合理，严重时可能引起足部组织的血运障碍。另外，单个多孔网孔结构的 3D 打印矫形鞋垫还具有强度低、耐用性差等缺点。因此，根据3D打印一件成型的特点，可复合打印两种或多种材料，设计不同的镂空网格，实现不同密度和材质的结合，可使其兼顾矫正与减压等多种功能。

（四）3D打印矫形鞋垫的优势

利用计算机辅助设计技术及3D打印技术制作的矫形鞋垫具有数字化、精确化和环境友好的优点。①数字化：指从患足数据采集（包括足底扫描仪、3D扫描仪及CT或MRI图像处理）、足底压力测试仪器、软件设计矫形鞋垫模型到模型数据导入3D打印机进行加工制作，整个过程以计算机为基础采集、传送、显示和使用数据及图像，数据不易丢失，便于远程交流。②精确度高：指患者数据采集、矫形鞋垫设计和打印参数设置有准确数值，且3D打印实际制作精度以零点几毫米计算，直接打印出成品，无须反复打磨，有利于实现各个环节的标准化，减少了对制作者个人经验的依赖。③环境友好：包括两方面，一方面指制作环境友好，相较于传统石膏室"脏乱差"的情况，3D打印工作室无须大量材料和模型，整体更显清洁、整齐；另一方面则是指3D打印是增材制造，材料浪费少，废料处理简单，更加环保。

三、基于3D打印的外固定技术

（一）基于3D打印外固定技术的现状

国外3D打印技术在固定类支具和矫形器领域发展迅速，近年来国内3D打印技术在医学领域也得到更多关注。通过不断应用和创新，3D打印技术在骨康复领域中已经被广为实践。外固定技术在提高患者舒适程度的同时也具有较好的治疗效果，使患者的满意程度得到大幅提高。

外固定支具可以预防骨折位置出现移位和应力反应，通过固定可以避免患处对周围组织产生刺激，同时拥有限制活动、止痛、保护伤口等功能，能够有效避免发生二次损伤。

（二）基于3D打印外固定技术的流程

3D打印外固定支具的每一个制作步骤都需要进行严格的设计和把关。首先通过X线等医学手段确定患者骨折或骨裂且无移位后，可以通过3D光学扫描取代传统的石膏或夹板固定，获取患者患处几何轮廓模型，设计并制作3D打印支具，对损伤部位进行固定。

1. 取型　首先使用光学3D扫描仪对患处进行3D重构。光学3D扫描仪可以极大地缩短接触患者的时间，且减少了打石膏所耗费的时间，可以快速精准地对骨折部位进行3D模型建模（图3-5-6）。

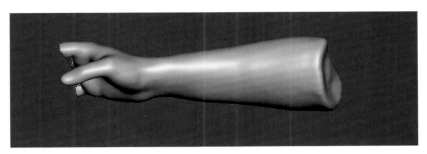

图 3-5-6　3D 打印外固定模型

2. 有限元分析　基于 CT 数据使用 Mimics 系统对患者进行有限元分析，可以更好地为患者提供精准的治疗方案。

3. 外固定支具设计　基于 3D 扫描模型、有限元分析及患者情况设计出能够达到治疗目的的外固定支具，根据数据进行个性化的镂空和拓扑优化（图 3-5-7）。3D 打印外固定支具运用数字化设计，可以实现个性化设计，且在保证疗效的同时可以做到更加精准和舒适，与患侧有较高的贴合度。设计时需考虑支具的包裹范围，利用最小的包裹面积获得较好的固定效果的同时更少地限制患侧活动度，使患者的日常生活更加方便。在设计完成时还要考虑固定支具的开口位置，开口位置不当会为患者带来不适，且可能造成二次损伤。个性化的镂空网络拓扑结构可以使 3D 打印矫形器比传统石膏夹板更加轻便，外形也更加美观。

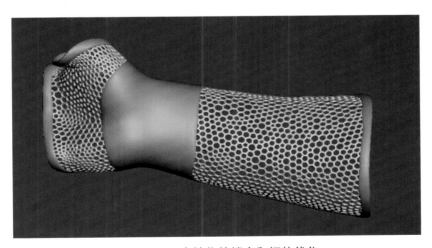

图 3-5-7　个性化的镂空和拓扑优化

4. 打印　将设计文件传输至 3D 打印机进行切片打印（图 3-5-8）。在能达到治疗效果的情况下使设计的支具能合理穿戴且轻便，根据患者情况及需求以及运动方式的需求，可以选择使用光敏树脂或尼龙等材料制作。

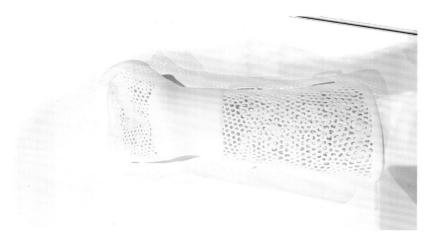

图 3-5-8　切片打印成品

5. 适配　患者获得护具后，需检查患处是否消肿，穿戴纯棉手/袜套后再穿戴护具（按原则，3D打印外固定支具不得直接接触皮肤），保证骨折处良好包裹以及限制骨折移位，检查穿戴是否到位，完成整个流程（图3-5-9）。

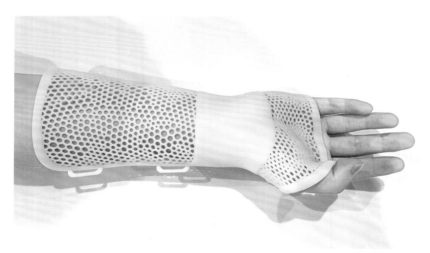

图 3-5-9　患者与护具的适配

（三）3D打印外固定技术的优势

3D打印外固定支具不仅能满足不同患者、不同病情、不同场合的个性化设计，还能保证良好的匹配度和周期性，同时材料轻便安全、透气性好。通过3D扫描与3D打印相结合的方式，能更好地设计出符合患者几何轮廓与人体生物力学、工学设计的模型，可以对患者患处固定支具进行个性化精准制作。在设计上避免了石膏的限制，在保证康复前提下，既能满足患者的医疗需求，也可最大限度地保留患者的基本活动能力。支具开口的结构设计也易于穿戴，相对于石膏闷热与长时间不可更换的缺陷，3D 打印支具更加轻便舒适，更具清洁性。另外，采用可置于衣内的设计方式，相较于传统石膏支具不仅美观，还使患者的接受度和满意度得到很大提升。

传统的骨折固定技术对医师的技术经验要求较高，如夹板固定及石膏固定等。夹板固定应用于肌肉丰厚部位的骨折和长斜形的短缩移位骨折时，因其可塑性差、固定力不足、容易松动而导致失去固定效果，进而使复位的骨折移位。骨折夹板绷带缠绕松紧度多依靠医师个人经验，过松会失去固定效果，过紧则会导致压迫性溃疡等不良反应。采用石膏固定时，由于石膏体积较大，患者无法负重活动，无法置于衣物内，且外形不佳，对患者的生活便利与心理有较大影响。另外，长时间的石膏固定会导致骨折稳定性差、治疗周期长，易出现骨质疏松、足底压力分布异常以及严重的创伤性关节炎等并发症，强度大还会使患者产生不适感且易造成压疮和皮肤坏死。以上治疗方式均与医师的经验和手法有很大关系，且无法做到精准化、标准化。

3D 打印外固定技术的优势：①设计性能优势。3D 打印可个性化设计，不仅可保证支具对患者完美的贴合度与固定性，同时当患者固定部位需要擦涂药物时，可以在支具中预留空腔或开口，有助于观察病情发展与恢复情况。支具设计成镂空结构也更透气、轻便。②康复效果明显提高。个性化设计保证支具的着力点、装配结构、材料完全匹配患者，保证最优的康复效果。③并发症发生率降低。传统支具、夹板和批量生产的支具在使用过程中易出现伤口感染、关节僵硬等并发症，而 3D 打印的个性化设计与轻便透气的结构可以显著减少并发症的发生。

近年来 3D 打印技术发展迅猛，被更加广泛地应用于临床，满足实验、教学所需的数据需求及个性化需求等。虽然 3D 打印固定支具解决了很多传统技术的不足和困扰，但目前 3D 打印技术的原材料仍有局限性。基于国家的高度重视以及越来越多研究者的探索，后续会研发出成本更低、性能更好的 3D 打印材料，从而优化 3D 打印技术。

扫描下方二维码查看本章参考文献

第四章

手脑感知综合康复干预技术

基于临床被忽略的感知障碍，复旦大学附属华山医院康复医学科老年康复团队提出脑卒中第四大康复理论——"手脑感知"与"手脑运动"。本章系统性介绍手脑感知的评估、训练系统和相应设备。

手脑感知第一代产品由华山医院康复医学科老年康复团队与上海电气智能康复医疗科技有限公司联合开发，该产品同时具备评定和训练的功能。临床研究也证明基于该设备的康复评定和训练可促进老年脑卒中患者上肢感觉功能的改善，并改善患者的运动、认知等功能。目前该设备已获得 1 项外观专利和 2 项实用新型专利，并在全国数十家医院进行了推广应用。

随着智慧康复理念的提出，智能化康复评定与训练设备成为老年康复的热点。基于智能化技术，华山医院康复医学科老年康复团队与上海大学信息工程学院陆小峰教授团队合作开发了智能化两点辨别觉的手脑感知评定系统。临床试验证明该设备不仅能有效地对两点辨别觉进行自动化评定，还能节省医疗资源。目前手脑感知理论仍有很多问题尚未解决，未来需要优化基于智能化的手脑感知评定与治疗技术，从而更好地探索脑科学的奥秘。

第一节　手脑感知康复理论

一、手脑感知康复理论背景

脑卒中后肢体活动障碍是临床上较为棘手的问题之一。临床研究表明，脑卒中后约 65% 的患者出现上肢运动功能障碍，同时，50%～80% 的急性期患者以及约 40% 的慢性期患者存在不同程度的手部运动功能障碍。手部运动功能恢复与脑神经的可塑性关系紧密。在手功能运动康复中，复旦大学附属华山医院康复医学科手功能课题组提出了手功能康复的 3 个理论："外周—中枢—外周"闭环康复理论、上下肢一体化理论、左右制衡理论。临床实践发现，脑卒中后手部运动障碍的患者常合并其他功能障碍，如 80% 以上的患者同时存在手部触觉障碍，69% 以上的患者合并本体感觉障碍，因此，仅着眼于患者手运动功能的恢复会影响康复治疗的效果。

手脑感知是引起肌肉骨骼运动的先导，但在临床中，即使手部感觉功能受损的概率高于运动功能障碍，但仍然很少有人关注手感觉功能受损带来的危害。脑卒中后 1 个月内，中央后回至边缘上回、中央后回至颞横回两个区域与本体感受的损伤存在一定相关性，但是 6 个月后，这种内在相关性就消失了。脑区功能定位与本体感受信息之间的联系并不直接，脊髓内侧丘索通路与躯体感觉的相关性不明显，使得感觉功能的神经机制变得更扑朔迷离。整体上，相比手运动功能与大脑可塑性的研究而言，手感觉功能的临床研究较少，机制仍不明晰，手部感觉恢复与大脑神经机制的关系有待进一步明确。华山医院康复医学科手功能课题组基于手功能康复的 3 个理论，进一步提出手脑感知概念，呼吁临床康复医师、康复治疗师关注上肢及手的感觉功能恢复。

二、手脑感知康复理论相关概念

（一）手脑感知

手部感觉功能包括浅感觉、本体感觉和复合感觉。手脑感知是指手部在外界环境刺激下，各类感觉信息通过相应传导通路上行传导至特定中枢脑区，经过分析、整合、加工，继而将处理后的信息下行传导至肌肉、骨骼等外周效应器，通过手部肌肉和骨骼的运动表现出来，并在多通道感知觉代偿下，产生多模态感觉与知觉。大脑对多模态感知信息进行整合，最后产生肌肉、骨骼正确的运动模式，此过程形成手脑感知闭环通路。感觉通路的任一环节（中枢或外周）受损，都会引起不同类型的手部感知觉障碍。

（二）手脑运动

手运动功能包括手部的关节活动度、肌力、肌张力、协调性、握持、灵活性等。手脑运动指基于大脑可塑性和神经调控机制，通过外周干预和中枢干预等手段，促进中枢神经系统重塑，以加快手运动功能的恢复。手部运动功能障碍包括肌张力异常、肌力不足，以及日常生活中使用双手的频率和效率、灵活性和协调能力下降等。针对手部运动功能障碍，常见的手运动功能康复技术包括强制性使用患手、镜像疗法、运动想象训练、tDCS、rTMS、脑深部电刺激等。如果上肢及手的感知功能良好，在对脑卒中患者进行手功能康复时，单一手运动功能的康复就能取得较好的效果。

（三）手脑感知环境

手脑感知环境是指在手功能康复过程中，利用刺激工具或可接触到的康复手法、听觉环境、可视化或遮蔽的视觉环境，在大脑中通过大量不同类型的感觉神经元分析感觉环境和信号，继而选择性地执行手感觉和运动任务。同时，在多个层次阶段重复这些操作，感觉环境和感知反馈可在大脑形成感觉记忆，解决手感知-大脑再计算这一难题。

三、手脑感知与手脑运动的相互关系

（一）多感知统合与手脑运动

感觉功能除浅感觉、深感觉和复合感觉中的躯体感觉外，还包括视听觉、平衡觉和嗅味觉等，这些不同的感觉并非独立存在。眼睛观察被刺激部位后，视觉信息通过丘脑至皮质可激活感觉中枢和顶叶后侧皮质中的视觉-感觉双向神经元，易化初级感觉中枢的神经元响应，增强初级感觉中枢或丘脑中的侧支抑制，从而提高触觉的敏锐度及辨识度。近期的神经影像学研究表明，触觉刺激也可引起视觉皮质活动性的增强，这意味着视觉和触觉之间存在双向联系。另外，视觉反馈支配本体感觉反馈至皮质的信息，储存在皮质的身体心理图式信息不仅通过本体感觉反馈更新，视觉调整也起着重要作用。手腕本体感觉在视觉作用下，有特定的方向和运动轨迹。同样地，视觉反馈剥离后，手部对冷/热刺激的敏感度会下降，冷感痛觉阈值上升。音乐家通过反复练习手和上肢的动作，并与特定声音和视觉信息进行关联，接收到多感觉信息的输入和反馈，在激活顶叶的同时也增强了听觉和运动皮质区之间的功能联系，亦可反映大脑将感受器感知的各种外部刺激信息进行多次分析、综合处理，完成"感知-处理-反应"过程，使个体在外界环境的刺激中和谐、有效地运作。

脑卒中早期，躯体感觉信息输入引起的皮质活动可用于预测晚期运动功能的恢复，缺乏感觉刺激往往与较差的预后相关。多通道感知训练能提高患者对外界刺激的感知和识别反应速度。能对多种感觉刺激做出反应的神经元主要集中在上丘脑。短期和长期视觉剥离可导致脑卒中后感觉功能障碍不同程度的恶化。不同感官的感觉通常是互补的，当手部的触觉刺激和视觉刺激在同一侧时，视觉皮质活动性增强。当脑卒中患者的健侧手视错觉大于 3 min，则引起患侧手同样的触觉收缩反应。此外，镜像神经元系统的发现佐证了感觉与运动的紧密联系，视错觉训练对触觉和运动功能的恢复有一定的疗效。同时，镜像视错觉能够缓解手部疼痛。

（二）手脑感知与手脑运动的研究进展

初级感觉皮质和初级运动皮质紧密相连，在功能上密不可分。在 65%~80% 的脑卒中上肢功能障碍患者中，37% 的患者有不同程度的活动困难，如上肢精细运动控制不良。这是因为感觉功能受损使运动控制减弱，影响了手部最基本的"捏-抓-举-握"功能性任务，并且限制了手部的握持力量。同时，感觉障碍使得手部随意操纵物体的能力下降。发生脑卒中后，从中枢至外周的感觉传导通路发生障碍，手脑感知区域与手脑运动区域的突触连接效率下降，缺乏中枢神经系统的感知觉反馈，手运动模式输出持续出现错误，导致手的感觉和运动障碍进一步加重。因此，应在手脑运动恢复前，尽可能先解决手脑感知问题。

虽然躯体感觉与视觉、听觉等特殊感觉属于不同的传导通路，但它们的神经网络存在

相互间的紧密联系。大脑皮质的手部感觉区、视觉区、听觉区及手部运动区之间均存在纤维联系，并共同指导手部运动。在视觉参与下，人通过双眼观察动作完成的质量、关节位置等，产生视觉信号，经视觉皮质加工、处理和分析，继而由大脑输出感知信号并引起运动，以调整运动模式和状态。随后，视觉刺激进一步使手部的外周感觉反馈得到强化，手脑感知记忆进一步增强。另外，人脑的听觉皮质与初级感觉皮质中的触觉、视觉皮质也发生感觉整合。研究证实听觉皮质与躯体感觉皮质之间，以及视觉和听觉皮质之间，均有单向或双向的直接神经纤维投射。因此，我们提倡在手脑感知康复中使用多通道感知觉刺激，如在基于躯体感觉刺激下的视觉刺激、语音反馈训练和体感联合训练，以尽可能地恢复大脑中潜在的感觉、视觉和听觉传导通路之间的神经纤维连接，提高神经突触的传递效率，使手部有更多的运动选择性优势，以利于手部在各种感觉刺激环境下运动适应性行为的有效输出（图 4-1-1）。

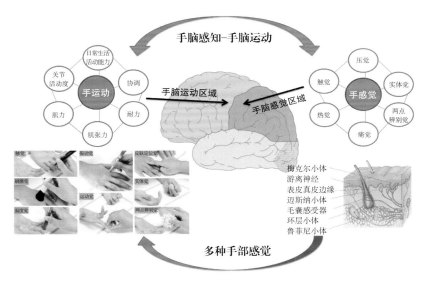

图 4-1-1　手脑感知与手脑运动示意

四、手功能康复新策略

（一）多感知统合下的手脑感知训练

在多感觉统合下进行手脑感知训练是基于感觉统合原理，向中枢神经系统提供更多的感觉信号，激活神经细胞，促进突触的建立和神经环路的形成，进一步提高机体应对复杂环境的能力。常用的手部感觉与大脑可塑性的康复训练有 Rood 疗法、本体感觉促通技术等。在临床中，Rood 疗法常用于痛觉和触-压觉障碍的治疗，通过轻叩、拍打等手法引起感觉反应，帮助提高痛阈。针对脑卒中患者的浅感觉障碍，如痛觉减弱，可使用物理因子治疗，如经皮肌肉电刺激疗法；痛觉过敏时，患者使用感觉脱敏训练箱，以降低痛觉敏感度。对于触觉、压觉减弱的患者，除了 Rood 疗法外，还可应用镜像疗法、低频 rTMS 疗法、脑机接口训练等治疗方法。对于温度觉障碍的患者，可以采用冷热水浴交替治疗的方法。对于本体感觉障碍的患者，本体感觉促通技术可诱导患侧肢体执行主动运动，让患者感知手指关节运动的方向和所处的位置，加深了手部深感觉的体验。复合感觉训练，如实体觉训练，让患者对实物进行触摸辨认，可加深手部复合感觉的体验。

（二）手脑运动策略

手运动干预治疗可促进脑功能重组，既往手运动与大脑可塑性的康复研究主要针对物理治疗、作业治疗、物理因子治疗等干预措施。物理治疗包括主动活动、被动活动。肌张力增高时采用他人、机械和自我牵伸，以达到降低肌张力的作用，同时，放松和按摩训练对痉挛的肌群亦有帮助。对于肘部和手部肌力不足的患者，训练包含徒手肌力训练、弹力带自我训练、等速肌力训练仪、上肢 Motomed 训练等措施。对于上肢与手部肌肉收缩能力下降的患者，亦可采用物理因子治疗，如生物反馈训练仪，其可将主动活动与听觉训练相结合，提高患者的主动性。另外，中频电治疗利用交叉电流作用于局部肌肉，对疼痛起到缓解作用，亦能有效地引起肌肉收缩活动。

（三）以手脑感知启动手脑运动作业任务态

基于多感觉统合和手脑感知理论，不同形式的感觉刺激可促进运动行为的发生和执行。在设计作业治疗活动时，教会患者拾物、穿衣、梳头、穿脱衣物等日常活动，此过程中，治疗师将听、说、读、写与触摸、辨别等功能进行联合训练，可提高患者的日常生活参与能力，也对大脑认知功能的恢复有所帮助。两点辨别觉训练可以将单丝重复作用于相应上肢和手部的位置，从而提高两点辨别觉能力，其对作业治疗中的精细运动和手部灵巧性训练有促进恢复作用。

不同形式的体感刺激可促进运动行为，如周围神经刺激、肌腱振动、配对联想刺激和触觉学习等可通过提高皮质脊髓的兴奋性、扩大被刺激的身体部位在 fMRI 中的表现来改善运动表现。在手部作业治疗中，主张设计有趣的、以任务为导向的游戏训练，将先进的电脑游戏设备与上肢机器训练仪结合，训练患者的注意力、视觉追踪和运动功能，任务的有趣程度和专业性能够激发患者训练的热情和积极性。在临床镜像治疗中，感觉训练涉及手的抓握、腕背伸、拇外展、前臂旋后 4 个运动训练模块，基于视错觉的感知觉反馈，应用于患侧手的感知、运动训练，可提高患者的轻触觉、本体感觉、视空间理解等能力。在整体手功能康复过程中，手功能课题组强调将感觉和运动功能联合应用于康复治疗，并建议在丰富、密集（包含不同程度的视觉、听觉的多模态任务）的作业任务中去训练患者，以利于改善大脑的注意力和提升认知，亦对多模态手脑感知有促进作用。

（四）手脑感知训练步骤

手功能课题组在手脑感知理论基础上提出了手脑感知训练的 5 个步骤：感觉评估、感觉宣教、感觉训练、任务导向性运动功能训练和感觉认知再训练。

1. 感觉评估　感觉评估作为手脑感知训练五步法中的第一步，对于整个训练过程十分重要。进行感觉与知觉的评估是手脑感知训练的基础，有利于了解患者的感觉功能情况，为接下来的训练做好准备。

2. 感觉宣教　感觉宣教是康复治疗常规流程中的一个重要步骤，也是必不可少的内容，是联系患者和治疗师的桥梁。在初次评估完患者的功能情况后，医师需要为患者制订治疗方案，如何让患者清晰地了解自己的治疗就是宣教的内容，患者对病情恢复及预后的理解都来自治疗师的宣教。宣教不仅要求治疗师有较高的临床专业能力，也要求治疗师具有较强的与人沟通交流的表达能力。

3. 感觉训练　感觉训练前，应从治疗师和患者的角度注意训练原则。治疗师应掌握感觉恢复的基本顺序：痛觉—温度觉—32 Hz 振动觉—移动性触压觉—恒定性触压觉—256 Hz 振动觉—两点辨别觉。在感觉评估之后，治疗师应针对性地给予患者相关感觉障碍的重复刺激。先给予健侧手感觉刺激，让患者感受正常的感觉输入，之后在无视觉反馈的情况下，在相同部位给予患侧同等程度的感觉刺激并询问患者感受，矫正患者的感知结果，再在有视觉反馈的情况下，重复以上步骤，再次让患者感受在有无视觉反馈情况下的感觉刺激并不断比较，直到患者能够准确地辨别正常的感觉刺激。以此类推，重复每一项感觉训练。对患者而言，他们需集中注意力，主动感知，进行准确而简要的反馈。

4. 任务导向性运动功能训练　人的运动离不开感觉，根据"闭环"理论，感觉在一定程度上是运动的基础。当训练以任务为导向时，可以将目的性、趣味性等融入训练当中，有针对性地对不同患者设计不同的训练任务，从而能够更好地使患者融入其中。

5. 感觉认知再训练　在最后的感觉认知再训练部分，治疗师应更多地强调认知的训练。先让患者回忆一次治疗的过程，包括前期环境的准备、特殊感觉的刺激、感知训练的具体内容、躯体的运动训练等，回忆在此过程中所做过的具体训练内容，评估患者所能回忆的内容有多少。对于回忆困难或无法回忆的患者，需要进行认知功能训练，判断患者认知障碍的类型，再集中性地进行针对性的训练。这个过程非常重要，其是在"感知"过程结束后大脑的再次感知，可再次兴奋大脑皮质相关脑区，使感觉与运动的脑区联系得到再次改善，从而提高患者的手功能。

第二节　手脑感知设备

一、结合手脑感知的感觉综合干预技术实验室样机

结合手脑感知的感觉综合干预技术实验室样机（简称手脑感知技术样机）由复旦大学附属华山医院康复医学科手功能康复团队和上海电气智能康复医疗科技有限公司合作开发。

（一）手脑感知技术样机

手脑感知技术样机通过雾化玻璃挡住患者视线，视觉屏蔽状态（雾化玻璃不通电）下，医师通过选择不同的训练配件对患者进行包括触觉、刷擦觉、温度觉、运动觉、振动觉、皮肤定位觉、两点辨别觉、质地觉、实体觉、重量觉在内的感知训练。当患者感知错误时，医师通过脚踏开关使雾化玻璃透明，让患者通过视觉了解感知情况后，继续视觉屏蔽下训练。感知康复训练可根据患者的感知情况由医师进行针对性训练，可有效地改善中枢和外周神经系统的损伤。

（二）手脑感知技术样机结构组成

手脑感知技术样机由训练桌和训练配件组成。其中训练桌由底座支架、桌体、雾化玻璃、雾化玻璃控制电路、抽屉、脚踏开关等组成；训练配件由单丝、软刷、凉温感觉器、音叉、两点辨别觉测试工具、摩擦棒、实体觉训练配件、重量觉训练配件等组成（图4-2-1）。

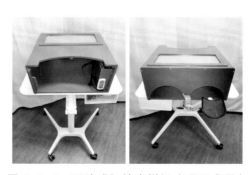

图 4-2-1　手脑感知技术样机（项目成果）

二、结合手脑感知的感觉综合干预技术一代产品

（一）产品概述

1. 产品简介　感知康复训练设备通过雾化玻璃挡住患者视线，视觉屏蔽状态（雾化玻

璃不通电）下，医师通过选择不同的训练配件对患者进行触觉、刷擦觉、温度觉、运动觉、振动觉、皮肤定位觉、两点辨别觉、质地觉、实体觉、重量觉等感知训练。当患者感知错误时，医师通过脚踏开关使雾化玻璃透明，让患者通过视觉了解感知情况后，继续视觉屏蔽下训练。感知康复训练可根据患者的感知情况由医师进行针对性训练，通过感知康复训练，使用者可有效地改善中枢和外周神经损伤。与原始样机比较，手脑感知一代产品可实现视觉遮蔽和开放的快速切换。

2. 产品用途　用于对中枢、外周神经损伤导致的上肢感觉功能障碍患者进行感知训练。

3. 产品型号：Sensi Touch 2。

4. 产品结构组成　感知康复训练设备由训练桌和训练配件组成（图4-2-2）。其中训练桌由底座支架、桌体、雾化玻璃、雾化玻璃控制电路、抽屉、脚踏开关等组成；训练配件由单丝、软刷、凉温感觉器、音叉、两点辨别觉测试工具、摩擦棒、实体觉训练配件、重量觉训练配件等组成。

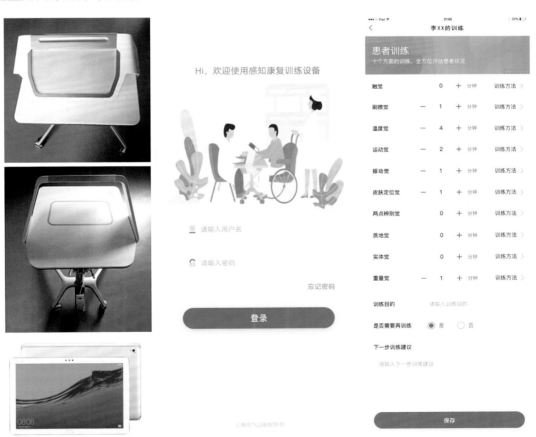

图4-2-2　手脑感知设备结构组成（项目成果）

（二）产品功能介绍

①视觉屏蔽切换：通过操作脚踏开关控制雾化玻璃的透明状态，实现患者的视觉屏蔽切换功能；②感知训练：在视觉屏蔽（雾化玻璃不透明）状态下，医师通过选择不同的训练配件对患者进行触觉、刷擦觉、温度觉、运动觉、振动觉、皮肤定位觉、两点辨别觉、质地觉、实体觉、重量觉等感知训练；③平板电脑辅助训练：平板电脑用于患者信息管理以及感知康复训练记录管理，记录患者每天的训练情况。

（三）产品操作说明及注意事项

设备使用前，根据患者的实际情况调整设备高度，感知康复训练设备的雾化玻璃挡住患者视线，进入视觉屏蔽状态，医师开始对患者进行感知训练（图4-2-3）。

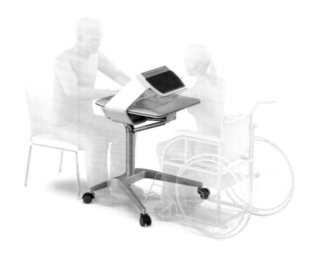

图 4-2-3　手脑感知设备操作示意（项目成果）

注意事项：①搬动、安装及维护感知康复训练设备时均应轻拿轻放，并做好相应的安全防护措施，避免任何形式的碰撞、摩擦；②安装维护时要注意保护感知康复训练设备免受划伤或磕碰；③在感知康复训练设备工作过程中，不得进行任何与本次工作无关的动作；④维修只可以由被授权的专业人士进行，若感知康复训练设备有任何损坏、噪声或气味异常，立即停止训练，切断电源，联系公司售后。

（四）手脑感知设备专利

1. 外观设计专利　手脑感知康复训练设备（CN 3054414855）。

2. 实用新型专利　一种触摸感知训练设备（CN 210131090 U）。

（1）技术领域　该实用新型涉及康复技术领域，特别涉及一种通过振动电机振动患者不同手指，患者通过判断哪根手指振动来达到感知训练效果的装置。

（2）背景技术　脑卒中等神经系统疾病患者手部感知功能障碍导致中枢神经无法准确地感知手部的触觉信号，目前没有针对该疾病特征的训练装置。

现有技术中，专利文献（CN 108420671 A）公开了一种康复科按摩康复椅，包括靠背、坐板和移动轮。所述坐板的顶部两侧均设置有支杆，支杆顶部设置有按摩扶手，按摩扶手的内腔设置有按摩装置，坐板右侧靠下的位置设置有按摩箱，按摩箱内腔底部设置有电动伸缩杆，电动伸缩杆的顶部设置有滑块，滑块上方倾斜设置有脚部按摩底座，脚部按摩底座正面设置有电动，脚部按摩底座内腔设置有脚部按摩装置，按摩箱的右侧靠上的位置设置有控制开关，通过手臂按摩装置和脚部按摩装置满足不同患者所需的康复训练强度，可有效减少护理人员的劳动力，增强康复效果。

专利文献（CN 107961135 A）公开了一种康复训练系统，构成如下：大脑活动测量装置，用以测量基于设定的训练量实施训练患者的大脑活动；运动测量装置，用以测量患者麻痹部位的运动状态；痉挛状态判断部，基于大脑获得和运动状态判断痉挛状态，基于痉挛状态判断部的判断结构更新训练量；提示装置，向患者提示更新后的训练量。

康复治疗师或手指康复机器人的康复训练可使患者的手功能得到康复，但效果不够优良，如果结合触摸感知康复训练设备，可以更好地帮助患者恢复触摸觉。

（3）技术内容　为了克服现有技术中通过振动的方式来进行触摸感知康复训练装置的缺陷，本实用新型提供了一种通过振动电机振动手指来达到感知训练效果的触摸感知训练设备。构成如下：壳体，第1制动器，所述第1制动器设置于所述壳体内，所述壳体表面设有与所述第1制动器对应的感应部；印刷电路板，所述印刷电路板控制所述第1振动器；指示灯，所述指示灯与所述第1振动器对应设备。

（4）技术实施方法　该实用新型提供了一种触摸感知训练装置，包括一个壳体1，壳体1由上盖和下盖组成，方便壳体内部设施的更新和维修，壳体1内设有5个第1制动器6，第1制动器6可以是微型振动电机，体积小，方便放置于壳体1内振动，且需要的电压低。壳体1表明设有与第1振动器对应设置的5个感应部3，用于患者手指通过感应部3感应第1振动器6的振动。感应部3可以是壳体1表面设有通孔，第1振动器6穿过通孔凸出壳体1表面后，与患者手指接触的部位，感应部3也可以是壳体1表面的软质材料，如布料、硅胶材料等。感应部3略微向下凹陷，可使患者手指与第1制动器6接触更加紧密，也可帮助患者手指准确地放至第1制动器6所在处，起到定位的作用。触摸感知训练装置还包括5个指示灯4，指示灯4凸出壳体1表面，分别与5个第1振动器6对应设置，当指示灯4对应的第1振动器6开始振动时，指示灯点亮；当指示灯4对应的第1振动器6停止振动时，指示灯熄灭。触摸感知训练装置还包括印刷电路板5，第1振动器

6 及指示灯 4 通过印刷电路板 5 控制，第 1 振动器 6 与印刷电路板 5 固定连接。

3. 实用新型专利　一种基于温度感知的康复训练设备（CN 211383340 U）。

（1）技术领域　该实用新型涉及一种康复训练设备，尤其涉及一种基于温度感知的康复训练设备。

（2）技术背景　目前针对脑卒中等神经系统疾病患者采取的康复训练方案为通过康复治疗师人工辅导患者进行相应的康复训练，或者通过手指康复机器人辅助患者进行针对性的康复训练，以改善患者的肢体功能，但上述两种康复训练方法效果都不理想，治疗效率较低，难以达到患者期待的康复效果。

（3）技术内容　该实用新型提供了一种基于温度感知的康复训练设备，脑卒中等神经系统疾病患者可以通过该设备感知温度的变化，从而改善肢体的感知功能障碍，以达到最终康复的目的。

（4）技术实施方式　该实用新型解决其技术问题采取的技术方案是提供一种基于温度的触摸感知康复训练设备，用于脑卒中等神经系统疾病患者进行感知康复训练。包括一设备主体，于所述设备主体的外露面板上设有一温度感知区域，于所述设备主体的内部安装有一温度控制器和与所述温度控制器连接的一调温装置，所述调温装置为所述温度感知区域提供所述患者所需的温度。

第三节　手脑感知综合干预技术
规范化技术方案

复旦大学附属华山医院康复医学科手功能康复团队在手脑感知理论基础上提出了手脑感知训练的 5 个步骤：感觉评估、感觉宣教、感觉训练、任务导向性运动功能训练和感觉认知再训练。

一、感觉评估

（一）评估设备

包括单丝、软刷、凉温感觉器、音叉、两点辨别觉测试工具、摩擦棒、实体觉训练配件、重量觉训练配件（图 4-3-1）。

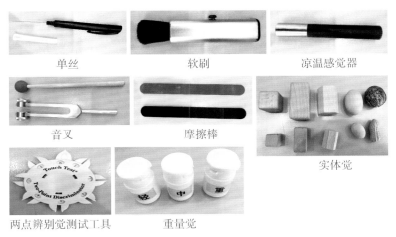

单丝　　　　　　　软刷　　　　　　凉温感觉器

音叉　　　　　　　摩擦棒　　　　　　实体觉

两点辨别觉测试工具　　　　重量觉

图 4-3-1　感觉功能评估设备

（二）评估前导语

XX 患者你好，我现在要为你进行一次感觉功能的评定，这项评定主要是检查你的手和上肢的感觉功能，看一看这个疾病是否对你的感觉功能有损害。这个检查的项目比较多，时间可能比较长，如果中间觉得累，可以告诉我，我们可以停下休息一会儿。检查的过程中，对我的问题请你如实回答，感觉到的话就是有感觉，没感觉到就是没感觉，不要猜测，猜结果会导致检查结果不准确。你还有什么问题吗？（解答患者疑问）。如果没有问题，我们就开始进行检查。

（三）评估实施方法

1. 触觉评估　评估工具：单丝。评估方法：受试者将双手放置在感知康复训练设备桌面上，挡板处于视觉屏蔽状态。用单丝触碰皮肤 1~2 s、提起 1~2 s 为 1 次，进行 3 次。当单丝已弯而受试者仍然没有感觉时，记下结果。如 3 次中患者有 1~2 次感觉为有感觉，可适当增加测试次数。测试患者指尖、手心、手背等位置，先在患者健侧手上演示，再在患侧手上测试，记录结果并评分。

2. 刷擦觉评估　评估工具：软刷（第二档长毛刷）。评估方法：受试者将双手放置在感知康复训练设备桌面上，挡板处于视觉屏蔽状态。将毛刷调至第二档长毛刷状态，用软刷刷擦皮肤 1~2 s 为 1 次，进行 3 次，记下结果。如 3 次中患者有 1~2 次感觉为有感觉，可适当增加测试次数。测试患者指尖、手心、手背等位置，先在患者健侧手上演示，再在患侧手上测试，记录结果并评分。

3. 温度觉评估　评估工具：凉温感觉器。评估方法：受试者将双手放置在感知康复训练设备桌面上，挡板处于视觉屏蔽状态。金属端与塑料端交替，随意地接触皮肤 2~3 s，嘱受试者说出"凉"或"温"的感觉，进行3次，记下结果。如3次中患者有1~2次正确回答为有感觉，可适当增加测试次数。测试患者指尖、手心、手背等位置，先在患者健侧手上演示，再在患侧手上测试，记录下结果并评分。如患者需进行"热"感觉测试，可将凉温感觉器的金属端浸泡在温水中30 s后擦干水再进行测试。有条件时建议进行"冷""温"感觉评估。

4. 运动觉　评估工具：无。评估方法：受试者将双手放置在感知康复训练设备桌面上，挡板处于视觉屏蔽状态。轻轻握住受试者手指，移动至约上下5°的位置，让患者辨别移动的方向，先在患者健侧手上演示，再在患侧手上测试，记录结果并评分。

5. 振动觉　评估工具：音叉。评估方法：受试者将双手放置在感知康复训练设备桌面上，挡板处于视觉屏蔽状态。用音叉锤敲击音叉，将振动的音叉放置于患者指骨关节处，询问患者有无振动感，记录结果并评分。注意手指捏住音叉柄部进行测试。

6. 皮肤定位觉　评估工具：无。评估方法：受试者将双手放置在感知康复训练设备桌面上，挡板处于视觉屏蔽状态。用手指轻触受试者皮肤，由受试者指出刺激部位，记录结果并评分。

7. 两点辨别觉　评估方法：两点辨别觉测试工具。评估方法：受试者将双手放置在感知康复训练设备桌面上，挡板处于视觉屏蔽状态。用测试工具的一组尖端同时轻触皮肤，距离由大到小，测定能区别两点的最小距离，记录下刻度值结果并评分；从测试工具刻度值25开始评估，逐步减少刻度值，直到患者无感觉为止。

8. 质地觉　评估工具：摩擦棒。评估方法：受试者将双手放置在感知康复训练设备桌面上，挡板处于视觉屏蔽状态。用摩擦棒轻轻刷擦皮肤，由患者判断摩擦程度。测试患者指尖、手心、手背等位置，先在患者健侧手上演示，再在患侧手上测试，记录结果并评分。注意用力不要过大，不要在同一部位反复刷擦。

9. 实体觉　评估工具：实体觉测试配件。评估方法：受试者将双手放置在感知康复训练设备桌面上，挡板处于视觉屏蔽状态。用手触摸实体觉配件，判断物体形状与大小，先在患者健侧手上演示，再在患侧手上测试，记录结果并评分。先进行形状评估，评估顺序为正方形、长方形、椭圆形、六棱柱、核桃、花生，再进行大小评估，评估顺序为正方形、长方形、椭圆形、六棱柱。

10. 重量觉　评估工具：重量觉测试配件。评估方法：受试者将双手放置在感知康复训练设备桌面上，挡板处于视觉屏蔽状态。用手感觉重量觉配件，判断重量，先在患者健侧手上演示，再在患侧手上测试，记录结果并评分。

11. 分数汇总　计算上述10项感觉评估的总分数，满分为100分，代表全部功能正常，0分代表手部感知功能完全丧失。根据得分判断患者的手部感知功能状态（图4-3-2）。80分以下者建议每日进行10~30 min的感知训练。

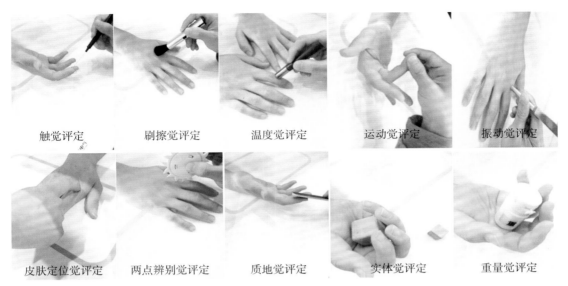

触觉评定　　刷擦觉评定　　温度觉评定　　运动觉评定　　振动觉评定

皮肤定位觉评定　　两点辨别觉评定　　质地觉评定　　实体觉评定　　重量觉评定

图 4-3-2　基于手脑感知设备的感觉评定

二、感觉宣教

负责治疗的医务人员要告诉患者，感觉功能是客观物质世界在脑的主观反应，是机体赖以生存的重要功能活动之一。感受器对外界刺激产生信号，由神经系统传入相应的大脑皮质感觉区，大脑对感觉信号进行处理和分析后形成感觉，并做出相应判断，再经神经系统传输至有关组织部位，使人体做出反应。

感觉有很多种，与手和上肢密切相关的是躯体感觉，包括浅感觉、深感觉、复合感觉3类。浅感觉主要感知外界刺激，感受器位于皮肤，物体尖锐度、温度以及对人体皮肤的压迫程度均为其感知对象。深感觉也称本体感觉，其信号来自躯体内部。深感觉感受器位于肌肉、韧带等部位，感受躯体的空间位置及运动方向等信息，在大脑的调节下，与运动系统一起完成运动控制。复合感觉则是在大脑感觉皮质内综合了浅感觉和深感觉信号，涉及对触碰部位、物体性状和多点刺激的分辨等。

人体的生活环境复杂多样，感觉功能可以帮助我们更好地认识世界。环境中存在各种危险情况，如过冷、过热、挤压、戳刺等都可能对人体造成严重的伤害，甚至危及生命，因此，拥有正常的感觉功能对于人类的生存、生活都非常重要。

既往人们大多关注脑卒中后患者上肢运动障碍的症状及干预治疗，常常忽视了感觉障碍的诊断与治疗。究其原因，可能是因为运动障碍的表现较为客观，且对患者生活影响更大，更容易被发现并引起重视；感觉障碍则趋向隐蔽，必须通过细致烦琐的评定才能够被确认。而发生神经系统、骨科系统疾病后，患者身体功能缺失较多，迫切希望通过治疗尽快出现直观可见的症状缓解，因此不愿意在评定上花费时间。这种心态导致患者可能拒绝接受系统的感觉功能评定，导致发现感觉障碍更为困难。然而，各种疾病引起的感觉障碍，都对患者存在很大的潜在危害，可降低患者自身对外周环境中有害刺激的反应，导致对伤害反应迟钝，进而使运动系统受损，运动功能再次受到损害。此外，由于对伤害刺激不能给予正常的反应，感觉障碍是多种物理治疗的禁忌证，不利于患者的恢复。因此，我们需要重视感觉障碍的康复。

三、感觉训练

（一）训练原则

1. 治疗师　①应给予患者特定感觉的重复刺激；②为患者设定有激励效果的训练任务；③视觉遮蔽及视觉反馈；④不断矫正患者的感知结果；⑤根据评估结果，设置循序渐进、足够强度的感知训练；⑥配合感知想象效果更好。

2. 患者　①需集中注意力，主动感知；②在治理过程中进行准确且简要的反馈。

（二）训练方法

1. 触觉训练　训练工具：单丝。训练方法：①用单丝轻触手部皮肤，尤其是软瘫期对患肢进行轻拍、扣打、轻微触摸、快速刷拂等（Rood 疗法）；②用单丝笔帽部位压在治疗部位并来回移动，要求患者注视压点以判断压点的位置，再利用视觉遮挡设备起到闭眼作用，以同样方式训练；③先恢复移动性触觉，再恢复固定性触觉；④重复①～③步骤，每日训练 3～5 min，直到患者在视觉遮蔽状态下能进行分辨。

2. 刷擦觉训练　训练工具：毛刷。训练方法：①用软刷轻触手部皮肤，尤其是软瘫期对患肢进行轻微触摸、快速刷拂等（Rood 疗法）；②先恢复移动性触觉，再恢复固定性触觉，用软刷在治疗部位轻触并来回移动，要求患者注视压点以判断刷擦点的位置，再利用视觉遮挡设备起到闭眼作用，以同样方式训练；③先用短毛刷（第一档）训练，再用长毛刷（第一档）训练；④重复①～③步骤，每日训练 3～5 min，直到患者在视觉遮蔽状态下能进行分辨。

3. 温度觉训练　训练工具：凉温感觉器。训练方法：①用凉温感觉器进行接触，以训练温度觉，金属端为凉，塑料端为温；②如患者对凉温感觉不敏感可进行温热训练；③将凉温感觉器金属部位浸入 40 ℃热水中 30 s 后擦干水，接触患者皮肤进行热感觉训练，配合塑料端进行温热感觉训练；④要求患者注视皮肤接触点，再利用视觉遮挡设备起到闭眼作用，以同样方式训练，反复练习直到患者能够分辨不同温度；⑤重复①～④步骤，每日训练 3～5 min，直到患者在视觉遮蔽状态下能进行分辨。

4. 运动觉训练 训练工具：无。训练方法：①轻轻握住受试者手指，移动至约上下 5° 左右的位置，让患者辨别移动的方向；②要求患者注视移动方向，再利用视觉遮挡设备起到闭眼作用，以同样方式训练；③反复练习直到患者能够分辨移动方向；④重复①～③步骤，每日训练 2～3 min，直到患者在视觉遮蔽状态下能进行分辨。

5. 振动觉训练 训练工具：音叉。训练方法：①用音叉锤敲击音叉，将振动的音叉放置于患者指骨关节处，让患者感知振动点；②要求患者注视振动点，再利用视觉遮挡设备起到闭眼作用，以同样方式训练；③反复练习直到患者能够分辨振动感觉；④重复①～③步骤，每日训练 3～5 min，直到患者在视觉遮蔽状态下能进行分辨。

6. 皮肤定位觉训练 训练工具：无。训练方法：①用手指轻触受试者皮肤，由受试者指出刺激部位，要求患者注视刺激点，再利用视觉遮挡设备起到闭眼作用，以同样方式训练；②反复练习直到患者能够分辨不同皮肤定位；③重复①～②步骤，每日训练 2～3 min，直到患者在视觉遮蔽状态下能进行分辨。

7. 两点辨别觉训练 训练工具：两点辨别觉测试工具。训练方法：①用两点辨别觉测试工具轻触受试者皮肤，由受试者感受 1 个点还是 2 个点，要求患者注视刺激点，再利用视觉遮挡设备起到闭眼作用，以同样方式训练；②先从患者可以感应到的最大位置开始，反复练习直到患者两点辨别觉数值达到 6 mm；③两点辨别觉测试数值 2～7 mm 为健康人水平；④重复①～②步骤，每日训练 2～3 min，直到患者在视觉遮蔽状态下能进行分辨。

8. 质地觉训练 训练工具：摩擦棒。训练方法：①先恢复移动性触觉，再恢复固定性触觉；②用不同质地的摩擦棒在治疗部位轻擦，要求患者注视压点以判断摩擦点的位置，再利用视觉遮挡设备起到闭眼作用，以同样方式训练，反复练习直到患者能够分辨不同摩擦棒的质地；③重复①～②步骤，每日训练 2～3 min，直到患者在视觉遮蔽状态下能进行分辨。

9. 实体觉训练 训练工具：实体觉测试配件。训练方法：①关闭视窗触摸辨认实体觉训练配件，若无法辨别也可打开视觉遮蔽板触摸或由健侧手触摸，然后视觉遮蔽继续训练；②反复练习直到患者能够分辨实体觉配件的形状与大小；③重复①～②步骤，每日训练 3～5 min，直到患者在视觉遮蔽状态下能进行分辨。

10. 重量觉训练 训练工具：重量觉测试配件。训练方法：①关闭视窗感觉重量觉配件的重量，若无法辨别也可打开视觉遮蔽板触摸或由健侧手感觉，后视觉遮蔽继续训练；②反复练习直到患者能够分辨重量觉配件的质量；③先进行"轻""重"配件训练，后进行"轻""中""重"配件训练；④重复①～③步骤，每日训练 2～3 min，直到患者在视觉遮蔽状态下能进行分辨。

手脑感知设备下的感知训练如图 4-3-3 所示。

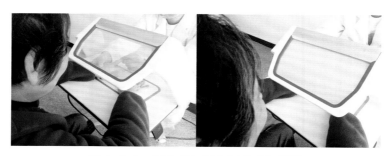

图 4-3-3 手脑感知设备下的感知训练

四、任务导向性运动功能训练

（一）肩关节运动

肩关节运动如图 4-3-4 所示。

1. 滚轴放松 患者坐于桌前，双手 Bobath 握手放于滚轴上，主动或助动做伸肘运动，带动肩关节前屈至牵伸位，10 次为 1 组，每天 2 组。

2. 肩胛骨活动 患者坐于桌前，双肩一起做肩胛骨的上提、下沉、前屈、后伸运动，10 次为 1 组，每天 2 组。

3. 向前够物 患者取坐位或站位，肩前屈去触碰置于身体正前方 50 cm、高 60 cm 的物体，10 次为 1 组，每天 2 组。

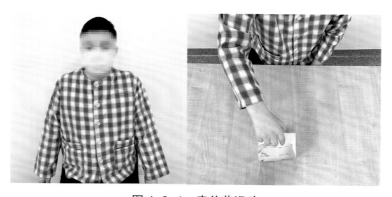

图 4-3-4 肩关节运动

（二）肘关节运动

肘关节运动如图 4-3-5 所示。

1. Bobath 握手套圈训练 患者坐于桌前，Bobath 握手将散布在桌面上的塑料圈放于套圈杆上，一个一拿，每 20 个圈为 1 组，每天 2 组。

2. 模拟倒水训练 患者坐于桌前，双手各握 1 个塑料杯或纸杯（有视觉反馈作用），里面放置小木块模拟水，主动或在治疗师助动下完成双手配合轮替倒木块运动，注意姿势控制，10 次为 1 组，每天 2 组。

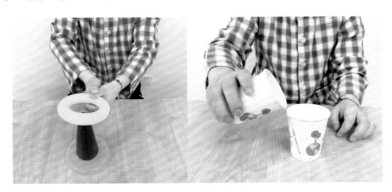

图 4-3-5 肘关节运动

（三）手腕及以下关节训练

手腕及以下关节训练如图 4-3-6 所示。

1. 拿钥匙开关门或侧捏卡片训练 患者站立于门前，患侧手捏钥匙，插入门锁，前臂旋前或旋后完成开关门活动（或患者坐于桌前，主动或助动侧捏置于身前的卡片），10 次为 1 组，每天 2 组。

2. 指捏铅笔 患者坐于桌前，患侧手指捏放置于桌面的铅笔，再转移至健侧手为一轮回，10 次为 1 组，每天 2 组。

3. 双手握杯并松开训练 患者坐于桌前，在身体正前方 30 cm 处放置一个水杯，结合运动想象和治疗师的助力，嘱患者双手打开并抓握杯身再打开，10 次为 1 组，每天 2 组。

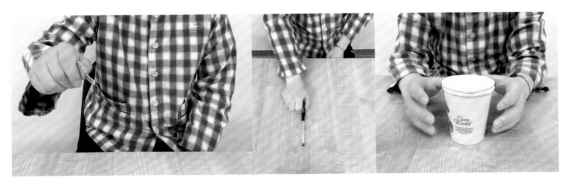

图 4-3-6 手腕及以下关节运动

五、感觉认知再训练

感觉认知再训练更多地强调认知的训练。先让患者回忆一次治疗的过程，包括前期环境准备、特殊感觉的刺激以及感知训练和躯体运动训练的具体内容，回忆在此过程中所做过的具体训练内容，评估患者能回忆的内容有多少。对于回忆困难或者根本回忆不起来的患者需要进行认知训练，判断患者属于哪种认知障碍类型，再集中进行针对性训练。这个过程非常重要，它是在"感知"过程结束后大脑的再次感知，再次兴奋大脑皮质相关脑区，使感觉和运动的脑区联系得到再次改善，从而提高患者的手功能。

第四节　手脑感知设备的临床应用

一、应用1：基于手脑感知的多感觉训练在脑卒中慢性期患者中的应用

（一）研究背景

感觉功能异常包括轻触觉障碍、痛觉过敏、温度觉失调、针刺觉受损、本体感觉错乱、两点辨别觉辨别困难、图形觉模糊、实体觉受损等。在大脑中央后回、中央前回等脑区均有大面积手部感觉功能投射区域。脑卒中发生后，感觉功能投射区受损，手部出现不同程度的感觉障碍。上肢的感觉康复需引起重视，它是上肢整体康复中的重要环节。一般来说，上肢及手部的感觉异常可导致各种类型的运动功能受损，如上肢运动控制障碍、双手的敏捷性受损。国外研究报道显示，约有40%的脑卒中幸存者遗留上肢运动功能障碍。研究表明手运动障碍与感知觉受损以及感觉信号传入至中枢的处理信号减少有关。在感知探索过程中，正确的轻触觉、痛觉和纹理感觉对指尖的敏感性和精确度具有决定性作用。慢性脑卒中患者中有80%存在轻触觉障碍，轻触觉障碍可造成上肢及手的精细运动控制能力不足，患者完成左右手协同运动的能力下降，如系鞋带、编织活、穿衣裤和做家务等日常活动障碍。69%的脑卒中患者遗留上肢和手的关节运动觉、关节位置觉障碍，造成患者本体运动功能受损。据报道，上肢本体感觉与运动功能具有一定的关联性，特别是关节位置觉紊乱可引起上肢及手臂的运动轨迹混乱，无法完成既定方向的运动。另外，运动方向的控制需要脑皮质与周围感知环境之间的双向作用联系。脑卒中发病后，若患者无本体感觉和视觉的反馈性输入，则会加重关节位置觉障碍对肢体运动轨迹和方向的消极影响。

手脑感知作为一种新兴的感觉干预方法，弥补了手功能康复领域感觉研究的空白。手脑感知指上肢及手部接受外界各种感觉信号刺激（如触觉感知、本体感知、复合感知和特殊感知等），感觉信号通过上行传导通路激活特定的感觉运动脑区后，再经过脑区信号的加工、整合和分析等感知过程，继而将处理过的中枢感觉信息下行传导至外周肌肉、骨骼等效应器，最终引起上肢及手部关键肌肉的运动反应，这一过程被称为手脑感知中枢—外周的闭环通路。在中枢和外周的上行或下行的传导过程中，其中任一环节受损，都会出现不同类型的感觉障碍。

与作业疗法不同，脑感知五步法强调多元感知觉的训练，而且提倡以手脑感知训练为先导，开启功能导向的作业疗法，这可能是作业治疗所欠缺的。基于手脑感知理论，本课题组设计出新的手脑感知范式，基于躯体一般感觉（浅感觉、深感觉和复合感觉）和特殊感觉（视听觉）等多感官反馈，探索该范式改善上肢感觉、运动功能和日常生活活动能力的临床优效性，以期为长期遭受上肢手功能感觉、运动障碍和日常生活能力困难的脑卒中慢性期患者提供科学、有效、可行的上肢整体功能治疗模式。

（二）研究方法

1. 研究对象　慢性期脑卒中患者。

2. 纳入标准　①患者首次发生单侧脑卒中（脑梗死或脑出血）；②头颅 CT 或 MRI 证实脑梗死或脑出血；③脑梗死符合《中国急性缺血性脑卒中诊治指南 2014》的诊断标准；④脑出血符合《中国急性缺血性脑卒中诊治指南 2014》的诊断标准；⑤年龄 25～80 岁；⑥发病时间＞6 个月；⑦患侧上肢运动功能状态达到改良 Ashworth 痉挛评定 0～Ⅱ级；⑧触觉 Semmes-Weinstein 单丝检查在 1.65～6.65 号；⑨疼痛功能状态：视觉模拟法评分 0～6 分；⑩认知功能状态：MMSE ≥ 27 分。

3. 干预措施　研究分为两组，均接受常规的康复训练。在此基础上，对照组进行作业治疗，每天接受 40 min 作业训练；干预组进行手脑感知训练，手脑感知设备由复旦大学附属华山医院康复医学科手功能康复团队和上海电气智能康复医疗科技有限公司合作开发，型号为 Sensi Touch 2。利用此设备，患者每天接受 20 min 手脑感知训练（各项感知训练训练时，3 次 / 组，每日 10 组），同时结合 20 min 的作业治疗。两组干预时间均为每周 5 d，持续 4 周。

手脑感知训练包括以下方式：①手触觉脑感知训练。康复治疗师使用单丝、软刷或摩擦板，在触觉薄弱的部位进行触觉反馈强化训练（图 4-4-1）。在手脑感知设备中，可以进行视觉反馈性交替刺激。②手关节位置觉脑感知训练。嘱患者闭目，康复治疗师将健侧上肢摆放在特定方向，嘱患者将患侧上肢摆放到同样的位置（图 4-4-2）。同时，可打开视觉遮蔽板，进行视觉反馈性交替刺激。③手关节运动觉脑感知训练。训练部位包括手指关节、腕关节和肘关节。患者闭目，感知手指关节的向上、向下运动（图4-4-3）。若患者功能较差，可打开视觉遮蔽板完成特定动作，观察手部关节运动的方向，再关闭视觉遮蔽板，完成视觉反馈性交替刺激。④手定位觉脑感知训练。干预中，康复治疗师在患者手部定位，使患者准确说出其部位（图4-4-4）。若患者无法定位，则打开视觉遮蔽板，患者可看到定位方向，再遮蔽视觉，进行视觉反馈性交替刺激。⑤手实体觉脑感知训练。在患者手上感知日常熟悉的物体，如核桃、花生、鸡蛋等，让患者说出物体名称（图4-4-5）。在手脑感知设备下，进行视觉反馈性交替刺激。⑥两点辨别觉脑感知训练。在手部、前臂、上臂等处，使用两点辨别觉训练器进行复合感觉训练（图4-4-6）。同样地，在手脑感知设备下，进行视觉反馈性交替刺激。

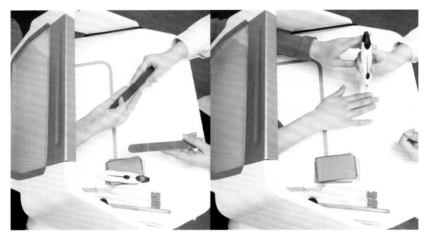

图4-4-1　手触觉脑感知训练

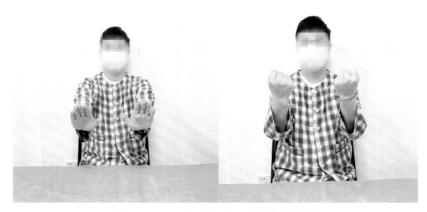

图4-4-2　手关节位置觉脑感知训练

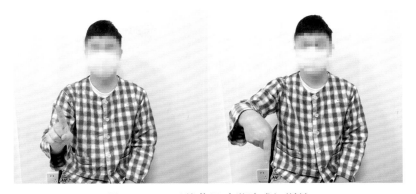

图 4-4-3　手关节运动觉脑感知训练

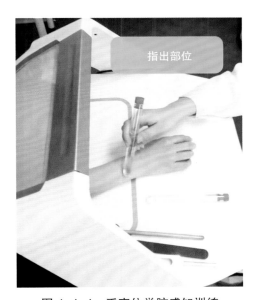

图 4-4-4　手定位觉脑感知训练

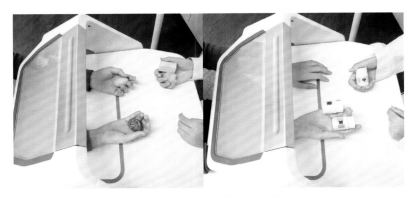

图 4-4-5　手实体觉脑感知训练

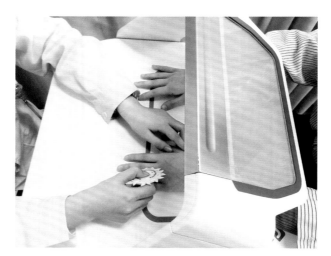

图 4-4-6　手两点辨别觉脑感知训练

　　作业治疗训练方式（图 4-4-7）：①主被动活动。根据慢性期患者的能力，设计主被动作业活动。提供作业环境，进行主被动功能性导向的作业活动，如主被动下辅助进食、目标导向性诱导抓握。②作业性双手动作。健侧手作为辅助手，患侧手作为主动手，双手共同协调将球放入杯子中，并停留 5 s 的伸展时间。此动作可以促进患侧上肢肩胛骨上转、肩膀抬高和手肘伸直。这样双侧对称的动作可促进大脑突触的功能联结。③双手过中线的特定任务导向性作业活动。患侧手需要完成物体匹配任务，健侧手或患侧手完成匹配动作时，动作必须能横跨身体中线，促进肩关节外展与内收。④功能性躯干稳定性作业动作。将韵律球放在地板上，双手伸直放在球上，身体向前弯曲，让双手与躯干支撑前倾的身体并停留一段时间。这个动作训练不仅能改善患侧肢体的承重能力，还可以提高平衡力，训练由坐到站的重要能力。⑤功能导向性伸手抓握运动。将触觉或者复合感觉训练器作为目标物，可先向健侧边伸直，练习向健侧边、向上、向下、向患侧边伸直，距离逐渐增加，头部尽量保持直立状态，在练习的过程中慢慢找回控制上肢运动的能力。

　　4. 观察指标

　　（1）触觉 Semmes-Weinstein 单丝检查　触觉评估采用 Semmes-Weinstein 单纤维感觉测定，测定器由一组 20 根粗细不同的尼龙丝组成，不同色彩代表不同的感觉功能（浅感觉、深压觉），评估时要求环境安静，视觉遮蔽。用不同编号的单丝触碰检查部位，当受试者有触觉感知时应告诉评估人员。有触觉感知的单丝号越小，代表触觉功能越好。

　　（2）两点辨别觉测试盘　两点辨别觉测试盘作为一种定量检查感觉能力的方法，用以测试复合感觉分辨能力。测试盘由两片耐磨塑料片组成，具有可旋转、结构稳定、距离调节灵活等特点，是进行两点感觉分辨测试的理想客观工具。评估时要求环境安静，视觉

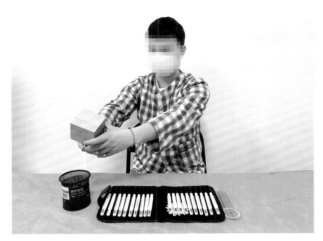

图 4-4-7　常规作业活动

遮蔽，用尖端轻触皮肤，距离由大到小，直到患者能区分两点间的最小距离。两点辨别的距离越近，说明两点辨别觉功能越好，代表感觉神经功能恢复得越好。

（3）积木障碍盒测试　BBT 用于评定上肢的粗大抓握能力。该测试箱有 150 个色彩不同的立体小方块，尺寸为 25 cm × 25 cm × 25 cm，是测定受试者粗大运动的评估方法。评估时嘱受试者尽可能在 1 min 内拿出更多的小木块，每次 1 个木块，依次放进盒子中（两个盒子中间有木板隔开，受试者必须抬高手臂方可完成任务）。

（4）九孔柱实验　九孔柱实验可以用来检测患侧、健侧上肢及手的精细运动和灵活性。记录双侧肢体将九孔插满和取下的完整性动作时间。

（5）改良 Barthel 指数　采用 mBI 进行日常生活活动能力的评定，包括 11 个分项。①≤ 20 分为生活完全依赖；② 21 ~ 40 分为重度功能障碍，生活依赖明显；③ 41 ~ 59 分为中度功能障碍，生活需要帮助；④≥ 60 分为生活基本自理；⑤ 100 分为正常。

（三）主要结果

治疗 4 周后，两组 Semmes-Weinstein 单丝检查结果差异具有统计学意义，手脑感知组轻触觉的改善情况优于作业治疗组。经组间比较分析，在治疗 2 周、4 周后，两组两点辨别觉的差异具有统计学意义，手脑感知组两点辨别觉的改善情况优于作业治疗组。

（四）结论

该研究采用手脑感知训练与作业治疗训练两种方法治疗存在上肢感觉和运动障碍的脑卒中慢性期患者，通过客观比较不同治疗方法的临床疗效差异，以期设计科学、系统、安全和更佳的任务范式，最大限度地恢复脑卒中慢性期患者的上肢整体功能和日常生活能力。

研究结果表明：①与作业治疗训练相比，手脑感知训练对改善患者的触觉、两点辨别觉、上肢功能、主动抓握和精细运动的效果更佳；两种训练方法均能改善患者的日常生活能力，且疗效差异无统计学意义。②感觉与运动和日常生活能力存在密切关联。

手脑感知训练强调以手脑感知为先导，开启功能导向性的作业治疗。其打破既往单一的作业治疗方式，实现丰富多样化的感官体验，具有创新性，为脑卒中慢性期患者上肢功能的恢复提供了新思路。

二、应用2：基于手脑感知的本体感觉训练在脑卒中亚急性期患者中的应用

（一）研究背景

脑卒中后，脑功能缺损及神经传导通路受损，患者可表现出各种功能障碍。传统的神经发育学疗法、Bobath技术、Rood技术、本体感觉神经肌肉促进技术均强调感觉在患者康复中的重要性，证明通过适当、正确的感觉刺激可以帮助诱发肌肉收缩和正常运动模式。

基于患者是否主动参与和做出反应，感觉训练可分为主动感觉训练和被动感觉训练。主动感觉训练也被称为感觉再学习训练，主要包括对触觉、本体感觉和实体觉的重复性辨别训练。训练原则为用视觉或健侧手帮助患侧手进行感觉学习，在感觉训练时集中注意力，及时给予患者反馈，逐渐增加训练难度，重点训练有目的的任务。Carey等研究者对脑卒中患者进行了纹理觉、位置觉和实体觉的感觉再学习训练，训练后患者的感觉功能得到了改善，在后期随访中功能改善也可较好地维持。被动感觉训练即患者仅需接受和感知外部施加在肢体上的感觉刺激，而不需要做出动作。训练形式有轻触、叩击、刷擦、快速肌肉拉伸、冷热刺激、经皮神经电刺激、FES等。研究发现，外周神经电刺激结合任务导向性训练可提高脑卒中慢性期患者的运动功能，不过这些研究目前仍处于初步探索阶段。系统综述和荟萃分析表明，由于感觉研究的数量较少，评估和干预手段异质性较高，目前主动和被动感觉训练改善患者上肢感觉、运动功能及参与的证据水平都较低。

本体感觉是指对身体的位置、运动、牵拉等的感知，其感受器分布于关节囊、韧带、肌腱、肌肉内。本体感觉分为意识性和非意识性。意识性本体感觉将来自外周感受器的感觉信息传递到大脑皮质，主要负责感知肢体或关节的位置和运动方向。非意识性本体感觉经脊髓小脑束传入小脑，主要负责维持躯干和四肢的姿势和平衡。研究发现，除了初级感觉皮质和小脑，运动前区、缘上回、颞上回、岛叶、后顶叶皮质等脑区的损伤也可能导致患者出现本体感觉障碍。脑卒中患者上肢本体感觉障碍常表现为在闭眼状态下不能确定自己关节或肢体所处的位置和运动的方向，无法在抓握物体时使用合适的力量等。患者常用视觉代偿失去的感觉功能，给生活带来不便和安全隐患。

部分学者设计了用于辅助本体感觉训练的机器，这些机器有预先设计好的训练程序，

能够帮助患者进行运动觉、位置觉的训练，并能实时提供触觉、视觉等反馈。但目前多数研究的样本量较小，且仪器价格高昂，目前还处于研究阶段，尚未应用到临床。华山医院康复医学科手功能课题组前期研发了基于视觉反馈的感觉训练设备，该设备提供了可调节的视窗，由治疗师控制患者的视觉。在前期研究中，通过该设备进行患者浅感觉、本体感觉和复合感觉的训练，在训练4周后脑卒中患者手部的感觉功能、肌力和灵活性均得到了改善。

本研究基于课题组提出的手脑感知理论，设计视觉反馈下主动和被动训练相结合的本体感觉训练方案，分析其对脑卒中患者上肢本体感觉、运动功能和日常生活活动能力的临床疗效。

（二）研究方法

1. 纳入标准　①符合脑梗死或脑出血的诊断标准；②年龄18~85岁；③初次发病，单侧上肢运动功能障碍；④无明显认知功能障碍，MMSE≥24分；⑤患者或家属签署知情同意书。

2. 干预方法　试验组采用手脑感知设备进行本体感觉训练（图4-4-8），每天30 min。对照组进行常规本体感觉训练，每天30 min。两组治疗频率均为每周5 d，共4周。

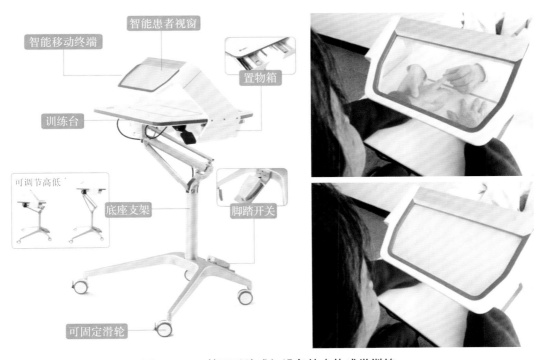

图4-4-8　基于手脑感知设备的本体感觉训练

3. 结局指标　采用 Semmes-Weinstein 单丝检查、FMA-UE、两点辨别觉和 BBT 量表对患者进行治疗前后的评定。

（三）主要结果

干预 4 周后，本体感觉训练组较对照组 FMA-UE-S 得分显著提高（$P < 0.001$）。干预 4 周后，本体感觉训练组干预前后 BBT 得分差异有统计学意义（$P=0.027$），对照组干预前后 BBT 得分差异无统计学意义（$P=0.107$）。

（四）结论

本研究以脑卒中患者为研究对象，采用手脑感知设备设计了基于视觉反馈的本体感觉训练范式。研究结果显示，4 周本体感觉训练可以提高脑卒中患者的上肢运动功能和手部协调性，改善上肢的本体感觉功能。

第五节　基于智能化两点辨别觉的手脑感知评定系统

一、概述

脑卒中可导致患者手部感觉障碍，影响患者日常生活。如健康人的手指末节及掌侧皮肤的两点区分距离为 3 ~ 5 mm，但脑卒中患者在手部感觉恢复的初期，两点辨别距离通常大于 15 mm。随着再生神经纤维数目的增加，患者的两点辨别距离逐渐缩小，直至神经感觉纤维恢复到正常范围。目前，康复医师主要使用两点判别觉测试尺对脑卒中患者手部感知功能进行测试评判。整个测试过程繁复，数据不易存储，且容易引起患者的不适与反感。所以本评定系统旨在设计一款可弥补传统测量方式不足的数字化、智能化的两点辨别觉评估仪。

传统的两点辨别觉仪器需要医师对患者手部进行长时间测试，所得数据可能因为仪器磨损而存在误差，且这些数据需要医师手动记录。为了解决以上问题，本项目基于 STM32 单片机、步进电机、触摸屏等设计了一款数字化、智能化的两点辨别觉评估仪。医师手持由步进电机和电机驱动器组成的两点判别器对患者手部各位置进行两点辨别觉测试。测试期间，医师可点击触摸屏上显示的操作界面，进行测试内容的切换或重置。当完成所有测试后，点击"保存"按钮，可将测试数据同步存储至 SD 卡中，方便医师后续查看。最后，研究证实该设备功能切实可行。

二、手脑感知评定系统的主要内容

本评定系统以"手指两点辨别觉"为医学背景，设计了一款针对脑卒中患者康复治疗的两点辨别觉评估仪。医师在触摸屏上操作并进入测试界面，使用主要由步进电机和两根定制针组成的两点判别器对患者手指进行两点辨别觉测试。其中两针之间的距离可通过在触摸屏中输入相应的数字进行调整。通过调整两针距离得到患者手指能感受到的最小距离后，点击"记录"保存数据。完成所有测试后，可以以折线图和表格形式对患者历史数据进行查看，观察患者手部感觉功能的改善程度。

系统整体设计如图 4-5-1 所示。控制模块为 STM32 单片机，可手握的两点判别器由电机驱动器和步进电机组成，数据存储采用 SD 卡，用户操作模块主要包括串口控制的触摸屏和实体按键。其中，控制模块通过检测用户操作模块中实体按键的状态，给两点判别器发送指令，使步进电机转动。当一次测量完成后，用户点击触摸屏上对应的按钮使步进电机恢复至初始位置，同时将测量数据存储至 SD 卡中。点击触摸屏中的"查看历史数据"和"折线趋势图"按钮，可使控制模块读取 SD 卡中对应患者的历史评估数据，进而生成电子表格和折线图，并在触摸屏中显示。

另外，本项目选择使用的各模块性能与参数设置如下：主控开发板型号为 STM32F412，供电 5 V/500 mA；步进电机驱动器采用共阳极接法，细分拨码的设定为 1011，电机旋转一圈所需脉冲数为 800，供电信息为 DC 12 V/0 ~ 2 A；触摸屏所需供电信息为 5 V/1 A。

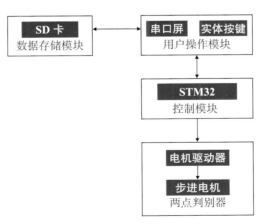

图 4-5-1　系统整体设计

三、临床应用

针对脑卒中患者的手部感觉功能的测评与分析，本项目最终设计实现的两点辨别觉评估仪样机如图 4-5-2 所示。本评定系统在上海市静安区中心医院康复医学科的 30 例志愿患者中进行测试，发现该设备可在很短时间内得到精准定量的评估数据，且本项目所得结果与用专业拨盘所得结果具有高度一致性。该设备测量结果精确，操作简单，且可对数据进行智能化管理，是脑卒中患者手功能康复评估中可推广使用的有效设备。

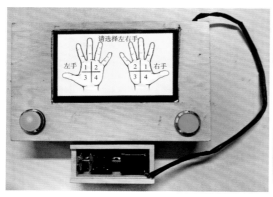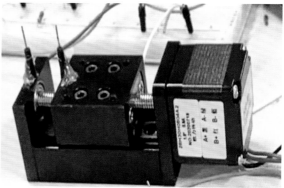

左图为两点辨别觉评估仪整体，右图为可手持两点判别器模块。

图 4-5-2　两点辨别觉评估仪样机

扫描下方二维码查看本章参考文献

第 五 章

语言-运动综合干预技术

　　本章主要介绍语言功能与运动功能的联系,包括语言-运动综合干预技术的理论基础、脑卒中后失语症及运动障碍的特点、言语-动作镜像设备以及六六脑运动-言语同步干预设备4个部分。第一节介绍语言-运动综合干预技术的理论基础,主要为镜像神经元理论、具身理论和言语知觉运动理论。镜像神经元理论认为镜像神经元的激活有利于动作-执行-言语理解;具身理论认为语言的加工与大脑的感觉运动系统密切相关;言语知觉运动理论认为言语知觉、语言理解都无法脱离运动系统而独立发生。以上3种理论为语言-运动综合干预技术提供了理论支持,使语言-运动综合干预技术的发明和应用成为可能。第二节介绍脑卒中后失语症及运动障碍的特点。根据检索文献和复旦大学附属华山医院康复医学科老年项目团队前期的研究基础,我们在第二节阐述了脑卒中后运动、语言障碍的特点,康复治疗技术在脑卒中后失语和运动障碍中的研究进展以及两者的关联。第三节对言语-动作镜像设备的设计原理、方案及应用进展进行介绍。该技术目前已在专利申请阶段,并已完成华山医院的专利转化,初步形成临床训练方案。第四节主要介绍六六脑运动-言语同步干预设备,该设备为在线训练平台,北京智精灵科技有限公司拥有专利和软件著作权,目前已经在全国多家医院推广应用。

第一节　语言-运动综合干预技术的理论基础

一、镜像神经元理论

　　20世纪90年代,Rizzolatti发现恒河猴在观察其他个体(猴或人类)执行特定动作(如抓握运动)时所兴奋的神经元与自身执行该动作时相似,这一类特殊的神经元位于恒河猴大脑的前运动皮质腹侧(F5区)及顶下小叶,被命名为镜像神经元,也被称为"脑中之镜"。镜像神经元系统不仅在观察、执行与摄食相关的动作(如抓握、进食等)时可被激活,对与目标动作相关的声音也极其敏感。如猴子通过特征性的声音"辨认"动作,或经视觉刺激后的动作想象也可激活镜像神经元。这些研究提示镜像神经元的激活有利于动作的理解、执行和学习,无论是视觉可见的动作、特征性的声音抑或是动作想象。

　　人类大脑中同样存在镜像神经元,主要位于双侧额下回后部(左侧为Broca区)、顶下小叶,以及前运动皮质腹侧、辅助运动区和颞中回等区域。其中,Broca区与猴脑的F5区存在同源性。当说话者出现与语音意义不一致的手势致使听者理解困难,或阅读障碍者被要求阅读词句时,Broca区的激活更加明显;此外,Broca区损伤可致患者出现动作观察和理解障碍，这也进一步证实了镜像神经元系统的激活有利于动作观察和理解。近年来，基于镜像神经元系统理论下的动作模仿、运动想象及运动学习等研究的大量开展，动作观察、运动想象、镜像疗法及脑-机接口技术等逐渐被用于上肢及手的运动功能康复。此外，动作观察疗法可通过激活镜像神经元系统，促进大脑的功能重组和皮质重塑，从而改善失语症患者的语言功能。

二、具身理论

具身认知理论认为，各种认知加工（如概念、范畴、语言、推理、判断等）与身体的感觉-运动系统紧密联系，语言加工的实现要利用大脑运动网络，即语言加工与运动执行交织耦联。已有研究初步证明，语言尤其是动作动词和句子加工对健康人的运动会有影响。fMRI 研究发现，被试者理解手部和脚部动作词语时可激活其中央前回和前运动皮质等运动区，提示动作动词的加工建立在身体运动加工的神经网络基础上。也有研究支持人体肌肉处于不同运动状态时，可以影响语言的理解能力。另外，运动或动作观察训练可改善语言功能障碍。有行为学研究发现受试者表达或理解描述人体不同部位动作的词（如"抓""踢"等）或句子时，会激活执行相应动作的脑区。进一步研究发现这种脑运动区的激活在独立动作词出现条件下强于动作词在句子中出现时。TMS 研究结果提示阅读动作词可能促进皮质脊髓束功能。进一步的 fMRI 研究显示，观察口、手和足相关动作视频以及阅读对应的动词短语（如"咬桃子""握钢笔""踩刹车"等）时均可引起双侧前运动皮质腹侧后顶叶等镜像神经元相关脑区的激活。事件相关电位研究发现，健康人阅读手动作相关句子时，诱发的左半球手动作运动脑区和前运动皮质的 μ 波抑制，明显强于阅读抽象句子时。

三、言语知觉运动理论

言语知觉、语言理解都无法脱离运动系统而独立发生。言语知觉运动理论认为倾听者在听觉域内无法解决不变性，但却可以在运动域中解决这种不变性。在语言理解的过程中，声音模式可以不同，但是产生这种声音模式的发音姿势却是一样的。因此，语言理解中的知觉问题可以借助其产生系统的构造和特征得到解决。简而言之，倾听者是借助自己成为说话者时所采用的发音姿势理解说话者的语言的，言语知觉的对象是发音事件。根据这个理论，倾听者将神经运动的指令发送到发音器（如舌头、嘴唇和声带），从而提供了语言理解中所必需的不变性。因此，不仅语言与发音动作之间的自然联结现象得到了解释，而且还为语言所表达的意义如何在发音动作中保持可理解性提供了一个合理的假说。此外，语言和运动系统之间有复杂的联结和交互作用，不仅发音动作，姿势性动作同样与语言存在密切联系。如打电话时，手臂和手总是会做出自发性的动作，即"手势"。事实上，即便在明知对方完全看不到的情况下（如对方是盲人），我们在进行言语表达时依旧会不由自主地做出手势。这说明姿势性的交流蕴含着语义，而言语交流缺少这一点。

第二节　脑卒中后失语症及运动障碍的特点

一、脑卒中后失语症的特点

目前在世界范围内，脑卒中是成年人致残率最高的疾病，很大一部分脑卒中幸存者遗留有言语障碍。据估计，全世界每年有超过 1600 万人罹患脑卒中，大约 38% 的脑卒中幸存者患有失语症。脑卒中后失语症是指脑血管疾病所致大脑损伤影响了优势半球皮质和皮质下的语言结构网络，从而丢失或损伤了解释和形成语言符号的复杂过程。失语改变了一些或所有的语言处理方式，包括语言的生成、语言的理解、阅读和写作能力。脑卒中后失语症最常见的原因是左侧大脑中动脉供血区皮质和皮质下区域的梗死，另外有少部分失语症是由右侧大脑半球病变导致。

脑卒中后失语症患者的语言恢复进程参差不齐，对于大部分患者而言，即使没有康复治疗，语言功能也能得到一定程度的自发恢复。虽然有自发恢复和治疗性康复的可能，但大约 40% 的失语症在脑卒中后 1 年仍有明显的言语障碍，残留症状可能会持续多年，部分患者甚至终身受到语言障碍的困扰。失语症可对患者的生活质量和社交产生巨大的影响，导致患者的社会活动减少。脑卒中后失语症罹患抑郁症和社交孤立症等情绪障碍的风险明显增加，给其照顾者和卫生保健系统带来沉重负担。因此，系统、全面地评估失语症的类型和严重程度对临床诊断、病情评估、转归预测都具有重要意义。患者语言的针对性康复训练可以帮助失语症患者锻炼语言功能，建立自信心，减少精神疾病的发生，在最佳恢复期实现最大可能的恢复并减轻家庭负担。

二、脑卒中后上肢运动障碍的特点

脑卒中后手功能障碍恢复一直是患者康复治疗的重点，也是康复科医师治疗和研究的重点。出现偏瘫症状半年以上的患者中，一半以上会出现手部运动障碍，主要表现为患侧手不能自由伸缩。手部功能占人体整体功能的一半以上，其中单侧手部功能占整体功能的

25%以上，因此，对于脑卒中后遗症期患者，手功能的恢复对患者提高生活自理能力和生活质量具有重要意义。在脑卒中发病后1年，患者身体自发性恢复基本停止，肢体障碍趋于稳定，所以脑卒中早期是功能恢复的黄金期，也是提高患者上肢和手功能的重要时期。基于循证医学的证据，选择有效的康复治疗措施，做好相关康复工作，对提高患者的生活自理能力，促进脑卒中患者手功能恢复具有重要意义。

三、脑卒中后言语障碍与上肢运动障碍的相关性研究

语言的"手势说"认为抓握运动是言语的起源。猕猴在执行或观察其他个体（猴或人类）进行抓握动作时可兴奋前运动皮质腹侧（F5区）的镜像神经元。脑成像等研究表明人类大脑Broca区中的Brodmann区域的44区与猴脑F5区存在同源性，镜像神经元存在于人脑的不同脑区，尤其是额下回后部和前运动皮质，其激活在动作观察、动作理解及动作行为的模仿学习中起着重要作用。另外，大脑的语言功能区和镜像神经元系统的功能区域在左额下回、腹侧前运动皮质、顶小叶皮质和颞上沟皮质有重叠。在语言障碍康复的过程中，语言产生的功能区与编码手部、上肢动作的脑区存在功能连接，镜像神经元系统在两者间起中介作用。这为镜像神经元理论在脑卒中后运动、语言功能康复中的研究和应用提供了新策略（图5-1-1）。

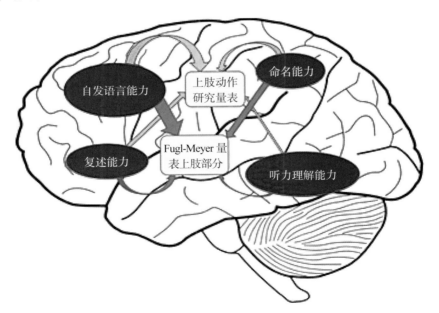

图 5-1-1　脑卒中后失语症与上肢运动评估关联示意

　　在语言功能区与运动区存在功能连接及交互区域的基础下，有研究者对脑卒中后失语症伴上肢与手功能障碍患者的综合康复治疗方法进行了研究，这些研究中虽然干预方法不一，结论也不完全一致，但该领域已经取得了初步的研究成果。复旦大学附属华山医院康复医学科老年项目团队前期曾进行 400 余例患者的横断面研究，主要探索脑卒中后上肢功能与失语症严重程度的关联，发现两者在急性期、亚急性期和慢性期均呈显著正相关。此外，失语症评价维度中的自发言语能力与上肢运动能力的联系最为密切。

四、上肢-手功能训练在失语症中的应用

　　近年来，多学科研究从不同角度对语言功能和上肢手运动功能之间的躯体皮质定位及功能联系进行了探索。虽然研究设计的干预方案不同，但研究结果均提示上肢手运动功能在失语症语言康复中发挥着重要作用。Holle 等以有声视频为研究材料，记录受试者观看视频中手势及听取目标词出现时的 EEG 变化，结果发现，伴随言语的手势可以消除语义不明词语的歧义，同时，该研究中所观察到的 N400 效应说明图标手势与言语诱发的语义处理过程相似，且图标手势在言语中存在消歧作用。一系列神经影像学研究揭示言语的视知觉与执行上肢、手动作有较多共同激活的脑区，其中左侧额下回及颞中回的激活尤为显著。此外，还有研究关注偏瘫肢体运动训练干预对脑卒中后失语症患者语言功能的改善作用。Harnish 等通过 fMRI 分析了 5 例脑卒中慢性期患者在进行 4 周重复性任务训练结合硬膜外皮质刺激治疗后双侧大脑半球皮质激活的偏侧性，结果显示，3 例受试者经西方失语症成套量表评估的失语商显著改善，且双侧大脑半球皮质激活均增强。20 世纪中叶，一些研究开始关注在全脑的参与下失语症的康复机制。其中多数研究表明，非优势半球可能会干扰优势半球的皮质激活，从而阻碍失语症的恢复，也有学者持相反观点。Crosson 等在一篇综述中总结了左手动作训练对非流利性失语症患者命名时双侧大脑半球皮质激活的偏侧性，认为位于左侧半球的主要语言区损害后，部分语言功能将转移至右侧半球，且左手动作训练有助于命名功能的恢复，并利于语言产生过程中的脑区激活转移至右侧大脑半球的次级语言区，进一步证实了语言功能和上肢手运动之间的联系。

　　随着科技的革新，NIBS 技术也被广泛应用于脑卒中患者言语功能和运动功能的研究及训练中。有研究使用 tDCS 探究初级运动皮质区在语言理解，尤其是与动作相关词语的理解中的治疗作用，结果表明，对初级运动区进行 tDCS 可不同程度地改善失语症患者偏瘫肢体的运动功能和语言交流功能，同时可提高动作相关词汇的检索功能，治疗效果可维持较长时间。研究者认为，所观察到的正向效应可能是 tDCS 对阳性电极下的运动皮质或其他脑区的直接作用结果，也可能是 tDCS 影响到与言语产生任务功能相关的运动脑区，如运动前区。

综上所述，语言功能和上肢、手运动功能之间存在躯体皮质定位及功能联系。镜像神经元系统的发现及应用为脑卒中后遗留功能障碍的治疗和康复提供了理论基础和新思路。tDCS 是否能够通过刺激额下回促进手势–语言整合以加强手势理解，各项研究结论不一，学者们也无统一定论，仍需进一步研究。

五、失语症与上肢运动障碍的神经机制

失语症的语言功能恢复是一个缓慢的、动态的呈非线性改变的过程。脑卒中后 3 个月内语言功能可在一定程度上得到自发恢复，但多数患者遗留不同程度的慢性语言功能障碍。早期语言功能的康复进展取决于血流再灌注，同时，病变区域及其周围组织水肿、局部炎症则进一步影响功能恢复。脑卒中亚急性期（发病后 3 周~1 年）和慢性期（1 年以上）患者中，大脑可塑性及神经系统的功能结构重组与治疗效果密切相关。急性期、亚急性期和慢性期虽具有各自的神经康复机制，但并非界限分明，而是相互重叠。同时，失语症患者病灶周围区域及右侧大脑半球与语言康复密切相关，但其所发挥的作用目前尚无定论。另有研究表明，脑卒中后语言功能恢复是一个动态的过程，不同阶段双侧大脑半球激活的程度各有其特点。急性期双侧大脑半球激活均很弱；亚急性期双侧大脑半球激活显著增强，且峰值位于右侧额下回；慢性期则以左侧大脑半球激活为主。

大脑运动皮质区梗死后可出现病灶对侧肢体运动障碍，但患者的上肢及手功能障碍经治疗后可得到不同程度的改善。脑卒中发病后数周至数月，自发性修复逐渐达到平台期，进入稳定但仍可通过康复训练改变的慢性期。其恢复机制基于神经可塑性，恢复过程涉及神经功能联系不能、改变现存神经通路的性能、神经解剖的可塑性。由以上可见，上肢及手运动功能的神经康复机制与失语症语言功能的恢复机制极其相似。

第三节　言语–动作镜像设备

一、设备基础

言语–动作镜像疗法利用视觉和听觉反馈，提供一种言语动作感知与动作执行的"观察–执行"匹配训练方式，该机制在上肢手功能及言语康复中得到了广泛应用。

言语–动作镜像设备（图 5-3-1）能够提供言语与上肢 – 手功能的同步训练，患者通

过该设备，可以同时进行手部关节镜像训练和嘴部言语镜像训练。设备含一个智能语音助手、一个言语观察镜和一面桌面可调节镜。在使用中，可以有多种组合训练方式，发挥"1+1＞2"的疗效，为现阶段临床康复治疗带来极大的帮助。患者在运动想象的基础上进行嘴部动作训练，在进行言语训练时，可以观察到自己的嘴部动作，利于促进言语功能的恢复。嘴部镜像训练可以矫正部分存在言语障碍患者的错误发音和口唇运动，改善其言语功能障碍。该设备结合手部镜像显示

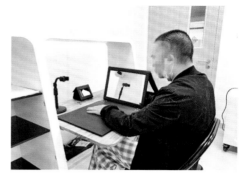

图 5-3-1　言语-动作镜像训练场景
（项目成果）

组件与嘴部镜像组件，使得使用者利用同一台设备即可同时进行上肢关节镜像训练和嘴部言语镜像训练，而且加入嘴部言语训练可以提升上肢镜像训练效果，镜像效果较好，画面真实性较高，使用者训练过程中参与度和沉浸感较强。

　　对于手功能障碍并伴有言语功能障碍的患者，建议采用镜像＋言语训练，语音助手发出指令，患者进行复述，健侧手进行训练，患者观察桌面可调节镜中的图像，想象带动患侧手运动（图 5-3-2）。对于单纯言语功能障碍的患者，建议采用言语训练，智能语音助手发出指令，根据设定好的言语训练库，患者进行复述。

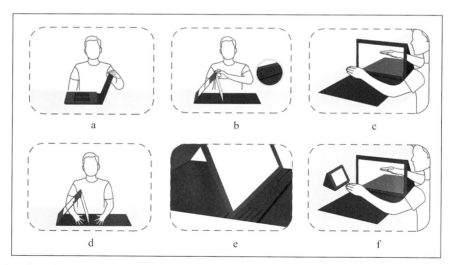

a. 调整坐姿至舒适位置，用健侧手翻开言语—动作镜像设备；b. 提起设备，将镜子直立，调整适合患者观察角度；c. 确定设备位置，确保可以看清镜像中的健侧手图像；d. 将患侧手放在三角形空间内，健侧手放在镜子前面，开始训练；e. 调整合适角度；f. 固定口部镜像，开始言语镜像。

图 5-3-2　言语-动作镜像设备使用流程（项目成果）

二、设计原理及特点

言语-动作镜像设备包括手部镜像组件和口部镜像组件。手部镜像组件包括第一镜像显示单元和底板，其中底板包括健侧手放置部和患侧手放置部，第一镜像显示单元与底板抵持，健侧手放置部设置于所述第一镜像显示单元的第一显示侧以显示使用者的健侧手的手部动作，患侧手放置部设置于对称侧，在镜像疗法的基础上，使用者在运动想象的同时进行包括肩关节、肘关节、腕关节及手指关节等上肢动作的同步运动，以促进上肢功能的恢复。口部镜像组件包括第二镜像显示单元，用于显示使用者的嘴部动作。

通过口部镜像组件包括第二镜像显示单元，使得在镜像疗法的基础上，使用者在运动想象的同时进行嘴部动作训练，使用者在进行言语训练时，可以观察到自己的嘴部动作，以利于言语功能的恢复。口部镜像训练可以矫正部分存在言语障碍患者的错误发音和口唇运动，改善其言语功能障碍。该设备结合手部镜像显示组件与口部镜像组件，使得使用者利用同一台设备即可同时进行上肢关节镜像训练和口部言语镜像训练，而且加入口部言语训练可以提升上肢镜像训练效果，镜像效果较好，画面真实性较高，使用者训练过程中参与度和沉浸感较强。

口部镜像组件还包括第一角度调节单元，其与所述第二镜像显示单元连接以调节第二镜像显示单元与所述底板之间的夹角。其有益效果在于可以根据使用者的姿势调整所述第二镜像显示单元的倾斜角度，以保证使用者的嘴部动作可以清晰地在第二镜像显示单元中显示以进行言语镜像训练，而且实现角度调节，方便不同患者使用，可以随意调节显示角度，获得更好的镜像显示效果。

第一角度调节单元还包括 5 个作用板，第二镜像显示单元、第一作用板和第二作用板依次活动连接，且使第二镜像显示单元的自由端活动抵持于所述第二作用板，第二作用板设置于健侧手放置部。其有益效果在于方便通过调节第二作用板与第二作用板之间的夹角以及第二镜像显示单元和第一作用板之间的夹角，以调节第二镜像显示单元的自由端抵持于第二作用板的位置，从而调节第二镜像显示单元与底板之间的夹角。

第一角度调节单元包括第三作用板、第四作用板和第五作用板，第三作用板、第四作用板、第二镜像显示单元和第五作用板依次活动连接，且第三作用板和第五作用板通过连接结构实现可拆卸式连接。其有益效果在于通过调节第三作用板和第五作用板之间的相对位置，而调节第三作用板与第四作用板之间的夹角、第四作用板和第二镜像显示单元之间的夹角以及第二镜像显示单元和第五作用板之间的夹角，从而调节第二镜像显示单元与底板之间的夹角。

第三作用板和第五作用板至少部分交叠设置。其有益效果在于有利于提高口部镜像组件的稳定性和牢固性。第一角度调节单元包括支撑调节结构，支撑调节结构与第二镜像显示单元活动连接，且支撑调节结构的一端部和第二镜像显示单元的一端部均抵持于底板。其有益效果在于方便通过调节支撑调节结构和第二镜像显示单元之间的夹角，从而调节第二镜像显示单元与底板之间的夹角。手部镜像组件还包括遮挡结构，遮挡结构设置于患侧手放置部以遮挡使用者的患侧手。其有益效果在于可优化镜像效果，有利于提高真实感，使用者使用过程中参与度与沉浸感高。

手部镜像组件还包括观察部，观察部设置于遮挡结构。其有益效果在于方便治疗师观察患侧手的运动情况。手部镜像组件还包括第二角度调节单元，第二角度调节单元与第一镜像显示单元连接以调节第一镜像显示单元与底板之间的夹角。其有益效果在于可根据使用者的姿势调整所述第一镜像显示单元的倾斜角度，以保证使用者的手部动作可以清晰地在第一镜像显示单元中显示，而且实现角度调节，方便不同患者使用，可以随意调节显示角度，获得更好的镜像显示效果。

第二角度调节单元包括支撑结构和柔性连接结构，支撑结构的两端分别通过柔性连接结构与第一镜像显示单元的端部和底板靠近患侧手放置部的端部相接，且使第一镜像显示单元的自由端活动抵持于底板。其有益效果在于柔性连接结构为柔性材质，可以实现弯曲，从而使得使用者可以随意调节支撑结构与底板之间的夹角以及调节第一镜像显示单元和支撑结构之间的夹角，以调节第一镜像显示单元的自由端抵持于底板的位置，从而调节第一镜像显示单元与底板之间的夹角，而且可以保证设备方便折叠收纳，便携性高，使用场景更加丰富。

底板包括若干柔性弯折部，若干柔性弯折部设置于健侧手放置部和患侧手放置部中的至少1个。其有益效果在于方便底板弯折收纳，可以保证设备方便折叠收纳，便携性高，使用场景更加丰富。

镜像康复训练设备还包括连接结构，嘴部镜像组件和健侧手放置部通过连接结构实现可拆卸连接固定。其有益效果在于便于整套装置的携带和运输，增加了组合件的互换性。连接结构为磁铁组件、卡扣组件、魔术贴组件和黏胶结构组件中的任意一种。其有益效果在于能实现可拆卸连接（图5-3-3）。

此外，数字化言语-上肢运动康复训练设备目前正在研发中。

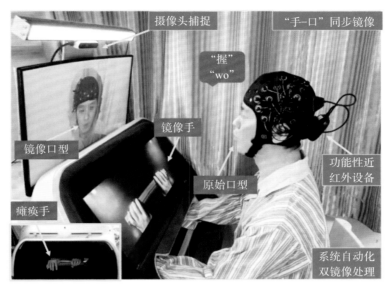

图 5-3-3　数字化言语-上肢运动镜像训练场景（项目成果）

第四节　六六脑运动-言语同步干预设备

一、设备原理

六六脑运动-言语同步干预系统（以下简称六六脑）是一套对言语功能障碍进行筛查、评估、治疗和监测的设备。六六脑依托前沿神经功能网络及结构网络理论与研究成果，应用互联网、大数据及云平台的最新技术，为各类精神疾病患者提供精神状态、认知功能、言语功能等全方位、系统化的精准评估与综合干预方案，为诊疗团队提供实时便捷的数据查阅、追踪、分析、管理服务，同时可实现家属对使用者治疗进程和效果的了解。

二、设计技术方案

1. 建立档案　六六脑主要依托互联网技术，医院设立单独域名，从而满足临床康复训练数据的高速、稳定、可靠、安全等传输要求。医师输入六六脑分配的域名，进入训练师登录界面，登记客户，为患者建立训练账号，然后录入患者的使用场所、出生日期、性别、利手、手机号等信息。

2. 言语测评　言语测评包括西部失语症检查量表测评和语言流畅性测试。西部失语症检查是针对失语症评估的标准化量表，包含对听理解、命名、复述等语言功能的评估，是失语症评估的经典常用量表。语言流畅性测试是测试语义提取的常用任务，敏感性强，易操作。

3. 训练　六六脑依托前沿神经功能网络及结构网络理论与研究成果，为脑卒中后失语症患者推送包含认知、言语、情绪的综合性训练，并且在患者训练过程中根据训练成绩实时为其调整训练方案，保证训练任务处在患者的最近发展区。作为"互联网＋医疗健康"的新型产品，患者可以在医院、家庭、社区等场所随时随地进行评估和治疗，医师可以在线随时监测患者的训练情况，实时调整训练方案。为了达到良好的训练效果，建议患者每天训练 30 min，每周训练 7 次。训练涵盖的言语领域包括听理解、复述、命名、阅读、书写等。①初始训练方案自动生成：在脑卒中后失语症患者测评完成之后，在六六脑上勾选相应的言语病症，系统自动为其生成相应的言语训练方案，医师也可以在此基础上根据自己的经验进行修改。然后选择脑卒中，系统会为其自动推送适合失语症的认知训练方案，医师可以根据自己的经验修改相应的训练方案。②患者熟悉训练任务：在患者开始训练的前 3 d，建议由护士或训练师指导患者进行一对一训练，保证患者熟悉每个训练任务。③后续训练：训练 3 d 之后，患者回家进行训练，系统每天会自动根据患者的病症和训练成绩为其推送适合其病症和水平的 5 个训练任务。医师也可在医师端查看患者的训练情况，如果患者的训练强度没有达到，可电话对患者进行督导。如果患者在某些训练任务上表现不佳，医师也可以根据经验实时调整训练方案，使患者的训练成绩保持在 70% 左右的正确率。

扫描下方二维码查看本章参考文献

第六章

基于生物反馈的生理性缺血训练

第一节 研究背景

一、国内冠心病发病与治疗现状

中国心血管病患病率处于持续上升阶段，心血管病死亡率仍居首位，高于肿瘤及其他疾病。冠心病占所有心脏疾病的 1/3 ~ 1/2。根据 2013 年中国第五次卫生服务调查，60 岁以上人群中冠心病患病率为 27.8‰，《中国心血管健康与疾病报告 2020》推算冠心病现患人数为 1139 万。冠心病已成为中国重大的公共卫生问题，防治心血管疾病刻不容缓。随着冠状动脉支架等冠状动脉再通术的开展，部分冠心病患者的心肌缺血症状可获得明显改善，但仍有部分患者无法进行相关的药物、介入或手术治疗。另外，目前的临床治疗手段对于晚期心肌梗死作用较小，在稳定型心绞痛中，血管再通治疗与药物治疗相比没有优势，所以亟需新的治疗方案。

二、缺血适应理论研究

远程缺血适应是指在一个血管床、组织或器官中应用短暂的、可逆的缺血和再灌注，可提供整体保护，使远程组织和器官对缺血 / 再灌注损伤具有抵抗力。1986 年 Murry 在研究犬心肌缺血模型时发现阻断冠状动脉 5 min 后再灌注 5 min，反复 4 次之后可使阻断冠状动脉 40 min 所致的心肌梗死范围比对照组减少 75%。1993 年 Przyklenk 发现心脏一支血管供血区组织的短暂缺血会诱导另一支血管供血区组织的缺血耐受，首先提出了远程缺血适应概念。余滨宾等在可控性心肌缺血兔模型的研究中证实，心肌完全性缺血 2 min，可显著开放缺血区域的固有侧支。不过，在临床中不能冒险通过诱发患者心肌的反复间歇性短暂缺血来促进冠状动脉侧支循环的新生，因为心脏一旦因过分缺血导致心肌不可逆坏死、脏器功能障碍，会严重威胁患者生命。

三、生理性缺血训练的出现

冠状动脉侧支的发育和侧支吻合的形成是在胚胎发育过程中由血管发生引发的。当出现冠状动脉狭窄所致心肌缺血时，这些侧支出现募集和增强。功能良好的侧支循环在保持心肌收缩力方面发挥着重要作用，在冠状动脉闭塞期间可减轻心绞痛症状并挽救患者的生命。Billinger 等的研究显示，良好的侧支循环血管对未来主要心脏缺血事件产生有益影响。另有研究发现慢性、完全性闭塞的冠状动脉的下游心肌损伤程度与侧支循环生成的数量成反比，有效侧支循环的形成对缺血心肌起保护作用，可改善患者的远期预后。因此，侧支循环可能是一种治疗靶点，而不是病理表现。

近年来，人们逐渐认识到个体化运动处方指导下的运动训练对冠心病康复治疗的重要性。运动训练的获益已被众多研究所证实，如控制心血管危险因素、改善心血管和呼吸功能、减轻焦虑和抑郁、降低心脏性猝死风险、降低心血管死亡及全因死亡率等。有氧运动促进血管侧支循环形成的作用主要是通过诱发心肌缺血产生，不仅侧支形成与运动强度有关，而且其生成数量也与运动强度成正比。有氧运动强度较大，达到缺血阈强度才会产生相对较强的促进冠状动缺血区域生成侧支循环的作用。但如果达到缺血阈强度的运动持续时间过长，相应地发生心血管意外的可能性也会增加。

Andreka 等的研究表明，将血压袖带反复充气至高于收缩压 5 min，然后通过袖带放气 5 min 进行下肢再灌注，诱发可逆性下肢缺血，进行 4 个循环的缺血再灌注可减少猪的心肌梗死面积。2006 年 Cheung 等首次在临床研究中发现，儿童择期先天性心脏病修补术前对肢体进行缺血适应训练，能够明显降低术后心肺不良反应的发生率，提示远程缺血适应对心、肺器官缺血有保护作用。在此基础上，励建安教授团队创新性地提出了生理性缺血训练的概念。该系列研究已长达 10 余年，结果提示生理性缺血训练作为一种心脏保护训练模式，可以增加缺血区域的血管发生，促进远程缺血部位侧支循环的形成，实现"生物搭桥"，对梗死心肌有保护作用。

第二节　生理性缺血训练概述

一、缺血概念

血流的主要作用是输送氧气，缺氧对每个细胞都是致命的威胁。因此，生物体已经进化出复杂的机制来帮助细胞在短暂的缺氧期间保持其完整性以及帮助生物体适应低氧供应条件的生理机制。在寒冷的冬天，双手被冻得青紫，正是寒冷刺激血管短时间收缩引起双手皮肤血液供应减少形成的一种缺血状态，但是这种缺血并没有引起组织器官功能障碍，属于机体的一种自我保护，是机体常见的生理改变之一。但是一旦缺血超出了代偿机制的调控范围，组织器官就会因为缺血发生功能障碍，就成了病理性缺血。人体多数器官对氧气需求和供应不匹配的反应是血流量增加，这已在冠状动脉、大脑、肾脏和其他血管床中得到证实。全身循环中的缺氧可能是由局部血管闭塞（血管痉挛或血栓栓塞）、血流供氧量低（贫血或动脉血红蛋白氧含量降低）或灌注量减少（如慢性心力衰竭）所致。在每种情况下，为最大限度地减少缺血性组织损伤，体循环中反复出现短暂缺血激活，从而改善对组织缺血性细胞的死亡保护。目前这种缺血适应现象已被广泛研究。

二、生理性缺血训练的概念及训练方式

（一）生理性缺血训练的概念

生理性缺血训练是一种既可避免直接诱发心肌缺血，又可促进远程侧支循环生成的运动方式。生理性缺血训练主要包括在正常肢体组织采用等长收缩或袖带加压等方式，造成反复的骨骼肌可逆性缺血。早期研究发现，该康复训练方法可使动物模型血液中的 VEGF 与 NO（有血管舒张作用）表达增加，继而促进缺血心肌部位侧支循环形成。后来研究者将生理性缺血训练应用于冠心病患者，发现干预后患者血液中的 VEGF 与 NO 表达增加，且两者呈正相关，推测生理性缺血训练可能促进缺血心肌侧支循环生成。经 10 余年发展，目前该训练方式可以作为一种简单、有效、经济、安全的康复训练方法在缺血性疾病患者中运用。

（二）生理性缺血训练方式

1. 等长收缩训练　等长收缩运动是人类最基本的运动形式。肌肉等长收缩时，肌纤维长度保持不变，肌张力增高，压迫伴行血管造成血流障碍，最终导致不同程度的可逆性肢体缺血。有研究证实，等长收缩运动在 40%～50% 最大自主收缩强度时几乎可以完全阻断血流。因此，等长收缩运动可以作为外周可控性缺血的生理模型。林松等研究发现，冠心病患者等长握拳训练干预 3 个月可以有效提高 VEGF 的水平和增加血管内皮祖细胞的数量，从而促进远程缺血心肌侧支循环的生成。临床研究常采用最大自主等长收缩方案（握拳运动），患者单手持握力器，用最大力持续握拳并记录握拳次数，每次握拳持续 1 min，放松 1 min，10 次为 1 组，两只手分别完成 1 组为 1 次训练，每天 2 次，每周至少 5 d，持续 3 个月。同时提醒患者在训练过程中放松心情，均匀呼吸，切忌憋气（图 6-2-1）。

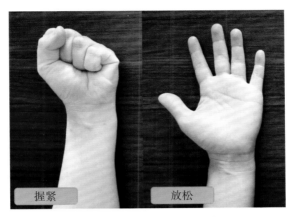

图 6-2-1 等长收缩训练

2. 袖带加压训练 袖带加压训练通过袖带加压压迫上肢或下肢供血血管，造成可逆性肢体缺血。具体方法（建议）为血压计袖带以 200 mmHg 在手臂 / 腿反复充气 3 min 和放气 5 min，每天 3 组，每周 5 d，持续 3 个月为一个周期（图 6-2-2）。

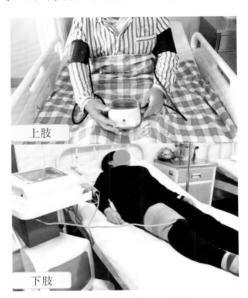

图 6-2-2 袖带加压训练

3. 训练建议 等长收缩训练和袖带加压训练均能形成生理性缺血，与袖带加压训练相比，等长收缩训练在改善心功能方面有明显优势，但等长收缩训练是一种主动运动，而袖带加压训练则是一种被动运动，所以对于昏迷或者因肢体瘫痪等原因无法进行主动运动的患者，袖带加压训练则是优选。以上两种生理性缺血训练方法各有优劣，可根据临床实际情况选择应用。

第三节　生理性缺血训练的作用机制

一、生理性缺血训练与远程缺血适应的关系

远程缺血适应是生理性缺血训练的理论基础，生理性缺血训练是远程缺血适应的具体训练形式，但生理性缺血训练和远程缺血适应的具体作用机制存在一定差异。目前研究认为远程缺血适应涉及全身多个系统多个因素，如抗炎作用、神经和体液等信号通路，并可能相互作用。生理性缺血训练通过上调 VEGF、VEGF mRNA 和 VEGF 受体（VEGFRl、VEGFR2）等的表达，诱导蛋白参与能量代谢、蛋白质折叠、蛋白质差异表达，促进内皮祖细胞数量增加、活性增强，诱导血管新生，从而促进缺血心肌的血管生成。生理性缺血训练和远程缺血适应的作用机制均非常复杂，目前尚未完全明确，需要进一步研究。

二、缺血适应分类

根据干预部位的不同可以分为原位缺血适应和远程缺血适应（图 6-3-1）。

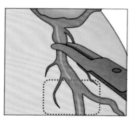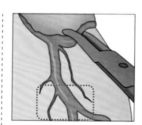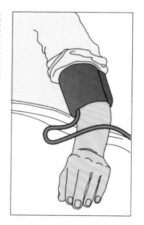
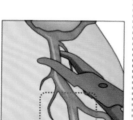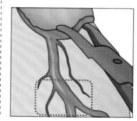

红色虚线为梗死区域。

图 6-3-1　原位缺血适应及远程缺血适应

1. 原位缺血适应　原位缺血适应指对要保护的靶器官施以反复、间断、强度适当、非损伤性的缺血刺激训练，从而提高该器官抵御突发严重缺血损害或慢性缺血缺氧损伤的能力。但由于原位缺血适应的临床转化应用存在可行性和安全性问题，因此目前原位缺血适

应仅在某些手术过程中应用。

2. 远程缺血适应　远程缺血适应指通过反复、间断性的肢体血流阻断刺激，利用神经传导、体液及全身炎症反应等途径，调动机体内源性保护机制，从而诱导心、脑、肝、肾、肺等脏器对缺血缺氧耐受，提高远程重要器官抗缺血缺氧损伤的能力。远程缺血适应可按干预介入时间分为 3 类：远程缺血预适应、远程缺血期适应和远程缺血后适应（表 6-3-1）。

表 6-3-1　远程缺血适应分类

名称	描述
远程缺血预适应	在缺血事件发生前应用的远程缺血适应
远程缺血期适应	缺血事件发生后，再灌注治疗前，在缺血过程中应用的远程缺血适应
远程缺血后适应	缺血事件获得再灌注治疗后应用的远程缺血适应

三、远程缺血适应理论研究

针对远程缺血适应理论，目前阐述其心脏保护机制的研究集中在 3 个方面（图 6-3-2）。

1. 刺激类别　刺激类别包括电刺激、化学 / 药理学物质、机械创伤和离心脏较远部位缺血再灌注循环等方式。这些刺激的共同之处在于周围感觉神经的激活。对于缺血再灌注刺激，目前的研究还不能完全证明周围感觉神经激活（如缺氧 / 酸中毒或血管剪切应力）等机制在远程缺血适应中所起的作用。

2. 传递水平　神经元和体液介质将保护信号从外周传递到心脏。神经元和体液成分参与了从外周刺激点到靶器官的信号传递并在不同水平上协调和相互作用：①外周感觉神经直接激活和（或）释放体液因子，进而激活外周感觉神经；②外周感觉传入神经到达脊髓，投射到中枢神经系统的自主中枢，导致迷走神经激活，释放乙酰胆碱；③受体激活和细胞内信号转导最终影响心肌和其他器官的保护。

3. 刺激强度　部分研究表明，缺血刺激强度和保护之间存在剂量-反应关系。在小鼠实验中，后肢远端缺血再灌注循环的次数和持续时间，而不是缺血组织的质量，决定了干预的效果。无论采用单后肢还是双后肢的干预方式，4~6 个周期 2~5 min 缺血 /2~5 min 再灌注干预，均可使心肌梗死的面积减小，而分别进行 6 个周期 10 min 缺血 /5 min 再灌注时，未观察到其对心肌的保护作用。这一发现与"过度作用"的概念一致，即过度的条件作用可能会对靶器官造成额外损害。

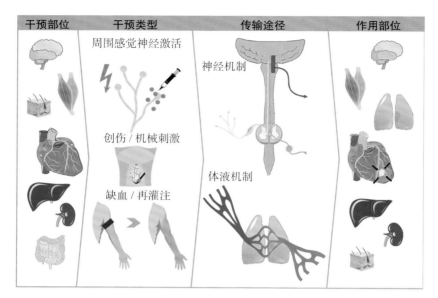

干预部位	干预类型	传输途径	作用部位

周围感觉神经激活

神经机制

创伤 / 机械刺激

缺血 / 再灌注

体液机制

图 6-3-2　远程缺血适应机制

四、生理性缺血训练对心血管的作用

　　生理性缺血训练诱导侧支循环生成的部分理论已被研究所证实，励建安、高晶及田春云等学者均对此进行了阐述。多项研究表明生理性缺血训练的发生机制与细胞、分子、蛋白质之间的相互作用密不可分。生理性缺血训练不仅可诱导蛋白参与能量代谢、细胞迁移、蛋白质折叠等生理过程，还可上调 VEGF 及其 mRNA 在血液中的表达，增加血液中血管内皮祖细胞的迁移，从而促进远程缺血组织侧支循环形成，保护缺血部位。但生理性缺血训练的基本机制非常复杂，仍需进一步研究。

（一）分子层面

　　VEGF 是机体中重要的促血管生长因子，在缺血、缺氧或血管损伤时可促进血管内皮细胞增生和迁移。研究发现，VEGF 可促进血管内皮细胞增殖、血管生成，增加血管通透性，增加心输出量，降低血管外周阻力，还可以刺激单核细胞及成骨细胞迁移，促进血管内皮细胞愈合，使内膜内皮化，间接地抗血栓形成。心肌缺血刺激不仅可使心肌的 VEGF 表达增加，同时还可使邻近组织和远程组织的 VEGF 表达增加。这些结果提示，缺血刺激不仅可增加局部组织的 VEGF 水平，改善血管储备，还可提高 VEGF 的远程表达。正常肢体等长收缩导致的短暂性缺血，即远程部位的生理性缺血训练可以诱发 VEGF 及其受体 VEGFR1 和 VEGFR2 的表达增加，血管内皮祖细胞数量增加，活性明显增强，对心肌和骨骼肌侧支循环的生成起促进作用，对梗死心肌有保护作用。

（二）蛋白质组学层面

1. 线粒体　线粒体是远程缺血效应作用于心肌的主要细胞器。

2. 线粒体和能量代谢相关蛋白　生理性缺血训练后，机体可能通过增加电压依赖性阴离子通道蛋白的表达起到代偿作用，从而发挥对缺血心肌的保护作用。

3. 细胞骨架蛋白　生理性缺血训练通过远程效应可致细胞骨架改变，微丝、微管减少及解聚，细胞刚性降低，致细胞更易于在组织中穿行，促使心脏侧支血管生成。研究证实远程缺血训练可促进血管新生，使缺血心肌的血氧增加，能量代谢增强，从而使缺血心肌得到有效恢复。

（三）细胞层面

细胞层面主要指缺血刺激促进内皮祖细胞的动员和归巢。成年人血管内皮祖细胞主要在骨髓中，在机体缺血时释放入血，通过归巢迁移至靶器官，发挥促血管新生的作用。生理性缺血训练通过使骨骼肌反复、间歇性短暂缺血，刺激血管内皮祖细胞进入血液循环，参与维护血管内皮细胞。VEGF 可以对血管内皮祖细胞的动员和归巢进行调控。生理性缺血训练通过诱导 VEGF 及其受体表达，促进血管内皮祖细胞归巢，进而促进远程缺血区域侧支循环建立。

五、生理性缺血训练的安全性

生理性缺血训练作为一种无创、简便、经济的治疗性血管生成方式，在缺血性疾病领域具有较大的应用价值，其获益也是多方面的。该训练既可作为疾病治疗与康复的手段，延缓或逆转疾病的发展进程，减轻病变，提高生存质量，也可作为病情复杂无法手术患者的治疗手段。但目前研究以动物实验为主，临床研究较少，缺乏全面总结生理性缺血训练安全性的报道，综合相关研究总结生理性缺血训练禁忌证如表 6-3-2 所示。

表 6-3-2　生理性缺血训练禁忌证

序号	禁忌情况
1	合并脑、肺、肝、肾等脏器严重疾病未控制
2	未经控制的感染和不明原因的发热
3	凝血功能障碍或活动性内脏出血
4	恶性肿瘤
5	婴幼儿及妊娠女性
6	外周血管病、血管炎、肢体动脉痉挛症、糖尿病足 / 手、毛细血管脆性大、多发性周围神经病
7	高血压未控制或严重的原发性高血压

第四节　非心血管器官中远程缺血
适应的研究进展

一、远程缺血适应与缺血性脑卒中

（一）概述

1. 研究背景　缺血性脑卒中是高发病率和高死亡率疾病。尽管再灌注治疗可以改善部分患者的预后，但仅有少部分患者能接受再灌注治疗，且再灌注后仍可出现死亡或严重残疾。既往研究显示大脑可以通过激活内源性的保护通路来自我保护和适应损伤性刺激（如缺氧和缺血）。在脑卒中研究中，针对多个神经保护通路的替代策略是非常有价值的，远程缺血适应就是这样一种方法，其在心血管疾病中的成功应用促使研究者将其应用范围拓展至脑缺血性疾病。其具有保护缺血性脑组织免受损伤直至再灌注以及随后保护大脑免受再灌注损伤的潜在能力。对于大血管闭塞患者，其具有防止缺血性坏死进展的作用。侧支循环状态与脑卒中的严重程度以及再灌注结果密切相关，部分临床前研究证明远程缺血适应可改善侧支循环。不过，目前远程器官保护减轻缺血损害的确切机制尚不清楚，并且可能因为干预的时机不同，缺血前、缺血中和缺血后的缺血再适应机制也有所不同。

2. 缺血性脑卒中的远程缺血适应治疗　脑缺血的远程缺血适应是指对肢体进行几个循环的短暂缺血再灌注，通过在患者手臂或腿采用可充气袖带加压的方法来实现。缺血性脑卒中远程缺血适应治疗是一种具有多种作用机制的神经保护新范式，根据干预的时间分为缺血前、缺血期间和缺血后干预。

（二）远程缺血适应治疗缺血性脑卒中的机制

前文已经对远程缺血适应潜在的心脏保护机制进行了阐述，以下将对远程缺血适应对脑缺血的作用机制进行介绍，并展示两者之间的异同（图6-4-1）。

1. 缺血前远程缺血适应　可能具有神经和心脏保护作用，减少随后缺血的损害。这些作用被认为可能主要与NO合酶诱导和炎症减少（如抑制白细胞CD11b表达、心脏巨噬细胞和中性粒细胞数量减少）有关，这种抗炎作用也可能由远程缺血适应触发的迷走神经激活介导。依赖于脑缺血动物模型，在局部水平上已发现炎症反应和细胞凋亡的抑制可能是缺血前远程缺血适应诱导的神经保护作用机制。

2. 缺血期间远程缺血适应　其效应可能是由脑血流量增加介导的。在缺血预处理动物模型中发现，NO可能在增强脑血流量方面发挥重要作用。既往脑缺血动物模型研究显示，

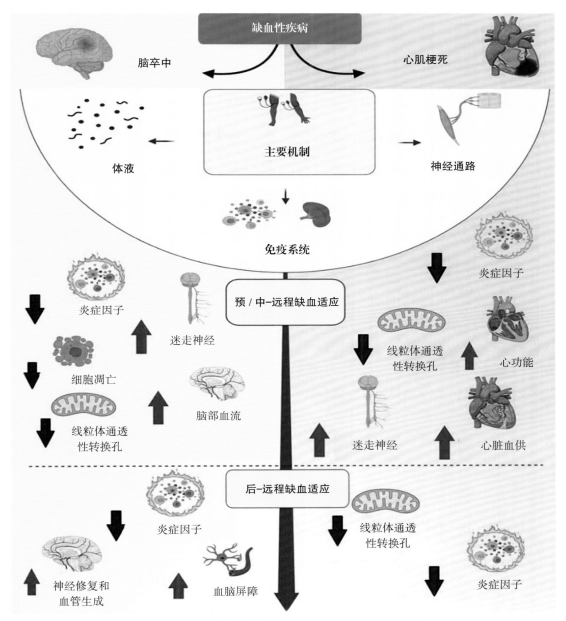

图 6-4-1　大脑与心脏远程缺血适应干预的异同

远程缺血适应可能通过抑制促炎信号，特别是 Toll 样受体 4/ 核因子 k，减少缺血再灌注损伤，减少脑梗死面积、减轻脑水肿和神经功能缺损。

3. 缺血后远程缺血适应　其效应部分可能是由内源性神经保护和神经修复反应介导的，如中枢神经系统中神经型 NO 合酶、脑源性神经营养因子或内源性阿片类物质局部产生增加，或刺激脑血管生成、抑制氧化应激和炎症反应。另外，缺血后远程缺血适应可能通过激活迷走神经调节大脑兴奋性，在疾病恢复中发挥作用，但在这一点上需要进一步研究。缺血后远程缺血适应效应的其他潜在机制包括抑制凋亡信号、减轻脑水肿、增强血脑屏障和神经血管单元的完整性等。

（三）干预形式与效果

1. 单侧与双侧远程缺血适应　虽然理论上双侧远程缺血适应可能会产生更大的缺血刺激，但目前缺乏比较单侧与双侧远程缺血适应临床效果的研究。对于患者来说，单侧远程缺血适应可能更方便执行，并且可能允许其在治疗期间同时完成日常事务。

2. 上肢与下肢远程缺血适应　虽然下肢远程缺血适应在理论上具有产生更大缺血刺激的潜力，但针对健康志愿者远程缺血适应的研究发现，上肢与下肢远程缺血适应的效果没有显著差异。使用上肢远程缺血适应进行干预的优势在于对患者和护理人员的实用性较强。

（四）安全性和耐受性

目前已有临床试验表明，对缺血性脑卒中患者，包括对老年缺血性脑卒中患者，开展远程缺血适应是安全的。有研究表明，即使在双臂进行每日 2 次，持续 300 d 的远程缺血适应干预，也未发现严重不良事件，出现的少数不良反应也较轻微，如皮肤瘀点等。未见远程缺血适应训练导致静脉血栓形成或横纹肌溶解症风险增加的报道。目前尚不清楚慢性远程缺血适应是否会影响干预肢体的感觉或运动功能。缺血性脑卒中患者进行远程缺血适应训练的禁忌证建议参考心脏部分（表 6-3-2）。

二、远程缺血适应与高血压

高血压是导致心血管疾病及死亡的主要危险因素。全球 14% 的死亡是由高血压引起的。高血压发病率从 1990 年的 13 307/10 万增加到 2015 年的 20 525/10 万。不同国家的成人高血压患病率为 30% ~ 45%。不健康的饮食习惯、体育活动减少、肥胖、吸烟和饮酒是高血压的主要危险因素。高血压的管理包括药物干预和非药物干预。尽管有非常有效的降压药物，但是在仅接受药物治疗的高血压患者中，约 70% 仍无法完全控制血压。非药物干预可在开始药物治疗前单独使用，也可与药物治疗联合使用。寻找创新的、成本低廉的干预手段对高血压治疗有重要意义。

远端缺血预适应是一种非药物策略，既往研究表明，远程缺血适应可降低血压，并可改善血管内皮功能。有文献报道，高血压与血管内皮细胞结构和功能异常有关。随着研究的深入，血压和远程缺血适应之间的关系逐渐受到关注，Madias 和 Koulouridis 的研究表明，重复远程缺血适应具有降压作用，远程缺血适应可能成为控制血压的辅助治疗方法。进一步研究表明，在远程缺血适应期间血压可持续下降，停止治疗后效果仍可以持续 5～10 d。但近年来，随着远程缺血适应对血压影响研究的深入，其治疗作用的结果并不一致。

三、远程缺血适应与肾脏

急性肾损伤是住院患者的常见并发症，成人住院患者中急性肾损伤的发病率为21.6%，在重症监护室，30%～60% 的危重患者存在急性肾损伤。重症监护室中急性肾损伤导致的死亡率可达 60%～70%。尽管已经进行了各种尝试来预防或治疗急性肾损伤，包括肾脏保护药物和肾脏替代疗法，但大多数努力仅取得了有限的效果。对于有高龄、败血症、低血容量、慢性肾脏病和糖尿病等危险因素的患者来说，急性肾损伤仍然是一个沉重的负担。

现有研究表明，远程缺血适应可能是一种简单、实用的非药物性肾脏保护方法。远程缺血适应的肾脏保护作用已在动物模型缺血 / 再灌注诱导的急性肾损伤和对比剂诱发的急性肾损伤中得到证实，临床研究也有部分证据支持应用远程缺血适应预防对比剂诱发的急性肾损伤。不过因缺乏高质量研究，其在临床环境中的保护作用仍存在争议。

四、远程缺血适应与肝脏疾病

缺血再灌注损伤是一种病理生理现象，是肝脏手术中的一个重要问题，主要为缺血期后再灌注和再氧合引起的细胞损伤。在外科手术过程中发生的缺血再灌注损伤可能会引起肝细胞功能储备和肝脏再生能力损害，是导致肝脏切除术和移植术后死亡率增加的主要因素。

2000 年，Clavien 等开展了第一个关于肝脏远程缺血适应的非随机临床研究结果。患者在左半肝或右半肝切除术前接受干预，包括 10 min 的门静脉三联体夹紧 10 min，然后再灌注 10 min。结果显示，研究组血清转氨酶活性降低，内皮细胞损伤减轻。但截至目前没有研究发现缺血再灌注对降低肝脏切除术或移植术后死亡率有效，且在肝脏切除术中其疗效也不一致。在肝移植方面，研究发现远程缺血适应仅对活体供体的早期移植功能有益，其他缺血适应技术有待在临床试验中进行评估。

第五节　生理性缺血训练的未来

一、应用前景广泛

基于远程缺血适应的生理性缺血训练是一种简单、方便且无创的治疗方案，目前大部分研究集中于基础研究，心血管系统及非心血管系统疾病领域均已开展相关研究和探索，现有临床实践已展示出临床应用前景，但仍需大量研究阐明其机制。

二、明确适应证及禁忌证

生理性缺血训练虽然是一种无创性的治疗方案，但毕竟缺血的远端肢体处于一种病理状态，必须要设定明确的适应证和禁忌证，以避免产生未知的风险和不良事件。

三、制定操作流程及适用标准

基于目前的研究现状，在针对不同年龄层次、不同受众人群、不同疾病及进展阶段等条件下，生理性缺血训练缺乏一套完整的操作流程和适用标准。完善的操作流程和适用标准是提升该治疗方式疗效和保证治疗安全的基础，这也为接下来的研究及探索指明了方向。

扫描下方二维码查看本章参考文献

第 七 章

心肺运动测评技术

第一节　心肺运动测评技术的概述

　　心肺适能也称心肺耐力、心血管适能、有氧耐力等，是指人体长时间进行有氧工作的能力，常用最大摄氧量或峰值摄氧量来表示。CPET 是评价心肺适能的"金标准"。美国心脏医学会已将心肺适能作为评价生命健康的重要指标，并将其定义为第五大生命体征。CPET 常用于对健康人群、竞技体育运动员的心肺功能的评估。随着对其作用机制及研究的增加，CPET 的应用也逐渐拓展到医疗领域，其中在心肺疾病患者评估中的应用较多，在患者心肺功能评估、运动处方制订、治疗效果评价中发挥着重要作用。伴随着心脏康复的发展，CPET 也发挥着越来越重要的作用。CPET 的评定方式有多种，如极量、亚极量、改良亚极量等。针对不同人群，评定设备的种类也较多，如跑台、功率自行车、半卧式功率自行车等。

　　因为多种原因（如对心肺适能、运动处方的忽视等），针对脑卒中患者 CPET 的研究较少。但脑卒中患者心肺适能长期降低的同时耗能增加，可能影响功能恢复，因此，临床上应及时、准确地对脑卒中患者的心肺功能进行评估。本章介绍了 CPET 技术的应用以及在脑卒中患者中的研究现状。同时基于复旦大学附属华山医院老年全周期康复技术体系与信息化管理研究课题组的研究，阐述了如何应用新的技术手段来测定脑卒中患者的心肺适能，并且在研究的基础上开发了单侧肢体评估及训练脑卒中患者心肺适能的设备，对脑卒中患者全周期心肺适能的评估及治疗进行补充。

一、心肺运动测评的定义

　　CPET 是指在受试者从静息状态到运动负荷增加的过程中，对心电图、血压、肺通气和换气等代谢指标进行监测，从而反映机体的整体代谢能力，即在一定的运动负荷下，通过监测代谢指标与生理指标反映心肺的储备能力以及两者之间的协调性。CPET 是目前国际上普遍使用的评定人体呼吸和循环功能的无创性检查手段，被认为是评估心肺功能的"金标准"。

　　CPET 以无创的方式，利用多种工程与医学技术，实时监测不同负荷条件下的心肺储备能力、心肺协调性等参数，为临床诊断提供相应的数据支持，在人体体质研究和健康评价中具有重要意义。

二、心肺运动测评的目的

CPET 是一种反映个体心肺代谢和整体功能的无创、定量的方法。通过测定运动过程中人体心肺系统的代谢水平，评估运动时机体各器官的协调性和气体交换作用，尤其是心肺功能，从而综合反映心血管系统与呼吸系统在一定运动负荷下的通气量和二氧化碳排出量等代谢变化。同时，CPET 还反映细胞呼吸功能的变化。通过 CPET 检测，可了解器官的健康状况和储备能力，主要是心、肺储备能力。

三、心肺运动测评的发展史

Wasserman 教授早在 20 世纪 60 年代就已明确指出，所有的运动均需心肺的协调以及周围循环与肺循环的协调作用来完成。1985 年，Szlachcic 及其团队通过 CPET 对先天性心脏病患者运动耐力与左心室功能之间的关系进行了研究，发现充血性心力衰竭患者的运动耐量可能与心率和心脏指数的能力关系最为密切。1986 年，Weber 等在研究中总结了其团队应用 CPET 的结果，指出 CPET 可以客观地反映患者的心肺功能状态。1987 年 Wasserman 明确提出要消除心脏负荷试验和肺脏负荷试验不统一的概念后，CPET 逐渐在国际上流行和推广开来。

四、心肺运动测评的适用范围与禁忌证

（一）适用范围

良好的康复效果是建立在全面、系统性、规范化康复评估之上的，这就需要借助全面的心肺功能一体化评估手段——CPET 来完成。患者在心肺康复前建议采用 CPET 进行运动风险评估，以全面、客观地把握患者的运动反应情况、心肺功能储备和功能受损程度，最终使存在心、肺、运动等功能障碍的患者得到安全、有效、个体化的心肺康复指导并进行精准的康复治疗效果评估。

（1）预测健康人在特殊环境下的风险　目前，健康体检的各项检查多是在静态下完成的，不能预测在特殊环境下的意外风险，如运动和高原。CPET 监测机体在剧烈运动下的心肺反应和细胞有氧代谢的能力，可在实验室里观察运动状态下的风险程度，甚至预估患者对极端环境的适应能力。

（2）预测高血压发病风险　通过观察人体在运动时血压的变化来预测后续罹患高血压的风险。

（3）诊断冠心病　通过观察运动时心电图的变化来诊断心肌缺血。

（4）诊断心功能不全　CPET目前被认为是早期发现心功能不全的"金标准"。根据最大摄氧量可将心功能定量分为4级：A级为最大摄氧量 > 20 mL·kg^{-1}·min^{-1}，无或轻度心功能不全；B级为最大摄氧量 16 ~ 20 mL·kg^{-1}·min^{-1}，轻度-中度心功能不全；C级为最大摄氧量 10 ~ 15 mL·kg^{-1}·min^{-1}，中度-重度心功能不全；D级为最大摄氧量 < 10 ~ 15 mL·kg^{-1}·min^{-1}，重度心功能不全。

（5）评估手术风险　CPET可用于评估手术风险及心脏手术或移植的手术时机。国外研究证明，当最大摄氧量 > 20 mL·kg^{-1}·min^{-1} 时，心肺并发症的风险很小，当最大摄氧量 < 15 mL·kg^{-1}·min^{-1} 时，手术后出现并发症的风险增高。

（6）指导慢病管理　运动康复是很多慢性疾病在稳定期的重要治疗内容之一，如冠心病、糖尿病、脑卒中及慢性阻塞性肺疾病等，可提高运动耐量，减轻呼吸困难症状，提高生活质量。CPET在运动康复中有辅助运动风险评估、制订运动处方以及评价运动康复效果等作用，是其他检查无法代替的。

（7）指导运动健身　运动的生理效应与运动强度成正比，但过高的运动强度又可能引发意外风险。不同的人群，不同的疾病，其运动风险也不同，CPET可帮助确定个体化运动处方，以达到最佳运动强度和最低运动风险（图7-1-1）。

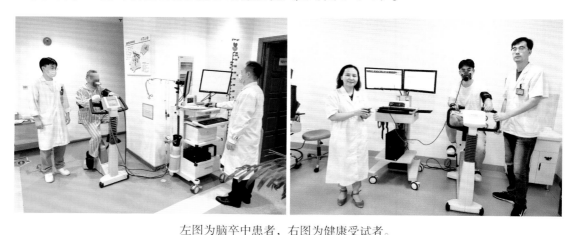

左图为脑卒中患者，右图为健康受试者。

图7-1-1　心肺运动测评的临床应用（项目成果）

（二）禁忌证

急性心肌梗死、不稳定型心绞痛、严重心律失常、急性心包炎、严重主动脉瓣狭窄、严重左心功能受损、未控制的高血压、急性肺动脉栓塞或肺梗死、严重下肢脉管炎或肢体功能障碍等疾病或情况下，均不可进行CPET检查。

第二节　心肺运动测评技术的 操作过程及主要结果

一、测试前准备

（一）评估

CPET 开始前除获得知情同意外，还应简单评估患者的基线特征，有助于为后续解读 CPET 结果提供依据。评估内容：用药史，如 β 受体阻滞剂可能影响心率反应，吸入性 β 受体激动剂可能影响通气反应；针对性体格检查，如基线心肺部查体，以便识别运动引起的变化；进行基线肺量计检查，以发现梗阻性甚至限制性病变，并确定最大通气量，以便后续计算呼吸储备。

（二）准备工作

①受试者穿适合运动的宽松衣服；②测试当天不要有额外运动；③测试当天少量进食，测试前 3～4 h 内不进食；④测试当天禁止饮用咖啡；⑤测试当天不要吸烟或者吸电子烟；⑥提供受试者所有服用药物的清单。

二、运动方案的选择

运动方法按负荷功率大小分成以下几种：①逐步增量运动，通常为每分钟递增功率或连续的斜坡运动；②多级运动，一般为每 3 min 一级；③恒定功率运动，即输出功率恒定情况下持续 5～30 min；④间断锻炼方法，即恒定功率运动 3～4 min，休息一段时间后提高输出功率再锻炼相同的时间。临床应用以逐步增量运动和恒定功率运动两种为主。

三、踏板运动方案

踏板运动方案指在踏板上完成的动作试验，通常采用两种方法，即递增功率运动方案和恒定功率运动方案。

（一）递增功率运动方案

用踏板的最低速度作为运动试验的基线，每隔一段时间增加一定功率。运动踏板上较为常用的功率递增运动试验有 3 种：① Bruce 功率递增方案。一般用于健康受试者和冠心病患者的评估，每一级需递增坡度 2% 和速率 0.8 mile/h（1 mile=1.61 km），不超过 7 级，每级持续 3 min。② Naughton 功率递增方案。通常用于中到重度心肺疾病患者的测试，每级功率递增建议不超过 25 W，每级持续 3 min。③ Balke 功率递增方案。运动速率保持恒定，一般维持速率为 3.3 mile/h，每分钟增加 1% 的坡度。

（二）恒定功率运动方案

恒定功率运动方案是目前临床上常用的运动方案。此方案包含至少持续 6 min 的运动，或将递增功率运动试验时所能达到的最大功率的 50%～70% 作为设定功率，连续运动建议维持 5～10 min。

四、运动终止指标

CPET 根据运动的终止指标，可分成极量运动和亚极量运动两种方案。

（一）极量运动方案

极量运动是指受试者尽最大努力或其他临床指标提示达到最大运动量时的运动。心率、摄氧量是否出现平台期、呼吸交换率是否达到一定数值等多种指标均可提示受试者是否达到最大运动量。若达到以下几种情况，通常判定为达到极量运动：①受试者达到峰值摄氧量的预计值；②摄氧量出现平台期；③达到最大功率预计值；④达到最大心率预计值；⑤出现通气受限；⑥呼吸交换率＞ 1.15 或＞ 1.1；⑦受试者已经尽最大努力或在 Borg 自感疲劳分级量表中得分位于最高级。在上述指标中，最大心率预计值（220－年龄）与年龄相关，也最为常用。

（二）亚极量运动方案

一般以最大心率预计值的 85% 作为亚极量运动终止的标准。

五、主要指标的测试结果

1. 最大摄氧量　最大摄氧量指运动中每分钟能摄入体内并被身体利用的最大氧气量。常用绝对值 L/min 和相对值 $mL \cdot kg^{-1} \cdot min^{-1}$ 表示。在负荷递增的运动过程中，某一时刻摄氧量不再随着负荷和心率的增加而增加，出现了一个平台，即最大摄氧量。它表示机体利用氧的上限，同时反映机体的气体运输系统（肺、心血管、血红蛋白）及肌肉细胞的有氧代谢是否正常。最大摄氧量的正常值为大于预计值的 84%。

2. 无氧阈　一般用无氧阈点时摄氧量占最大摄氧量的百分比表示，正常值＞ 40%。

3. 最大分钟通气量　最大分钟通气量取决于肺脏的代偿能力，一般可达到最大通气量的 60% ~ 70%。

4. 氧通气当量　氧通气当量是指消耗 1 L 摄氧量所需要的通气量，是确定无氧阈的敏感指标。

5. 二氧化碳通气当量　CO_2 通气当量是指排出 1 L CO_2 所需要的通气量，是无效腔通气指标之一，反映通气效率。正常值在无氧阈点时约为 29 ± 4.3。

6. 代谢当量　代谢当量指每千克体重每分钟 3.5 mL 的摄氧量，为 $3.5 \, mL \cdot kg^{-1} \cdot min^{-1}$。可用于衡量运动强度、生活活动强度或用于康复运动处方。

7. 氧脉搏　氧脉搏代表机体组织从每搏量所携带氧中的摄取量，是心脏疾病限制运动的关键生理参数。

8. 呼吸储备　呼吸储备反映最大运动时的呼吸能力。一般用最大自主通气量与最大运动通气量之差的绝对值表示，正常值为（38 ± 22）L/min，或用两者之差的绝对值与最大自主通气量的比值表示，正常值在 20% ~ 50%。低呼吸储备是原发性通气受限肺疾病患者的特征性表现，心血管疾病或其他疾病限制运动时呼吸储备较高。

CPET 各检测指标对应的临床常用缩写如表 7-2-1 所示。

表 7-2-1　CPET 各检测指标对应的临床常用缩写

指标	英文缩写	指标	英文缩写
最大摄氧量	VO_{2max}	代谢当量	MET
峰值摄氧量	VO_{2peak}	氧脉搏	VO_2/HR
摄氧量	VO_2	呼吸储备	BR
氧通气当量	VE/VO_2 或 EQO_2	最大运动通气量	VE_{max}
二氧化碳通气当量	VE/VCO_2 或 $EQCO_2$	最大自主通气量	MVV

第三节　心肺运动测评技术在心肺适能评估中的应用

一、心肺适能定义

心肺适能是呼吸系统和循环系统协同工作，将氧气运输到组织细胞，供运动时肌肉收缩使用的能力，体现为全身大肌肉群进行长时间运动的持久能力（图 7-3-1）。心肺适能反映了将氧气传输到骨骼肌线粒体以进行体力活动的综合能力。越来越多的流行病学和临床证据表明，低水平心肺适能与心血管疾病风险、全因死亡和各种癌症的死亡密切相关，心肺适能提高能直接减少疾病发生、降低死亡率。与吸烟、高血压、高胆固醇和 2 型糖尿病等已确定的传统危险因素相比，心肺适能是一个更强的死亡预测因子，也是一个更强的健康结局独立预测因子。

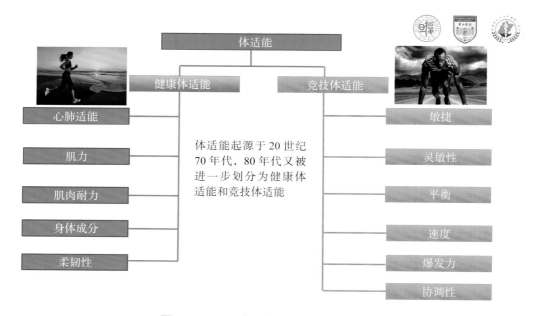

图 7-3-1　心肺适能（项目成果）

二、心肺适能评定方法

对于健康人来说，心肺适能的评定方法包括特定距离的跑步（或跑走）测验（1600 m、3000 m）、特定时间的跑步距离测验（12 min 跑）、20 m 往返跑、登阶测验及心肺恢复指数等。

对于患者来说，心肺适能的评定方法包括 6 min 步行测试、2 min 步行测试、原地踏步测试、蹬阶测试、握力测试、10 m 步行能力测试、5 次坐立试验、功能性前伸测试、腰围测量等，可间接反映患者的心肺适能水平（图 7-3-2）。

但不管对健康人还是对患者，CPET 是评定心肺适能的"金标准"。可以根据患者自身情况选择极量或者亚极量运动方案进行测试。

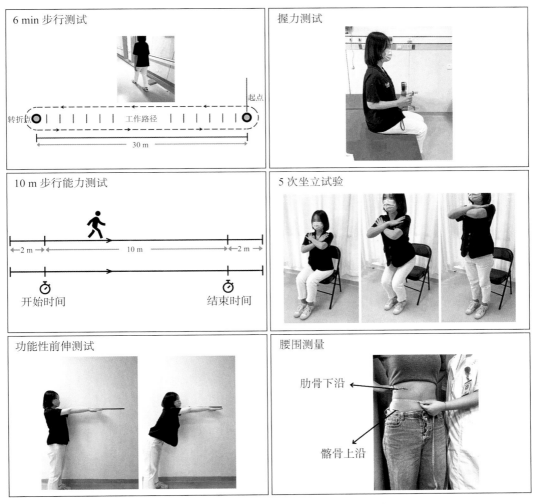

图 7-3-2 心肺适能测量方法（项目成果）

第四节 心肺运动测评技术
在脑卒中患者中的应用

一、脑卒中患者心肺适能现状

脑卒中人群的心肺适能显著下降，该水平不能维持日常活动，限制了神经可塑性的发展，并伴随一系列不良结局：衰弱、体能下降、身体功能减退、心血管事件风险增加、脑卒中复发率升高等。循证证据表明，维持心血管健康对降低脑卒中风险至关重要，是减少脑卒中复发风险最重要的策略，且有利于神经功能重塑。然而，脑卒中患者在现有的脑卒中心肺适能康复计划下并未得到有效训练。*Stroke* 杂志上发表的一篇荟萃分析显示，脑卒中患者心肺适能值，即最大摄氧量在 $10 \sim 20 \ \mathrm{mL \cdot kg^{-1} \cdot min^{-1}}$，平均水平为 $15.78 \ \mathrm{mL \cdot kg^{-1} \cdot min^{-1}}$（亚急性期为 $14.34 \ \mathrm{mL \cdot kg^{-1} \cdot min^{-1}}$，慢性期为 $16.54 \ \mathrm{mL \cdot kg^{-1} \cdot min^{-1}}$），这一水平处于同龄健康人群的一半以下，低于执行日常活动所需的阈值，导致神经康复的"天花板效应"（图 7-4-1）。

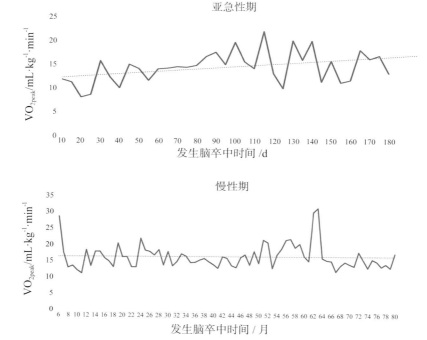

上图：对来自 25 项研究中的 967 例亚急性期脑卒中患者进行评估发现，患者的峰值摄氧量平均值为 $14.34 \ \mathrm{mL \cdot kg^{-1} \cdot min^{-1}}$；下图：对来自 56 项研究中的 2115 例慢性期脑卒中患者进行评估发现，患者的峰值摄氧量平均值为 $16.54 \ \mathrm{mL \cdot kg^{-1} \cdot min^{-1}}$。

图 7-4-1　脑卒中患者心肺适能现状（项目成果）

二、脑卒中患者心肺运动试验评估要求

①单侧肢体偏瘫，mRS ≥ 2 分；② MMSE ≥ 24 分；③生命体征平稳，无严重并发症，无 CPET 评估的禁忌证；④可耐受 $30 \sim 60 \ \mathrm{min}$ 的评估。

三、脑卒中患者心肺运动试验测试流程

按照以下步骤（图 7-4-2）进行：①打开气体容量定标按钮，对系统进行标准 3 L 容量定标；②进行环境参数定标，包括湿度、温度、海拔；③进行标准气体定标，连接气体定标管道，打开标准气体瓶，指针在 1.5 L/min，点击气体定标按钮，定标完成后关闭气体阀；④输入患者资料（注意数据单位）；⑤按照标准十二导联心电图位置备皮（用水或者酒精擦拭皮肤）；⑥贴电极片；⑦佩戴便携式心电盒子，固定好盒子以防运动过程中干扰；⑧戴面罩，注意不能漏气；⑨测试肺通气功能，完成后保存；⑩测最大通气功能，完成后点追加；⑪开始心肺运动测试—静息期（3 min）—运动期—恢复期（3 min）—结束。测试过程中注意观察患者血压、心率、心电图、血氧饱和度。

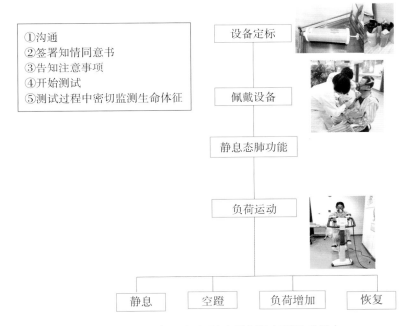

```
①沟通
②签署知情同意书
③告知注意事项
④开始测试
⑤测试过程中密切监测生命体征
```

设备定标

佩戴设备

静息态肺功能

负荷运动

静息　空蹬　负荷增加　恢复

图 7-4-2　心肺运动试验测试流程（项目成果）

第五节　心肺适能评估及训练设备的研发

目前脑卒中患者的心肺适能评估设施有立式和半卧式功率自行车。但对于早期卧床的脑卒中患者以及不适合蹬功率自行车的患者来说，尚无比较好的方法来进行心肺适能的评

估。基于此现实的考虑，本课题组和第三方公司开发了基于健侧肢体结合便携式气体代谢测定分析来评估及训练的单边训练下肢设备（图7-5-1）。从最左侧开始为设备的左侧挡板，上有凸起的4个结构，为电机的固定支架，设计此固定支架是为了保证在设备运行过程中核心的稳定性。其次是长方形的整机控制器，集成驱动装置、散热装置等。控制器上端的圆弧形装置搭载屏幕显示，患者可以实时观测自己的运动状况。控制器后侧是设备的核心装置——直流无刷电机，该设备的电机为单边出轴方式，可以满足单边康复的需求。两个半圆形挡板连接右侧脚踏板和曲柄及电机。电机出轴通过联轴器连接到曲柄上，曲柄连接着脚踏装置。图7-5-1的右图显示了加上腿部支撑结构的完整设备图，为了减少使用时因为单边带来的平衡性差、体能下降等问题，采用此种支撑结构可以使得大腿在使用时的悬空力减少，从而增加脚部的发力感，增加康复的针对性。

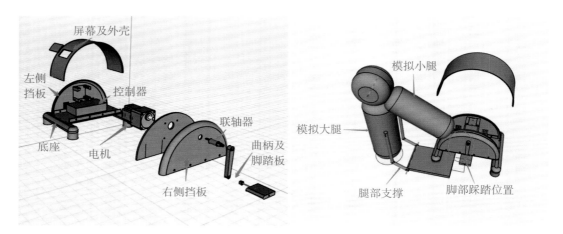

图 7-5-1 单边训练器模型（项目成果）

同时，项目组与青迪（上海）健康科技有限公司共同合作开发了适合老年脑卒中患者运动训练的改良型卧位功率自行车，方便老年脑卒中患者上下并防止摔倒。2019年7月11日该项目正式启动，2022年5月产品改良成功。项目组与青迪（上海）健康科技有限公司还合作开发了单边上肢功率车训练系统。

床边型单边上肢功率车的机械设计，是为患者定制的一种模拟训练系统。患者在卧床或坐位状态下，将上肢稳定地固定于本装置的运动平台，通过高清晰液晶触摸屏，根据患者功能障碍类型调用方案，通过控制系统完成主动模式、被动模式、主被动模式、助力模式的切换，达到左/右上肢康复锻炼的效果。在整个训练过程中，反馈保护系统能自动识别患者的肌肉状态（痉挛识别），并自动切换主动模式及被动模式。该设备为患者早期进行合适的运动训练提供了支持（图7-5-2，图7-5-3）。

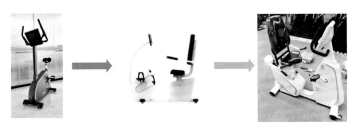

图 7-5-2　适合老年脑卒中患者的改良功率车

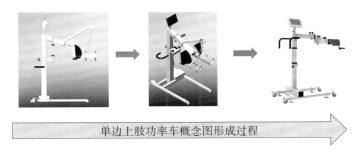

单边上肢功率车概念图形成过程

图 7-5-3　单边上肢功率车

　　CPET 作为一种无创、可重复的心肺功能测评技术，可提供精确、量化的心肺功能及整体功能评估指标，已被广泛用于多种疾病严重程度分级及心肺功能评估、手术或临床治疗效果量化、手术及麻醉风险评估、健康人群心肺功能评估及运动处方制订等心肺康复的各个方面。相信随着未来更多关于 CPET 临床应用研究的开展，CPET 适用人群及适用范围的逐步扩大，CPET 在非心肺系统疾病患者中的逐步应用，CPET 将更好地测评包括健康人在内的受试者的心肺功能及运动能力，并通过制订符合相应人群心肺功能状态的评估标准而提高其健康管理水平，更好地规避不良事件的发生。另外，进一步完善 CPET 结果分析将更好地提高 CPET 的临床应用价值，从而使其更好地服务于临床、指导临床决策等。

　　CPET 技术在国内虽已开展多年，但由于质量控制有限，深入研究较少，目前多数医院仅能简单服务临床，未来仍需进一步研究，提供更多的循证医学证据。

扫描下方二维码查看本章参考文献

第八章

吞咽障碍康复新技术

　　研究资料显示，健康老年人存在不同程度的吞咽功能下降，而老年疾病如脑卒中、PD、AD、心肺系统疾病等很可能导致吞咽障碍，老年人对吞咽障碍康复有巨大需求。因此，除传统的手法康复外，需要更多能够精准定位、系统操作、效果显著的新技术。目前我国吞咽评估与治疗新技术正在迅猛发展，而针对特定疾病的智能辅具以及老年功能障碍预防、风险筛查和随访维系健康水平方面的技术则处于萌芽阶段。本章将介绍吞咽障碍康复新技术，其中评估类技术包括 VFSS、FEES、超声评估、测压技术、肌电评估、声学分析，可对神经、肌肉及功能表现过程实现多模态、定性、定级、定量评价；与评估结果相对应的干预模式和治疗类技术包括外周电刺激、外周磁刺激、TMS、tDCS、呼吸 – 吞咽技术等，实现"中枢—外周"闭环调控。本章还将展示在"老年全周期康复技术体系与信息化管理研究"项目（2018YFC2002300）开展期间课题组申请并公开的 3 项评估、训练与辅具专利，并对实现预防和随访的吞咽康复技术进行构想与展望。希望从康复全周期出发，深化"预防—筛查—评估—治疗—随访"每一环节中康复医学所能发挥的作用，朝着实现智能评估、干预与管理一体化的目标迈进，为老年康复寻求更加可行、完善、科学且被普遍认可的新道路（图 8-0-1）。

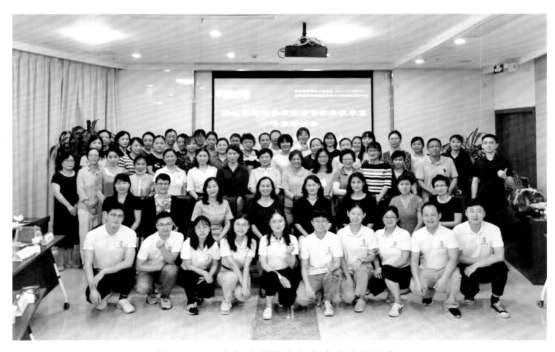

图 8-0-1　老年全周期康复方案专家论证会

第一节 吞咽障碍概述与老年康复需求

一、吞咽障碍概述

（一）吞咽功能与吞咽障碍

人体正常的吞咽功能确保了食物顺利从口腔经咽、食管输送至胃的过程。参与吞咽运动的器官和肌肉众多，包括口腔、咽、喉、食管以及各部位的肌群。吞咽过程非常迅速，其中包含了一系列由神经、肌肉、化学、物理活动互相协调进行的复杂活动，也是人类赖以生存的最基本生理活动之一。

当下颌、唇、舌、软腭、咽喉、食管等相关器官结构和（或）功能由于各种原因受损，导致食物不能被安全、有效地输送到胃内时，即为发生吞咽障碍。认知和精神心理等方面的问题也可能引起"摄食 – 吞咽"行为异常。

（二）临床表现

根据食物通过的部位一般可将吞咽全过程分为口腔期、咽期、食管期（图 8-1-1），也有学者在口腔期前加入了口腔前期。

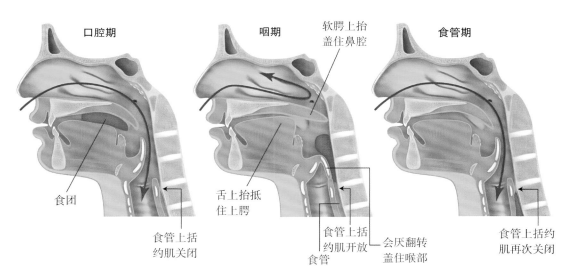

图 8-1-1　吞咽过程不同阶段

资料来源：https://www.researchgate.net/figure/Swallowing-process_fig1_325908837。

1. 口腔前期吞咽障碍　口腔前期指个体凭借清晰认知识别将要进食的食物，通过工具拾取食物并放入口腔，准备将食物咀嚼形成食团的过程。如果存在认知障碍，则可能发生吞咽失用，从而影响顺利进食。具体表现为患者食欲下降、牙关紧闭，对食物无"张口、吃、吞"的意识，摄食速度迟缓甚至停滞，吞咽不启动等。

2. 口腔期吞咽障碍　口腔期吞咽障碍的常见表现有唇闭合与下颌运动不能，导致食物从口中流出，舌肌力量下降或痉挛、萎缩，影响食物成团，软腭上抬不足与咽后壁前移不足导致鼻腔反流，口腔感觉障碍等。患者需要分次吞咽，且吞咽后口腔内有食物残留。

3. 咽期吞咽障碍　从咽期开始进入吞咽的非随意期，该时期十分关键，因为误吸往往发生于此时期。咽期吞咽障碍表现为喉上抬幅度不足、会厌软骨翻转不充分导致喉前庭封闭性差；声带闭合能力下降使食物容易掉进气管；咽缩肌群收缩无力、食管上括约肌松弛开放程度小，增加了食团进入食管的难度。咽期吞咽障碍情况下，食团经过会厌谷和梨状隐窝时残留增多，且不能被患者自主清除，容易发生吞咽后的再次误吸。

4. 食管期吞咽障碍　食团在食管期的推送过程主要依赖肌肉蠕动的顺序收缩，如果食管肌群出现"运动－感觉"障碍，就会影响食物最终进入胃内被有效消化吸收的过程。常见原因为食管内有异物阻碍了食团输送，前方的气管损伤影响了食管组织结构，或由于失神经调控后食管肌群压力异常增高与收缩顺序紊乱。患者常自觉吞咽后胸骨水平有梗阻感，出现食物反流、呕吐现象，有胃灼热感、憋胀感。

从最直接的进食行为角度分析，吞咽障碍患者的常见表现：①进食速度、时间和量发生改变，不能进食多种食物或需要额外液体辅助吞咽；②吞咽后口腔内有残留；③出现呛咳；④吞咽时口腔与喉部有异物感；⑤咀嚼困难与吞咽过程中感到疼痛；⑥音质改变，清嗓费力；⑦反复发热、肺炎；⑧不明原因的体重下降等。

（三）发生原因

吞咽功能涉及一系列神经、肌肉、化学、物理性的复杂因素，导致吞咽障碍的原因与机制也是多样的（图 8-1-2）。首先，中枢神经系统的病变可能会影响大脑皮质吞咽功能区和皮质下与吞咽联系密切的低级控制中枢，如最常见的脑卒中、脑外伤、PD、老年痴呆、脑干或小脑病变（如肿瘤）等，导致原本受控制的肌肉发生运动障碍。其次，器质性病变会直接影响到吞咽器官，如头颈部肿瘤患者实施根除手术的基本原则是完全切除肿瘤组织，而肿瘤组织可能生长在口、舌、咽、喉、食管的任何部位，因此常发生术后吞咽障碍。再次，除吞咽系统的病因外，与吞咽邻近且协同配合的呼吸系统原发疾病也可导致吞咽困难，近年来逐渐受到关注，未来应有越来越多"吞咽－呼吸"方面的联合研究。最后，吞咽器官与肌群的生理性退化是必然发生且不可逆的过程，而且上述疾病的诱因也有相当一部分为老年常见疾病，吞咽障碍已经成为一种普遍的"老年综合征"。下面就导致老年吞咽障碍的几种主要原因展开分析。

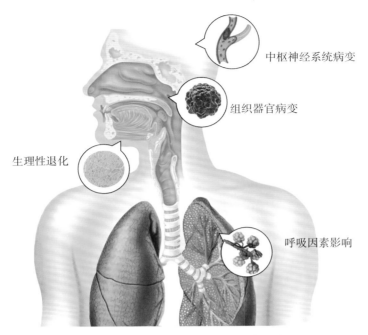

中枢神经系统病变

组织器官病变

生理性退化

呼吸因素影响

图 8-1-2　导致吞咽障碍的可能原因

1. 脑卒中　脑卒中是导致吞咽障碍的最常见病因。2019 年的《中国卒中吞咽障碍与营养管理手册》中描述了脑卒中后吞咽障碍的流行病学。相关数据显示，50%~67% 的脑卒中患者存在吞咽障碍。吞咽神经肌肉支配机制从大脑皮质中枢开始，其发出皮质下行纤维至延髓吞咽中枢，再发出周围神经支配相关肌群。研究发现吞咽皮质代表区表现为双侧大脑半球的不对称性，且优势半球的单侧化并不统一。与吞咽相关的皮质中枢涉及多个脑区，主要有初级感觉运动区、扣带回、岛叶上部和顶枕区，不同区域损伤的具体吞咽障碍表现不尽相同。但皮质中枢最关键的作用是调节肌群协同运动，顺利启动吞咽，因此其损伤后患者通常表现为吞咽启动延迟或无法启动。皮质下行纤维受损时，下级运动神经元反射通路仍然存在，因此吞咽反射正常，但是由于切断了高级中枢与低级中枢之间的联系，可出现自主吞咽启动不能。另外，环咽肌肌张力增高，处于持续收缩紧张状态而开放不能，也会出现吞咽障碍。延髓吞咽中枢损伤主要导致咽反射消失，咽期延长，增加误吸风险。周围脑神经若受损，则会出现咽肌麻痹无力、食团推进缓慢、喉关闭不全等状况。

2. 帕金森病　PD 的病理机制主要是 α-突触核蛋白聚集在脑的各个部位（主要是中脑黑质），导致黑质多巴胺能神经元丢失，从而引起黑质-纹状体通路多巴胺含量显著减少。随着研究的不断发展，α-突触核蛋白构成的路易小体也被发现出现在涉及控制吞咽的脑干和皮质等非多巴胺能区域，因此 PD 患者也可能表现出吞咽障碍。按病理进程，PD 相关吞咽障碍的病理改变首先从延髓迷走神经背核等核群和肠神经系统开始，逐渐依次进展累及脑桥、中脑、间脑和皮质。吞咽外周环路主要由延髓中枢控制，还有舌下神经核、孤束核、疑核等核团及联系纤维形成，因此，外周感觉和运动神经损害可能导致了 PD 患者的吞咽障碍，表现为感觉下降与肌萎缩。PD 早期（Ⅰ～Ⅱ期）阶段有 95%～100% 的患者伴有吞咽障碍，但此时症状不明显，不易被发现，可能与皮质功能的早期代偿有关。一般在病程晚期才出现严重的吞咽障碍。各期吞咽障碍常在 PD 患者中混合出现，除了吞咽困难还常伴有流涎，整体表现也呈现出运动模式异常及协调性变弱等 PD 的特点。

3. 阿尔茨海默病　AD 患者的吞咽障碍主要发生在疾病中晚期，与脑皮质广泛萎缩有关，有假性延髓麻痹表现，晚期常需留置鼻饲管、间歇性经口插管或胃造瘘进食。此外，AD 患者由于存在严重的认知障碍，可能导致对事物认知和进食动机的异常，也加重了吞咽障碍。吞咽障碍并发的吸入性肺炎是造成晚期 AD 患者死亡的主要原因之一。AD 患者的进食行为异常主要表现为进食主动性下降、进食时间延长、食物选择障碍、观念性失用，吞咽障碍主要表现为假性延髓麻痹所导致的吞咽障碍。有空间知觉障碍者可能会忘记如何吞咽，而额颞叶病变的 AD 患者更倾向于出现社会行为症状，如吃饭时冲动、躁动或冷漠，易发生呛咳和噎食。

4. 肺部疾病　吞咽与呼吸共用咽部，均受延髓调控，是两个同步的复杂生物力学过程。吞咽反射启动时，咽、喉之间连接中断，会厌软骨封闭喉口，呼吸暂停，食物进入食管。吞咽障碍患者完成吞咽动作所需时间往往延长，换而言之，呼吸中断时间也需延长。而老年人恰恰由于生理或病理原因导致肺功能减退，氧储备能力下降，呼吸中断时间较年轻人缩短，如此便造成他们在食物尚未完全通过环咽肌时气道不得不同时开放，导致误吸与肺炎的发生。慢性阻塞性肺疾病是一种常见的肺部疾病，其本身引起的呼吸习惯改变，患者局部精细调整作用下降引起的上呼吸道保护机制失调，吞咽与呼吸协调减弱，均可导致以误吸和吸入性肺炎为主要表现的吞咽障碍。

5. 生理性退化　生理性退化是老年吞咽障碍发生的特殊机制。老年人口腔、咽、喉及食管等部位的组织不可避免地发生退行性变化。口腔期多因牙齿损坏或缺失、舌肌力量下降、牙龈和口腔黏膜萎缩、腺体分泌功能减退等影响食物的成团和推送。咽期吞咽障碍的发病机制可能是由于神经末梢感受器感觉迟钝导致吞咽反射触发延迟，另外咽壁组织弹性变差、舌喉复合体运动能力下降、食管上括约肌横截面积减少、食管蠕动能力减弱等都可能导致吞咽障碍的发生。

二、老年吞咽障碍康复需求

国家统计局最新人口普查数据显示我国 60 岁及以上人口达到 2.6402 亿，占总人口的 18.70%，其中 65 岁及以上人口为 1.9064 亿，占总人口的 13.50%。2016 年欧洲吞咽障碍学会发布的欧盟老年医学会白皮书报道独居老人吞咽障碍发病率为 30%～40%，老年急症发作者吞咽障碍发病率为 44%，医养机构中老年人吞咽障碍的发病率为 60%。我国的调查结果显示吞咽障碍的发生率在一般社区老年人群中为 10.63%～13.9%，养护机构中为 26.4%～32.5%。吞咽障碍容易引发营养不良、肺炎、情绪、心理等问题，影响老年人其他功能（如呼吸和言语功能、日常生活活动能力）、健康况状和营养状况，导致老年患者死亡率升高，延长老年患者住院时间，降低老年期生存质量，给家庭和社会带来沉重的负担。因此，老年吞咽障碍康复在我国有巨大需求与广泛前景。与年轻人相比，老年人存在一定共通的特点：①康复目标的差异——以"维持"为首位而非"全面进步"；②依从性的不同——老年人有一定程度的知识滞后，或因认知水平下降，社交心理的复杂性等原因，对康复全程的配合度往往不如年轻人；③技巧习得能力的受限——老年人可能无法掌握一些进阶的康复锻炼技巧，因此在制订方案时要选择可操作和有效果的方法。随着时代的发展，越来越多的新技术可为吞咽障碍评估与治疗提供多种方案，将这些技术用于为老年群体服务时，要切实考虑以上特点才能更好地做到针对性治疗。

第二节　吞咽障碍康复新技术在老年人群中的应用

一、吞咽障碍评估技术

没有康复评估就没有康复治疗，评估的意义是确定患者是否存在吞咽障碍及其严重程度，从而制订后续个体化治疗计划。评估流程常从简单筛查开始，如筛查发现存在吞咽障碍风险则需要做进一步的临床功能评估和（或）仪器检查。前文已提到吞咽功能下降在老年人中较常见，筛查工具的选择原则是相对简单、快速、敏感度高，临床常使用量表法或简便测试法。筛查通常容易掌握，所需材料也容易获得，因此，一级医疗机构也能够满足对社区老年人进行普适性早期筛查的条件，这在老年吞咽障碍全周期康复中是非常重要的一环，而更精准的新技术评估通常需要到三级医院进行。下面将介绍目前在我国已逐步推广开来的一些评估新技术。

（一）吞咽造影检查

1. 概述　VFSS 又称改良吞钡检查、电视荧光吞咽检查，即在 X 线透视下观察患者吞咽不同性状食物时口腔、咽、喉、食管的整体运动，可直观地发现结构性损伤或功能性异常。检查后还可将保存的影片逐帧回放，慢化原本十分迅速的吞咽过程，便于观察与分析（图8-2-1）。

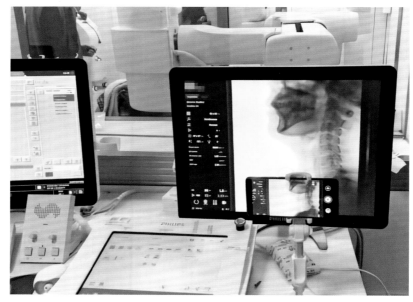

图 8-2-1　吞咽造影检查环境

2. 作用与价值　VFSS借助X线仪器便能够进行，患者一般取平静端坐位，由家属协助或自主按照医师指令摄入不同性状的食物，医师在屏幕中观察完整的吞咽过程，从而明确导致吞咽障碍的具体部位与有无误吸的发生。VFSS是尽可能最大化地获取信息的一种评估技术，被认为是评价吞咽障碍的"金标准"。

3. 具体应用　VFSS一般由放射科医师或患者的主管医师与言语治疗师协作完成。由于造影存在一定辐射性，检查前，医师和治疗师需要向患者及其家属告知风险并征得书面同意。检查者需要配制好不同黏稠度的造影用食物以判断患者能够安全有效进食的标准。初次评估时临床上最常见的配制食物种类为水样、低稠、中稠、高稠，所需加入的成分有水、对比剂和增稠剂。水样一般是60%含量的硫酸钡混悬液，低稠、中稠、高稠的调配则是在100 mL水样液体基础上分别添加1 g、2 g、3 g舒食素（增稠剂）。检查时原则上以先低稠、后水样或高稠、最后中稠的顺序进行（图8-2-2）。如果是已进行治疗性进食后的再评估，也可以考虑用治疗性进食时的食物作为造影食物。患者一般端坐位，取侧位成像观察，该体位能够获得最多的信息，正位像能够观察到左右两侧的对比，可用于改变患者吞咽姿势（如转头吞咽）观察吞咽是否更容易进行、咽部残留是否减少，因此，有需要时可以加做正位成像。

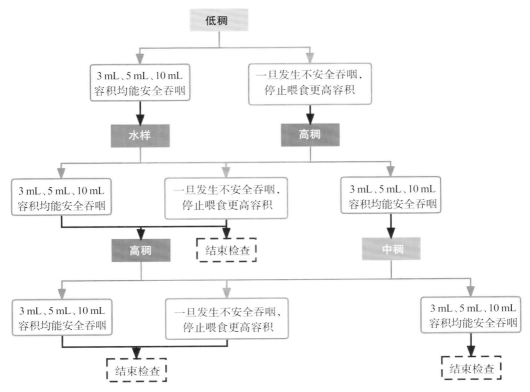

图 8-2-2　吞咽造影检查喂食一般流程

4. 注意事项　①对比剂的选择：硫酸钡混悬液口感较易被接受，临床多用，但若被误吸到肺内难以被有效清除，长期沉积可损伤肺功能。因此，对于误吸风险高且肺廓清能力较差的患者可以考虑使用含碘的对比剂，添加适量的甜味调料可以中和其原本苦涩的口感。②对于对食物无"张口、吃、吞"意识、进食速度迟缓甚至停滞、吞咽不启动的认知障碍患者，在喂食时应尽可能地将食物送至舌根后部以刺激吞咽反射的启动。③两次吞咽检查间切勿速度过快，应保证上一次的食团通过食管后再进行下一次吞咽，最后全部检查结束后均应常规进行肺部的透视，明确肺内情况。④如显示发生误吸，应及时嘱患者咳嗽，必要时由医护人员进行拍背、吸痰，避免对比剂进入肺部。⑤对存在严重梗阻、高误吸风险、意识不清或完全不配合情况者慎行该项检查。

5. 结果分析　VFSS 的分析方法分为定性分析、半定量分析与定量分析。①定性分析：定性分析在临床实践中实用性最强，可确定各期吞咽范围内具体的异常表现。常需要观察的指标包括舌的搅拌与运送、软腭运动、口腔残留、吞咽启动的触发时机、咽缩肌群收缩、会厌翻转、舌喉复合体上抬、声门关闭、咽部残留、误吸、环咽肌开放等，以及对整体时序性、协调性的判断。根据定性分析可明确后续需要进行哪些相应的治疗。②半定量分析：

对构成正常吞咽功能的关键成分进一步分级，如细化为正常、不充分与丧失。通过半定量分析可以对患者进行评分，便于进行治疗前后的疗效对比。③定量分析：定量分析的存在是科研的必要性，有利于更精准地得出相关差异性结论。需要人员经过一定培训后利用软件分析吞咽视频的时间和运动学参数，如舌喉复合体运动位移与时间、食管上括约肌开放程度与时间、咽腔收缩率、口腔通过时间、吞咽启动时间、咽运动时间、两个动作发生之间的间隔时间（反映时序性与协调性）等。时间参数可通过视频动态过程计算，运动学参数则常通过两个节点的图像截取，再借助如 Image J 等图像处理软件测量变化距离。不足之处是人为测量标尺放置具有一定主观性，容易造成结果的误差，且如果事前没有得到良好的统一培训可能造成分析结果的信度不佳。希望未来进一步发展能够智能追踪目标（如舌骨），完成运动学参数计算的技术。

（二）软管喉内镜检查

1. 概述　FEES 通过摄像镜头深入可直接观察鼻、咽部、喉部的内部状态，直视病灶，了解唾液、食物的积聚情况，以及吞咽 – 发音 – 呼吸三者之间的协调性。

2. 作用与价值　根据评价目的不同，FEES 所能够达到的目标也不同。第一，能够直接观察咽喉部结构。当镜头到达鼻咽部时，嘱患者发声和进行干吞咽，可以看到软腭运动和咽后壁收缩情况。在口咽部可以观察会厌、局部黏膜、喉前庭、声带、梨状隐窝的结构或功能异常。第二，可以了解患者分泌物积聚情况。如果咽部有明显分泌物潴留，说明咽缩肌力量不足，存在感觉功能的减退。如分泌物已经积聚到喉前庭且无法咳出，则判定为较严重的吞咽障碍。第三，通过让患者进食染色的液体或固体对舌根的运动能力、吞咽启动的速度、会厌谷和梨状隐窝的残留以及误吸和清除能力做出判断。对于可能存在反流的患者，可将内镜固定更长时间来观察反流情况。

3. 具体应用　FEES 操作一般由熟悉吞咽生理解剖的医师来进行，除执行医师外至少还需要 1 名助手与 1 名护理人员。检查之前要向患者做好可能有些许不适感的解释。一般患者取端坐位，目视前方，对于病情较重者亦可采取半卧位。首先，检查者应对患者鼻腔进行清洁，当喉镜进入鼻道引起部分人群敏感紧张时可以喷适量呋麻滴鼻液和 1% 丁卡因。将少量表面麻醉剂（利多卡因凝胶或 1% 丁卡因）涂抹在镜头前 1/3 表面，检查者一手持远端操纵杆来控制镜头方向，另一手持镜管近端由一侧鼻孔进入中鼻道。当镜头下可见咽鼓管隆突时提示到达鼻咽部，接下来操作者要小心调整镜头方向，使镜头前端接近一斜坡样结构后及时向下弯曲，当会厌出现后将镜头置于会厌上方。如痰液遮挡镜头视野及时用吸引器吸出。从 FEES 镜头角度可以清晰观察口咽和喉部结构，因此 FEES 也可用于指导气道插管与拔管。

4. 注意事项　①应在设备上连接电动吸痰器来及时清除痰液和食物残留，以防窒息。

②对于麻醉剂的使用，要防止药物不良反应，对于有安全隐患者可不使用任何药物。③在经过中鼻道时尽量不要触碰鼻腔黏膜引起患者应激反应。④深入过程中如遇镜头视野变小或模糊，适当后退调整方向与角度再慢慢深入，不可强行插入。

5. 与 VFSS 的比较　相比于 VFSS，FEES 有更加具体的适用情况。由于其能较好地反映鼻咽到喉咽的功能成像，包括解剖上的病变以及分泌物的积聚，因此更适合由于解剖结构异常所造成的吞咽障碍（如肿瘤、颈椎压迫、术源性因素）和误吸程度比较高的患者。FEES 无辐射，对老年患者的身体更为友好，可以经常使用。FEES 方便携带，可在床边检查，方便用于不便转移的老年患者。

（三）超声评估

1. 概述　超声检查与 X 线、CT、MRI、核医学成像共同构成了现代医学影像技术，并以其低廉的价格、无侵入性、实时动态、无辐射等显著特点，在临床得到了广泛应用。现代超声的主要应用包括在超声引导下注射治疗、观察脏器切面的形态结构与血流动力学等信息，其中前两项在吞咽障碍康复中有独特价值。

2. 作用与价值　作为评估工具，超声可以清晰地显示吞咽时口咽期软组织（舌表面肌、舌内肌与口底肌）的结构和运动，以及舌骨位移、喉抬升，能够动态观察食团运转（正常食物，无须添加对比剂或染色剂），观察是否存在残留与误吸。另外，超声还可以作为治疗的辅助工具，在临床上广泛应用于超声引导下的腮腺、下颌下腺、环咽肌肉毒毒素注射，从而治疗流涎和环咽肌失弛缓（图 8-2-3）。

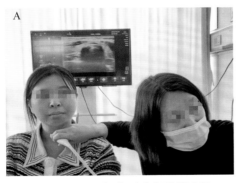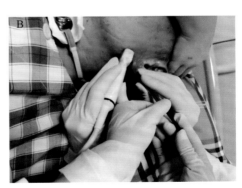

A：超声下观察吞咽过程；B：超声引导下腮腺肉毒毒素注射。

图 8-2-3　超声应用

3. 具体应用　当需要观察颏下肌群时，将线性或弧形探头置于下颌正中矢状面，与体表皮肤保持垂直才能使声波更好穿透。此时可清晰见到颏舌肌、颏舌骨肌与软腭，可以测量动态吞咽时舌在超声声束中线上的厚度变化。重点观察舌骨上抬动作时，则换用更大型号、频率更高的弧形探头放在下颌正中矢状面，探头一端覆盖舌骨，可同时观察舌与舌骨。

将下颌骨作为坐标原点，将静止与吞咽过程中舌骨的两个坐标点相减可得运动位移，除以相应的运动时间可得运动速度。有研究使用 VFSS 作为超声的对照，证实超声评估具有良好的准确性与重复测量信度。

4. 优势与局限　超声设备便于携带，超声检查价格相对低廉，只要有熟练操作经验的医师，在二级、一级医疗机构中也可开展。超声无侵入性、无辐射，不会引起老年人的不适，在最安全的条件下就能对比肌肉形态与舌骨运动，判断是否可能因退化引起吞咽功能下降，这是未来的一个研究方向。但是，超声观察阶段有限，需要结合其他评估技术才能很好地诊断由咽或喉部功能失调引起的吞咽障碍。

（四）高分辨率测压

1. 概述　高分辨率测压在食管测压的基础上发展而来，在吞咽功能量化评估中得到进一步的应用，专门用于评估动力学信息。对咽和食管上括约肌的压力测量多采用顺应性较低的固态导管，导管上有密集的微型压力传感器，能够将腔壁组织与导管直接接触的接触压或空气、食团围绕导管产生的腔内压以电信号形式输入计算机进行整合分析。

2. 作用与价值　高分辨率测压特别适用于精细评估由口咽部或食管上括约肌功能障碍造成的吞咽困难，其图像能够反映舌根部压力值、食管上括约肌静息压力和松弛开放时的残压及松弛前后的收缩压、下咽部压力值等。利用波峰之间的间隔时间能够得到一些时间参数来评估咽缩肌和食管上括约肌之间的协调性。

3. 具体应用　接受高分辨率测压前 48 h 原则上应停服影响食管动力的药物，至少前 6 h 应该禁食以防呕吐与误吸。患者一般取坐位即可，检查者经鼻或经口插入导管至 40 cm 时停止，此时正常应看到食管上括约肌高压区处于屏幕中间。患者可以进行干吞咽来适应，5 min 后停止动作，放松 30 s 以便记录咽腔各段基础压力水平。然后再进食不同性状的食物。从图像上可以观察到舌根部压力峰值、下咽部压力峰值和食管上括约肌静息压力和松弛开放时的残压以及松弛前后的收缩压波峰。正常情况下，食管上括约肌开放松弛时压力较低，在图像中会有一段断续的蓝色区域，如吞咽时一直存在红色区域，则说明食管上括约肌松弛不完全。另外，正常情况下，下咽部压力峰值出现时，食管上括约肌的压力应该下降，可以根据波峰的先后顺序判断下咽部与食管上括约肌之间是否失协调。

4. 发展前景　高分辨率测压与其他技术联合应用可以得到更全面的参数信息，如上文提到的吞咽造影数字化采集系统、超声等，进一步分析不同数据间的相关性。但是由于高分辨率测压设备昂贵，不利于大范围推广。另外，高分辨率测压容易受到多种因素干扰，包括置管的角度造成的压力偏差、食团容积与黏稠度的变化、不同吞咽姿势、自主定义解剖结构（目前的分辨率尚不能完全区分每个结构）等，降低了结论的可靠性。目前还缺乏大样本的基线评估研究，未来应建立起我国健康人群（包括不同性别、年龄、区域）咽腔测压的数据库，将更有利于病理表现的识别。

（五）舌压测量

1. 概述　除咽腔测压外，舌压测量补充了对口腔期的主要器官——舌的功能评估。舌压是指舌与硬腭接触产生的压力，可以控制液体流动速度，同时产生对食团的推送力。舌压测量可以作为评估方法，也可作为一种生物反馈治疗方法。患者可以通过重复练习，尽力提高舌压来改善咽部压力的产生，使得食团或液体更容易通过咽部进入食管。

2. 作用与价值　舌压测量仪小巧便携、操作简便、安全无创、价格低廉，可同时作为评估与治疗方法，适合老年患者使用。

3. 具体应用　经典的舌压测量工具是美国生产的爱荷华口腔行为仪，另外由我国窦祖林教授团队研制的简易舌压测量仪也广泛应用于患者治疗中（图 8-2-4）。简易舌压测量仪采用球囊法测压，将鼓起的气囊放置于患者的舌体中部，患者尽最大力量将舌体向上抬顶住硬腭，被挤压的球囊中的压力传感器便能够反馈相应的压力值，可评估舌压峰值与舌肌耐力。舌肌耐力的评估标准是患者需使显示器的压力值维持在峰值的 50% 以上，记录其保持时间。还有的仪器配备 0.1 mm 厚的舌压传感器并将其直接贴合在舌体上，改进了球囊不易固定的缺点，且可以同时测量舌前、舌中、舌后和两侧边缘的压力最大值、持续时间、压力梯度等。

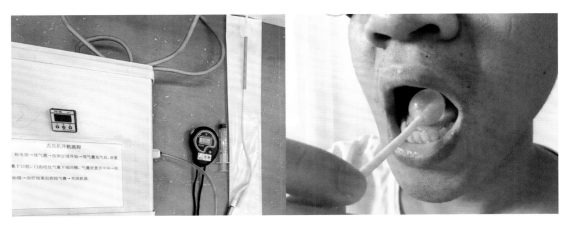

图 8-2-4　窦祖林教授团队研制的简易舌压测量仪

（六）表面肌电图评估

1. 概述　肌肉收缩的机制是神经接受刺激引起动作电位，传导至肌肉产生兴奋耦联。肌电图评估技术就是将肌肉收缩转化为电信号。sEMG 评估是指将电极贴于吞咽相关肌群表面来检测肌群活动生物电信号的技术（图 8-2-5）。

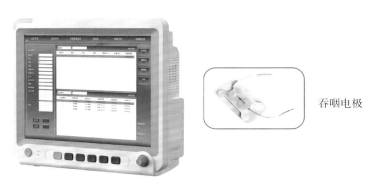

吞咽电极

图 8-2-5　由项目合作单位研发的肌电生物反馈康复仪

2. 作用与价值　sEMG 评估操作简单、快速、无创、无辐射、价格低廉，患者不会产生不适感，这些优点与超声相似，但 sEMG 评估相比超声更容易掌握。sEMG 评估能够记录肌群的肌电活动幅度（平均值、最大值）、活动时限以及各肌群间的肌电产生时序性。其操作的简便性有利于大样本数据库的数据收集。国内外相关研究已证实 sEMG 评估是一种简单易行且可信度较好的筛查评估方法，可初步鉴别不同原因引起的吞咽障碍。

3. 具体应用　由于口轮匝肌、咀嚼肌、舌骨上肌群与舌骨下肌群都是参与吞咽口腔期与咽期的主要肌肉，理想的 sEMG 评估应使用四通道的仪器，将电极分别贴于肌群上。选择任意一边的口轮匝肌与对侧的咀嚼肌，同理选择任意一边的舌骨上肌群与对侧的舌骨下肌群，避免电极的重叠。临床目前也有只选择舌骨上下肌群的两通道仪器，此时聚焦在咽期吞咽功能的表现上。而后患者可以执行不同的吞咽任务，如干吞咽、吞下不同体积的水和不同质地的液体或食物、连续吞咽等，记录相应的肌电活动。我国已有对健康中老年人咽期吞咽功能的 sEMG 研究，还有研究者根据咀嚼时咬肌的表面肌电信号，进行了为老年人选择合适硬度的食物或开发专门食品的研究。

（七）声学分析

1. 概述　经验丰富的医师能够借助听诊器听诊患者吞咽过程中的声调、持续时间、呼吸音等来判断吞咽障碍，但一般凭个人主观经验，没有同心音分析一样建立成熟的检测、记录和评价体系。近年来，数字化颈部听诊系统开始发展，研究者尝试通过非侵入性手段检测和分析吞咽时产生的声音特性来诊断和评估脑部特定区域损伤和相关神经损伤。

2. 发展前景　声学分析与 sEMG 评估从不同层面收集吞咽信息，都有助于发掘老年人与年轻人在吞咽模式上的差异。尽管受限于噪声排除、检测部位、体位选择、设备选取等方面的异质性，声学分析尚未在临床推广，但其有一个独特的优势——对误吸的识别。正常情况下，喉部上抬，推送食团进入食管时会产生特征性的吞咽音。这是一种短时、尖脆的"咕-噜"声，若仅存在"咕——"声，提示存在食物误入气道的可能。液体侵入气道的最典型表现是会产生"湿润样嗓音"，犹如含一小口水在说话的声音。目前临床上常用的脉冲血氧饱和度仪监测准确率为 60% 左右，希望未来进一步统一评价标准，开发智能声学识别工具供老年人日常使用，有助于提前发现吞咽问题，从而尽早进行吞咽障碍康复锻炼。

（八）总结与归纳

上文列举了现代康复在吞咽障碍领域中主要、常用、有价值与发展空间的几种评估新技术，其比较见表 8-2-1。

表 8-2-1　不同吞咽评估技术的特点

技术	优势	局限性
吞咽造影检查	能够记录吞咽全过程中口腔-咽-喉-食管的整体运动，直观发现结构性损伤或功能性异常表现	对比剂误入气道会损伤肺功能、有辐射、设备昂贵不宜基层推广
软管喉内镜检查	能够直视咽喉部内部结构，细微观察组织病变与分泌物积聚，还可评估患者的感觉功能，无辐射	对操作人员有较高要求，患者会有不适感，不能观察环咽肌、食管的功能和吞咽全过程
超声评估	非侵入性，可清晰观察吞咽时口咽期组织、器官结构及其运动，以及食团运转（无须添加对比剂或染色剂），超声引导下可行肉毒毒素注射来治疗流涎与环咽肌失弛缓，价格相对低廉，利于推广	对操作人员有较高要求，仅能观察吞咽某一阶段，对食管上括约肌观察不理想
高分辨率测压	对咽和食管上括约肌的动力学评估有独特价值	设备昂贵，对操作人员有较高要求，患者会有不适感，影响评估结果的因素较多
舌压测量	可作为评估工具与治疗工具，价格低廉、便携、操作简便	临床上常用的舌压仪评估参数较单一
表面肌电图评估	操作简单、快速、价格低廉，能够记录肌群的肌电活动幅度、活动时限、各肌群间肌电产生的时序性，是一种简单易行且具有可信度的初步筛查方法，也可以作为一种生物反馈疗法	评估参数较单一，不能得到深入和精准的判断
声学分析	发掘老年人与年轻人在吞咽模式上的差异，对误吸的识别有独特价值	尚在研究阶段，需要构建更加标准的测量体系

二、吞咽障碍治疗技术

相比于经典传统手法训练，近年来在吞咽障碍康复中越来越多地应用以电、磁为主的物理因子疗法。电磁刺激对激活、调控神经元有明显效果，已成为深入研究吞咽障碍机制的热点工具。针对外周肌群的治疗方法有 NMES、生物反馈训练、咽腔电刺激、外周磁刺激，作用于中枢神经系统的方法则有 TMS 与 tDCS。

（一）神经肌肉电刺激

1. 概述　NMES 的原理是通过刺激完整的外周神经通路来激活支配的肌肉，作用是帮助无力的肌群产生吞咽动作或增强肌群的力量，也能够让吞咽动作更具协调性，降低误吸的发生率。

2. 作用与意义　正常吞咽过程的肌肉收缩顺序是先募集 I 型肌纤维再募集 II 型肌纤维，吞咽障碍患者的 II 型肌纤维常由于募集能力低下而发生失用性萎缩，而一般的常规训练往往只能够锻炼到 I 型肌纤维，对 II 型肌纤维无较好的恢复作用。NMES 的价值在于逆转募集模式，即先激活 II 型肌纤维，I 型肌纤维只有在超过一定脉宽和强度的阈值刺激时才会收缩，能够更大程度地加强吞咽肌群的肌肉力量。

3. 具体应用　NMES 对浅表肌肉的作用最好，深层肌肉由于电阻过大而很难被刺激到，因此常放置电极片的肌肉有口轮匝肌、颊肌、咀嚼肌、舌骨舌肌、舌骨上肌群、舌骨下肌群。将小电极片贴于肌肉表面，电流强度根据患者产生的刺激感调节，在每一次刺激的同时可嘱患者同时努力自主吞咽。一般每次治疗 20~60 min，每天 1~2 次，每周 5 d，治疗疗程根据评估结果调整。NMES 的电极放置位点对疗效有重要影响，临床上有 4 种推荐的放置方法：①电极 1 与电极 2 平行放置于舌骨上方，电极 3 和电极 4 平行放置于甲状软骨水平，注意不要向旁侧过远地放置电极，以免电流通过颈动脉窦。该方法在临床上常用，适用于多数咽喉运动障碍的患者。②"一横一竖"排列，即电极 1 和电极 2 平行放置于舌骨上方，电极 3 放置在甲状软骨上切迹上方，电极 4 放置在甲状软骨上切迹下方。该方法适用于会厌谷残留、喉上抬障碍的患者。③4 个电极等距垂直排列，电极 1 放置于舌骨上方，电极 2 放置于甲状软骨上切迹上方，电极 4 位于环状软骨水平，严重吞咽障碍的患者使用该方法可影响多数肌群。④将电极放置在颏下与面神经颊支上，促进舌骨上抬与口轮匝肌、颊肌的收缩，这种方法主要针对口腔期的吞咽障碍（图 8-2-6）。

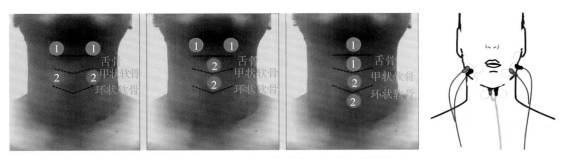

图 8-2-6　吞咽表面电刺激不同电极放置方法

资料来源：翻译自 HUH J W, PARK E, MIN Y S, et al. Optimal placement of electrodes for treatment of post-stroke dysphagia by neuromuscular electrical stimulation combined with effortful swallowing[J]. Singapore Med J, 2020, 61(9): 487–491.

SANDOVAL-MUNOZ C P, HAIDAR Z S. Neuro-muscular dentistry: the "diamond" concept of electro-stimulation potential for stomato-gnathic and oro-dental conditions[J/OL]. Head Face Med, 2021, 17: 2[2022-05-16]. https://doi.org/10.1186/s13005-021-00257-3.

（二）体外膈肌起搏器

体外膈肌起搏器本质上也是一种电刺激疗法，主要针对肺功能康复，基本原理是刺激膈神经，提高膈神经兴奋性，引发膈肌有规律地收缩，从而增加胸腔容积，提高肺泡的有效通气量，恢复患者的膈肌功能。前文提到呼吸因素会影响到吞咽，因此在相关研究与实际应用中都会在吞咽障碍康复治疗过程中辅以体外膈肌起搏器治疗。仪器配有一对小电极片和一对大电极片。小电极片为作用电极，顺着肌肉走向斜贴在双侧胸锁乳突肌外缘中、下 1/3 的交界处（环状软骨水平），此处为膈神经最表浅的地方，注意避开刺激到颈动脉窦的位置（胸锁乳突肌内侧，甲状软骨上缘水平）。大电极为辅助电极，贴在双侧锁骨中线与第二肋间交界处（图 8-2-7）。对于老年患者，体外膈肌起搏器能够无创、安全、有效地辅助其进行呼吸肌的功能锻炼，改善肌肉力量，提高咳嗽清除异物的能力，降低肺部并发症的风险，增强吞咽-呼吸的协调性。体外膈肌起搏器价格低廉、简易便携，值得推广。

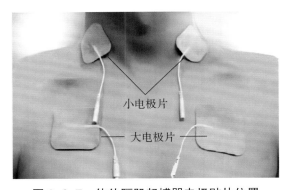

图 8-2-7　体外膈肌起搏器电极贴片位置

（三）生物反馈训练

sEMG 反馈是一种通过视觉反馈更好地促进吞咽动作再学习的训练方法。将电极置于舌骨与甲状软骨上切迹之间，当患者努力通过自主吞咽达到肌电信号超过设定的阈值时，刺激器会提供一次有功能活动的肌肉收缩。患者能够在屏幕实时看到波幅，从而更好地控制吞咽功能向更高目标靠拢。结合一系列气道保护动作，也有助于患者理解学习。对于生理性吞咽功能下降的老年人来说，sEMG 反馈是一种简单易行且无伤害的有效锻炼方法。前文提到的由本项目合作单位研发的肌电生物反馈康复仪同时兼有 sEMG 评估与生物反馈训练的功能。

（四）咽腔电刺激

除作用于浅表肌肉的 NMES，还有可以刺激双侧咽腭弓、咽部黏膜的咽腔电刺激疗法。咽腔电刺激是一种新型疗法，国外开展研究较早，具有一定技术基础，其中英国 Shaheen Hamdy 教授团队开发了一套专门的设备——Phagenyx 治疗仪，并已在欧洲完成了临床研究注册，逐步在临床得到推广应用。咽腔电刺激的主要作用机制是通过舌咽神经上行通路刺激吞咽中枢模式发生器，兴奋大脑皮质，诱导神经可塑性。咽腔电刺激主要针对神经性吞咽障碍，有助于提早气管切开患者的拔管时机，对非神经源性吞咽障碍则不建议使用。电刺激导管可经鼻或经口插入，将刺激电极悬于咽部，导管上带有引导标记便于正确摆放电极，同时并装饲喂管，进行咽腔电刺激的过程中可以将导管代替一般胃管使用。目前较为公认的刺激方案为 5 Hz，个人耐受最大刺激强度的 75%，每次 10 min，每天 1 次，连续治疗 3 d。带有不可关闭的心脏起搏器或心律转复除颤器、合并食管穿孔、食管狭窄、食管憩室、心肺状态不稳定或需要持续吸氧者禁止或慎重使用。

（五）外周磁刺激

随着外周电刺激的应用越来越广泛，rPMS 作为新型非侵入性的治疗方法也开始从刺激脑区向刺激肌群拓展。rPMS 的工作原理是将刺激线圈放置在目标刺激肌肉上，当电流传导到线圈上，线圈会形成一个垂直的磁场刺激神经诱发动作电位，实现肌肉收缩（图 8-2-8）。有研究对比了 rPMS 与 NMES 的疗效，结果发现 rPMS 治疗效果优于 NMES。对于老年人来说，其颈部皮肤松弛导致 NMES 放置电极片时难以精准定位，而 rPMS 省时、省力且定位精准。另外，rPMS 穿透力更强，能够刺激到颈部深层肌肉。越深层的肌肉 NMES 的阻抗越大，不仅作用深度受限且容易产生痛感，而磁场几乎可无衰减地穿过这些组织，在作用于深部肌肉的同时还不会兴奋痛觉纤维。虽然针对吞咽功能的 rPMS 目前仅处于初步研究阶段，缺乏大样本的循证医学证据支持，但初步的研究结果显示其是一种安全、可靠、有效的治疗方法，有条件的机构可以尝试推广以获取更多的临床实践证据。

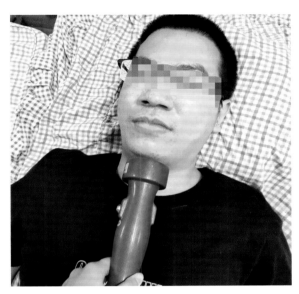

图 8-2-8 外周磁刺激作用于颏下肌群

（六）重复经颅磁刺激

TMS 技术与 tDCS 技术在前面的章节也有详细介绍，这里侧重于介绍 rTMS 在吞咽障碍康复中的应用。rTMS 是临床上最常用的一种 TMS 模式，被公认为是一种安全可靠的无创神经调控技术。rTMS 的基本作用机制是改变神经细胞的极化状态，形成动作电位，影响神经的可塑性和功能。与 tDCS 相比，rTMS 的定位更加精准、作用强度更深。吞咽功能受双侧大脑皮质支配，但临床上一侧脑部受损的患者也可能发生吞咽障碍，因此推测存在支配吞咽功能的"优势半球"。根据临床观察，吞咽优势半球并不像语言区那样存在特异的单侧化，可能由于各期吞咽过程的优势半球分别分布在左右两侧半球，其具体结论尚未得出。基于上述复杂背景，科研领域中 rTMS 治疗吞咽障碍的刺激方案也并未统一，刺激区域多为下颌舌骨肌、咽部、食管等皮质代表区，治疗时间多选用 10～20 d。高频刺激容易提高皮质兴奋性，低频刺激作用则相反。高频刺激患侧皮质、高频刺激健侧皮质、低频刺激健侧皮质以及高频刺激双侧皮质这几种模式都有相关研究证实其有效性，反映了吞咽功能损伤的多样性与复杂性。不同的刺激方式可能适用于不同的疾病进程，如在脑卒中慢性期实施高频刺激可能达不到较好的效果。高频刺激患侧皮质，提高受损脑区兴奋性是 rTMS 的传统手法，而高频刺激健侧皮质的主要理论依据是"补偿模型"。Hamdy 等发现单侧脑卒中后吞咽障碍的发生取决于健侧吞咽皮质兴奋性的提高和代表区面积的增大，而患侧变化不显著，由此认为健侧吞咽皮质的代偿和重组可能在吞咽恢复中更重要。低频刺激健侧皮质则依赖于"半球间竞争模型"，低频 rTMS 通过诱导突触传递功能的长时程抑制，减弱经胼胝体交互抑制效应，从而降低健侧大脑半球对患侧大脑半球的抑制作用。

而高频刺激双侧皮质体现了"既然难以确定哪一侧才是优势半球，双侧一同刺激就一定会包含"的思路。近年来的研究也基本支持双侧高频 rTMS 在脑卒中后吞咽功能恢复中的积极效应，其有望成为更佳的治疗方案。未来需要更大样本量、与其他模式进行比较的研究。另外，rTMS 联合 NMES 干预整体吞咽通路是经典的"中枢 + 外周"闭环模式（图 8-2-9），除此之外，通过试验验证更多不同联合干预的方式、先后性、强度、频率、持续时间、间隔期等因素之间的配比，不断拓宽搭配方案，也是未来研究的热点之一。

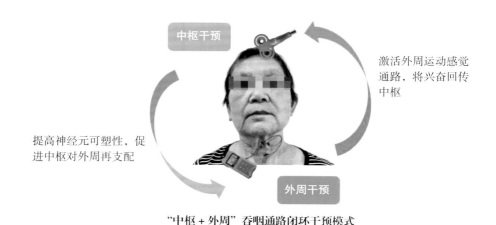

"中枢 + 外周"吞咽通路闭环干预模式

图 8-2-9　以"中枢磁刺激 + 外周电刺激"为例的吞咽障碍康复闭环模型

（七）经颅直流电刺激

tDCS 是利用恒定、低强度直流电调节大脑皮质神经元活动的技术。与 TMS 的作用机制不同，tDCS 的微弱电流并不能诱发细胞动作电位，只作用于处于活跃状态的细胞，通过改变其静息电位，导致细胞兴奋性变化。与 TMS 相比，tDCS 的安全性更高，而且价格低廉、容易携带，可在床边治疗。同样的，tDCS 的阳极刺激可提高皮质兴奋性，阴极刺激降低皮质兴奋性。tDCS 的治疗效果主要由电流强度、电流密度、电极片极性、两电极间距离、刺激部位、刺激时间、刺激间隔等因素决定，在吞咽障碍方向的文献资料相对于 TMS 要少，刺激参数和刺激方法不一，仍需要进一步研究。目前临床上多选用 $1 \sim 2$ mA 的电流强度，每次刺激 20 min，连续治疗 5 d 以上。相比于 TMS 已开始应用于刺激小脑、迷走神经，tDCS 受限于其强度，刺激部位仍主要为皮质吞咽中枢，其中以咽部运动皮质和吞咽感觉运动皮质最为常见，应用的时期也主要集中在疾病稳定恢复期。tDCS 能够有效地改善健康老年人和 AD 患者因生理或病理性老化导致的相关认知障碍，而吞咽的口腔前期与口腔期受到认知功能的控制，因此有相当一部分患者吞咽功能的改善依赖于认知功能的提高。从这一角度，tDCS 对认知障碍合并吞咽失用的老年患者的康复起到了重要的作用。

三、应用案例展示

（一）病例 1

患者詹 xx，男性，68 岁；住院科室：康复医学科。

（1）主观资料（S）　①现病史：主诉步态不稳 5 月余，吞咽困难 3 月余。患者于入院前 5 月余无明显诱因出现步态不稳，四肢活动尚可，伴左侧听力下降，无头晕、耳鸣，无头痛、恶心、呕吐，无发热、咳嗽、咳痰，无肢体抽搐、意识障碍，无饮水呛咳、口角歪斜等表现。初未重视未就诊，后自觉步态不稳较前加剧，3 月余前就诊于国家区域医疗中心（福建）神经外科，经查头颅 CT 示左侧桥小脑角区占位性病变，头颅 MRI 示左侧小脑半球神经源性肿瘤可能性大，进一步排除手术禁忌后，于 2021 年 9 月 24 日在全身麻醉下行"大脑病损切除术"。术后出现吞咽困难，表现为进食固体食物速度缓慢、饮水呛咳，予鼻饲管留置。②治疗史：间断行吞咽功能训练治疗，仍吞咽困难，现为进一步诊治，就诊于复旦大学附属华山医院。入院诊断为左侧听神经良性肿瘤（神经鞘瘤）、吞咽障碍。③既往史：3 月余前行大脑病损切除术后出现肺炎，自述无食物、药物过敏史。④情绪态度：积极配合。⑤治疗反应：尚可。

（2）客观资料（O）　端坐位，意识清醒，颈部活动正常。口颜面功能：①轻微面瘫，无痉挛；②口腔内部完整；③口腔期口颜面功能正常、唇舌下颌活动尚可。喉功能：喉上抬不足，音质正常，自主咳嗽功能正常。呼吸功能：①腹式呼吸；②无气管切开。相关反射：双侧咽反射迟钝，咳嗽反射正常。吞咽功能检查：①吞咽动作 < 2 cm；②洼田饮水试验 5 级；③颈部听诊异常。VFSS：一次吞咽就可完全把食物送入咽喉，潴留少量残留食物，且反复几次吞咽可把残留食物全部吞入咽喉。

（3）功能评估（A）　结合查体及诊断，双侧鼻唇沟对称存在，伸舌、鼓腮、露齿正常。咽缩肌肌力不足，喉上抬不足，会厌翻转程度下降，梨状窝存有少量残留，无误吸。患者存在咽期吞咽障碍。

（4）治疗计划（P）　①物理因子治疗：吞咽电刺激，部位为双侧舌骨上肌群，每天 1 次，每次 20 min，以激活咽喉部神经肌肉，提高吞咽功能。②常规吞咽训练：冰酸刺激、点头吞咽训练、舌根后缩训练，每天 3 组，每组 10 次。③导管球囊扩张术：球囊注水量 3 ~ 7 mL，每天 1 组，每组 8 ~ 10 次。④ TMS：双侧下颌舌骨肌 TMS 及左侧迷走神经磁刺激。

康复效果：经过 5 周的吞咽障碍康复治疗，患者可经口进食糊状食物和浓流质食物。治疗 6 周后，患者拔除鼻饲管，可经口进食流质食物，未出现呛咳。

（二）病例 2

患者李 xx，男性，77 岁；住院科室：康复医学科。

（1）主观资料（S）　①现病史：主诉突发右侧肢体无力 2 月余。患者于入院前 2 月余如厕时突发晕倒，急送至某医院，半小时后意识逐渐转清，出现右侧肢体无力、言语含糊、咬字不清。无头晕、头痛，无四肢抽搐。现仍存在言语不清伴吞咽困难，可在监护下步行，为进一步诊治，就诊于复旦大学附属华山医院。入院诊断为脑梗死恢复期，右侧偏瘫，吞咽困难。②治疗史：患者既往未进行吞咽障碍治疗。③既往史：2017 年发现糖尿病，未规范降糖治疗，自述无食物、药物过敏史。④情绪态度：积极配合。⑤治疗反应：尚可。

（2）客观资料（O）　评估体位：端坐位；基础状态：意识清醒；颈部活动：正常。口颜面功能：①整体观察，面部对称，无痉挛；②口腔内部观察完整；③口腔期口颜面功能正常，唇舌下颌活动尚可。喉功能：喉上抬不足，音质正常，自主咳嗽功能正常。呼吸功能：腹式呼吸，无气管切开。相关反射：双侧咽反射迟钝，咳嗽反射正常。吞咽功能检查：①吞咽动作＜ 2 cm；②洼田饮水试验 5 级；③颈部听诊异常。VFSS：不能一次将食物完全送至咽喉，一次吞咽动作后，有部分食物残留在口腔内，在会厌谷及梨状窝有较多残留。喉镜检查：双侧咽隐窝对称，未见明显肿物，喉腔黏膜弥漫性充血红肿，会厌抬举可，声带边缘变钝，双侧声带固定于旁中位，可内收，外展不能，活动受限，声门上未见明显肿物，会厌谷、梨状窝黏膜光滑。

（3）功能评估（A）　结合查体及诊断：咽缩肌无力，喉上抬不足，无误吸，存在口腔期、咽期吞咽障碍。

（4）治疗计划（P）　①物理因子治疗：吞咽电刺激，电刺激双侧舌骨上肌群，每天 1 次，每次 20 min，以激活咽喉部神经肌肉，提高吞咽功能。②常规吞咽训练：冰酸刺激、点头吞咽训练、舌根后缩训练，每天 3 组，每组 10 次。③导管球囊扩张术：球囊注水量 3～7 mL，每天 1 组，每组 8～10 次。④ TMS：双侧下颌舌骨肌 TMS。

康复效果：经过 4 周的吞咽障碍康复治疗，患者可经口进食浓流质食物。治疗 5 周后，患者可经口进食糊状食物，自述咳嗽症状减少，治疗 6 周后 VFSS 复查显示无误吸，患者拔除鼻饲管，可经口进食流质食物，未出现呛咳。

第三节　围绕现有技术的开发

一、实用新型专利

尽管吞咽障碍康复已经应用了许多现代化技术，但仍有大量问题需要解决与优化。国家重点研发计划"老年全周期康复技术体系与信息化管理研究"项目（2018YFC2002300）

开展以来，项目参与单位围绕吞咽评估、治疗、并发症监测等方面研发并申报了实用新型专利，下面简要介绍其中一些成果。

（一）舌喉复合体运动特征检测装置

VFSS 是诊疗吞咽障碍的"金标准"，需要将被测试者完全暴露在 X 线下，嘱其从口腔进食含有显影剂（钡剂等）的食物或液体。VFSS 虽然是"金标准"，但是 X 线会让受试者受到大量的辐射，且部分身体条件不好的受试者行动不便，不便于移动到放射科进行检查。为此新疆医科大学第一附属医院设计了一项"舌喉复合体运动特征检测装置"，该装置包括两个呈半圆柱状的颈部前半颈部护套和后半颈部护套、绑扎带、信号采集器和若干个柔性压力传感器。各压力传感器呈矩阵分布固定于连接体的内侧表面，并贴紧受试者的颈前部，各压力传感器均与信号采集器通过导线电连接，接体上设有固定件，绑扎带通过固定件与连接体固定，绑扎带环绕受试者的颈部并固定连接体与受试者的颈前部。本实用新型通过对合连接的前半颈部护套和后半颈部护套并固定于受试者的颈部，通过上支撑部和下支撑部的限制，可有效防止在吞咽过程中检测装置的位置滑动，并避免装置给患者带来不舒适感。

（二）新型吞咽电刺激结构

吞咽电刺激是非常重要的一种物理因子疗法。现有的吞咽电刺激主要是外部刺激法，即通过对下颚下部与颈前咽部对应处进行电刺激来对咽部神经肌肉进行锻炼。这种电刺激装置需要配合电极贴片进行治疗。而市面上的圆形电极贴片黏性一般，电极贴片粘贴位置的皮肤不够平整，患者在活动头部、张口说话或吞咽的过程中很容易造成电极贴片脱落或接触不良，影响治疗效果，还可能引起刺痛，影响患者的治疗依从性。对于有胡须的患者，即使剃须后，残余的胡茬也会影响电极贴片的粘贴，从而影响治疗效果。因此，需要一种能紧贴皮肤的吞咽电刺激结构来解决这一问题。浙江大学医学院附属第一医院设计的实用新型包括与皮肤相接的电极贴片，电极贴片的一侧固定有固定片，固定片上设有定位连接件，固定片通过定位连接件与弹性固定带相接，弹性固定带将固定片和电极贴片压紧在皮肤上。这种结构的电极贴片能压紧，与人体皮肤的贴合度提高，不易脱落，可提高电刺激的治疗效果，满足不同患者的需求。

（三）辅助进食装置

患有吞咽障碍或咽喉部疾病的老年人在吞咽食物时易出现反流、咽不干净或食物卡喉等问题，现有的康复器械不能对此类老年人的进食状态进行监测报警和呼救，当老人遇到食物卡喉时容易出现窒息。为此，陕西省康复医院设计了一种用于康复治疗的辅助进食装置。本实用新型装置包括 C 形卡箍，卡箍的两端箍头处分别安装有电源盒和控制单元。控制单元外侧的C形卡箍表面安装有蜂鸣器，在C形卡箍的表面设置有电源盒为控制单元供电，控制单元可为蜂鸣器和声音传感器供电，将C形卡箍固定于患者颈部，C形卡箍以软性胶垫贴合患者颈部，借助敷贴将声音传感器贴在患者的咽喉部。患者吞咽食物卡喉时，吞咽幅度增大会产生较强的声音，此时声音传感器接受声音信号后传递给控制单元处理，控制单元控制蜂鸣器发出声音报警，以此提醒护理人员或患者家属患者面临卡喉状态，需及时施救。

二、技术"适老化"考虑

按照国际标准，年龄在65岁以上的个体被称为老年人，但实际上衰老意味着"缓慢、完成度不足以及更高风险"。如青壮年时期行走自如、身体灵活，初老年时行动的自由度便减缓降低，身体功能继续退化的部分人将失去独立活动能力，处于卧床状态，生活起居需要依靠他人的辅助，最终许多人都会到达临终关怀阶段，面对死亡。这是一个无法改变的自然规律，但是并非每个人都做好了准备。我国早在10年前就已经进入老龄化社会，并且该趋势会越来越深化。由于社会上的老年人增多，社会应该做出适合其生活的改变，帮助处于或即将进入老年阶段的人们提高生活质量。基于上述背景，提出了"适老化"的概念，适老化设计渗透在生活的方方面面，目前应用最多的是在住宅或老年人常出现的公共场合，如商场、医院、公园等，考虑到其身体功能及行动特点做出相应的调适性改造。无障碍设施、急救系统等越来越被人们所熟知，但是在吞咽、饮食上的适老化设计鲜少被专业医务人员以外的行业关注，未来仍有巨大的开发空间。新技术的含义有两点：一是向尖端科技、精准化、解决疑难杂症的高目标迈进；二是应该思考如何与大众人群的基本需求相契合，提高便利性与幸福感。因此，老年吞咽障碍康复新技术的未来方向应从老年人视角出发，通过问卷、访谈、模拟等方式切实了解老年人的生理及心理需求，从而设计出为其日常生活提供更多方便的产品。

从生理角度来说，由于老年人的吞咽器官组织存在结构与功能的退化，容易发生呛咳、咀嚼困难、进食食物种类受限、营养摄入不足的情况，那么在不需要到医院求助正常居家的环境中，除一直受到广泛关注的误吸监测技术以外，还可以考虑进行以下研制：①适宜食品——原则是密度均匀，内聚性好，有合适的黏着性，容易成团，不易造成残留；有一定的硬度、口感、食团变形能力和多种营养搭配。②饮示指示卡——用醒目、简单明了的小卡片显示进食过程中的一些关键性建议，加深印象，避免老年人需要记忆过多内容。③特殊的餐具——包括更省力的、无须精细操作的筷子，带有温度传感的勺子，带缺口的杯子，以及针对具体疾病的改造，如PD防抖、单侧忽略的提示性元素设计等。④进食体位辅助装置——对饭桌、椅子、轮椅、床，甚至枕头进行高度、角度的设计，为老年人提供更加安全的进食体位。

另外，还要考虑老年人的心理特点与社交环境。首先，老年人记忆力下降，且有短期记忆下降，而长期记忆相对较好的特点。过去的温馨记忆能够带给他们安全感，淡化衰老意识。对于认知障碍造成吞咽失用、不愿进食的老年人来说，可以考虑为其设计怀旧进食环境虚拟仿真训练系统。其次，老年人的逻辑思维能力下降，因此使用对象为老年人的技术和工具操作模式要简单、直接，尽量在同一个界面或维度进行操作，减少步骤和逻辑链接。再次，许多老年人与后辈同住，与家人的互动对于他们而言十分重要，适老化技术的设计还需要考虑到老年人与下一辈的社交属性，避免使用过程中让老年人产生与家庭成员的脱节感。最后，好的技术不一定需要高昂的价格，经济适用才能更利于在社区大范围推广。

三、对预防与随访技术的构想

既往康复的两大核心环节是评估和治疗，而本项目重点提出了"全周期康复"的概念，从评估往前推及至预防，从治疗往后延伸到随访，目的是为了完善康复体系，大力推动中国康复事业的发展。在全球老龄化发展与慢性病流行的现代，这也十分符合时代变化的趋势与需求。在"十四五"规划期间，我们呼吁广大心系康复的有志同行将目光投向新领域，构建新思路，大力发展预防类与随访类的智能化新技术。与评估、治疗不同，预防与随访的环境从医疗机构主体转向了人们熟悉的生活区域，如家庭与社区。该类技术的使用者也更多从医务人员变成了康复客户本身，对设计者的要求必然也将不再局限于康复专业人士，而是需要康复专业人员与更多领域的专家合作，才能设计出合适、实用的产品。如果将吞咽、营养功能筛查纳为社区常规体检的一部分，必然会增加人力和时长，一套精准化的智能体检系统就有了开发的必要，同时推广落实的过程需要与政府相关部门进行密切协商对接。再如，在综合医院的治疗终归只是一个阶段，但康复过程往往是持续的，这就决定了院外康复存在的合理性与必要性，对患者进行出院后随访是一项基本要求。随访可为老年人与家属提供延续康复指导，降低不良事件的发生率，更有利于患者保持康复积极性与依从性，从而提高其生存质量。然而随访与预防一样，在当前并不完善，相比于评估治疗还达不到标准化和规范化的要求，因此如何对处于院外、居家环境不尽相同的患者继续进行科学化、人性化的监测管理，也是各位同道未来一大努力方向。

扫描下方二维码查看本章参考文献

第九章

数字医疗新技术

本章介绍了数字医疗新技术，该技术目前虽处于初始阶段，但以智慧化为特征的数字医疗正逐步成为医疗健康领域的新趋势。目前，由于对疾病的基础研究不够，长期以来药物治疗研发陷于瓶颈，这意味着筛查、预防、阻止或减缓疾病进程至关重要。当前，数字医疗新技术主要包括回忆疗法、认知康复、职业疗法、游戏化/大脑训练或神经反馈疗法、远程运动康复等措施。其中，游戏化/大脑训练应用占据着引人瞩目的独特地位。数字化医疗旨在激发创造力、提高学习能力、改进心理健康以及提高注意力、语言能力和记忆力等认知能力，改进患者的自理能力和独立执行日常任务的能力，并加快信息化建设的进程，提升医疗机构的运营效率。数字化医疗可以进行智能预测，降低发生疾病的风险，还可以推进精准医疗，提高健康水平，促进老龄化社会的进步。健康是老年人的共同追求。数据互联互通是信息时代的大势所趋，数字技术在医疗领域的应用将会越来越广泛。多措并举、精准发力，努力实现全国信息共享，能充分激发数字医疗的优势，为健康中国建设注入新动能。

第一节　数字医疗的特点

一、数字医疗的概念与特点

数字医学是在信息社会发展进程中应运而生的新兴学科，其是医学与信息学、电子学、生物学、管理学、机械工程学、工程物理学等诸多学科相交叉的前沿科学。数字医学应用技术涉及信息、数字、通信、微电子、新材料、制造等多个方面。这些技术与医学相结合，形成了以数字化技术为核心的数字医疗检测技术、数字医疗诊断技术、数字医疗治疗技术、数字医疗监控技术和数字医疗康复技术等，全方位渗透到基础医学、临床医学、预防医学、康复医学等各个学科，使传统医学理论方法、工作模式和运行机制等都发生了根本性的变化，并将医学推进到一个前所未有的新高度。数字疗法是数字医疗的重要延伸，两者都归属于数字健康。数字健康、数字医疗、数字疗法三者的关系见图 9-1-1。

数字健康是一个广泛的概念，以相关信息技术、平台和系统为载体，干预用户的健康管理方式，达到促进健康的目的。相关健康数据可被用于临床和科研，但是数字健康产品不属于医疗器械范畴，首先不需要临床证据，而数字医疗和数字疗法都需要临床证据的支持，且都需要监管部门审批认证才能应用。数字医疗包括基于循证医学的软件或硬件，用以诊断和干预人体健康，实现数字诊断、数字生物标记和远程监测等功能。数字疗法是指在软件驱动下针对患者及疾病进行干预的治疗方法，强调医师和患者的共同参与。目前数字疗法产品以软件驱动，并可整合数字传感器、可穿戴设备、VR 和 AI 等设备共同用于疾病管理。国际数字疗法联盟（Digital Therapeutics Alliance）对数字疗法的定义是"有循证基础的、经临床验证过的用于治疗、管理和预防疾病的软件"（图 9-1-2）。

　　数字疗法本质上依然是计算机技术与医疗技术的结合，但与数字医疗相比，数字疗法还具有另外两个特性：①其是针对某一具体疾病的干预措施；②其具有循证医学证据。数字疗法主要针对以下类型的疾病。

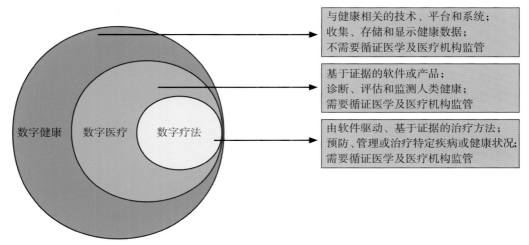

图 9-1-1　数字健康、数字医疗、数字疗法三者的关系

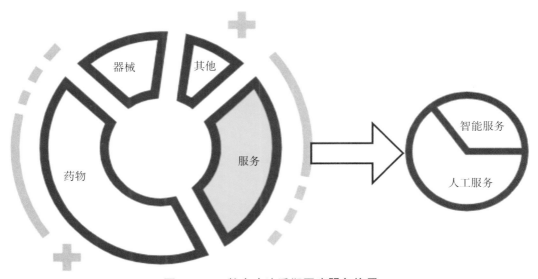

图 9-1-2　数字疗法重塑医疗服务格局

（一）长周期管理

指疾病发展周期长，需要长期管理的慢性疾病。如心脑血管疾病（高血压、冠心病、脑卒中等）、糖尿病、恶性肿瘤、慢性阻塞性肺疾病、精神心理和神经系统等为代表的一组具有病程长、对社会造成较大压力等特点的疾病。

（二）干预措施较多

这类疾病的治疗、干预措施，尤其是院外干预较多。除了传统的药物和器械治疗，还需借助其他媒介的干预，如信息（App 上的文字、图片、视频）、物理因子（声音、光线、电流、磁场及其组合），这些干预措施适合做成软件形态或者软硬件一体的形式。

（三）有明确的临床指南

这类疾病有明确的临床指南路径，即有循证依据，而不是经验医学。数字疗法产品的开发应遵循相同的临床指南，将传统人工提供的服务变成数字化产品。

（四）患者的依从性和自我管理水平较低

患者对药物的依从性或自我管理水平较低的疾病，如糖尿病、心理健康疾病、哮喘和慢性阻塞性肺疾病。这些疾病的药物依从率较低，并且过度依赖患者的回忆描述来进行治疗决策。

（五）内科疾病为主，外科疾病为辅

数字疗法适应证以内科疾病为主，强调以无创的方式治疗，如精神类疾病、眼科疾病、呼吸系统疾病等。针对外科疾病的数字疗法较少，主要针对手术后的康复管理和不良反应管控，如肿瘤化疗的不良反应的治疗。

数字疗法作为一种新的医疗方法或数字健康解决方案，可贯穿于患者全周期康复的各个阶段，是一种集收集、记录、诊疗、监测、家庭指导为一体的智能化产品，可为患者提供循证治疗和疾病管理服务。作为传统治疗手段的补充和优化，数字疗法对患者、医疗服务提供方和医疗行业均具有重大价值。数字疗法发展的领域集中于传统医疗的短板区域，由于患者术后体能恢复和并发症的预防较难通过药物来干预，目前最佳的防治措施为让患者从饮食、运动、心理等方面进行自我管理，这就要求患者具备一定的医学知识储备以及较高的依从性。而患者在自我管理的过程中常面临着医学知识缺乏引起的心理认同感缺失这一问题，同时由于缺乏足够的反馈和监督而难以坚持。数字疗法的本质就是服务的数字化。将医师的经验转化为软件，通过数据沉淀，不断迭代优化，最后将所有能数字化的服务内容全部变为数字疗法。与传统服务相比，数字疗法具有可复制、可积累、更低成本以及更便捷的触达等优势。其缺点在于无法提供高难度的服务内容（如手术），只能部分

替代人工服务。但是，整个医疗卫生的市场规模是巨大的，根据《2020 年我国卫生健康事业发展统计公报》，2020 年全国医疗卫生机构总诊疗人次达 77.4 亿人次，卫生总费用 72 306.4 亿元（同比增长 9.8%）。数字疗法拥有广阔的市场空间。

二、数字医疗的发展

（一）萌芽期（2010 年之前）

这个时期开始探索医疗信息化服务、在线挂号咨询和互联网医药电商业务，但应用范围和市场规模较小。20 世纪 90 年代以来，我国门户网站、搜索引擎、电子商务等业态逐渐萌发，借鉴网络资讯、电子商务平台和模式，基于电脑端和移动终端的患者导医、预约挂号、健康咨询、医疗科普、医药电商等服务不断兴起，医疗信息化快速发展，为医患之间搭建交流渠道，拓展服务渠道，加强服务体验。

医疗卫生系统信息化建设建议一些大型公立医院通过自筹资金方式建立医院信息系统，进而提升医院医疗、流程与资金综合管理的质量。1997 年，我国制定《医院信息系统（HIS）软件基本功能规范》。进入 21 世纪，区域医疗卫生信息系统建设得到了进一步的发展，部分省、市、地区政府开始尝试搭建区域卫生专网，医疗机构加大对信息系统建设的投入力度。2009 年，原卫生部印发《关于在公立医院施行预约诊疗服务工作的意见》。这一阶段，微医（原名"挂号网"）、丁香园、好大夫在线、春雨医生等在线医疗健康平台纷纷涌现，提供医疗信息服务。但数字化手段以导诊、门诊挂号、医师信息查询、医患沟通平台、就医体验分享等医疗健康服务为主。

（二）探索期（2011—2014 年）

互联网远程医疗加快发展，2014 年 8 月原国家卫生计生委发布《关于推进医疗机构远程医疗服务的意见》，首次提出医疗机构通过信息技术手段对患者开展远程服务属于远程医疗。根据该意见，远程医疗服务是一方医疗机构邀请其他医疗机构，运用通信、计算机及网络技术为本医疗机构的患者提供医疗活动。通过信息化技术向外地患者直接提供的诊疗服务属于远程医疗服务。远程医疗服务项目包括远程病理诊断、医学影像（含影像、超声、核医学等）诊断、监护、会诊、门诊、病例讨论以及及省级以上医疗卫生管理部门规定的其他项目。这一时期，互联网医疗健康蕴含的巨大潜力和价值得到高度关注。国内外众多企业开始涉足互联网医疗健康领域，产业呈现快速发展趋势。这一阶段的实践主要涉及医药电商规范管理、远程诊疗发展、互联网医疗轻问诊模式的推广和落地等方面。

医药电商管理也呈现规范化趋势。2013 年 7 月，原国家食品药品监督管理局开展了"两打两建"专项行动，包括严厉打击网上违法售药行动。

（三）成长期（2015—2019 年）

"互联网＋医疗健康"服务体系日益健全。在该阶段，AI、大数据、云计算等新技术应用广泛，医疗信息化建设不断增强，互联网医院起步发展，线上线下医疗健康服务闭环初步打通。"互联网＋医疗健康"服务模式不断创新，健康医疗大数据推广应用加快，在方便患者就医、建设医疗机构方面发挥巨大作用。

2015 年随着乌镇互联网医院成立，全国首家依托实体医院提供在线复诊、远程会诊、家庭医生签约等服务的互联网医院出现。此后政府部门高度重视，发布政策，鼓励探索互联网诊疗发展，数字健康新业态进入快速发展阶段。2018 年 4 月，国务院提出允许依托医疗机构发展互联网医院，医疗机构可以使用互联网医院作为第二名称，在实体医院基础上允许在线开展部分常见病、慢性病的复诊。符合条件的第三方机构可以搭建互联网信息平台，开展远程医疗、健康咨询和护理、数字化健康管理服务。2018 年 9 月国家卫生健康委员会首次明确互联网诊疗和互联网医院的概念。2016 年，《"健康中国 2030"规划纲要》将互联网医疗提升到国家战略层面。至此，好大夫、微医、丁香园、春雨医生、医联等 20 多家互联网医疗企业纷纷设立了互联网医院。

（四）机遇期（2020 年以后）

政策的持续推进、医疗信息技术的不断创新等驱动了数字健康的快速发展。数字健康需求增强，国家政策支持力度持续加强。国家卫生健康委员会先后发布了《关于加强信息化支撑新型冠状病毒感染的肺炎疫情防控工作的通知》《关于在疫情防控中做好互联网诊疗咨询服务工作的通知》《关于进一步落实科学防治精准施策分区分级要求做好疫情期间医疗服务管理工作的通知》，鼓励通过"互联网＋医疗服务"助力防控疫情。2020 年 2 月 28 日，国家医保局联合国家卫生健康委员会提出符合要求的互联网医疗机构可为参保人提供常见病、慢性病线上复诊服务，各地可依规纳入医保基金支付范围。同时北京市、天津市、黑龙江省等多地政府的卫生健康部门与第三方平台合作，呼吁市民进行线上咨询和诊疗并加大在线医保支持力度。

三、数字医疗的分类

数字医疗的发展进程——疫情、技术、政策多维催化当下处于螺旋上升阶段。中国数字医疗平台起源于 2000 年左右，早期涌入的先行者大部分在行业洗牌阶段被淘汰，伴随着互联网、数字化、智能化技术的发展，以及医疗需求、政策支持、全球疫情的催化，中国的数字医疗快速跳过了原本可能需要 3 ~ 5 年的市场教化阶段进入蓬勃发展时期。数字化关键技术主要有大数据技术、VR、云计算技术、物联网技术等，这些新兴的技术与传统的医疗过程相结合，使得数字化干预变得可行，且使得诊疗环节中的每一项都更加高效和便捷，包括临床医学、预防医学、康复医学和护理学等多个领域，研制出了多种集诊断、干预、预测等于一体的途径与设备。数字疗法可根据其技术原理以及在疾病干预中所起的作用分为 3 类："数字药""数字化病程管理""数字疫苗"。

（一）数字药

第一类数字疗法可称为"数字药"或"电子药"，即数字疗法产品本身是治疗方案的一部分，作用于患者后可产生明确的治疗效果（图 9-1-3）。这类产品主要集中在神经、心理和康复医学等领域，通常是由加载了数字疗法的软件或硬件产品通过算法与患者进行智能化交互，改善患者的认知与行为，从而达到治疗的效果。数字疗法也包含数字化形式的"数字化活性成分"和"数字化辅佐剂"。"数字化活性成分"主要负责临床治疗获益，"数字化辅佐剂"则包括虚拟助手、自然语言处理系统、数字化激励系统、数字化药品提示，与医师交流，与其他患者交流，以及临床诊疗记录信息等。"数字化辅佐剂"是确保患者获得最佳体验，并且长期应用数字疗法的必要元素。相比于传统的药物，数字药的副作用小，能根据患者的不同情况提供个性化的治疗方案，而且能够对患者的疾病过程进行持续跟踪。

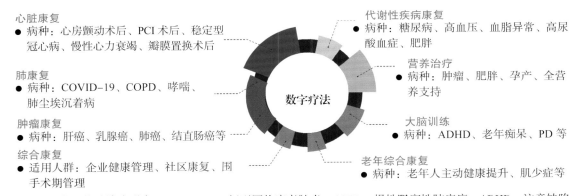

心脏康复
● 病种：心房颤动术后、PCI 术后、稳定型冠心病、慢性心力衰竭、瓣膜置换术后

肺康复
● 病种：COVID-19、COPD、哮喘、肺尘埃沉着病

肿瘤康复
● 病种：肝癌、乳腺癌、肺癌、结直肠癌等

综合康复
● 适用人群：企业健康管理、社区康复、围手术期管理

代谢性疾病康复
● 病种：糖尿病、高血压、血脂异常、高尿酸血症、肥胖

营养治疗
● 病种：肿瘤、肥胖、孕产、全营养支持

大脑训练
● 病种：ADHD、老年痴呆、PD 等

老年综合康复
● 病种：老年人主动健康提升、肌少症等

数字疗法

PCI—经皮冠状动脉成形术；COVID-19—新型冠状病毒肺炎；COPD—慢性阻塞性肺疾病；ADHD—注意缺陷多动症。

图 9-1-3　数字药

（二）数字化病程管理

第二类是数字化病程管理，即通过改进疾病管理方式提高患者依的从性，改变其生活方式，从而提升治疗效果。依从性差是疾病尤其是慢性病康复的主要障碍之一。90% 的患者一旦离开医院，医师就无法再触达。对于主要生活在院外场景的患者，数字医嘱可以用软件形式，持续对患者进行院外干预管理。而且，数字医嘱适用的疾病种类是最丰富的，其潜在的应用方案和市场空间比"数字疫苗"和"数字药"更高（图9-1-4）。较为有名的是乙型肝炎母婴阻断管理软件——小贝壳App。

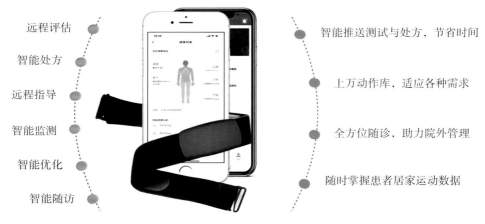

远程评估　　智能推送测试与处方，节省时间

智能处方　　上万动作库，适应各种需求

远程指导　　全方位随诊，助力院外管理

智能监测　　随时掌握患者居家运动数据

智能优化

智能随访

图 9-1-4　数字化病程管理

（三）数字疫苗

第三类数字疗法产品主要用于预防或预警疾病的发生及发展，有人称之为"数字疫苗"。这类产品主要依托物联网与可穿戴设备等技术来采集海量数据，对疾病的发生和发展做智能分析、个性化推荐和预警如美国Propeller Health公司开发了一款呼吸系统健康管理应用产品。该产品有一个配套的很小的传感器，可置入吸入器的顶部。支气管哮喘或慢性阻塞性肺疾病患者在使用该设备时，传感器便会采集大量数据并发送到手机App，再汇集到后台，由算法进行大数据挖掘，再将个性化诊疗建议精准推送给用户。

医疗健康行业作为关系国计民生的重要产业，也正经历着一场革命。数字化技术在医疗行业的应用越来越多，涉及的范围逐渐扩大，相应的产品和服务也越来越成熟，使医疗向新兴数字化的方向发展。在数字医疗产品和服务增多的基础上，将患者在临床上的数字化干预手段整合起来，把在数字化基础上融合交叉所涉及的各类学科、技术、系统、服务等联系起来，形成数字医疗患者干预体系，旨在为后期更成熟化的数字化干预应用提供指引。

四、数字医疗的研究现状

数字化是疾病管理的未来发展趋势。数字产品在医疗行业发挥的作用日益显著，如AI支持的应用可以帮助管理患者健康，数字传感器和可穿戴设备可产生万亿字节级的细颗粒度数据。为此，我们希望研究未来数字疗法可能对医疗行业产生的影响，个性化干预对加强健康行为和提高患者参与度的帮助。挑战依然存在，但研究者仍乐观地认为数字干预将改善患者的预后。为了更深入地挖掘数字疗法的巨大潜力，可以考虑加大 AI 和数字传感器增强疗法的临床应用。

　　治疗人类行为的数字疗法目前尚无法与临床医学相提并论，数字疗法无法直接取代药物干预，也不具有安慰剂的效果，只是传统疗法的一种有益补充。对于情绪异常患者，行为改变可能没有抗抑郁药的效果显著；对于尝试戒烟的烟民也是如此，接受尼古丁替代疗法可能效果更好。但是，除开具药物处方外，医师还可能会添加一个处方，如移动应用。用药依从性是一种行为，通常根据认知行为疗法采取治疗策略，或者旨在改变患者的思维和行为模式。认知行为疗法是治疗一系列行为的有效方式，提供了一系列患者疗法（包括药物依从性），但实施起来较为麻烦，在实际操作中往往无法实现循证治疗。

　　医疗与科技之间的界线日渐模糊。经常应用数字支持疗法并开具相关处方的医疗专业人员认为，实现治疗个性化、提高患者参与度以及改善患者疗效是数字疗法的主要获益。虽然一些数字技术用例要么归入行为矫正类别，要么归入疗效增强类别，但有些用例则二者兼而有之。

　　医疗行业的挑战与未来趋势监管是数字疗法迅速崛起和发展的一大挑战。技术的发展速度比必要的临床审批法律的出台速度要快得多。然而，法规是数字疗法能否成功应用的先决条件，因此有必要推动法制环境实现现代化，跟上数字创新的步伐。数字疗法的监管方式与药物管制不同，因为数字疗法是动态的。美国食品和药品管理局正在积极制定和实施相关战略、政策和流程，规范 AI 在医疗设备领域的应用。另外，也必须有充分认知和重视公众对患者和药物数据的共享问题。欧盟的《通用数据保护条例》针对在欧洲地区收集和处理个人信息制定了严格的指导方针，中国和俄罗斯则不允许将数据在境外托管。在美国，《健康保险流通与责任法案》通过规定保密措施，帮助保障消费者的保险权益。

　　数字疗法还有待展现出压倒性的商业效益。如果没有明确的商业化业务案例，制药企业不会也不可能负担投资。以下几方面对进一步推进数字疗法至关重要：①了解可以改进的领域。医疗企业需要牢牢掌握信息技术。制药企业需要借助技术、数据和分析专业知识，增强自身的科学和医学优势。虽然合作关系的重要性日益凸显，但制药企业必须在内部培养核心能力与通过跨学科联盟和外部合作提高技能和敏捷性之间找到适当的平衡。②尽早发掘数字化方法的潜力。在整个开发过程中，生命科学企业需要收集数字疗法改善疗效的证据，最终研发新的数字终端，生成更全面的数据，并推动更具针对性的研究。③认识到人是推动技术发展的原动力。开展有效协作，聚集优秀人才，打造智能解决方案。实现通过全球技术中心分享知识和领先实践，需要有制药公司、科学家、平台和生态系统参与方、医保支付方、监管机构、数据和分析专家及 AI 先锋企业的广泛参与。

第二节　数字医疗在康复领域的应用

一、数字疗法在康复评估中的应用

患者在治疗后会经历一段时间的恢复期。在恢复期和后续预防过程中所涉及的数字化干预为患者就医流程的诊后评估主要包括康复评估和随访服务两部分。

（一）康复评估

数字医疗康复技术实现了康复动态监测、治疗跟踪和结果评估。常见的康复机器人有可穿戴机器人、下肢康复机器人和神经康复机器人。如在监测充血性心力衰竭患者或接受临床干预的慢性阻塞性肺疾病患者时，部署监测生命体征（如心率和呼吸频率）的传感器。用于运动数据采集的传感器将部署在诸如监测脑卒中幸存者家庭康复干预的有效性或老年人使用移动辅助设备等应用中。依靠无线通信将患者的数据传输到手机或接入点，并通过互联网将信息中继到远程中心。医疗人员可以远程监控患者的状态，并在必须做出医疗决定时收到警报。

用于患者远程监控的可穿戴系统主要由 3 个部分组成：用于收集生理和运动数据的传感和数据收集硬件，将数据中继到远程中心的通信硬件和软件，以及从生理和运动数据中提取临床信息的数据分析技术。传感器技术、微电子学、电信和数据分析技术的进展使开发和部署用于患者远程监控的可穿戴系统成为可能。研究人员依靠上述领域的进步来解决动态技术（如动态心电监测器）的缺陷，既往，这些缺陷阻碍了长期监测患者在家庭和社区环境中的状态。

可穿戴传感器可用于监测脑卒中幸存者的康复情况。Bonato 等探索使用可穿戴传感器和电子感应手套来监测运动，并通过交互式游戏进行治疗。Philips Research 开发的脑卒中康复训练器利用无线传感器系统记录、分析患者的运动数据并反馈给治疗师。可穿戴传感器还可用于脑卒中、脊髓损伤中神经症状的评估。Huo 提出舌瘫痪患者用舌控制轮椅运动，用嵌有磁传感器的口内保持器代替耳机，又扩展了舌可穿戴设备来控制电脑鼠标。Wilson研究了手腕式加速计，可用其来监测运动速度，预判癫痫的发作并反馈给护理人员。

（二）随访服务

随着生活质量的提高和健康意识的增强，越来越多的患者开始关注出院后康复锻炼、用药等与保持健康状态相关的问题。目前我国医疗延伸多由病房责任护士通过电话随访、上门访视等方式实现。很多医院初期的随访工作是通过电话随访发现很多问题，随访工作流于形式，随访流程繁杂，医师参与率低。随访人员数量不足，素质参差不齐，缺乏临床经验和沟通技巧，难以应对患者的需求。随访是临床工作的重要组成部分，通过对来医院就诊的患者进行医疗追踪服务，医师可以及时了解患者的病情并给予治疗建议，对病情复发和恶化的患者可以提早发现并安排治疗；另外，医师对患者跟踪观察，了解预后情况、远期疗效以及新技术临床应用效果，掌握第一手资料，积累经验，有助于科研工作的开展和业务水平的提高，从而更好地为患者服务。数据分析技术如信号处理、模式识别、数据挖掘和其他基于 AI 的方法使远程监控应用成为可能。使用身体佩戴（即可穿戴）传感器收集的信息无处不在。当在家庭环境中监测对象时，可穿戴传感器通常与环境传感器结合使用。可穿戴传感器和环境传感器的结合在多个康复领域受到重视，如在监测老年人并部署干预措施以改善平衡控制和减少跌倒时，人们会对使用可穿戴传感器来跟踪运动和生命体征感兴趣。专门设计的数据分析程序将用于通过处理运动和生命体征数据来监测跌倒。在这种情况下，环境传感器可以与可穿戴传感器结合使用，以提高跌倒监测的准确性。最重要的是，即使在受试者不佩戴传感器的情况下也能够监测跌倒。

（三）总结

可穿戴设备已逐渐从应用研究走向实际应用，为康复医学的发展提供了新思路、新技术和新方法。在神经系统疾病、肌肉骨骼损伤、肿瘤及心肺系统疾病等康复领域越来越被广泛地研究和利用。通过这一整个过程，穿戴式设备能够帮助患者、医师、家属节省时间、空间、经济等各方面的成本，同时在慢病管理、疾病预防、急症处理等方面，帮助用户更好地把握自身的健康体系，帮助用户养成健康的生活习惯。在可穿戴设备结合大数据平台的情况下，有效利用数据和医疗资源才是未来医疗行业的发展方向。未来的医疗大健康将不仅仅局限于医院，而更多地是在家庭、社区等场所，通过医疗可穿戴设备让每个人能随时随地地把握身体状况。由于我国对可穿戴设备在康复医学中的应用研究较晚，发展也相对迟缓，大多数仍处于理论阶段，临床应用性研究不足。同时，我国自主研发的可穿戴设备较少，且普遍存在臃肿笨重、不便于穿戴等问题。因此，我国需积极借鉴发达国家的技术，提高可穿戴设备的仿生能力和轻便性，同时加强临床有效性研究，掌握核心技术，生产具有自主知识产权的产品。此外，还应将可穿戴技术与传统医学相结合，发明相应的可穿戴设备，如中药敷贴、针灸等，达到有病治疗、无病预防的目的。健康医疗被认为是可穿戴设备最有发展潜力和市场规模的一个领域，相信随着相关技术和研究的不断深入，我国未来的可穿戴设备能够真正满足患者院外基于社区和家庭进行健康监控和康复训练的需要。

二、数字疗法在康复治疗中的应用

数字疗法产品虽然依托软件可以对患者直接干预，但是由于数字疗法产品的实体形态不一、定价高低不等、操作专业要求不同。部分数字疗法产品可能需要由医疗机构购买，并在专业医疗人员指导下使用。这种情况下，患者无须直接购买数字疗法产品，而是购买包含数字疗法以及医师复查评估及其他专业指导的一整套疗程，之后按医嘱定期到医院接受数字疗法的治疗。

（一）肌肉骨骼损伤康复

利用可穿戴设备辅助进行康复训练可减少人力投入，提高训练效果。在骨科术后或肌肉骨骼损伤的情况下帮助患者进行康复，为了完全康复并将并发症的风险降至最低，物理治疗规定的临床治疗课程必须辅以独立的家庭培训。有学者开发了一种用于监测骨关节运动的新技术，并介绍一种创新的远程康复方案，治疗师采用经过精心挑选的标准化数字化体育锻炼，以便通过选择创建定制设计的培训计划，以满足每位患者的需求。可穿戴设备辅助进行肌肉骨骼损伤康复训练，使治疗师能够以透明的方式监控患者对培训计划的依从性，同时通过收集临床和家庭康复数据，跟踪与恢复进度相关基于运动康复的文档，还可以定制训练计划。实时 3D 智能手机动画以及来自传感器的直接视觉、听觉和触觉反馈可帮助患者进行康复练习。上述 App 允许患者以 3D 360° 方式在智能手机或平板电脑上可视化受伤的肢体，从而减少其在恢复过程中犯错的恐惧，并为其提供持续的安全感。王陶黎等通过研究发现数字医疗康复技术在悬吊运动治疗慢性非特异性下背痛中的临床疗效显著，能有效改善患者背痛症状，促进其功能恢复。

（二）神经系统损伤康复

目前，数字疗法在神经系统疾病中的应用包括自闭症、注意缺陷多动症、AD、脑卒中后神经肌肉损伤等，其中自闭症、注意缺陷多动症由于发病群体为儿童，付费意愿最强，是目前发展最为领先的领域。

脑卒中是最常见的死亡原因之一，也是导致患者残疾的主要原因。脑卒中后行走障碍是由于神经运动控制障碍导致患者出现典型的偏瘫步态，表现为行走速度缓慢，步态节奏不稳定，严重影响患者的独立生活能力和生活质量。有研究表明，节律性听觉刺激可以通过大脑听觉区域和运动区域的直接连接，刺激运动皮质的初级神经元，调节步行节奏而改善步态。还有研究证明，基于节律性听觉刺激的步态训练对脑卒中后行走障碍具有积极疗效。2019 年，美国食品和药品管理局批准了 MedRhythms 公司研发的基于节律性听觉刺激步态训练的"MedRhythms"数字疗法平台，该平台是一个基于闭环系统的数字疗法产品，包括用于实时收集步行数据并佩戴在鞋子上的运动传感器、用以接收不同音乐节奏的蓝牙耳机、用以接收传感器数据并实时调节音乐节奏的智能手机 App。该数字疗法产品可以实时根据用户步行情况来调整音乐节奏，加快用户的步行节奏。MedRhythms 公司联合波士顿大学纳入了 11 例慢性偏瘫患者，进行了一项关于该数字疗法产品用于脑卒中后行走障碍治疗的研究，入组患者使用该产品进行 30 min 连续步行训练，并且在训练前后进行评估，结果显示患者在训练过程中没有跌倒等不良事件发生，并且行走速度的变化与步行节奏的变化高度相关，经过训练后，患者的步行速度明显提高，证明以节律性听觉刺激为基础的数字疗法产品具有改善脑卒中后行走障碍的潜力。

（三）呼吸系统损伤康复

不少呼吸系统疾病具有高患病率、高致残率、高病死率和高疾病负担的特点，患病周期长，反复急性加重，有多种并发症，严重影响中老年患者的预后和生活质量。目前，我国通过物联网、AI、大数据等新技术，联合各级医院和基层医疗卫生机构开展呼吸康复项目研究，将为受试者提供智能可穿戴设备和相关技术支持，用于监测随访观察期间受试者的步数、心率、血氧饱和度和睡眠时长等，为研究提供准确可靠的数据支持。

（四）康复辅具研究概况

常见的康复辅具包括为残疾人和老年人恢复残肢原有形态、减轻功能障碍的假肢，适用于手部功能障碍脑卒中患者的可穿戴手套。人机结合可穿戴装备根据可穿戴条件分为上肢、下肢和全身外骨骼机器人及助听器。

第三节　基于数字医疗的康复案例介绍

一、基于数字医疗的肝胆肿瘤患者康复治疗

据 2018 全球癌症发病率及死亡率统计结果显示，肝癌是全球最常见的恶性肿瘤之一，死亡率排名全球第四位，其中我国的肝癌发病人数占全球一半以上。胆道肿瘤包括胆囊癌、肝内胆管癌和肝外胆管癌的预后较差，5 年生存率仅为 5%～15%。外科手术是目前肝胆肿瘤最有效的治疗方法之一，但由于肝胆外科手术的复杂性，具有应激创伤大、手术时间久、术后住院长、医疗费用高等特点，肝脏切除术后并发症（包括出血、胆汁漏、腹腔积液积脓、感染、肝肾衰竭等）发生率可达 15%～48%。此外，肝胆肿瘤术后患者出现的心肺、运动、疼痛、精神心理、认知等功能障碍，是目前康复领域密切关注的问题。尽管经过多年的发展，加速康复外科在众多外科领域取得了良好的临床效益，但在肝胆外科，尤其是复杂肝脏切除手术、腹腔镜肝脏切除手术等方面，其研究仍比较有限，患者出院后的康复治疗手段还存在着明显空白，值得深入研究。

目前加速康复外科在肝胆癌患者中的应用较为广泛，但由于加速康复外科大多局限于

围手术期，因此出院后患者在自我管理过程中常面临以下问题：缺乏专业生物学和医学知识，从而没有足够的心理认同感；缺乏足够的反馈、监督机制，难以长期坚持。Merath 等指出，接受肝胰腺手术的患者出院时，只有不到 50% 的患者预后良好，20%～40% 接受肝胰胆管手术的患者出现了并发症。在这些复杂的肝胆手术后，10%～50% 的患者出院后仍需要优质护理。同时，尽管加速康复外科可有效缩短患者的住院时间，但也缺少医师、治疗师和护士的指导和监督。此外，较大的疾病负担、老年人认知障碍患病率增加、出院说明的复杂性均会导致患者的依从性下降。如 Albrecht 等通过随访发现老龄患者对后续预约的不理解率为 5%，对药物治疗的不理解率为 27%，对运动的不理解率为 48%，对饮食建议的不理解率为 50%，这些因素都可能导致不良的预后。

在上述背景下，针对肝胆肿瘤患者的"全周期康复"理念应运而生。"全周期康复"是指围绕疾病引起的各种功能障碍，根据疾病、人员、机构等特点，实施全范围、全流程的康复介入。因此，肝胆肿瘤手术患者的全周期康复是基于加速康复外科，同时衔接出院后家庭远程数字疗法的全周期康复模式，具体包括术前康复宣教改善患者健康水平，术后院内早期康复减少手术应激和并发症，出院后通过智能监测和远程指导功能恢复并提高生存质量。数字疗法作为一种全新概念的医疗方法或数字健康解决方案，可贯穿肝胆肿瘤手术患者康复的各个阶段，是一种集收集、记录、诊疗、监测、家庭指导为一体的智能化产品，为患者提供循证治疗和有效的疾病管理。本研究中康复方案使用的术康 App 是一款于 2020 年 11 月获得国家药品监督管理局二类医疗器械认证，可以智能检测患者心肺适能并开具运动处方的软件（图 9-3-1），其临床疗效和依从性已在多种疾病中被证实，具有较好的临床和市场前景。

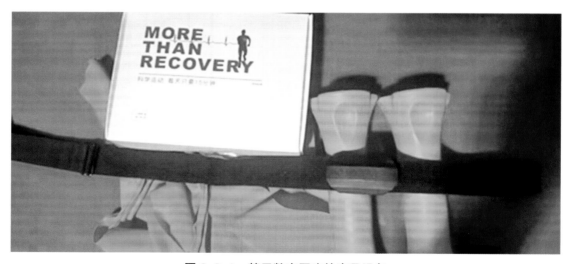

图 9-3-1　基于数字医疗的产品设备

　　数字医疗可用于改善患者的心血管状态，提高心肺功能，辅助糖尿病、高血压、高脂血症、乳腺癌术后、运动损伤、慢性疼痛等疾病的诊疗。通过 App，患者在线提交调查问卷，数字疗法系统对信息进行解构、比对、判断，最后生产智能处方，处方为运动视频，患者可穿戴智能硬件按视频指示进行科学锻炼，最后再阶段性复评（图 9-3-2）。

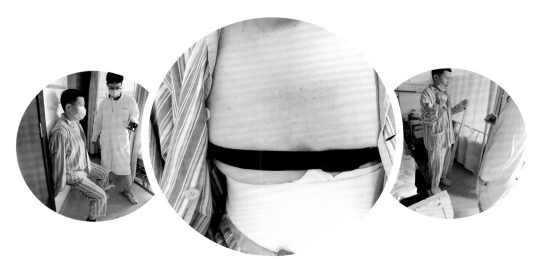

图 9-3-2　患者使用数字疗法进行康复训练

　　本研究通过基于数字医疗的全周期康复干预，采用一系列具有循证医学证据的优化措施，既实现了治疗场景的迁移和实施干预主体的转换，又可以提高患者的可及性、依从性和体验感，改善患者的生活质量并节省就医费用，同时提高医务人员的工作效率，提高患者满意度，协助学术科研，从而达到肝胆肿瘤患者全周期康复的目的。现有望在肝胆肿瘤患者中开展临床研究，验证该方法对肝胆肿瘤手术患者的临床疗效。数字疗法通过数字化手段将现有的医学原理、指南或标准治疗方案转化成以 App 为驱动的干预措施，可有效提高肿瘤患者自我管理的依从性和可及性，强化患者的自我康复和自我管理理念，增强患者自信心，是突破传统康复治疗局限性的创新方法。此外，肿瘤患者常存在精神心理问题，且肿瘤患者通常较少表达情感和向专业人士寻求心理支持，而数字疗法将医患互动环节模拟成数字产品模块，可在一定程度上解决此类问题。具体内容见图 9-3-3。

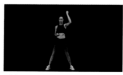

当前动作：深蹲交替摸地 + 推肩

动作要领

站立位，双腿与肩同宽，双手叉腰，屈膝微蹲，同时左手向下摸地，随后站起，左手向上推肩过头顶，随后恢复原位，交换右侧完成相同动作

动作目的

提高上肢和下肢力量，提高心肺适能

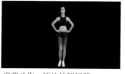

当前动作：原地抬腿展髋

动作要领

站立位，双手叉腰，左腿高抬腿至水平，再向外旋转恢复原位，交换右腿完成相同动作

动作目的

提高心肺适能，提高髋部柔韧性

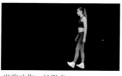

当前动作：足跟走

动作要领

站立位，双手叉腰，踝背屈，维持脚尖离地，用脚跟走路

动作目的

提高心肺适能，改善平衡

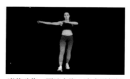

当前动作：原地点脚 + 肩水平侧摆

动作要领

站立位，原地左腿向前迈小步，脚后跟着地，配合手臂向右侧水平侧摆，恢复原位，交换对侧肢体完成相同动作

动作目的

提高心肺适能

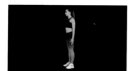

当前动作：站立位肩前屈后伸摆动

动作要领

站立位，双手伸直放于体侧，双手交替向前屈 / 向后伸摆动

动作目的

提高肩部力量和活动度

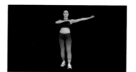

当前动作：原地点脚 + 肩水平侧摆

动作要领

站立位，原地左腿向前迈小步，脚后跟着地，配合手臂向右侧水平侧摆，恢复原位，交换对侧肢体完成相同动作

动作目的

提高心肺适能

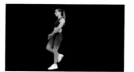

当前动作：原地向前垫步 + 屈臂抬腿

动作要领

站立位，双手屈肘贴于体侧，左腿向前迈步，右腿随向前抬腿，双手摆动，后退恢复原位，交换对侧肢体完成相同动作

动作目的

提高心肺适能

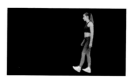

当前动作：足跟走

动作要领

站立位，双手叉腰，踝背屈，维持脚尖离地，用脚跟走路

动作目的

提高心肺适能，改善平衡

图 9-3-3　术康 App 运动康复数字疗法

二、基于数字医疗的脑卒中患者康复

（一）研发背景

脑卒中是我国成年人致死和致残的首位原因，国家卫生健康委员会发布的统计数据显示，我国脑卒中患病总人数超过 2800 万，每 5 位死亡者中就至少有 1 人死于脑卒中。

预计未来十几年，偏瘫患者人数将以每年 250 万人次的数量增加。80% 的脑卒中患者存在不同程度的肢体功能障碍，其中超过 60% 的患者在进入慢性期后仍然持续存在上肢功能障碍，尤其是手功能障碍。人的上肢功能占全身功能的 60%，而手功能则占上肢功能的 90%。因此，完好的手功能及上肢功能在人们的工作及生活中起着非常重要的作用。

尽管传统的治疗方法（按摩、理疗、针灸等）可以帮助患者恢复基本的运动功能，但是这些方法主要依赖治疗师的经验，并且基本是一对一或多对一辅助治疗，会耗费大量的人力、财力，给家庭和社会造成沉重的经济负担。据不完全统计，我国综合医院康复科及康复专科机构有 3800 家，康复编制床位仅占全国卫生机构床位总数的 1.18%；康复医护人员与基础人群的比例，每 10 万人次只有 0.4 人，与每 10 万人就有 30 个康复医护人员的欧美发达国家相比，目前国内仍存在现有康复人才 10 倍以上的巨大缺口。

由于医疗资源相对紧张，存在上肢功能障碍的脑卒中慢性期患者往往选择居家康复。然而，患者居家康复过程得不到康复专业人员的指导和评估，康复效果往往不理想，影响患者坚持康复的信心和积极性。手功能障碍可由不同的因素造成，手的功能不仅仅体现在手本身，而是通过上肢甚至躯干、下肢等整体协同、配合实现。手功能的实现，依靠以肩部作为基座、肘部作为动力来源、腕部作为方向控制等一系列结构。如针对脑卒中患者的手功能康复如果能延伸至腕部、肘部，可以有效地提高其康复效果。手是一个非常复杂的器官，大脑运动皮层约 1/3 的面积是用来控制上肢的。因此，针对手、腕、肘的功能结合康复才能更好地恢复手功能。

在医疗资源相对不足的情况下，开展适合于居家康复的数字疗法对提高患者康复训练效果，节省医疗成本，改善患者健康水平均有重要意义。基于家庭的远程康复监测可以作为以上技术的有效补充，共同构建基于家庭远程康复监测的智慧康复系统；也可以作为急性期后护理的一个关键组成部分，特别是在出院后寻找支持服务以及管理药物，帮助管理脑卒中复发的危险因素，同时减少损伤和残疾，通过提高医疗、护理的连续性减少再入院。

（二）脑卒中上肢康复数字疗法探索

1. 数字疗法现状　　数字疗法在现有传统的药物治疗、非药物治疗（手术、放射和物理治疗）及心理行为治疗方法外，提供了一种全新的治疗方法选择。数字疗法主要是通过改变患者的生活方式和行为来治疗疾病，发挥与常规药物治病、防病等同或类似的作用，也可与其他药物 / 器械联合使用以增强疗效。数字疗法不仅可作为传统治疗的补充手段，还提供了一种全新的治疗手段。因此我们可以把数字疗法当作"数字药"，其以 App 的形式呈现，但其本质是一种与传统药械一样受到严格监管的特殊"药品"。数字疗法的显著特点是基于临床证据证明了自身的安全性和有效性，并通过了药监部门的认证审批。

对全球 174 家数字疗法企业进行分析后，按适应证及医学原理梳理，并对其中的典型案例进行详细分析，以是否已经通过注册标准来看，中国市场目前只有术康、六六脑、芝兰、武田的 myPKFiT 是第一批获得注册的数字疗法。主要以精神类疾病数字疗法，认知障碍数字疗法，脑健康评估、监测、训练数字疗法，运动测试与运动处方视频，慢病管理类数字疗法等为主，如目前国内数字疗法注册最多的相关产品为基于认知障碍的数字疗法，针对神经系统的数字疗法领域存在空白。

2. 脑卒中上肢数字疗法　　基于脑卒中上肢康复面临的临床短板，并结合数字疗法的技术优势，课题组联合上海市高新技术企业进行"数字药"终端软件的开发。"数字药"终端软件基于 Android 系统，在 Android Studio 平台上使用 Java 语言进行开发，主要由界面显示和后台管理组成。整体架构使用 MVC 模型，由 Activity 类负责处理事务的方法在前台进行显示，由 xml 负责进行页面布局，由 GreenDao 进行数据管理，实现用户以及其相应评估训练数据信息的增删改查等操作。与终端软件配套使用的高精度多轴传感器内置嵌入式单片机以高频率（800 Hz）对角速度和角速度数据进行采样和校准，以在动态运动（如跑步和跳跃）下保持精度，可以帮助用户实现精确的关节角度训练。

脑卒中上肢康复数字疗法具体流程如下：患者筛查—医疗人员推送指定的评估内容—患者通过相关评估—医师推送针对性的康复处方—阶段性再次评估，同时通过 App 进行医患互动交流，平台提供康复宣教。后续将进一步提升 AI、VR、数字化训练等方面的内容。通过 App 对各种数据进行远距离采集、传输、存储，支持康复过程中的实时语音远程指导，为患者康复过程的每一个阶段提供可视化视频指导，为医师及康复师了解患者康复过程提供数据支持，更适用于患者的肢体运动功能评估与治疗（图 9-3-4，图 9-3-5）。

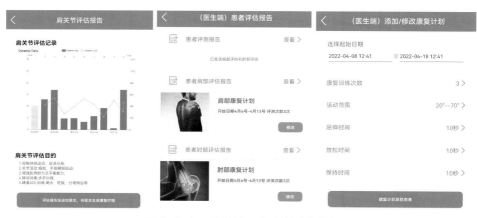

图 9-3-4　患者端：患者筛查界面

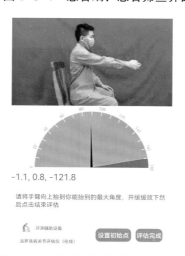

图 9-3-5　肩关节康复数字疗法示例

　　患者通过 App 进行 AI 检测和健康管理检测评估。医师及康复师对脑卒中患者的危险因素指标（血压、血糖、心率、体温等）实现远程监测，对传输到中心系统数据库的结果进行分析，从而根据需求安排针对性评估、制订康复处方、进行医患互动回访等，以实现对脑卒中患者的远程、持续性健康管理。基于评估筛查，开展针对性的运动训练，在上肢运动功能受限的不同阶段给予医师、患者及患者家属支持和辅助。

　　数字医疗的内涵是以数字化技术为核心，以信息技术和通信技术为基础，全方位渗透到基础医学、临床医学、预防医学、康复医学等不同医学领域，多角度辐射到医疗卫生机构、医学科研院校、医疗行政主管部门、基层医疗卫生机构等单位，深层次覆盖到科研教学、临床医疗、疾病防控、康复保健等各个角落。数字化技术改变了原有的理论知识、技术方法、工作流程、业务模式和运行机制；影响了人们的思维观念和行为意识；创新了许多数字化条件下的新理论、新知识、新技术、新产品和新方法，如数字化医院、数字化手术室、数字化医疗设备、数字化医学教育、数字化管理等。数字化技术在医学领域深入而又广泛的应用，极大地提高了医疗、科研、教学、管理等方面的工作质量、工作效率及技术水平，取得了显著的管理效益、社会效益和经济效益。总之，数字医疗的产生与发展，为古老的医学注入了青春的活力，已成为医学领域经济的新增长点。

扫描下方二维码查看本章参考文献

第十章

激光散斑血流成像技术

本章介绍激光散斑血流成像技术，该新技术已被广泛应用于皮肤、视网膜、大脑组织病变以及肿瘤诊断等领域。本章在第二节介绍了实用的临床手功能成像仪，其可对手表层组织内毛细血管微循环的血流灌注情况进行整体评估，并通过图片或视频实时呈现。在临床应用中，特别是在体表微循环血流的检测评估中，无须得到清晰的血管网络图，只须对治疗前后微循环血流的变化进行成像。生命活动中，血流和血管以及相关的微循环尤为重要，不同的生理、病理状态往往对应着不同的血流及微循环状态。因此，对生物组织中血管、血流的检测是临床疾病诊断和功能评估的重要手段之一。当使用激光照射成像表面，入射的相干光被组织中的散射颗粒所散射，而散射光经过随机干涉便形成了明暗相间的图样，这种图样被称为散斑。组织中散射颗粒的运动会引起散射光光强信号的相移，进而使得散斑图样的光强发生变化。散斑光强随着时间的变化与激光多普勒现象中多普勒频移引起的光强变化实际上是同一物理过程的两种不同表征，因此，通过分析散斑光强的性质可以估计散射颗粒的运动速度。激光散斑衬比成像是通过分析散斑衬比度值来获取血流速度信息的成像技术，能够提供 2D 高分辨率的血流分布图像，它的出现成为研究生物组织与病理机制提供了新的工具。本章对激光散斑血流成像技术及其应用进行描述。

第一节　激光散斑血流成像技术概述

一、散斑概念

（一）"散斑"的发现

1960 年激光器问世后，人们观察到了一种现象：被激光照射的物体表面有颗粒状结构，这种颗粒状态被称为"激光散斑"。这种强度随机分布的散斑图样，可在激光被粗糙表面反射或激光通过不均匀媒质时产生。大多数物体的表面相对于光波的波长都是粗糙的，由于激光的高度相干性，当光波从物体表面反射时，物体上各点到适当距离观察点的振动是相干的。因为粗糙度大于光波波长，所以物体各点发出子波到达观察点的位相是随机分布的。相干叠加结果导致了散斑的随机强度图样呈颗粒状，而这种随机强度分布图样可用统计方法来描述。

从牛顿时代起，一些科学家就观察到了散斑现象。然而，对散斑现象的大量、深入的研究，以及越来越多的应用发展，还是在激光器出现之后。激光器是研究和应用散斑的理想相干光源，可以详细研究散斑的统计性质，包括相干和部分相干、偏振和部分偏振。由于散斑图样是相干成像系统中一种令人厌恶的相干"噪声"，限制了成像系统的分辨率。为了尽量减少散斑的影响，已经进行了很多研究，但进展甚微。相反，近年来散斑在各个领域的应用却取得了很大的进展。散斑图样可以对图像信息进行编码和解码，可以对图像进行减法处理，还可以对图像进行反衬度翻转。

（二）"散斑"的物理现象

激光散斑是一种光学干涉现象。当相干光从粗糙表面反射，或者从含散射子的媒质内部后向散射或透射的时候，就会形成随机分布的斑点状图样，即"散斑"。而散斑图样的统计特性主要取决于无规律表面或媒质的特性。多个文献也指出，动态散斑图样可以表征散射表面的运动参数信息。

20世纪初，随着激光的发明和应用，激光散斑现象逐渐被人们所认识和重视。起初，人们认为激光散斑现象是一种严重干扰光学系统的"噪声"，限制了全息成像等技术的分辨率。研究人员尝试了各种方法来削弱散斑现象，如空间和时间中的部分相干光照明和有限孔径。随着对激光散斑特性的深入研究，激光散斑被广泛应用于信息处理、地理、天文、工业测量和生命科学等领域，如利用多次曝光的散斑来存储信息以及测量表面粗糙度、振动、变形等材料特性，可用于速度测量、淋巴结构观察、单一血管血流速度测量，甚至毛细血管网分辨率测量等方面。20世纪末，激光散斑衬比成像技术率先应用于研究脑血流的特征。

相干光是散斑形成的重要前提。散斑的形成有两个条件：一是相干光；二是平均起伏大于波长数量级的光学粗糙表面。并不是所有光源都能产生相干，只有频率相同、相位差恒定、振动方向相同的相干光源才能产生光的干涉。对于普通的光源，需要采取一定的方法和措施来满足一定的条件，才能产生相干光，激光就是理想的相干光。一般情况下，散斑指的是激光散斑，在没有特指的情况下，目前常见的相干光源一般指激光。同样，也并不是任何光源都能形成散斑，只有特定条件下才会形成散斑。直接用三原色激光照射电影银幕符合特定条件，还会形成散斑。然而电影放映是不需要散斑的，还需要特定的技术去消除散斑。

对于激光散斑，电影行业主要关注如何减弱散斑的影响。但在其他领域，散斑携带了光束和光束所通过的物体的信息，从而产生了许多积极的应用。如利用散斑的对比度测量反射表面的粗糙度，利用散斑的动态变化测量物体运动的速度，利用散斑进行光学信息处理，甚至利用散斑验光等等。现今，激光显示技术迅猛发展，科学家们研究的热点是如何消除激光散斑，目前有各种各样的手段去减弱激光散斑，这些手段大致可以分为两类：①从散斑的来源入手减弱光源的相干性，如弱相干光源、脉冲驱动、相位延迟、多模光纤等；②在空间或时间域上覆盖不相关的散斑以降低对比度，如偏振覆盖、波长叠加覆盖、多照明角度、散射片、抖动屏幕等。需要注意的是，单用一种方法通常很难将散斑的对比度完全降低到看不见的程度，常常需要多种组合才能达到这一目的。

（三）衬比概念

早在 20 世纪 70 年代，双曝光散斑照相技术即可进行全场速度分布成像，但需要逐点分析胶片；20 世纪 80 年代早期，单次曝光照相技术采用时间积分散斑的一阶空间统计（散斑衬比）进行胶片处理，该技术既可以进行全场成像，又可以方便地进行数据采集和处理，满足了当时视网膜血流测量的需要。在激光照射视网膜成像中，较短的曝光时间会"冻结"图像中的散斑，产生较高的散斑图像比。相反，长时间曝光会使散斑强度变得平均，从而产生低衬比图像。速度分布转化为散斑衬比度变化，线性变化表现为照片强度的变化。随着电荷耦合器件的发明，激光散斑的数字成像成为现实。利用电荷耦合器件激光散斑成像技术，将单次曝光照相技术应用于电荷耦合器件成像，提出了激光斑点衬比分析概念，并将其应用于皮肤血管血流的实时成像。该项技术被应用到脑血流、淋巴流、皮肤微循环和肿瘤周围血管血流的检测中。在很多文献中，激光散斑衬比成像技术被简称为激光散斑成像，但激光散斑衬比成像只是散斑图像的一阶空间统计成像方法，并不能代表所有散斑成像技术。

激光散斑衬比成像技术用于检测血流变化，要点在于如何将散斑图像衬比与血流速度联系起来。散斑是由物质散射产生的相干光散射所形成的随机斑纹图案，散射物质的散射会导致散斑在运动过程中发生变化。在血液流动中，血管中的主要散射物质是直径在 $5 \sim 8 \, \mu m$ 的红细胞。红细胞的流动反映了血流的变化，所以散斑强度的波动可以反映血流速度的变化。散斑衬比是散斑光强标准差与平均光强的比值，是散斑光强波动的调制深度，描述了散斑图像的光强相对于平均光强的变化。

为了描述散斑图样强度的空间或时间变化，"衬比度"概念使用"随机行走"模型对散斑的产生做出了直观的解释。表示为散斑图像中强度的标准差对于"完全发展"的静态散斑，散斑强度为标准的负指数分布，衬比度值为 1。随着散射粒子运动速度的增加，散斑强度波动更迅速，散斑图像变得更加模糊，则衬比度值趋近 0，衬比度值越小意味着散射粒子的运动速度越快。

二、激光血流成像技术分类

激光血流成像主要包括激光多普勒和激光散斑成像两种技术（表 10-1-1），分别运用不同的光学原理检测微循环血流变化和血管形态等技术指标。激光多普勒分为接触式单点血流检测和非接触扫描式血流成像检测两种方式。与激光多普勒技术相比，激光散斑血流成像技术具有非接触、无创伤、快速成像等优点，非常适合进行微循环血流的检测，可实时快速地测量血流灌注量、血流流速、血管形态结构、血管管径、血管角度等微循环参数。

表 10-1-1　激光多普勒与激光散斑成像比较

激光多普勒	激光散斑
接触式单点血流检测（必须接触）和非接触扫描式血流成像检测（无须接触）	无须接触被检测部位表面
不存在盲区	不存在盲区
时间分辨率和空间分辨率低	时间分辨率和空间分辨率高
接触式点式血流检测，只能检测单点的血流速度；如需获取 2D 图像，外加扫描装置，减慢成像速度	全视场均可快速产生高时间和高空间分辨的 2D 图像
检测单点的血流速度	检测面积较大
检测参数：血流灌注量、血流流速	检测参数：血流灌注量、血流流速、血管形态、血管管径、血管角度

（一）激光多普勒技术介绍

物体产生散射光，可用多普勒效应来测量其运动速度。所谓光学多普勒效应，就是当光源与光接收器之间发生相对运动时，发射和接收到的光波之间的频率偏移，这种偏移与光源和接收器之间的相对速度有关。

由于激光良好的相干性和良好的定向性，在精密计量和远距离测量中得到了广泛的应用。随着激光在光学领域的应用，多普勒频移测量技术作为一种新技术应运而生。激光多普勒测速仪是利用运动微粒散射光的多普勒频移来获得速度信息。利用该技术可以测量确定流体的速度，激光多普勒测速仪以测速精度高、测速范围广、空间分辨率高、动态响应快、非接触测量等优点，在航空、航天、机械、生物学、医学、燃烧学及工业生产等领域得到了广泛应用和快速发展。

（二）激光散斑血流成像技术介绍

激光散斑衬比成像是近年来兴起的一种新型的无损伤、快速脑血流成像技术，拥有非接触、无须外源性染料标记、空间分辨率高、成像速度快等优点，其时间和空间分辨率分别可以达到毫秒和数十微米的量级。激光散斑衬比成像采用相干光光源照明，由于光的干涉，粗糙的物体表面会产生明暗相间的干涉图案。当物体运动时，干涉图案会因为入射光波的波动而发生变化。利用图像采集设备对干涉图案进行数据采集，在相机的曝光时间内，由于光强信号的积分效应，采集到的干涉图案会变得模糊，这种模糊程度与光的波动程度有关，通过散斑衬比分析方法即可对物体的运动速度进行定量分析。

激光散斑衬比成像根据干涉图案的模糊程度来测量物体运动过程中微循环的变化和病理机制，对疾病的诊断、病情分析、救治措施制订和药物开发具有重要意义。微循环的功能、结构和代谢信息可以从微循环相关的血流参数和适用的血流检测现象中获得。激光多普勒技术在微循环血流检测中的应用已经非常成熟。理论上，由于激光散斑血流成像技术具有高时间和空间分辨率的全场测量优势，激光多普勒血流检测目前的应用可以被激光散斑血流成像技术所取代。

（三）激光散斑血流成像技术的优势

激光散斑成像具有非接触、无创伤、快速成像等优点，适用于微循环血流激光散斑成像技术测量。使用激光散斑技术可以测量血管管径、血管密度、血液流速和血流灌注量等微循环参数，结合血压、血气等生理监测仪器，可以用来研究血液、淋巴液和组织液的流变学特性。通过检查微循环血管结构、微循环功能和代谢活动，可以研究炎症、水肿、出血、过敏、休克、肿瘤、烧伤、冻伤和放射损伤等病理变化。

三、成像原理

（一）成像系统组成

激光散斑血流成像是非接触光学成像方法，且考虑到所设计系统应实现多种血管性疾病的血流检测及多种场合的应用，故激光散斑血流成像系统应包括观测探头、悬臂和可移动工作台面 3 部分，观测探头需包括激光光源、成像模块和图像采集模块。

观测探头内部同轴结构的关键部件为分光器，激光光源和图像采集模块垂直放置，分光器在两者光轴交点位置处呈 45°角放置。激光光源发出的激光由分光器反射到被观测物体上，而图像采集模块收集到的后向散射光则通过分光器传送。由于激光散斑血流成像系统不限制激光的波长，而且照明光源的波长与被探测到的光线相同，因此对分光器按所使用的激光光源的波长工作没有特殊要求。系统成像模块负责收集被观测物体表面向后散射的激光并成像，需要根据系统的需要来选择成像模块，可根据不同视野范围的需要选择不同视场的影像成像镜头。对于激光散斑成像系统，成像模块的另一个重要作用为调控散斑图像中散斑颗粒的大小。

（二）激光散斑血流成像技术原理

激光散斑血流成像技术是通过观察目标暴露在激光束下反射激光产生的随机干扰图像（包括亮区和暗区）来实现的，这种图像被称为激光散斑图。如果目标是静止的，激光散斑图保持不变；如果目标（如组织中的红细胞）是移动的，激光散斑图则产生波动。散斑变化速度是通过与血流的散斑对比度来量化的，这是激光散斑血流成像的基本工作原理。

（三）激光散斑衬比成像

1. 空间激光散斑衬比成像 空间激光散斑衬比成像主要基于时间积分散斑图样的一阶空间统计量。散斑衬比图中每一个像素点的值由散斑衬比值确定。在实际操作中，常采用一个 5×5 或者 7×7 像素的滑动窗来计算局部空间散斑的衬比值，并将结果赋予中心点。滑动窗区域越大，则统计准确率越高，但另一方面，滑动窗区域越小，空间分辨率越好。我们使用激光散斑衬比成像检测血流的变化，重点关注的是如何将散斑图像的衬比值与血流速度联系起来。如前文所述，散斑是物体被相干光散射而形成的一种随机斑纹状图案，它们之间相互干扰，散射颗粒的运动会产生时变散斑。血液中的主要散射颗粒是直径在微米范围内的红细胞，红细胞的流动反映了血液流动的速度，所以由于红细胞的运动引起的散斑强度的波动可以反映血液流动的速度变化。散斑图像的"模糊"程度与粒子的散射速度密切相关，在一定的曝光时间内，散斑速度越快，图像的模糊程度越小，也就是说，散斑衬比值的比例越小。

2. 时间激光散斑衬比成像 空间激光散斑衬比成像提供了一种能够实时监测，且较商用扫描多普勒系统无须长时间全场扫描就能得到全局速度分布图的方法。但是由于用空间滑动窗计算散斑衬比值牺牲了空间分辨率，同时，太小的滑动窗还会降低统计的有效性。有研究提出了时变散斑图样的一阶时间统计特性来测量流动颗粒速度的设想，而其他一些基于时变散斑时间统计特性的研究和应用，多集中在二阶统计量，如相关函数和功率谱等。

第二节 激光散斑血流成像技术的应用

下面将分别介绍已报道的和潜在的激光散斑在血流检测中的应用（图 10-2-1）。

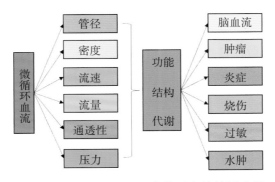

图 10-2-1 微循环血流参数及血流检测应用

一、血流速度

目前应用相对广泛的血流检测手段为激光散斑衬比成像技术和扩散相关光谱技术。激光散斑衬比成像是通过分析散斑衬比度值来获取血液流速信息的，能够提供 2D 高分辨率血流分布信息。激光散斑衬比成像主要在生物组织表面进行成像，散射影响相对较小，如何在高散射特性的组织体内避免多次散射，提取组织结构与动态运动信息是其关键。扩散相关光谱成像深度的较深，主要是基于辐射传输的扩散近似理论，被检测的光学信号会在组织内经历多次散射，如何建立散射信息和组织动态信息间的关系和提取组织血流信息是其关键。激光散斑衬比成像和扩散相关光谱已被广泛应用于皮肤、视网膜、大脑组织检测及肿瘤诊断等领域。激光散斑衬比成像系统简单有效，易于实现，便于与其他技术相结合实现多参数测量，且扩散相关光谱成像深度较深，时间分辨率高。随着生命科学研究的深入以及临床应用需求的提高，开展激光散斑衬比成像和扩散相关光谱相结合的研究对深层组织的血流检测非常重要。

二、血液灌注

皮肤血流灌注除了反映皮肤局部的血流变化，也反映脏器的血液循环状态。皮肤血流灌注随时间变化而变化，生理、病理及环境因素均可影响血管舒缩活动并导致皮肤血流量改变，因此测定皮肤血流量具有重要的生理、病理、药理和临床意义。20 世纪 70 年代以来，光学显微镜、体积描记法、荧光示踪法、热传导法和超声多普勒法等设备被用于检测皮肤中的血液流动。到了 21 世纪，基于激光多普勒和激光散斑原理的皮肤血流量测定方法因定量准确、灵敏度高、无创、快速、可重复性好、功能多样等优点，在皮肤病学、整形和烧伤外科、血管外科、风湿免疫科、神经病学、肿瘤学、代谢性疾病和慢性疼痛等科学和临床研究中得到了更好的应用。

三、手部微循环血流衬比成像

（一）手功能成像仪设备

上海交通大学苗鹏团队与复旦大学附属华山医院贾杰团队基于激光散斑成像在手功能康复领域共同研发了手功能成像仪设备Ⅰ（图 10-2-2，图 10-2-3，图 10-2-4），其特点包括设备一体、一键操作，成像焦距固定、无须调焦，实时显示成像，多感兴趣区选定，精确事件标记，数据可保存，智能化数据处理等，更适合临床康复使用。Ⅱ代样机增加了水肿检测功能（图 10-2-5），Ⅲ代样机增加了灵活机械臂，适应人体各部位成像（图 10-2-6）。

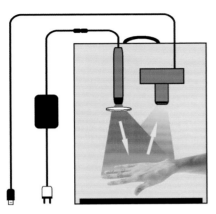

图 10-2-2　临床手功能成像仪结构

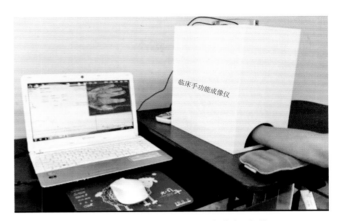

图 10-2-3　临床手功能成像仪Ⅰ代

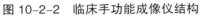

| 文件 | 开始 | 插入 | 页面布局 | 公式 | 数据 | 审阅 | 视图 | 团队 |

A1　｜　×　✓　fx　　姓名：

	A	B	C	D	E	F	G	H
1	姓名		E					
2	日期	2015	年	12	月	6	日	
3	采集过程	总时间	77.000000s		采样速率	5.19	采样点每秒	
4	事件标记	序号	57	133	201			
5	采样点序号	0	1	2	3	4	5	6
6	黑色框	114.8762	109.2294	114.6094	115.0131	111.3967	112.3284	114.6877
7	深灰框	148.4753	146.7918	150.3843	151.8337	149.0139	148.173	153.006
8	深红框	171.3928	171.1716	172.3798	175.0226	172.7906	172.4571	174.7562
9	红色框	148.4947	147.8177	147.9129	148.2577	147.8729	146.958	151.7403
10	橙色框	154.4103	156.4959	157.5446	153.6987	152.4287	157.1242	158.8671
11	黄色框	138.1072	130.2586	134.8166	140.2013	130.4465	134.4782	134.9449
12								

图 10-2-4　数据存储及统计处理

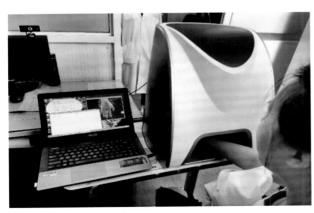 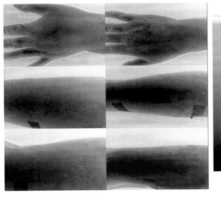

图 10-2-5　手功能成像仪Ⅱ代

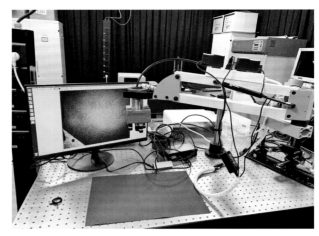

图 10-2-6　手功能成像仪 Ⅲ 代

　　临床手功能成像仪软件极具便捷操作性，能够最大限度地简化操作流程，并且功能丰富，能够满足临床大部分的检测要求。软件的数据分析功能很实用，使用人员可以直接通过软件分析感兴趣的区域，进行手部表层特定位置血流灌注情况的处理，避免了使用中数据处理的麻烦，并且软件记录保存了原始数据，可供使用人员进行其他需要的操作（图 10-2-7）。该设备被认证为"一种基于无监督领域自适应的激光散斑衬比图像分割方法"专利（申请号 CN 2020 1 0987596.4）（图 10-2-8）。

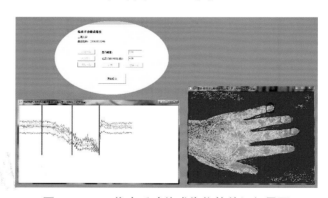

图 10-2-7　临床手功能成像仪软件运行界面

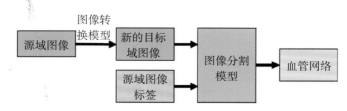

图 10-2-8　一种基于无监督领域自适应的激光散斑衬比图像分割方法

临床手功能成像仪实时数据中共有 3 条标记线，第一条表示加压开始，第二条表示加压到 25 kPa 后停止加压，第三条表示开始迅速放气降压（图 10-2-9）。第一条标记线之前的数值非常平稳，这是因为被试者在测试的过程中保持稳定不动，血液无明显波动；在第一条标记线的时候开始加压，这时候手臂上的压力造成血流流动不畅，从而造成血流灌注越来越小，一直到第二条标记线之间还在下降；第二条标记线与第三条标记线之间由于压力持续存在，手臂上的血流不通畅，血流灌注仍然很低，并且呈现持续下降的趋势，但下降的速度明显放缓；第三条标记线的时候迅速放气降压，这时被阻塞在手臂上的血液迅速涌入手掌，使得手掌表层的微循环系统中血液迅速增多，甚至比正常情况下的血液灌注量还要多，之后血液灌注恢复到正常。

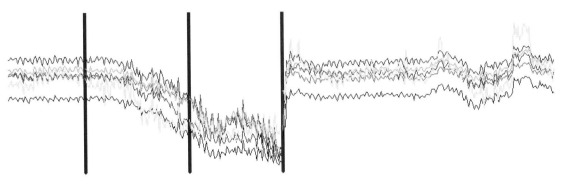

图 10-2-9　临床手功能成像仪实时数据

（二）在手血流评估中的应用

张晓莉等首次将手功能成像仪应用于脑卒中患者电针刺激前后手部血流的检测，利用新型高分辨率激光血流成像系统，客观、直接地对手部血流量变化进行实时测定，寻求针刺频率与手血流变化的关系，探究血流量变化与手功能改善之间的关系。结果发现电针刺激对脑卒中患者上肢功能的康复有积极的作用，原因可能在于电针治疗可促进脑卒中患者手部血流速度，加速患者肢体血液循环。

（三）在乳腺癌相关淋巴水肿中的应用

近年来，血流与淋巴循环相互关系的临床研究逐渐增多，形成了乳腺癌相关淋巴水肿康复新方向。有研究者基于激光散斑衬比成像的成像系统对乳腺癌相关淋巴水肿患者上肢局部血流灌注进行检测（图 10-2-10），将水肿侧与健侧的血流数据进行对比，结合患者的电阻抗数据和临床水肿分期进行评估，发现血流数据和电阻抗数据可以辅助水肿分期。这种非接触且快速的评估方法可提高淋巴水肿临床研究和治疗的准确性，也为水肿的精确分期提供了新的工具。

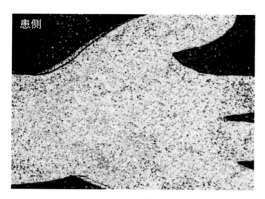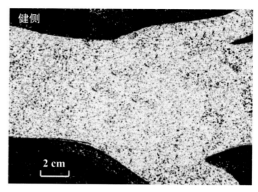

图 10-2-10　水肿患者健患侧手部的血流灌注信息

四、其他领域的应用

（一）脑血流检测

研究表明，大脑神经元活动与局部脑血流变化存在紧密联系。Boas 研究小组率先使用激光散斑衬比成像检测脑血流的时间和空间变化，对比激光散斑技术与激光多普勒技术的脑血流测量结果，验证了激光散斑血流检测技术的有效性。另外还使用该技术检测了皮层扩散抑制时大脑皮质和软脑膜的血流变化。研究者在对大鼠躯体功能刺激引起的脑血流变化进行研究时发现，刺激强度与脑血流变化大小相关；结合内源光光谱成像和激光散斑成像技术，可以同时测量脑血流的血氧、血容量和流速的变化，并且结合荧光成像和激光散斑技术，可以测量脑血流和氧化代谢的动态变化。

（二）肠系膜血流和淋巴流检测

肠系膜是薄而透明的膜样组织，有简单和完整的微血管网。在显微镜下可以清楚地看到微血管、淋巴管和腔内细胞的流动状态，因此肠系膜是检测微循环的理想模型，且适用于药物作用的研究。还有研究对肠系膜上的不同直径的微循环血流和淋巴流进行了在体检测，在肠系膜上滴加不同浓度的酚妥拉明溶液和去甲肾上腺素观察微循环在药物作用下的时空响应特性。

（三）皮肤微循环测量

真皮层及皮下组织有丰富的微血管，除维持皮肤的营养供应外，还对体温调节起重要作用。研究皮肤的微循环有利于各类皮肤病如局部炎症、外伤、烧伤和冻伤等的诊断和治疗。目前激光散斑应用于皮肤微循环的应用较少。Bray 比较了激光多普勒和激光散斑的皮肤微循环血流测量，在糖尿病溃烂植皮治疗中观察溃烂处底部的血流可以反映新生血管的增加。他们还对烧伤进行评估，发现高血流灌注区域需要药物和保守治疗，低血流灌注区域则提示需要重新植皮。此方法可用于皮肤斑块、恶性皮肤肿瘤的诊断。

第三节　激光散斑血流成像技术展望

一、激光散斑血流成像技术的局限性

激光散斑衬比成像技术具有其他检测技术无法比拟的技术优势，但由于其工作原理，其应用不可避免地受到限制。首先，激光散斑衬比成像技术是一种光学成像技术，观察对象是高散射介质。光子在这种介质中的传播往往是高度随机的。入射光子可以直接散射到组织表面，也可以进入组织并被组织吸收或再次散射以逃离组织。当使用透镜收集散射光线时，光线来自组织的不同深度，难以分辨。成像系统只能得到有关光线的 2D 信息，但这种 2D 信息是由不同深度的信息叠加而成，不同深度层次的信息必然相互影响。这也是激光散斑衬比成像技术只能测量浅表面有血管的组织，而不能精确测量深表面组织的原因。其次，激光散斑衬比成像技术作为一种光学成像技术，在成像时必须满足目标图像的关系。由于只有成像系统焦平面的血管才能被清晰地采集到且由于生物组织的高散射特性，激光散斑衬比成像技术的景深会受到限制。对于较为复杂的血管分布，激光散斑衬比成像技术能够对靠近焦平面附近的血管进行成像，而对于远离焦面的血管则无能为力。

二、激光散斑血流成像技术的未来

激光散斑衬比成像技术虽然为病理观测提供了极大的便利，但是狭小的景深极大地限制了其功能的发挥。光场成像技术的发展给这一问题的解决带来了曙光。光场成像作为一种立体成像技术，可以实现诸如重聚焦、景深拓展等功能。两种技术有效结合，功能互补，为激光散斑衬比成像技术的立体空间测量提供了可能。

扫描下方二维码查看本章参考文献

第十一章

盆底康复新技术

　　本章聚焦盆底康复新技术，该技术应用生物反馈原理与电刺激作用机制，发展了盆底表面肌电评估、生物反馈康复等技术，目前应用已较为成熟。在健康阶段，可以未雨绸缪地对老年人进行盆底养护，降低未来盆底功能障碍发生的风险；对亚健康老年人群，可以预防性地锻炼盆底肌肉，修复受损盆底；在疾病阶段，能针对因盆底功能障碍导致的膀胱、直肠、性功能问题进行阶段性康复，对脑卒中等疾病或妊娠导致的失禁、盆底器官脱垂、性功能障碍等有较好疗效。

　　目前，该新技术有1项专利和1项软件著作权，康复设备与技术相对成熟，拥有专业的技术规范和客观完善的评估标准，图11-0-1为老年康复团队对盆底康复技术单位授牌。但是，在当前阶段，盆底康复技术的主要服务人群为女性（特别是妊娠后女性），在男性中应用较少。老年人群因盆底功能障碍引发的尿失禁、大便失禁、盆腔脏器脱垂、性功能障碍（性高潮障碍、性交痛、肌筋膜痛）、尿潴留（排空不全、等待、减慢）、尿频、便秘等症状普遍存在，对盆底康复的需求迫切。另外，生物反馈技术、表面肌电技术等需要在专业技术人员的协助下，在医院、康复中心等环境使用，因此，未来需要更多地发展普遍适用于老年患者的、创伤与疼痛少的、适合居家使用的盆底康复技术，以更好地改善患者的盆底功能障碍，提高其生活质量。

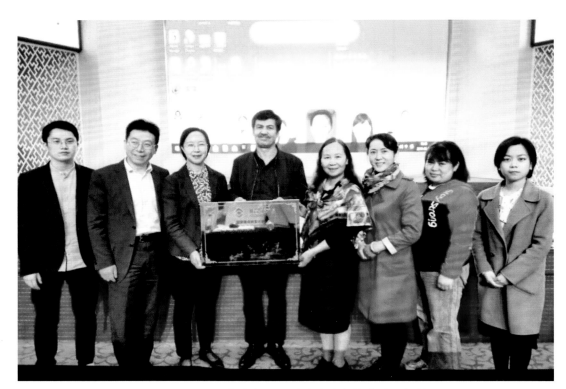

图11-0-1　老年康复团队对盆底康复技术单位授牌

<h1 style="text-align:center">第一节　盆底康复概述</h1>

一、盆底解剖

骨盆是一个环状骨质结构，由左、右髋骨，骶骨和尾骨借助关节、韧带和软骨连结而成。骨盆底环状结构（图 11-1-1）及其下部附着的一些盆底肌肉（图 11-1-2）共同构成骨盆的形状，起到承重的作用。另外，股骨与骨盆相连接，起到向下肢传递压力的作用。

（一）正常盆底结构与功能

1. 盆部　盆部位于躯干下部，以骨盆为支架连结躯干和下肢，包括盆壁、盆膈和盆腔等。盆膈又称盆底，由肛提肌和尾骨肌及其上方和下方的筋膜共同构成。

（1）髋骨　髋骨属于扁骨，形状不规则，略呈扭曲状。幼儿时期，髋骨由后上方的髂骨、后下方的坐骨和前下方的耻骨组成。到了成年期，上述三骨相互合为一体，以髋臼窝为中心，在"Y"形软骨处相接，成为髋骨。

（2）耻骨联合　耻骨联合是两块耻骨之间的关节，由左、右两侧耻骨的耻骨联合面借纤维软骨构成的耻骨间盘相连而成。耻骨联合只能做轻微的运动，如轻微滑动、压迫或扭转。两块耻骨由耻骨联合、耻骨内板和支持韧带相连，其运动在行走和孕妇分娩过程中比较明显，可有轻度分离，减轻压力。

（3）骶骨　骶骨位于骨盆后部正中央，略呈三角形，底朝上，尖朝下，由 5 块椎骨合并而成，上方与第 5 腰椎相接。

（4）骶髂关节与骶棘韧带　骶髂关节是由骶、髂两骨的耳状关节面构成的微动关节，骶骨的耳状面向后外，髂骨的耳状面向前内，依靠关节囊和坚强有力的韧带支撑，运动范围极小，主要起到支撑体重及缓震的作用。组成骶髂关节的三骨可以同时运动，完成回转运动和反转运动。骶棘韧带位于骶髂关节下部，从骶、尾骨的外侧缘开始，集中附着于坐骨棘，有减弱回转运动的作用。

（5）尾骨　尾骨是一个三角形的小骨，底朝上，下端游离，由 4~5 块退化的尾椎融合而成，已不能清晰地分辨出每块尾椎。尾骨通过一个椭圆形的关节面与骶骨相连，关节囊和韧带起固定作用，两骨形成的关节通常是不动的。

（6）骨盆　骨盆由骶骨、尾骨及左、右髋骨借关节和韧带连结而成。男性骨盆窄而长，上口较小，近似心形，骨盆腔的形态似漏斗，耻骨弓的角度为 70°~75°。女性骨盆宽而短，上口较大，近似椭圆形，骨盆腔的形态似圆筒，耻骨弓的角度为 90°~100°。这些差异与女性骨盆在妊娠期分娩时的作用有关。

女性骨盆   男性骨盆

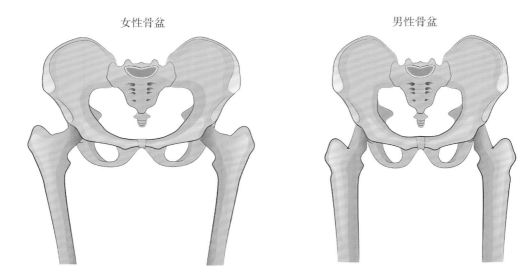

图 11-1-1   男女骨盆解剖结构对比

（7）肛提肌　肛提肌是一对四边形阔肌，附着于盆壁内侧面，起于耻骨盆面、坐骨棘与两者之间的肛提肌腱弓，止于会阴中心腱、直肠壁、尾骨尖和肛尾韧带，左右两侧联合成漏斗状。肛提肌自前向后分为前列腺提肌（男性）/耻骨阴道肌（女性）、耻骨直肠肌、耻骨尾骨肌及髂骨尾骨肌，呈左右对称性排列，中线联合。①前列腺提肌（男性）或耻骨阴道肌（女性）起自耻骨盆面及肛提肌腱弓的前份，肌纤维几乎水平向后沿尿道及阴道两侧排列，止于会阴中心腱。该肌肉起到缩小阴道口的作用。②耻骨直肠肌起自耻骨盆面和肛提肌腱弓的前份，向后下方延伸，绕过直肠肛管交界处的两侧和后方，止于肛管侧壁、后壁及会阴中心腱，并与前列腺提肌（男性）或耻骨阴道肌（女性）连接，构成"U"形襻，可将直肠肛管交界处拉向前上方，形成直肠角。该肌肉具有重要的肛门括约肌功能，可控制粪便由直肠进入肛管。③耻骨尾骨肌：起于耻骨盆面及肛提肌腱弓中份，止于骶、尾骨侧缘及肛尾韧带，起到固定直肠的作用。④髂骨尾骨肌：起于肛提肌腱弓后份和坐骨棘盆面，止于肛尾韧带及尾骨侧缘，起到固定直肠的作用。

（8）尾骨肌　耻骨到尾骨之间呈带状的肌肉群为尾骨肌，其位于肛提肌的后方，紧贴髂棘韧带的上面，起于坐骨棘，止于尾骨和骶骨下部的侧缘。男性尾骨肌起到抬起阴茎的辅助作用，女性尾骨肌起到收缩阴道的辅助作用。

（9）盆膈上筋膜　盆膈上筋膜盖于肛提肌和尾骨肌上面，前方与两侧附着于肛提肌腱弓，后方与梨状肌筋膜和骶前筋膜相延续。

（10）盆膈下筋膜　盆膈下筋膜盖于肛提肌与尾骨肌下面，前侧附着于肛提肌腱弓，后侧与肛门外括约肌的筋膜相融合，为臀筋膜向会阴的直接延续。

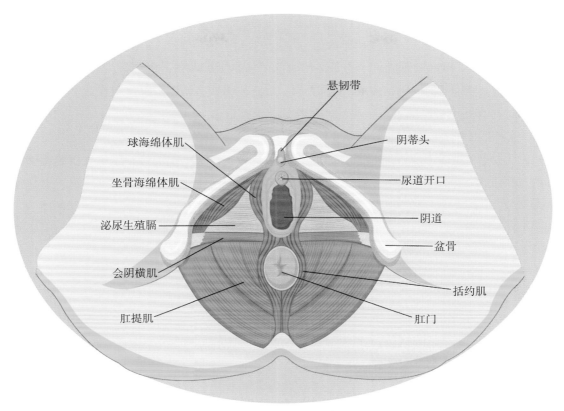

图 11-1-2 盆底肌解剖

2. 盆腔脏器

（1）直肠 直肠位于盆腔后部，全长 10～14 cm，上端平第三骶椎处接乙状结肠，下端至盆膈处续为肛管。直肠的后面借疏松结缔组织与骶骨、尾骨和梨状肌相接，该疏松结缔组织内有骶正中血管、骶外侧血管、骶静脉丛、骶丛、骶交感干及奇神经节等。直肠两侧的上部为腹膜腔的直肠旁窝，下部与盆丛、直肠上血管、直肠下血管及肛提肌等邻接。直肠旁盆脏筋膜中有直肠侧韧带，从骶骨下部的前面行向直肠肛管交界处后部，围绕直肠中部血管，对直肠有固定作用。直肠的前面男、女有所不同，男性直肠前面有膀胱、前列腺、精囊等，女性直肠前则有子宫和阴道。

（2）输尿管 输尿管是一对细长的肌性管道，呈扁圆柱状，左右各一，长 20～30 cm，直径 0.5～1 cm。输尿管盆部从腹膜后方，沿腰大肌的前面下降，向内下方斜行，在小骨盆入口处，右输尿管越过右髂外动脉起始部的前方，左输尿管越过左髂总动脉末端的前方。入盆腔后，男性的输尿管沿骨盆侧壁弯曲向前，与输精管交叉后转向前内，后达膀胱底；女性的输尿管行于子宫颈两侧，距子宫颈约 2.5 cm 处，从子宫动脉的后下方经过，后达膀胱底。输尿管壁内部：输尿管行至膀胱底，在膀胱底外上角处向内下斜穿膀胱壁，开口于膀胱底内面的输尿管口，长约 1.5 cm。

（3）膀胱　成人的膀胱位于小骨盆的前部。空虚的膀胱呈三棱锥形，分尖、底、体、颈 4 个部分，朝向后下，其前方有耻骨联合，后方在男性有精覆、输精管壶腹和直肠，女性则为子宫和阴道。膀胱下方，男性邻接前列腺，女性邻接尿生殖膈。

（4）前列腺　前列腺是男性不成对的实质性器官，由腺组织、平滑肌和结缔组织构成，位于膀胱和尿生殖膈之间，上端宽大，与膀胱颈相接，下端尖细，与尿生殖膈相邻。老年人腺组织逐渐退化，常见腺内结缔组织增生，形成前列腺肥大，可压迫尿道，引起排尿困难。

（5）子宫　子宫位于盆腔中央，膀胱与直肠之间，分为底、颈、体 3 部分。成年未孕的子宫呈前后略扁、倒置的鸭梨形，长约 8 cm，最大宽径约 4 cm，壁厚约 2 cm。成年女性子宫的正常体位为前倾和前屈位。子宫的活动性较大，膀胱和直肠的充盈程度可影响子宫的位置。

（6）阴道　阴道是女性器官，前后为略扁的肌性管道，连接子宫和外生殖器，上端较宽，绕子宫颈，下端开口于阴道前庭，称为阴道口。阴道前方邻接膀胱底和尿道，后方邻接直肠。

3. 会阴　会阴有广义和狭义之分。广义的会阴指封闭骨盆下口的全部软组织。此区在截石位呈菱形，前为耻骨联合下缘，后为尾骨尖，两侧为耻骨、坐骨和骶结节韧带。前方的三角形为尿生殖区（尿生殖三角），男性有尿道通过，女性有尿道和阴道穿过；后方的三角形为肛区（肛门三角），有肛管及肛门。狭义的会阴是指肛门和外生殖器之间的软组织。

（1）肛管与肛门括约肌　肛管是大肠的末段，上端在盆膈平面上续于直肠，向后下终于肛门，长 3～4 cm。肛门括约肌位于肛管周围，包括肛门内括约肌和包绕在其周围的肛门外括约肌。肛门内括约肌为平滑肌，可协助排便；肛门外括约肌为骨骼肌，有较强的排便控制功能。

（2）会阴中心腱　又称会阴体，是肛门与外生殖器之间深面的一个腱性结构，呈楔形，尖朝上，底朝下，深 30～40 mm，是许多肌肉的附着点，起到加固盆底、维持盆腔脏器正常位置的作用。女性的会阴中心腱较大且有韧性，对阴道后壁有支撑作用，分娩时要加以保护。

（3）尿生殖三角肌（尿生殖膈肌）　由会阴深横肌和尿道括约肌组成。会阴深横肌成对，起自坐骨支和耻骨下支，两侧肌纤维向内在中线上互相交织，部分纤维止于会阴中心腱，收缩时可加强会阴中心腱的稳固性。尿道括约肌位于会阴深横肌前方，在男性，围绕尿道膜部周围，是尿道的随意括约肌；在女性，又称尿道阴道括约肌，围绕尿道和阴道，可紧缩尿道和阴道。

（二）盆底肌肉松弛 / 损伤

盆底肌是指封闭骨盆底的肌群，有肛门、阴道口、尿道口 3 个开口。这一肌群犹如一个"吊床"，支持着尿道、膀胱、阴道、子宫、直肠等脏器，维持这些脏器的正常位置，以便其行使功能。

盆底肌外层由肌肉和筋膜组成，包括球海绵体肌、坐骨海绵体肌、会阴中心腱、会阴浅横肌、肛门外括约肌等结构；中层包括会阴深横肌、会阴隔膜（泌尿生殖隔膜）等重要结构，将泌尿与生殖系统隔开；内层包括耻骨直肠肌、耻骨尾骨肌、髂尾肌、尾骨肌等重要结构，相比于外层和中层，盆底肌内层的肌肉更加强壮。

盆底肌纤维分为 I 类（慢缩型）肌纤维和 II 类（快缩型）肌纤维两种（表 11-1-1），慢缩型肌纤维占盆底肌的 70%，是盆底肌一般状态和活动时的支持纤维，与维持静息条件下支持功能有关。其中，耻骨阴道肌、耻骨直肠肌中有 70% 的快缩型肌纤维，前部耻骨尾骨肌中快缩型肌纤维占 67%，后部耻尾肌占 76%。快缩型肌纤维约占盆底肌 30%，负责控尿及性功能，与盆底肌快速有力的收缩功能有关，主要分布在浅表肌。只有快缩型、慢缩型肌纤维协调工作，盆底肌才能行使正常功能。

表 11-1-1　盆底肌纤维对比

肌纤维类型	收缩方式	收缩速度	收缩力量	维持时间	疲劳
I 类（慢缩型）肌纤维	等长收缩	慢	小	长、连续	易疲劳
II 类（快缩型）肌纤维	等张收缩	快	强	短	不易疲劳

当 I 类（慢缩型）肌纤维受损时，会呈现阴道松弛、阴道前后壁膨出、脏器脱垂、慢性盆底痛等症状；II 类（快缩型）肌纤维受损则表现为尿失禁、性功能障碍、孔腔闭合不全、反复性泌尿系统感染等症状。

国际尿控协会依据临床症状将盆底肌分为以下 4 种类型：①正常盆底肌。排尿时放松，咳嗽时收缩。②无功能型盆底肌。完全失活，可引起任意类型的盆腔器官功能障碍。③活动减弱型盆底肌。肌肉不能充分收缩以保持患者皮肤干燥或器官处于正常位置。④过度活跃型盆底肌。盆底肌在排尿、排便或者性生活时不能放松，因而导致排尿障碍、膀胱过度活动、便秘和性交痛。

（三）盆底神经损伤

盆底的神经一部分来自腰、骶神经丛，另一部分来自内脏神经。

1. 闭孔神经　来自腰神经丛，自腰大肌内侧缘出，至骨盆上口出，后伴闭孔动脉沿小骨盆腔侧壁向前下行，穿闭孔到大腿内侧。

2. 阴部神经　来自骶神经丛，经梨状肌下孔出骨盆，绕坐骨棘再经坐骨小孔入坐骨肛门窝。主要分支有肛神经、会阴神经和阴茎背神经（男）或阴蒂背神经（女）。

3. 骶交感干　由腰交感干延续而来，每侧有 3~4 个骶神经节沿骶前孔内侧下降，在尾骨前方两干连于单一的奇神经节，又称尾神经节。两侧骶神经干间有横支相连。

4. 盆内脏神经　又称盆神经或勃起神经，较细小，共 3 支，由第 2~4 骶神经前支中的副交感核发出的节前纤维组成。此神经加入盆丛，与交感神经纤维一起行走至盆内脏器，脏器附近或壁内的副交感神经节交换神经元，节后纤维分布于结肠左曲以下的消化管、盆内脏器及外阴等。

5. 上腹下丛和下腹下丛　腹主动脉丛经第 5 腰椎体前面下降而来，发出左、右腹下神经行至第三骶椎高度，在骶骨下部前方与同侧的盆内脏神经和骶神经节的节后纤维共同组成左、右下腹下丛，又称盆丛。盆丛的位置男女有别，男性盆丛位于直肠、精囊和前列腺的两侧；女性盆丛位于子宫颈和阴道穹隆、膀胱的后方。

盆底肌主要受阴部神经的支配。外周神经功能可以通过测定神经纤维传导速度来评估，外阴的浅表反射（如咳嗽反射、阴蒂反射、肛周反射等）可以辅助判断盆底神经的功能。盆底肌神经损伤主要表现为尿频、尿急、尿疼痛、尿失禁、盆底神经性疼痛、子宫脱垂、阴道前后壁肿胀等。

（四）盆底功能障碍

盆底功能障碍的发生可能与妊娠分娩、年龄增长、长期持续性咳嗽、便秘、肥胖、提重物、感染、炎症、手术、外伤等多种因素有关。盆底肌活动减弱时表现为压力性尿失禁、大便失禁、器官脱垂、性快感缺失、阴道松弛，而盆底肌活动过度则会出现便秘、慢性盆底痛、性交痛、尿潴留等症状。在我国，盆底功能障碍的发生率高达 28%，在 > 45 岁的人群中可达 40%。根据临床分科，盆底又被人工分为前（膀胱和尿道）、中（阴道和子宫）、后（肛门和直肠）3 个部分。

1. 下泌尿道症状　包括压力性尿失禁、膀胱过度活动症等。

（1）压力性尿失禁　打喷嚏、咳嗽、大笑、运动或体力活动等导致腹压增高时，出现尿液不自主从尿道漏出为压力性尿失禁。这是由于盆底肌或尿道括约肌功能减弱，当腹内压突然增加时，无法控制尿液，从而产生漏尿，停止加压的动作后则漏尿停止。压力性尿失禁好发于女性，经产妇以及围绝经期、绝经后高龄女性是高发人群。压力性尿失禁病因复杂，主要有年龄、分娩史、绝经后及既往妇科手术病史等因素。另外，长期慢性咳嗽、家族史、吸烟史、便秘等危险因素也可增加尿失禁发生的风险。

（2）膀胱过度活动症　一种以尿急为特征的症候群，常伴有尿频和夜尿症状，可伴或不伴急迫性尿失禁。发病率在男性患者中为 7%~27%，在女性患者中为 9%~43%，随着年龄的增长而上升。病因可能与逼尿肌、排尿中枢、膀胱感觉神经病变等因素有关。

2. 排便功能异常 包括便秘、功能性排便障碍等。

（1）便秘 指每周排便少于 3 次，且粪便干硬、排便困难。发病率为 2%～28%，随着年龄的增长而上升，15%～20% 的老年人为有便秘症状。工作或生活压力大、饮水量不足、妊娠等都有可能诱发便秘。

（2）功能性排便障碍 指排便不顺畅、大便不能顺利排出的状态。病因可能与肛门痉挛、盆底肌痉挛、肛门直肠感觉障碍、盆底松弛等因素相关。其症状主要为出口梗阻型便秘。此外，还可出现坠胀，肛门周围皮肤潮湿、瘙痒等，可伴有膀胱刺激症状、月经不调、白带过多、腰骶部疼痛及性交疼痛、不适等。

3. 慢性盆腔疼痛综合征 指盆腔良性疼痛持续或反复发作 6 个月以上，或周期性发作 3 个月以上，伴有下尿路症状以及肠道、骨盆底、妇科或性功能障碍的一类疾病。该病是精神心理因素、免疫功能、神经功能或内分泌功能等紊乱导致或相互影响的结果。主要表现为慢性盆腔区域的疼痛，包括腰骶部、会阴部、小腹、耻骨上区反复发作的慢性疼痛或不适症状，部分伴有膀胱刺激症状。

4. 性功能障碍 性反应包括性兴奋、性高潮等环节，其中任何一个环节发生异常均会影响正常性生活，即为性功能障碍。男性性功能障碍是一组疾病，主要包括性欲减退或亢进、阴茎勃起功能障碍、射精障碍等。女性性功能障碍包括性欲障碍、唤起障碍、性交痛、插入障碍、性高潮障碍等。性功能障碍的病因与神经因素、手术因素、文化因素等有关。

5. 盆腔支持功能缺损 盆腔支持功能缺损主要包括盆腔器官脱垂。盆腔器官脱垂是指由于盆底支持组织缺损或松弛而引起的盆腔脏器脱离正常的解剖位置，包括子宫脱垂、阴道脱垂，同时伴有膀胱、直肠和小肠膨出。目前该病发病率有上升的趋势。病因与妊娠分娩对盆底结构和功能的损伤、支持组织疏松和薄弱有关。

对于女性，可以使用盆腔器官脱垂量化分期界定盆腔器官脱垂的程度。盆腔器官脱垂量化分期最早由 Bump 教授于 1996 年提出，采用 6 个点（Aa 阴道前壁解剖点、Ba 阴道前壁解剖点、C 宫颈或穹隆解剖点、Ap 阴道后壁解剖点、Bp 阴道后壁解剖点、D 阴道后穹隆解剖点）、3 条线（gh 阴裂大小、pb 会阴体长度、tvl 阴道总长度）来描述前、中、后盆腔脱垂的情况。以处女膜为界，3 线于处女膜平面以 "0" 表示，处于处女膜以上用负数表示，处于处女膜以下用正数表示。

英国国家卫生与临床优化研究所指南总结的盆底功能障碍危险因素见表 11-1-2。通过对可控制危险因素的控制（如减重、戒烟、加强运动等），可以预防盆底功能障碍的发生和发展。

表 11-1-2　盆底功能障碍危险因素

分类	具体因素
可干预的危险因素	BMI 超过 $25\ kg/m^2$；吸烟；缺乏运动；便秘；糖尿病
不可干预的危险因素	年龄（风险随年龄的增长而增加）；有尿失禁、膀胱过度活动或大便失禁的家族史；妇科肿瘤及其治疗干预；纤维肌瘤；慢性呼吸道疾病和咳嗽（慢性咳嗽可能增加大便失禁和排尿失禁的风险）
与妊娠有关的危险因素	怀孕时＞30 岁；妊娠＞1 次
与分娩有关的危险因素	辅助阴道分娩（钳子或真空器）；婴儿脸朝上（枕后）阴道分娩；活跃的第二阶段分娩超过 1 h；出生时肛门括约肌损伤

二、盆底肌评估与检查

（一）盆底肌肌力评估

1. 改良牛津肌力分级　改良牛津肌力分级操作简单，通过指检评估患者的盆底肌松弛度，被广泛应用于临床（表 11-1-3）。

表 11-1-3　改良牛津肌力分级

分级	肌肉收缩反应	描述
0 级	无收缩	感受不到盆底肌收缩
1 级	非常弱	检查者的手指可以感觉到颤动或搏动
2 级	弱	肌肉力量有所增加，但是感觉不到抬举感或挤压感
3 级	中等	肌腹和阴道后壁有抬举感，检查者手指根部感受到挤压感，伴随会阴体向内收
4 级	良好	可以对抗阻力进行阴道后壁的抬举，有会阴体内收
5 级	强有力	可以对抗强大的阻力产生阴道后壁抬高，检查者手指有强烈的包裹感

2. 新 PERFECT 方案　JoLaycock 在改良牛津肌力分级的基础上发明了新 PERFECT 方案，不仅可以评估盆底肌的肌力，还可以评估盆底肌的耐力、协同收缩和反射性收缩力。

（1）P——进行最大自主收缩的肌力。将示指放置入阴道内 4~6 cm，置于 4 点钟和 8 点钟方向，分别嘱患者进行阴道最大自主收缩，根据改良牛津肌力分级（0~5 级）评价肌力。

（2）E——耐力，以秒记录持续的最大自主收缩直到肌力下降至 50% 以下。选择（1）中 4 点或 8 点钟位置肌力较大的位置，将示指放入阴道内 4~6 cm，嘱患者进行阴道最大自主收缩并保持，计数阴道最大自主收缩肌力下降至50%之前所保持的时间（以秒计算）。

（3）R——重复收缩，重复进行持续性最大自主收缩的次数。选择（1）中4点或8点钟位置肌力较大的位置，将示指放入阴道内4~6 cm，嘱患者进行阴道最大自主收缩并保持5 s，间隔4 s后再做一次，记录一共能进行的次数（0~10次），阴道最大肌力下降至50%或不能保持5 s不再继续。

（4）F——快速收缩，重复进行快速收缩＞10次或直到疲劳。休息至少1 min以后，选择（1）中4点或8点钟位置肌力较大的位置，将示指放入阴道内4~6 cm，嘱患者尽可能快和强有力地进行快速收缩-放松动作，记录次数（0~10次），超过10次可以不再继续。

（5）E——抬高，在进行最大自主收缩时阴道后壁的抬高。将示指（示指和中指）置于阴道后壁，嘱患者进行阴道最大自主收缩，感受患者的阴道后壁是否向上抬举。正常情况下可以感受到明显的向上抬举感。

（6）C——协同收缩，在进行最大自主收缩时，下腹部肌肉的协同收缩。在进行盆底肌指检的时候，可以将另一只手放在下腹部，感受患者下腹部肌肉与盆底肌的协同收缩。正常情况下腹部肌肉参与收缩。

（7）T——时间，咳嗽时盆底肌的反射性收缩。取仰卧位，暴露会阴，嘱患者咳嗽，观察咳嗽时患者的会阴是否向上抬举，肛门是否向内聚拢。正常情况，当患者咳嗽时，可以看到患者的会阴向上抬举，肛门内聚。

（二）盆底表面肌电评估

1. 评估方案　也称为Glazer评估，是由美国康奈尔大学的Glazer教授和Marinsff教授于1997年提出的，经过近10年的探索和完善，于2005年正式发布。该方案通过阴道电极采集分析盆底肌肉的表面肌电数据来评估盆底肌肉功能，为健康人及伴有盆底肌肉功能障碍的患者提供了一种描述表面肌电的数据库，为盆底肌肉功能的评估提供了科学、标准化、无创、动态、实时的评估方案，是目前国际唯一的盆底表面肌电评估方案。

盆底评估设备应具有独立双通道表面肌电信号采集功能，具有盆底功能Glazer评估套件，评估过程包括前基线放松状态测试、快速收缩测试、连续收缩测试、耐力收缩测试以及后基线放松测试5个步骤。sEMG的分析应包括原始表面肌电墨迹图、统计学分析（实时值、偏离值、最大值、最小值、平均值、标准差、变异性等分析）等多种分析模式（图11-1-3），评估指标必须涵盖最大值、最小值、平均值、肌肉募集/去募集速度并能对肌肉功能进行评分筛查及疗程推荐。这些指标可以反映盆底快缩型肌纤维和慢缩型肌纤维的功能，评判肌力、耐力和疲劳性。

2. 评估指标　包括静息状态基线值、肌肉募集速度、收缩波幅、疲劳度和放松时间5个指标。

（1）静息状态基线值　指肌肉活动前能量消耗水平。静息状态基线升高多与组织学和情绪因素相关。

（2）肌肉募集速度　指肌肉收缩的速度，取决于肌纤维组成及特性、神经分布比例及肌肉长度。快缩型肌纤维以 30~50 Hz 的速度传导，慢缩型肌纤维以 10~20 Hz 的速度传导，快缩型肌纤维的收缩速度明显快于慢缩型肌纤维。

（3）收缩波幅　指肌肉募集总和，与肌体积、神经支配的比例、运动单位总和及疲劳度成正比。

（4）疲劳度　指肌肉疲劳时，肌纤维运动电位传导速度下降，反映为肌肉运动转换频率下降。与组织灌注不充分、能量耗尽以及代谢物堆积有关，肌力的增加足以压迫小动脉，使肌肉缺氧并消耗能量。

（5）放松时间　指肌肉活动恢复到前基线的水平所需要的时间。正常肌肉能在200 ms 内恢复到收缩前基线水平，不能回到放松状态会影响肌肉的微循环和生化，潜在导致敏感和缺血性疼痛。

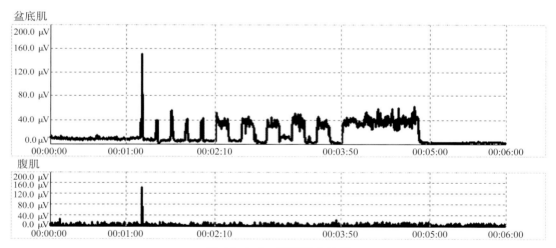

图 11-1-3　表面肌电波形

3. 评估步骤　盆底表面肌电评估是通过软件程序指导，在 6 min 的时间内，采集分析盆底肌群在进行一系列收缩和放松动作时的肌电信号，对整个盆底肌群Ⅰ类、Ⅱ类肌纤维功能进行评估，辅助盆底功能障碍性疾病的诊断和鉴别诊断，了解患者产后盆底功能恢复进展，评价生物反馈治疗的效果。

（1）评估前准备　①嘱患者排空大小便，评估前尽量放松，告知患者在盆底肌收缩时，尽量避免辅助肌肉收缩，学习如何快速收缩和保持 10 s 收缩，初次评估可指导患者通过排尿中断法感知盆底肌。②嘱患者取卧位，上半身和下半身之间成120°~135°，双脚自然外旋，避免闭孔内肌的收缩对盆底肌电信号的干扰。③评估过程中不要交谈、大笑、玩手机等，及时进行心理疏导，缓解紧张情绪。④阴道电极以金属片接触左右两侧盆底肌的方式置于阴道，采集盆底表面肌电信号，腹部贴电极片，检测腹部肌肉的用力情况。

（2）具体步骤　①60 s 前基线静息状态，评估静息状态下盆底肌肉功能。根据安静状态下盆底肌肉 sEMG 的振幅及其变动情况，进行静息状态的评估。盆底肌肉平均静息电位正常值为 2～4 μV，变异性小于 20%。②5 次快速收缩，每次收缩前放松 10 s，评估盆底快肌功能。根据 5 次快速收缩，检测患者快速收缩时的最大振幅和进行快速抽动的反应速度，对快缩型肌纤维的功能状态进行评估。正常情况下收缩时信号的高峰平均值为 35～45 μV，快速收缩时间和放松时间均小于 0.5 s。③5 次持续收缩和放松，收缩 10 s，放松 10 s，评估盆底快肌及慢肌功能。此阶段主要是评估盆底肌肉兴奋性或紧张性收缩时肌纤维的功能，帮助确定参与收缩的肌纤维类型、收缩程度以及兴奋性收缩对静息电位的影响。正常情况下收缩时信号的高峰平均值为 30～40 μV，收缩平台期的肌电变异性小于 20%。④60 s 耐久收缩，评估盆底慢肌功能。检查盆底肌的耐力功能，评估参与持久性收缩的肌纤维的类型。正常值为持久性收缩的幅度为 25～35 μV。在整个 60 s 持久性收缩期间信号曲线几乎不下降。⑤60 s 后基线休息状态，再次评估静息状态下盆底肌肉功能。记录和评估患者的盆底肌肉在一系列活动之后的疲劳恢复功能。后基线平均静息电位的正常值为 2～4 μV，变异性小于 20%。盆底表面肌电评估指标参考值与意义解读见表 11-1-4。

（3）临床意义　若上述评估流程中的①和⑤值＞参考值，则提示盆底肌过度活跃（变异性一般＞30%）。Glazer 评估显示，静息状态下基线增高，静息状态下肌电值稳定性差，收缩后放松所需时间明显延长，肌肉收缩耐力降低，收缩时稳定性较差。在确定是否为盆底肌过度活跃时，必须要考虑患者的临床症状，只有患者存在盆底痛、性交痛等症状，医师才能确定可能是盆底肌过度活跃导致的。很多患者肌电活动表现为过度活跃，但是没有相应的症状，主要是由于患者精神心理紧张、不会放松盆底肌等原因导致的假阳性，甚至有的患者表现为肌肉松弛临床症状，也显示盆底肌肉过度活跃的肌电特征，对于这部分患者，有必要排除影响因素重新评估，但是仍然按照肌肉松弛治疗。

若②③④值＜参考值，则提示盆底肌松弛，主要表现在盆底快慢肌的肌力降低、慢肌耐力较差。Glazer 评估显示，静息状态下基线正常（小部分表现为基线过低），收缩幅值明显降低，收缩耐力降低，收缩后放松时间正常，收缩稳定性差。有小部分患者为肌肉松弛症状，如压力性尿失禁、阴道脱垂、阴道松弛等，但是静息基线比较高，需要考虑是否为精神心理因素、体位因素、不能准确定位盆底肌以及电极对阴道黏膜激惹因素等造成的暂时性肌肉张力过高。上述情况经过引导式放松，适应一段时间后，静息肌电可恢复正常。但是仍有一部分患者不能恢复正常，对于这类患者，仍然按照肌肉松弛治疗，并教会患者定位盆底肌，学会放松。

若①和⑤值≤参考值，②③④值≥参考值，则需要结合患者的临床症状进行具体分析。

表 11-1-4　盆底表面肌电评估指标的参考值与意义解读

阶段名称	参数名称	参考值	意义解读
①前静息阶段	平均值 变异系数	2～4 μV < 30%	测试安静状态下盆底肌肉 sEMG 的振幅及其变动情况，进行静息状态的评估。平均值＞4 μV 且变异性＞30%，提示可能存在肌肉过度活跃。值过高易导致盆底肌缺血，常见于慢性盆腔痛、尿潴留、便秘、尿频、尿急等
②快速收缩阶段	最大值	＞ 40 μV	5 次快速收缩时记录和评估盆底肌 sEMG 在盆底肌快速收缩时的最大振幅和进行快速抽动的反应速度。最大值过小，提示肌力不足。幅值降低常见于产后、尿失禁、大便失禁、器官脱垂、性体验下降等
③最大收缩期	平均值 变异系数	＞ 30 μV < 30%	5 次10 s 持续收缩时记录和评估盆底肌的慢肌功能，有助于评估参与持久性收缩的肌纤维类型。平均值过小，提示肌力不足；变异性异常，提示肌肉稳定性差。幅值降低常见于产后尿失禁、大便失禁、器官脱垂等
④持续收缩期	平均值 变异系数	＞ 25 μV < 30%	60 s 持续收缩时记录和评估兴奋性和紧张性收缩时肌纤维的功能，帮助确定参与收缩的肌纤维类型、收缩程度以及收缩对静息电位的影响。平均值过小，提示慢肌耐力较差。幅值降低常见于器官脱垂
⑤后静息阶段	平均值 变异系数	2～4 μV < 30%	记录和评估盆底肌肉在一系列活动之后的疲劳恢复功能。平均值＞4 μV 且变异性＞30%，提示可能存在肌肉过度活跃。值过高易导致盆底肌缺血，常见于慢性盆腔痛、尿潴留、便秘、尿频、尿急等

（三）盆底影像

盆底超声、X 线造影、MRI 是获得盆底影像的主要手段，其中，盆底超声无创、可重复、无辐射、价格低，是盆底功能诊断筛查和疗效评估的首选影像学检查手段，包括 2D 超声检查盆腔器官有无脱垂和 4 D 超声成像检查盆底肌肉的形态、完整度等。目前，还开发出了 AI＋盆底超声的新技术以提高诊断的准确性。但是，超声不能显示真实的排空过程。

X 线造影需要将不同浓度的钡剂灌入直肠、阴道等，患者取垂直坐位，交替收缩、放松盆底，然后将钡剂排入荧光便桶。X 线造影与排便过程十分接近，能评估显示不清楚的结构。X 线造影存在电离辐射，且不能直接评估器官的脱垂程度。

MRI不仅可以提供盆底组织器官的解剖结构,还能动态扫描观察盆腔器官的活动状态,评估盆底有无功能障碍,包括盆腔脏器脱垂程度、盆底松弛程度等,参考位置有耻尾线（耻骨联合下缘至尾骨最末端）、耻骨中线（矢状位上耻骨正中长轴线）、H线（耻骨联合下端后缘至肛直肠连接处后缘）、M线（H线与耻尾线的距离）、肛直角、肛直肠交界处等。

（四）阴道压力评估

阴道压力评估是通过阴道球囊或探头连接压力传感器测量阴道动态压力和收缩时间的方法（图11-1-4），评估结果较为客观,但无法排除辅助肌的干扰。健康人的阴道动态压力一般大于 70 cmH$_2$O（1 cmH$_2$O=0.098 kPa）。

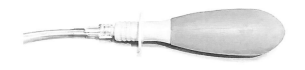

图 11-1-4 阴道压力评估工具

第二节 传统盆底康复技术

一、凯格尔训练

凯格尔运动,又称骨盆运动,由美国的阿诺·凯格尔于1948年公布,借由重复缩放部分的骨盆肌肉进行。凯格尔运动有利于强化盆底肌,增强大小便控制能力,防止或改善因盆底肌松弛导致的盆腔脏器下垂,改善压力性尿失禁,减轻盆腔疼痛。经典凯格尔模板训练是指患者有意识地对以肛提肌为主的盆底肌肉进行自主收缩的训练方式,通过不断收缩放松盆底肌肉,一方面促进代谢,另一方面加强大脑中枢对盆底肌的控制。可辅助产后盆底康复以及尿失禁、阴道松弛、阴道痉挛、阴道痛、性交疼痛、便秘等盆底功能障碍的治疗。盆底肌肉锻炼包括Ⅰ类肌纤维训练和Ⅱ类肌纤维训练，Ⅰ类肌纤维是慢缩型肌纤维，训练主要针对力度、持续时间和重复性这几个方面；Ⅱ类肌纤维主要是快缩型肌纤维，训练主要针对力度、速率和疲劳这几个方面。凯格尔模板训练高度，快缩型肌纤维模板约为评估报告中第二步最大收缩值的 50%~80%，慢缩型肌纤维模板约为评估报告中第三步收缩均值的 50%~80%。进行盆底肌锻炼时，应避免腹肌和臀大肌的收缩。

（一）运动前准备

（1）找到盆底肌肉 ①排尿中途，突然停住，感受此时收缩的肌肉，即盆底肌。②治疗师将手指伸进阴道同时按压周围的肌肉，能感受到肌肉收缩，同时骨盆向上移动，肌肉放松后，骨盆回位。③利用镜子，自我按压寻找。

（2）嘱患者排空膀胱。

（3）嘱患者深呼吸数次，保持全身放松，将注意力集中到盆底肌。

（二）运动方法

1. 盆底肌收缩运动 患者仰卧位，双膝屈曲，双脚放在垫子上，收缩盆底肌 5 s，放松 10 s，重复 10 次。注意盆底肌收缩的方向是朝向体内的，呼气时收紧，感受肌群由外向内、由下往上收紧和提升；吸气时放松。

2. 站姿凯格尔运动 患者站立位，双手交叉于对侧肩上，双脚跟并拢，脚掌向外打开呈 90°，慢慢踮脚，收缩盆底肌，保持 5 s，再慢慢放下脚跟，放松 10 s，重复 20 次。

3. 盆底肌放松运动 患者双膝跪位，双手触地，缓慢向前伸，直至双腋下几乎触地，保持屈膝 90°，保持 15 s。

（三）注意事项

①运动时不要屏气；②不要用力挤压臀部或大腿、收紧腹部等方式代替盆底肌收缩；③每天都需要练习；④除非需要定位盆底肌，否则不要中断尿流，以免发生尿道感染；⑤练习前必须排空膀胱。

二、中医疗法

中国传统医学应用于盆底康复治疗历史悠久，主要方法有中药口服、按摩、针灸推拿、中药熏洗、穴位注射、电针等。按摩可以促进局部血液循环，缓解肌肉痉挛、疼痛，是肌肉高张型的盆底肌筋膜疼痛综合征的重要康复方法；针灸原理与电刺激相似，都可通过直接刺激肌肉或增强神经传导性引起肌肉收缩。

第三节 现代化盆底康复技术

一、低频电刺激治疗

1947 年，电刺激治疗盆底功能障碍的方法得到重视。电刺激治疗有侵入性和非侵入性两种，主要包括经尿道膀胱内电刺激、盆神经电刺激、阴部神经电刺激（埋藏式、经肛门或阴道）、骶神经电刺激（内置式、体表性）、生殖器背神经电刺激、胫后神经电刺激等，是一种对肌肉或终止于肌肉的运动神经施以直接电刺激代替由大脑发出神经冲动使盆底肌肉收缩的技术。电刺激多采用 0 ~ 1000 Hz 的低频电疗法进行，其中功能性电刺激疗法最为常用。电刺激有增强患者排尿意识、增加盆底肌张力、抑制逼尿肌过度活动等多种疗效。盆底电刺激治疗仪见图 11-3-1。

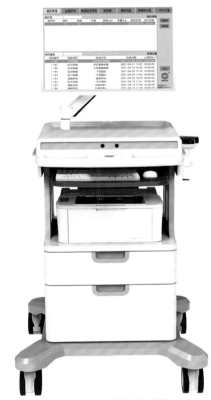

图 11-3-1　盆底电刺激治疗仪

目前常使用的 NMES 通过对阴部神经和盆腔神经的反射性刺激或对神经肌肉的直接刺激，来加强盆底肌肉的强度，波宽 50 ~ 500 μs，刺激频率 1 ~ 160 Hz，输出电流 0 ~ 100 mA。

NMES 可提高盆底神经肌肉的兴奋性，促进神经细胞功能恢复，诱发肌肉被动收缩，增加肌红蛋白的数量，增加耐疲劳肌纤维，促进盆底血液循环，增强盆底肌肉力量。

二、盆底磁刺激治疗

1998 年，磁刺激第一次作为尿失禁的保守治疗新方法被美国食品和药品管理局批准。盆底的神经和肌肉都是可兴奋的组织，盆底磁刺激利用时变磁场在组织内产生的涡流电使神经轴突去极化，通过将冲动传导至运动终板调控相应肌纤维所支配的肌肉活动，并通过反复活化终端的运动神经纤维和运动终板来强化盆底肌的强度和耐力。神经电生理研究表明，运动神经末梢和运动终板产生的重复活动可以增强盆底肌肉力量，从而加强其对膀胱、尿道和阴道前部的支持作用，改善尿失禁症状。也有学者联合使用磁刺激与超激光穴位照射治疗尿失禁。不同适应证的刺激部位见表 11-3-1。

由于需要将电极插入患者阴道、肛门等部位，电刺激可能会引起痉挛、腹泻、出血、尿路感染等多种并发症，且无论使用何种电极，都会引起一定程度的疼痛。骶神经根电刺激需将电极植入体内，可能引起感染、脑脊液漏、神经根损伤等不良反应。与电刺激相比，磁刺激具有较多优势。盆底磁刺激可以无衰减地穿透盆底组织，既不需患者穿脱衣物，也不必进行侵入性操作，患者只需要坐在治疗椅上接受治疗，安全性大大提高，患者体验感也较好。并且，磁刺激产生的涡流电不存在电流密度十分集中的区域，不会引起患者疼痛。此外，从生物医学工程的角度来看，磁刺激不存在电极氧化等问题，所以无须一直保养电极。但磁刺激对盆底康复的有效性、刺激强度、疗程和疗效持续性等问题有待更多研究证实。

表 11-3-1　盆底磁刺激治疗方案

适应证	类型	刺激部位
尿失禁	压力性尿失禁	盆底肌
	急迫性尿失禁	盆底肌、骶 3 神经
	混合型尿失禁	盆底肌
膀胱过度活动症	膀胱过度活动症	盆底肌
	神经源性膀胱	盆底肌、骶 3 神经
排便功能障碍	功能性便秘	盆底肌
	大便失禁	盆底肌、骶 3 神经
盆腔疼痛	盆腔 / 耻骨联合痛	盆底肌
盆腔器官脱垂	轻中度脱垂	盆底肌

三、盆底触发电刺激治疗

盆底触发电刺激治疗是联合运用电刺激技术和肌电生物反馈技术进行盆底肌肉训练的方法，将采集到的肌肉活动时的最高肌电信号设定为肌电触发阈值，嘱患者主动收缩盆底肌（主动训练），当自身产生的肌电信号强度达到阈值时给患者以电刺激（被动训练）。肌电触发电刺激在刺激神经肌肉的同时，向中枢神经系统提供了大量的、本体的、运动的、皮质感觉的输入冲动，刺激传入神经，加上不断重复的运动模式信息传入中枢神经系统，在皮层形成兴奋痕迹，使大脑中枢逐渐加强对盆底肌肉的控制，从而逐渐恢复原有的运动功能或矫正已经丧失的功能。

盆底触发电刺激可进行阈值上刺激和阈值下刺激的参数设置，阈值设置模式：①手动模式。可自主设定阈值，也可随时在治疗过程中进行阈值的调整。②自动模式。机器检测到表面肌电信号后可智能调整阈值，以适应患者的训练要求。

四、生物反馈技术

生物反馈技术是一种借助电子仪器将某些生理功能加以描记并转换为声、光等可被察觉到的信号，再根据信号学习调控功能的技术。

（一）表面肌电生物反馈技术

表面肌电生物反馈技术通过阴道肌电系统监测盆底肌电信号并反馈给患者。其优势在于对肌力要求低，只要患者肌肉能够产生肌电信号，就可以进行反馈式训练，且该技术可以通过监测静息条件下盆底肌的放松状态来降低肌张力，是目前盆底康复领域常用的生物反馈技术。

（二）压力生物反馈技术

压力生物反馈技术通过阴道压力感受系统监测盆底肌活动并反馈给患者。其优势在于肌肉收缩时需要对抗阴道内气囊本身的弹力，提供了感觉反馈让患者知晓盆底肌收缩是否正确，但不适合肌力差不能有效收缩肌肉者。

（三）实时超声显像生物反馈技术

实时超声显像生物反馈技术通过可视的超声图像监测盆底肌肉、膀胱及尿道活动并反馈给患者。该项技术不仅能检测盆底肌肉电信号活动，还能将模拟的声音或视觉信号进行反馈，让患者学会自主控制盆底肌的收缩与放松，使学习盆底肌主动锻炼变得更直观，有利于患者在短时间内掌握正确的盆底功能锻炼方法，同时有助于盆底康复工作者更好地指导患者。但该技术需要 B 超辅助使用，相对来说费用较高，不易推广。

五、阴道哑铃

（一）原理

阴道哑铃又称盆底肌肉康复器或"缩阴球"，由主体和尾部构成（图11-3-2）。其外部为医用级硅胶，主体部分为椭圆形球体，内置配重铁块，每套有5个体积相同但质量不同的康复器，分别为1号（22 g）、2号（34 g）、3号（46 g）、4号（58 g）、5号（70 g）。阴道哑铃利用其重力作用刺激盆底肌自主收缩，可以增强使用者盆底肌的收缩力，提高盆底肌张力，加速盆底肌和生殖器官的功能恢复，对预防、改善盆底功能障碍性疾病有重要作用。

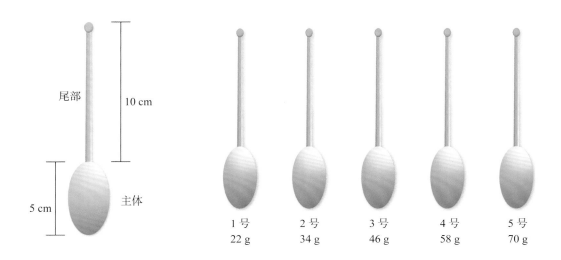

图 11-3-2　阴道哑铃

（二）应用

1. 使用方法　阴道哑铃适合居家使用，结合凯格尔运动可以达到更快、更显著的效果。

（1）第一步（清洗消毒）　为避免阴道内感染，应对阴道哑铃进行仔细的清洗和消毒。首先使用清水洗净，然后使用碘伏擦拭消毒，温水湿润后，再用干毛巾擦拭。

（2）第二步（缓缓放入）　取半仰卧位，缓慢地将康复器头部放入阴道，使头部尾端距阴道口2 cm左右，收缩盆底肌肉，若感觉到康复器上升，则表明位置放置正确。

（3）第三步（适应保持）　尽可能保持康复器不脱落，维持15 min左右。适应站立姿势后，可以尝试坐、行走、爬楼梯等方式训练。也可主动收缩来进行锻炼：双腿自然分开，使用盆底肌肉的力量收缩夹紧哑铃，保持8～10 s（可以从保持3 s开始，逐渐延长），迅速放松8～10 s，如此循环15～20次为1组，每天训练2～3组为宜，组间需让盆底肌肉充分休息。

2. 训练方案　从 1 号康复器开始，每天训练 1~2 次，每次 15~20 min，训练 7~15 d，待可以轻松完成训练后，选择 2 号进行训练，逐步更换至 5 号，持续训练 3 个月。更换大一号的康复器后如出现脱落，则退回至前一次的训练。对于松弛型盆底肌，坚持阴道哑铃训练即可达到较好的效果；对于过度活动型或混合型盆底肌，则应当结合腹式呼吸训练，待紧张的盆底肌得到缓解后，再配合阴道哑铃训练。

扫描下方二维码查看本章参考文献

第十二章

上下肢一体化技术

脑卒中是老年人常见疾病。数据显示，2019 年我国 40 岁及以上人群的脑卒中人口标化患病率达 2.58%，每年大概有 200 万新发患者，年龄越大发病率越高。一般 40 岁以后开始发病，60～65 岁发病率急剧增加，通常每增加 5 岁，脑卒中的发病率平均增加 50%，而对于其中的缺血性脑卒中，患者年龄每增加 5 岁，其发病率可增加 100%。

脑卒中有很高的致残率，幸存者中超过 70% 都遗留有不同程度的残疾，手部功能障碍作为这些残疾中发病率最高的后遗症，其康复治疗是一个世界性难题。上肢功能是手功能的基础，由于人的整体功能互相关联，是一个协调的整体，上下肢在一定程度上相辅相成，康复也应从整体角度出发，实现上下肢一体化康复。

第一节　上下肢一体化康复理论介绍

脑卒中患者遗留的各种功能障碍中，运动功能障碍会造成患者不良的姿势与运动模式，不良姿势可能由患者肌力与肌张力的不协调，原始粗大共同运动的再现，反馈系统的紊乱等原因造成，而患者不正确的体位摆放则是造成患者二次损伤的重要原因。良肢位的摆放在患者的全周期康复中至关重要，也是上下肢一体化康复的基础（图 12-1-1）。

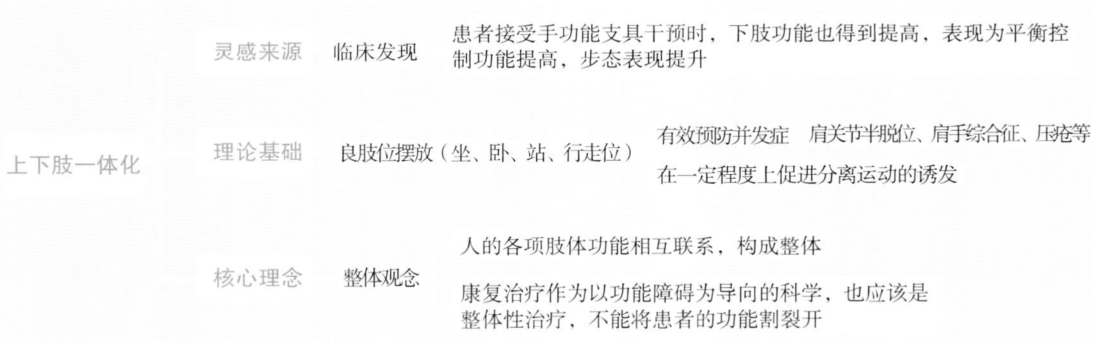

上下肢一体化	灵感来源	临床发现	患者接受手功能支具干预时，下肢功能也得到提高，表现为平衡控制功能提高，步态表现提升
	理论基础	良肢位摆放（坐、卧、站、行走位）	有效预防并发症　肩关节半脱位、肩手综合征、压疮等 在一定程度上促进分离运动的诱发
	核心理念	整体观念	人的各项肢体功能相互联系，构成整体 康复治疗作为以功能障碍为导向的科学，也应该是整体性治疗，不能将患者的功能割裂开

图 12-1-1　上下肢一体化理论

良肢位是指患者处在卧位，坐位，站位，甚至行走时，全身肢体的正确摆放位置，它有利于患者的功能恢复，能有效预防并发症的发生。

上下肢一体化康复训练模式：在脑卒中患者下肢康复训练的同时，给予上肢必要的支持，如姿势控制、支具矫正等，通过控制上肢异常运动模式减少躯干不必要的代偿，或通过控制下肢的异常模式使患者尽可能获得接近正常的步行模式，减少体力消耗，在行走时把注意力集中到其他活动上。

虽然许多与步行和保持相关的运动都可以卧位练习，但这种相对简单的控制与拮抗肌群在垂直姿势为保持平衡所必需的快速反应还是有很大区别的。因此，虽然卧位训练似乎能为运动障碍患者提供直立功能的准备，但控制身体各节段直立的方法只能通过垂直姿势获得。为了促进正常运动顺序和平衡反应，治疗师可通过控制上肢或躯干关键点来促进或抑制相关运动模式。

通过上肢关键点控制，改善上肢状态，促进步态表现提升，对患者建立正常运动模式有重要意义。基于这一理念，在良肢位的基础上，通过手部支具代替治疗师对脑卒中患者上肢关键点进行控制，有利于患者进行主动康复训练。

手功能的康复是整体的康复，上下肢一体化以"手功能"为导向，研究人整体的功能康复、上下肢之间的大脑联系，以寻求更好的脑卒中康复治疗方法。

第二节　上下肢一体化理论的临床应用

一、手部支具在良肢位摆放和上下肢训练中的应用

复旦大学附属华山医院康复科手功能课题组在聚焦上肢和手功能康复的研究过程中，注意到支具的价值，研发了上下肢一体化手功能支具（图 12-2-1），并将其应用于良肢位的摆放、步态训练，以及抗痉挛、本体感觉疗法等治疗中，均取得了良好效果。

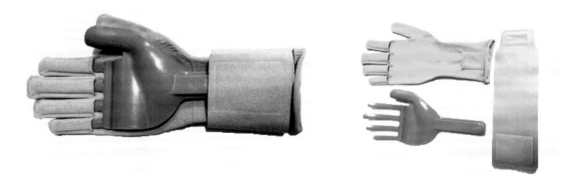

图 12-2-1　手功能支具

老年康复团队发现，脑卒中患者在保持肢体良肢位的同时很难兼顾末端肢体的摆放，特别是伴有肢体痉挛、肿胀、肩手综合征等并发症者。该手功能支具可以帮助患者在卧位、

坐位、站位甚至行走时保持全身肢体的正确摆放位置，预防并发症的发生，诱发分离运动的出现等（图12-2-2）。

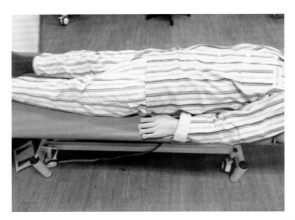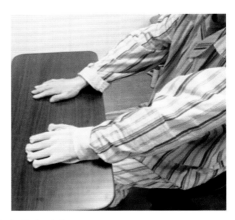

图 12-2-2　佩戴手功能支具良肢位

在步态训练中，患者通常会将健侧保持在固定位置，以维持躯干稳定，同时患侧上肢肌张力增高，出现联合反应，引起持久的屈曲模式，并导致足趾屈曲痉挛，严重影响步态表现。根据上下肢一体化理论，依托手功能支具进行上肢控制，结合关键点控制，可以减少躯干不必要的代偿或下肢的异常模式，使患者尽可能获得接近正常的步行模式，同时减少体力消耗，引导形成正确的活动模式（图12-2-3）。

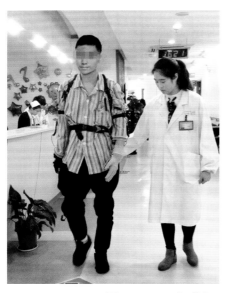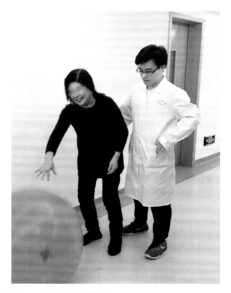

图 12-2-3　佩戴与不佩戴手功能支具训练

通过小样本研究对 17 例脑卒中患者佩戴手功能支具前后的 3D 步态进行对比，从视频评估及步态分析数据中均能发现，上肢干预（佩戴手功能支具）后患者的步态有一定变化与改善，步行能力得以提高。

手功能支具作为一种外周干预方法，还可用于抗痉挛牵张、压力治疗、本体感觉强化训练、健手辅助强制性训练等治疗中（图 12-2-4）。

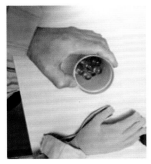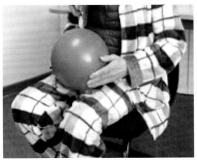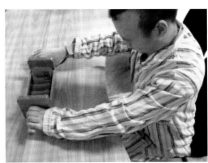

图 12-2-4　健手辅助强制性训练

随着康复治疗技术的发展，康复理念不断更新，脑卒中患者肢体功能的康复不再局限于单纯上肢或下肢的康复，而是需要将其作为一个整体综合对待。上下肢一体化康复训练模式，以整体观念看待患者功能障碍，以上肢和手为康复切入点，将上下肢康复训练有机结合，通过上肢干预促进下肢功能提高，同时避免下肢康复训练时上肢痉挛模式加重，使患者获得正常的本体感觉输入，建立正常的运动模式。同时，上下肢一体化康复训练可通过外周干预强化感觉与运动控制模式对中枢的正性反馈与输入，促进脑功能的重塑，基于"中枢—外周—中枢"的闭合环路模式，有效利用中枢与外周干预之间的有机融合，形成闭环式信息反馈，最终作用于患者特定的脑区或功能相关脑区，促进功能恢复。

二、恢复期下肢训练中的上肢良肢位摆放

脑卒中后最常见的并发症是运动障碍，肌力减退是诸多运动障碍中最常见的一种，受累下肢肌力不足是导致脑卒中患者膝过伸的一个重要原因。在出现严重身体功能障碍的患者中，膝关节伸肌力量的增加和身体功能的改善是相关的。研究发现相对于传统肌力训练方法，等速肌力训练是一种更简便，且能有效提高肌肉力量、提升患者步行能力及生存质量的肌力训练方法。

训练下肢肌力时，仅卧位训练已不能满足肌力增长的需求。根据患者的自身水平，治疗师可指导患者进行坐位和站位的力量训练，根据"上下肢一体化"中坐位与站位的良肢位摆放（图 12-2-5），在训练时要注意患侧上肢位置，以避免不必要的张力提高和（或）二次损伤。

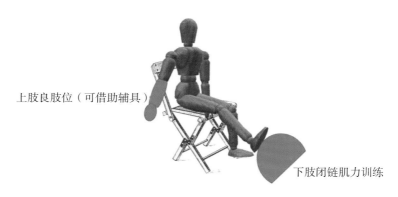

上肢良肢位（可借助辅具）

下肢闭链肌力训练

图 12-2-5　卒中患者恢复期坐位下肢肌力训练中的上肢良肢位摆放

刚刚进入恢复期时，患者由于病情严重程度以及前期干预程度不同，下肢肌力也不同。此时的肌力训练应利用协同运动，尽可能多地激活下肢的肌肉，为后续步态训练提供力量基础。训练至少持续至患侧下肢可支撑超过患者一半体重时。

研究表明，早期的孤立和抵抗运动训练有助于预防和治疗脑卒中和偏瘫患者的膝过伸和偏瘫步态，加强对脑卒中患者膝关节的稳定训练，可以减少其膝过伸，有效改善其步态。Dorsch 统计发现，脑卒中患者下肢大部分主要肌肉群有明显的力量丧失，受影响最严重的肌肉群是髋关节伸肌（平均肌力为健侧的 34%）、踝关节背屈肌（平均肌力为健侧的 35%）和髋关节内收肌（平均肌力为健侧的 38%），受影响最小的肌肉群是踝关节跖屈肌（平均肌力为健侧的 62%）、足底屈肌（平均肌力为健侧的 57%）和髋关节屈肌（平均肌力为健侧的 55%）。因此，此阶段在整体肌力训练的基础上建议加强伸髋肌、髋内收肌和背屈肌的训练。Lee 研究发现，相较于开链运动，闭链运动对患者踝关节周围肌肉的激活明显增加，且随着闭链运动的介入，患者步态会有明显改善。研究证明，除针对脑卒中患者患侧下肢的常规训练，双侧等速强化训练对增强两侧肌肉力量以及改善功能参数、步态、平衡和生活质量也有一定的效果。

三、上下肢一体化理论在脑卒中康复全周期管理中的应用

全周期康复是指围绕疾病引起的功能障碍，根据疾病、人员、机构及地区的特点，实施全范围、全流程的康复介入。发展老年人群的全周期康复应从疾病全周期、机构全周期、人员全周期和区域全周期 4 个维度进行理解和实施。

以脑卒中患者全周期康复为视角，上下肢一体化康复训练在急性期、恢复期和康复期均有重要意义，也需要相应的支具或设备，以数字药的形式在患者由医院转入社区和家庭康复的阶段，辅助或代替治疗师，帮助患者在训练中持续实现良肢位摆放，最终形成正确

的运动模式（图 12-2-6）。复旦大学附属华山医院手外科团队正在该领域与法罗适（上海）医疗技术有限公司进行探索和合作。

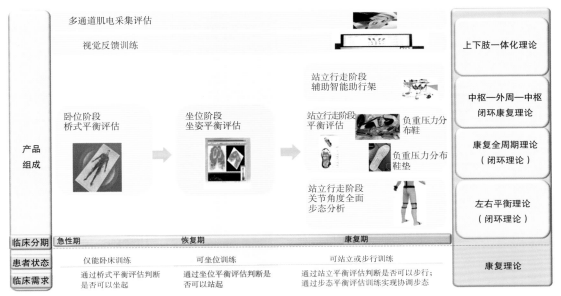

图 12-2-6　上下肢一体化理论在患者全周期康复中的应用

第三节　上下肢一体化理论指导下的助行康复训练与评估系统

　　结合上下肢一体化理论的助行康复训练与评估系统由复旦大学附属华山医院手功能康复团队和法罗适（上海）医疗技术有限公司合作开发，目前已完成样机，并由华山医院静安分院的患者进行了试用，效果良好。

　　该设备根据上下肢一体化理论，依托上肢良肢位牵引系统，结合关键点控制，在患者进行坐起、站立和步行等各模式训练时确保患者上肢处在正确体态，抑制上肢痉挛，促进下肢正常运动模式出现。结合可穿戴运动传感系统、视觉反馈训练系统、防跌倒与起坐步行辅助系统，引导患者形成正确的上下肢活动模式，以改善步态的协调性，促进身体两侧的相互作用及步态的对称性，促进患者偏瘫康复。该系统还包含多种扩展接口，可外接VR、多通道肌电采集、有源/无源穿戴式助力辅具等设备。

一、技术实现路线

基于可穿戴足底压力传感、可升降辅助助行及多关节惯性传感融合技术，实现对患者步行康复训练时上肢良肢位的智能校正、下肢足底负重压力和关节步态参数实时监测，互动反馈主动康复训练调整，实现步行训练时上肢体位改变后下肢正常运动模式出现。可升降辅助助行支架在患者训练时可提供一定的保护，防止患者出现训练摔倒现象。同时该上下肢一体化设备可实现对患者早期辅助站立康复训练，通过可升降辅助助行支架固定患者后实现对早期下肢无力患者辅助站立，并进行相关的肌力负重能力康复训练及平衡能力训练。

上下肢一体化助行康复训练与评估系统可通过各功能模块实现对患者站立和行走康复相关负重、平衡及步态能力的评估，根据评估结果生成智能化康复复合训练计划，或根据医师建议制定系统的康复训练计划，实现针对患者的个性化康复训练。其康复大数据医患交互及数据处理平台也利于指导患者在医院端和家用端精准康复（图 12-3-1）。

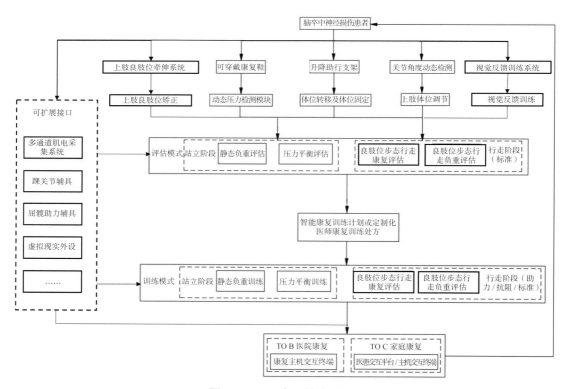

图 12-3-1 产品技术路线

二、产品工作原理

助行康复训练与评估系统主要由视觉反馈训练系统、上肢良肢位牵引系统（包含上肢姿态调整模块、前臂固定模块、分指模块）、可穿戴运动传感系统（包含关节角度检测模块、足底压力模块）、起坐步行辅助系统（包含助行架高度升降模块、髋部辅助模块、防跌倒模块、助力抗阻移动轮）组成（图12-3-2），其中视觉反馈训练系统可实时精准显示康复评估及训练过程中下肢运动的可视化参数数据，用于患者视觉反馈训练、本体感觉训练等；上肢姿态调整模块主要用于对脑卒中患者的上肢体位进行动态调节；上肢体位固定模块可对脑卒中患者的上肢体位进行约束调节；分指模块主要实现患者手部良肢位摆放和手指分指抓握训练；关节角度检测模块可以实现实时对患者下肢或上下肢关节活动度的检测；足底压力模块可实时对患者双脚足底压力进行监测跟踪；助行架高度升降模块主要用于帮助下肢肌无力患者从坐立位到站立位体位变换后进行相关的站立和行走康复训练；助力抗阻移动轮主要用于患者助力行走或抗阻行走康复训练。

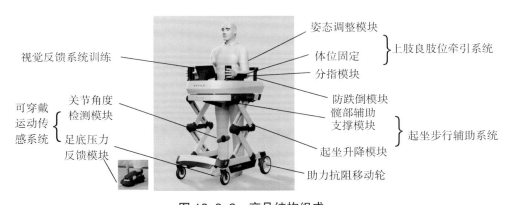

图 12-3-2　产品结构组成

产品工作原理：①患者穿戴好下肢康复训练鞋后打开鞋背面电源开关，鞋内置蓝牙通信模块，可与脑卒中下肢康复训练软件系统进行手动匹配连接。②患者在坐、立体位使用髋部辅助支撑模块进行固定连接，在关节角度检测模块和助行架高度升降模块控制作用下，患者可自主从坐位转移到站立位进行双足负重评估及训练、站立位静态平衡评估及训练，鞋底压力传感器收集到的压力数据通过蓝牙传输方式实时呈现到显示模块屏幕，患者根据视觉、听觉反馈进行下肢姿态调整的康复评估及训练。③行走康复评估及训练时，设备可实时监测下肢关节角度状态，如通过健患侧对比或基线对比发现异常情况，升降模块可自动调整患者姿态到良肢体位进行行走康复训练。行走时，移动轮可以根据患者的康复状态设置为助力模式或者抗阻模式，患者在上肢体位调节及良肢位状态下进行下肢康复训练，上肢体位调整有利于下肢功能康复。助行康复训练与评估系统通过康复重新建立肢体与损伤中枢神经间的联系，逐步刺激促使脑神经康复或重塑，达到对肢体行为的有效控制。

三、产品功能

上下肢一体化助行康复训练与评估系统设备产品主要功能如下：①可自主实现患者从坐位到站位的体位变换，医用和家用场景空间位置转移；②可通过上肢良肢位牵引系统，在患者进行起坐、站立及行走训练时正确摆放上肢体位，辅助患者在训练中逐步建立正确姿态直至形成正确步态；③可进行患肢负重训练、起坐训练、站立静态平衡功能评估与训练；④可实现行走位足底压力负重、步态分析评估及康复训练；⑤可通过足底压力视觉反馈进行下肢肌群肌力精细化评估训练；⑥可对上下肢单关节或多关节姿态进行检测评估并通过视觉反馈训练；⑦可由远程康复数据管理与 AI 处方推荐系统，实现自动生成单模块或多模块复合康复评估及训练计划，并由医师或治疗师调整推送个性化处方用于患者居家康复训练（家用数字医疗版）（图 12-3-3）；⑧可接入踝关节辅具、智能屈髋助力辅具等，满足不同患者个性化康复需求。产品同时提供多种扩展接口，可作为科研平台探索各类先进康复技术。如外接多通道肌电采集系统，在站立与行走训练中对健、患侧多个肌群实时采集肌电信号，与足底压力和关节活动度传感数据进行多模态分析，通过健患侧对比、基线对比精细评估肌群肌力，并可通过视觉反馈帮助患者精细化训练下肢肌群；可外接心率带等，进行 6 min 步行训练；接入智能压力床垫、压力坐垫等智能设备，可辅助患者在全周期康复管理中进行由卧到坐、由坐到立的参数化能力评估，以精确把握不同阶段训练方案的切换时间和训练目标，实现精准有效的康复。

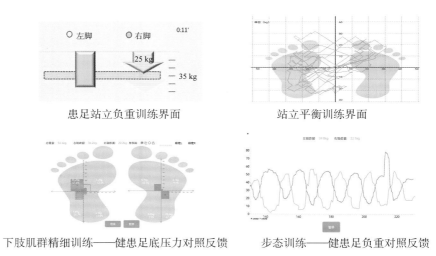

患足站立负重训练界面　　　　　　站立平衡训练界面

下肢肌群精细训练——健患足底压力对照反馈　　　步态训练——健患足负重对照反馈

图 12-3-3　部分模块软件界面

四、临床应用与实验分析

（一）临床应用案例 1

患者左侧为患肢，使用设备样机静态站立负重模式进行评估与训练。评估结果：右侧稳定后承重为 32 kg，左侧稳定后承重为 7.8 kg，患侧目前承重可达到健侧承重的 24%。患者继续使用该设备进行患侧负重训练。

（二）临床应用案例 2

设备样机通过可扩展接口接入法罗适八通道肌电采集样机，对患者进行健患侧肌电对比、肌电信号幅值、积分值、疲劳测试。结果发现，肌电检测可以量化肌群用力情况和实时监测各肌群肌力变化，可以用于健患侧肌群力量对比评估与视觉反馈训练（图 12-3-4）。

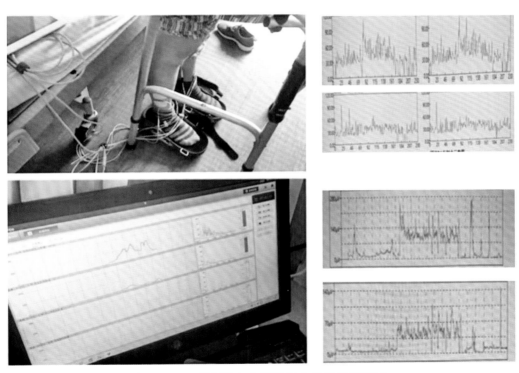

图 12-3-4　样机接入多通道肌电采集样机测试

五、专利

①发明专利：申请中；②外观专利：康复助行架（公开号：CN307129568 S，申请人：复旦大学附属华山医院）；③实用新型专利：康复助行架（申请号：2021 2 2779941.8，申请人：复旦大学附属华山医院）。

扫描下方二维码查看本章参考文献

第 十 三 章

上下肢康复机器人技术

康复机器人是能自动执行任务的人造机器装置，用以取代或协助人体的部分功能，从而在康复医疗过程中发挥作用。康复机器人一定程度上解决了人工康复训练中存在的易疲劳、多次训练差异性等问题。作为生物医学工程的分支领域，康复机器人融合生命科学、工程学、计算机科学、心理学、康复医学等多个学科的技术，其研发目标尤其侧重于临床实用性。

康复机器人辅助训练是近年来发展的新治疗技术，以医学理论为依据，将康复医学和康复机器人技术相结合，帮助患者进行科学、有效的康复训练，可以对患者进行安全、高强度、一对一及任务相关性训练，对于提高患者康复的质量、帮助患者自行康复训练、减轻社会负担具有重要意义。目前，康复机器人已经被广泛地应用于康复评估、治疗及训练、假肢技术等领域，是目前的研究热点。

第一节　康复机器人发展历史

康复机器人的研究起步于20世纪80年代，广受国内外科研工作者和研究机构的重视。在过去的20年中，康复机器人主要在美国、欧洲一些发达国家进行研发及临床康复研究，并进行了商业化普及。现代化的机械设计、传感、生物医学、智能控制、计算机技术及新材料、新能源的发展促进了康复机器人的高速发展。目前康复机器人研究较为领先的国家主要有美国和日本，意大利、瑞士等发达国家在此领域也有所建树。

我国在康复机器人研究方面起步较晚，目前我国的康复机器人还处于实验室研发阶段，没有成熟的商业化产品，再加上国外产品价格昂贵，因此，国内多数医院还在使用简单的康复器械进行康复训练。国内进行康复机器人设计研发较早的大学有清华大学、上海交通大学、哈尔滨工业大学、河北工业大学和东南大学等，但目前研发的样机功能比较简单，缺乏进一步临床有效性和安全性的验证。近年来，随着国内的康复机器人企业的迅猛发展，国内康复机器人在康复训练方面也有了一定的应用。

目前，在机器人辅助运动康复训练方面，国内外已发表了较多其在脑卒中、脊髓损伤、多发性硬化、小儿脑瘫等疾病康复中起到积极作用的研究成果。

从临床应用价值来讲，传统的康复疗法是由康复治疗师针对患者的病情进行针灸等治疗，治愈率低，效果难以控制。康复机器人的临床应用价值更高，其优势在于：①能够提高康复效果，提升患者的生活质量；②可降低工作强度，降低医院运营成本，减轻患者负担；③实现更客观、更准确的数据量化，形成大数据网络；④智能康复训练机器人有许多人类无法比拟的优点；⑤智能化设备产生丰富的数据，可以进行基于知识图谱的智能处方推荐。

目前，我国已步入老龄化社会，老年人口不断增加，脑卒中及其他脑血管疾病的患病率也相应增加，康复机器人的需求缺口逐渐增大。我国脑卒中致残率高达75%，而在西方国家，因为良好的康复治疗，脑卒中残障率只有30%。所以，国内亟需自主研发的康复机器人产品。同时，随着国民收入的增长和居民医疗保健意识的增强，现在的康复治疗水平已经不能满足人民群众的需求，所以，康复机器人行业的发展有非常大的空间。

第二节　康复机器人目前的需求与发展形势

一、康复机器人的社会需求

（一）老龄化加剧，老年人需要智能康复机器人

2019年，我国60岁及以上老年人口为25 388万人，占总人口的18.1%，人口老龄化已经成为我国所有行业必须面对的社会趋势。就健康卫生事业而言，与老龄人群高度相关的运动疾病（如脑卒中、脊髓损伤、PD等）会导致肌力下降、操作失谐、言语困难等一系列功能障碍，这些障碍虽然不会立即危及生命，但会严重降低患者的幸福感和生活质量。以运动疾病中最为常见的脑卒中为例，我国目前约有1300万脑卒中患者，年新发病例约为200/10万人。脑卒中患者多伴有运动、感觉、语言、认知等不同的功能障碍。因此，针对这些疾病进行的康复治疗几乎与每个中国人的晚年生活息息相关。目前，通过人工或简单的医疗设备进行的康复理疗，已经远远不能满足患者的需求，未来大量的老年人亟需康养结合的智能康复机器人。

据统计，脑卒中患者75%丧失了劳动力，40%有严重的肢体残疾，需要康复治疗的患者达200万~300万，而每年能得到康复治疗服务的只有1万多人。脑卒中发病率的提高伴随着对康复需求的提高，康复机器人作为治疗师的助手，需求率也逐渐提高。康复机器人不仅能帮助患者进行有效的康复训练，促进神经系统的功能重组、代偿和再生，延缓肌肉萎缩和关节挛缩，提高患者的肢体运动能力，使残障患者无须借助轮椅就能行走，而且能替代康复治疗师的部分工作，优化医疗资源配置，让治疗师更加专注于患者，从而为患者提供更优质的服务。

2012年4月，科技部出台《智能制造科技发展"十二五"专项规划》和《服务机器人

科技发展"十二五"专项规划》，提出"十二五"期间将重点发展工业和服务机器人新兴产业。我国重点培育发展服务机器人新兴产业，包括发展公共安全机器人、医疗康复机器人、仿生机器人平台和模块化核心部件 4 大任务。国内医疗机器人市场的快速增长离不开政策的支持。2015 年以来，国家相继发布了一系列重要政策文件来推动中国制造的转型升级，而医疗领域作为重要的民生领域，对医疗机器人研发和生产的支持一直是国家政策关注的重点。

（二）医院康复科需要康复机器人

现有康复治疗师和专业护理人员的数量远不能满足实际的需求，康复训练机器人的出现为改变康复治疗现状提供了一种有效的解决方案。2011 年，原卫生部印发《综合医院康复医学科建设与管理指南》，要求所有二级及以上综合医院必须建设康复医学科，并配备康复机器人。

（三）康复技术人才匮乏，且主要集中在三级甲等医院，供需差距大

传统的康复中心建设要素是人和传统的设备。在传统的康复治疗中，治疗师手把手地对患者进行一对一的康复训练，这就要求康复中心具备足够数量的康复治疗师，然而，我国康复治疗师存在严重缺口，目前我国康复治疗师缺口达到 30 万以上（每 100 人享有 1 位治疗师），难以实现一对一的治疗。

虽然不少康复类院校都在培养康复技术人才，然而，每年培养的人才数量有限。目前，我国具备康复治疗师技术资格的人员仅有 3.6 万，而且此类康复技术人才普遍集中于二、三级综合医院的康复科和大型康复中心，基层治疗师严重匮乏，难以实现分级诊疗。智能化的康复机器人可为患者提供标准化的康复治疗，可有效解决康复技术人才匮乏造成的供需差距大的问题。

（四）康复设备普及率低，传统设备难以满足现代化康复服务的需求

据统计，目前我国万元以上的康复设备缺口达到 500 亿以上，设备的满足率仅有 14.2%。另外，目前康复设备多以物理器械为主，对康复治疗师的依赖性较高；设备无交互能力，康复训练的趣味性低，康复人群在使用此类器械的时候感觉枯燥、乏味，康复效率下降；同时，此类设备无信息化和智能化技术的支持，难以对使用者康复训练的数据进行梳理和分析，难以满足现代化康复服务的需求。

（五）康复资源整合困难，难以提供一体化康复解决方案

目前，市场上有不少康复技术和设备供应商，但这些资源多各自为战，相互之间的协同较少。虽然政府也加大力量引导市场共同提供协同化服务，但目前缺少好的协作平台和示范应用，难以提供一体化的解决方案。

二、康复机器人发展形势

（一）自动化、智能化、服务化是康复机器人的发展趋势

康复机器人作为一种机电结合的自动化康复医疗设备，以医学理论为治疗依据，可以减少人员陪护，帮助患者进行科学、有效的康复运动。具体产品包括上肢康复机器人、下肢外骨骼康复机器人、踝关节康复机器人、腕关节康复机器人等，涵盖了对患者上肢、下肢、踝关节、腕关节等的全面化训练，从而使患者的运动功能得到最大限度的恢复。

鉴于当今社会对康复机器人需求的迫切性，建设以康复机器人为核心的智能康复单元，形成智能康复技术整体智能康复集群，利用信息化手段使康复医疗服务逐步向信息化、标准化、智能化转变，有助于加快传统康复医学向现代康复医学的升级转型，进一步提升康复医疗的服务能力，满足人口老龄化对康复医疗服务日益增长的需求，完善三级康复服务体系，实现医院 – 社区 – 居家三位一体的康复服务，助力实现"健康中国 2030"战略目标。

（二）形成以多元化康复机器人为终端的康复机器人集群

康复机器人集群基于智能康复机器人，通过深化信息化应用的广度和创新，以机器人智能化的"感知、处理、响应"为主线形成，实现功能障碍者与医疗康复机构之间的互动以及患者数据的实时收集，使医师更精准地掌握患者的康复情况。此外，康复医疗平台可一定程度地替代康复医师、治疗师进行重复枯燥的训练，使康复服务逐步达到信息化、标准化、智能化，支持传统康复医学向现代康复医学的升级转型。

智能康复机器人集群里的智能康复机器人集成了自主研发的运动控制卡、高精度多维力传感器和位置传感器，可以在整个训练过程中实时监测患者运动情况，并具备对机器提供的辅助力进行精细调节的可能性。结合智能力反馈技术，设备能根据患者在运动过程中的实际发力情况和运动方向自动调节，当患者力量较大时提供较小的助力，当患者力量较小时则提供较大的助力。该项技术的目的是尽可能多地提高患者参与度，最大限度地模拟康复治疗师的手为患者提供真实的力学反馈和标准化的康复训练技术。

智能康复机器人集群包含多种智能康复机器人硬件产品，如上肢康复机器人、下肢康复机器人、腕关节康复机器人、踝关节智能康复机器人、手功能康复机器人等，患者可根据自身情况选择不同的设备进行针对性的训练，最终实现对上肢、下肢、关节的全面化训练，覆盖患者全部位的康复训练，使患者在足不出户的情况下即可享受多方位的康复治疗。

（三）康复机器人助力远程康复

由于传统面对面式的人工康复难以服务到全部患者，同时我国基层及偏远地区受限于医疗资源、康复技术人员水平、医保支付能力等，康复服务的缺口更为明显。康复机器人

能够等同于人力为患者提供智能化、标准化的康复服务，利用 5G 医疗专网的低延时、高可用等特性，可实时监测机器人辅助康复治疗，并将智能化处方传输至远端，实现跨区域远程指导。利用 5G 技术可有效实现基层康复人才的远程培训和指导，降低康复人才的培养成本，不仅可改进基层康复诊疗质量，还可避免因突发公共卫生事件造成基层康复指导和培训难以实现的情况。

第三节　康复机器人的核心组件及分类

一、康复机器人核心组件

（一）运动控制卡

运动控制卡（图 13-3-1）可用于机器人、医疗设备、数控机床等众多领域。在科技快速发展的时代，高性能、低成本的运动控制卡具有广阔的发展前景。智能运动控制卡可以融合力学控制、电机控制算法，结合多维力传感器采集到的接触力大小，构建上肢力反馈康复系统，精确模拟实际生活中的各种力学场景，为使用者提供多样的目标导向性训练，刺激大脑功能重组，进而重塑上肢功能。

基于力反馈技术，智能运动控制卡还可应用于下肢外骨骼康复机器人。控制单元通过传感器反馈的数据判断外部力学环境，通过控制电机的转动来动态调整步态轨迹，并针对使用者的情况提供助力，从而使偏瘫、截瘫患者获得更好的康复效果。

（二）智能传感器

智能传感器由传感元件、信号调理电路、控制器（或处理器）组成，具有数据采集、转换、分析甚至决策功能。智能化可提升传感器的精度，降低功耗，减少体积，较易组网，从而扩大传感器的应用范围，使其发展更加迅速。

目前，康复机器人所用的智能传感器包括多维力传感器和位置传感器。康复机器人通过多种微型传感器获取来自外部环境和来自本体及患者的反馈信息，通过多信息融合技术将多种可靠信息有效融合、统一，能精确地记录机器人本身及患者的数据。

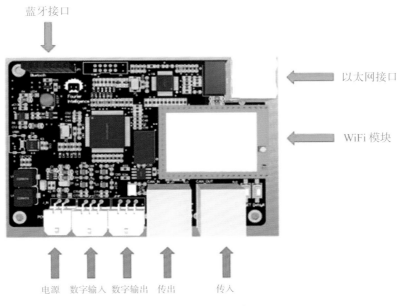

图 13-3-1　运动控制卡

（三）动力单元

康复机器人所用动力单元由伺服电机、减速机和驱动器组成。为了减小康复机器人的体积，实现精准化的动力驱动，将伺服电机、减速机、驱动器集成在一起，形成电机减速机一体化模组，可有效为机器人关节运动提供驱动力。电机减速机一体化模组采用高能量密度电机，减少结构冗余，体积更小，重量更轻，可靠性更好；支持多种控制模式；同时还支持以太网和无线传输，可提供设备物联网需求。电机减速机一体化模组可用于机器人、医疗设备等众多领域。

二、康复机器人分类

康复机器人可按多个维度进行分类，按照人机结合方式可分为外骨骼式康复机器人（ARMin 为代表）和末端控制式康复机器人（MIT-MANUS 为代表）。按照功能可分为治疗型康复机器人和辅助型康复机器人。治疗型康复机器人主要用于辅助患者进行各种恢复运动功能的训练，如行走训练、手臂运动训练、认知功能训练等；辅助型康复机器人主要用于辅助患者进行各种日常活动，如外骨骼机器人、机器人轮椅等。根据活动度可分为单关节康复机器人（肩、肘、腕、膝、踝关节康复机器人）、双关节康复机器人、多关节康复机器人等。另外，在临床中，常按照康复部位分为上肢康复机器人、下肢康复机器人、踝关节康复机器人、腕关节康复机器人等。

三、上肢康复机器人

上肢康复机器人涉及 AI、康复医学、自动控制技术、传感技术和信息科学等多个学科的交叉。自 1991 年麻省理工学院设计并完成全球第一台上肢康复机器人 MIT-MANUS 之后，国内外对上肢康复机器人的研究取得了巨大进展，各类上肢康复机器人相继出现。

上肢康复机器人有多种分类方法。按照自由度可以分为单自由度、双自由度、三自由度和多自由度康复机器人；按照结构可以分为外骨骼式、末端牵引式上肢康复机器人。

（一）外骨骼式上肢康复机器人

外骨骼式上肢康复机器人是一种结合智能与机械动力的人机结合可穿戴设备，其采用机械臂固定上肢的各个部分，并对腕、前臂、上臂等关节进行支撑和牵引，引导患者完成上肢康复训练。目前最具代表性的外骨骼式上肢康复机器人是瑞士苏黎世大学的 Nef 等最先开发的 ARMin 系列机器人，其为 6-DOF 半外骨骼装置，肩部 3 个自由度，肘部单自由度，并且附加模块提供了下臂和腕部自由度，可实现肩部、肘部和腕部的上肢全范围训练，具有被动模式、阻抗模式和示教模式等多种训练模式。然而，由于 ARMin 上肢康复机器人质量高达 18.755 kg，具有较大的运动惯性。

（二）末端牵引式上肢康复机器人

末端牵引式上肢康复机器人以普通连杆结构或串联机械结构为主体结构，通过末端执行器与人体手臂固连，牵引上肢进行康复训练，以机器人的末端运动规划调整患者的康复训练模式。其结构简单，安装方便，在安装使用上有着外骨骼式上肢康复机器人无可比拟的简易优势。但是，末端牵引式上肢康复机器人无法对上肢各关节进行精确的力量引导，牵引中易造成损伤。这类康复机器人的代表有 MIT-MANUS、ArmMotus M2 Pro 上肢康复机器人（图 13-3-2）等。

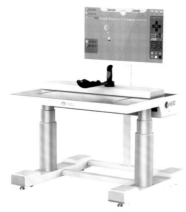

图 13-3-2 ArmMotus M2 Pro 上肢康复机器人

在 MIT-MANUS 上肢康复机器人的基础上，后续为了满足 3D 空间运动需求，不同机构也研制了能完成更多空间运动的康复机器人，包括美国加州帕洛阿托市康复研究与开发中心研制的 MIME 系统、上海傅利叶智能科技有限公司研制的 EMU 3D 上肢康复机器人（图 13-3-3）等，此类康复机器人能够有效地增加患者的活动度和上肢康复训练的范围。

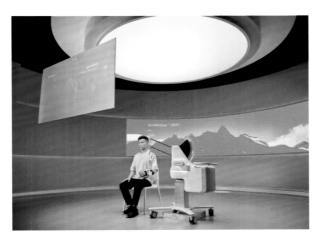

图 13-3-3　EMU 3D 上肢康复机器人

随着上肢康复机器人技术的发展，上肢康复机器人通过安装多维力传感器、扭矩传感器、位置传感器等对康复训练的过程、结果进行效果评估，并对康复过程中产生的数据进行分析，进而可以提供个性化的运动训练处方。目前多针对脑卒中、神经损伤等上肢运动功能障碍患者，模拟实际生活中的各种力学场景，主要提供被动、助力、主动、抗阻等力学模式，通过视觉、听觉、触觉的多种反馈，结合虚拟场景，提高了用户主动参与训练的积极性。量化的康复评估促进了个体化康复计划的制订，使康复过程更加专业化和规范化，促进用户运动再学习，实现大脑功能重组，从而重塑上肢功能，同时还有利于医院开展相关临床课题研究。

四、下肢康复机器人

下肢智能康复机器人为脑卒中、颅脑损伤、脊髓损伤等下肢运动功能障碍者提供评估、训练与分析，该类设备主要涵盖坐-站、站位平衡、步行的下肢康复需求，强化刺激大脑功能重组，从而重塑下肢功能。

其中最为典型的下肢康复机器人是瑞士苏黎世联邦理工学院在 1999 年研制的 Lokomat，其是第一套能够辅助下肢运动障碍患者在医用跑步台上进行减重步行训练的下肢康复机器人。Lokomat 采用悬挂减重式设计，其下肢有 2 个自由度，对应人体下肢的髋、膝关节，同时结合跑台、减重系统等实现辅助人体行走的仿生学步态。但该设备有穿戴费力、占地面积大等受限因素。外骨骼式下肢康复机器人是目前重点发展方向之一，具有代表性的是上海傅利叶智能科技有限公司的 ExoMotus AL-800。外骨骼康复机器人以步态机械腿为核心，与固定支架配合，穿脱方便的同时能为患者提供安全的坐站及步行训练。外骨骼式下肢康复机器人有重量较轻、场地空间灵活、穿戴方便、患者体验较好等优势，是目前下肢康复机器人的主要研究方向（图 13-3-4）。

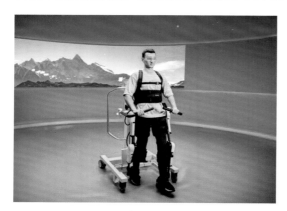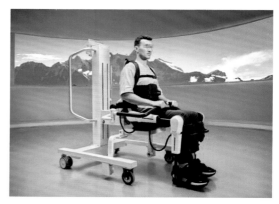

图 13-3-4　ExoMotus AL-800 外骨骼式下肢康复机器人

第四节　康复机器人创新性研究

一、多传感器融合技术

康复机器人系统能够通过多种微型传感器获取来自外部环境和来自本体及患者的反馈信息，通过多信息的融合技术，将多种信息有效融合、统一。

（一）虚拟现实康复训练技术

通过 VR 技术让患者在进行现实康复训练时同步看到虚拟人物的标准动作，将智能康复设备上的实体运动高速、实时地传递到虚拟环境中，并同时将虚拟环境中的碰撞、阻尼的力反馈感觉实时下传到智能设备，作用于患者，使患者能够对虚拟环境和真实环境产生互动融合感知闭环，从而把想象运动与运动功能恢复训练结合在一起。VR 系统的实时性与沉浸感可给受试者提供较好的训练反馈信息，提高患者的康复效果。

（二）力反馈技术

通过多维度力学传感器可实时、精确地测量患者上肢末端执行器的受力大小和方向。

通过 ARM 内嵌算法即时驱动电机对末端执行器输出力补偿或者力阻抗，从而让患者与机器人相互配合，提高其在训练过程中的主动参与度。

二、康复机器人质控平台

康复机器人质控平台通过互联网及康复技术实现对多个康复设备的统筹管理和规划，随时向康复治疗师同步设备的使用状态，帮助康复治疗师快速寻找空闲设备，提高设备的利用率。质控平台还可实现科室接诊的患者信息和相应训练记录在科室内所有训练设备中即时共享，提高治疗效率；将智能处方系统优化并入康复云数据共享与智能在线诊疗平台，使设备具备智能处方设定功能，帮助康复治疗师更快速地设定训练方案，提高工作效率，进而提升康复服务质量（图 13-4-1）。

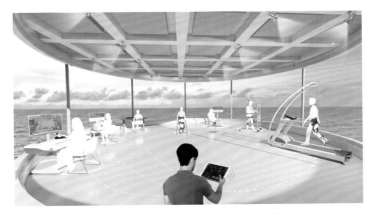

图 13-4-1　康复机器人质控平台

此外，康复机器人质控平台能够综合考虑康复治疗师、康复设备、康复患者、治疗方案及诊疗规范等相关因素，智能、动态地安排患者的康复治疗时段，科学、合理地安排时间，降低人力成本，提高工作效率。

三、康复机器人云平台

康复机器人云平台通过本地采集、储存和处理患者数据，再无线上传至云端服务器，利用计算机网络构建远程康复训练系统，通过无线网络传输训练数据，使专家能在控制中心远程监控多个患者的康复情况，并及时向当地康复治疗师提供康复方案指导。

四、康复机器人远程康复技术

在康复机器人上加载 5G 模块，利用 5G 医疗专网的低延时、高可用等特性，可实现康复专家实时监测机器人，辅助康复治疗，并将智能化处方传输至远端，实现远程指导康复训练。

五、手功能康复训练与评估系统

手功能康复训练与评估系统创新性地采用柔软的线绳模拟人体肌腱，将伺服电机的动力传递至患指末端，实现患指屈伸运动。每个患者由高精度的直流伺服电机控制，通过闭环算法完成患指关节运动角度的精确控制，避免训练过程中的二次伤害。高强度的柔软线绳可很轻便地在轻薄的训练手套夹层通道里滑动，使康复手套舒适、轻便、美观。系统集成了多种康复训练模式，可进行随动模式、被动模式、游戏模式、助力模式、抗阻力模式的康复训练。在各种模式集成环境中融入镜像疗法、数字游戏沉浸式主动诱导等先进康复理念，将手功能康复师常规训练手套数字规范化，形成规范的手功能训练操，最大限度地代替传统手功能康复师的手工疗法（图 13-4-2）。

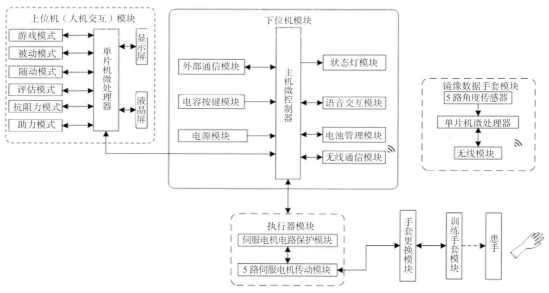

图 13-4-2　手功能康复训练与评估系统平台

智能康复设备的应用让康复治疗变得更科学，也增添了治疗的趣味性，提高了患者的依从性。在机器人辅助治疗中发现了特定的大脑可塑性，感觉运动皮质激活的增加。Handmate Pro 智能软体手功能康复机器人对感觉障碍、肌张力高的患者实现了线性驱动增加抓握的精准度和力量，同时能够减少传统训练的枯燥、单一性，提高训练的趣味性，提升患者主动参与康复治疗的积极性。研究证实机器人辅助训练可以提高脑卒中患者的上肢功能，改善患者的日常生活能力。

　　智能软体手功能康复机器人结合镜像疗法、运动想象、双侧运动和抗痉挛治疗，可实现中枢干预和外周干预的一体化治疗。康复设备应用法罗适（上海）医疗技术有限公司生产的 Handmate Pro 手功能康复训练与评估系统。该系统根据 VR 场景设置功能训练和游戏训练，并用语音和视觉刺激提醒患者，训练内容包含随动模式康复训练（镜像训练）、游戏模式康复训练和被动模式康复训练，治疗时根据患者的评估结果选择低速、中速、高速挡位。每次治疗前由治疗师向患者讲解操作事宜及注意事项，每次训练 30 min，每日上午、下午各 1 次，共治疗 12 周。

　　有研究在临床实践中给予对照组常规康复治疗，试验组在常规康复治疗的基础上结合智能软体手功能康复机器人训练。研究增加了治疗总时长，进行高质量的重复性运动，治疗 12 周后，试验组的 FMA、Wolf 运动功能测试量表、BI 评分改善均显著高于对照组；试验组组内比较，治疗 12 周后 FMA、Wolf 运动功能测试量表、BI 评分改善值均较治疗 8 周时显著提高。

　　手功能康复机器人训练运用大脑的可塑性理论，配合应用镜像疗法、运动再学习治疗方法，形成"中枢—外周—中枢"的闭环治疗思路，取得了较好的疗效，提示其可提高脑卒中患者的手功能和日常生活能力，对患者本体感觉功能的恢复也有积极作用，值得临床推广。

六、多体位上下肢联动康复机器人

　　多体位上下肢联动康复机器人适用于脑卒中、脊髓损伤、多发性硬化、脑外伤、PD、脑瘫、外周神经疾病、上肢神经损伤、下肢神经损伤、创伤骨折及其他骨科疾病等造成的运动神经损伤或运动功能不全患者（图 13-4-3）。

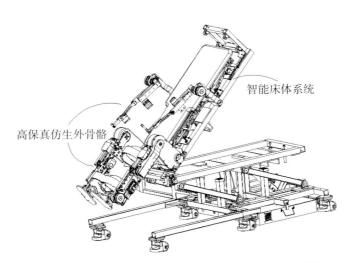

图 13-4-3　多体位上下肢联动智能康复机器人工作原理

多体位上下肢联动康复机器人基于上下肢神经耦联新型理论，开发多自由度的高保真仿生外骨骼，实现圆滑柔顺的运动轨迹，模拟多体位下真实步态的上下肢协调运动，实现疾病急性期平躺状态下就能尽早介入康复真实步态训练，提高康复储备，同时覆盖疾病中后期不同体位下的脚底负重步态训练，增加中枢神经和脊髓上位之间的交叉刺激通道，提高康复训练的有效性。

多体位上下肢联动康复机器人通过 VR 技术和表面肌电信号运动意图识别技术的结合，搭建视觉、听觉、触觉、力矩、关节角度的多模态物理增强交互平台，获取康复过程中肢体关节活动度和肌张力的信息，按需提供精确的实时柔顺辅助力，避免疾病急性期康复时关节脱位风险以及痉挛状态下拉伤的风险，确保患者安全康复。

多体位上下肢联动康复机器人基于深度学习和神经网络的个性化智能体型参数适配技术，创新性地实现对不同个体自动生成康复配方和参数，缩短康复准备时间，提高设备利用率，加快训练周期，节省资源。

多体位上下肢联动康复机器人通过全新的上下肢耦联理论、VR 技术、按需控制、主被动混合控制及运动意图识别算法，提高患者步态康复训练的精准性、有效性和安全性，通过人体个性化建模技术实现外骨骼系统的智能调节，缩短上机康复前的准备时间，节约医护资源。

多体位上下肢联动康复机器人能为患者的中枢神经提供触觉、听觉、视觉多模态交互刺激，引导患者主动参与康复训练，降低肌张力，改善循环和组织营养，为内脏器官功能（消化功能、泌尿功能、呼吸功能）带来积极影响。患者可从站立和行走中获得自信，预防由于关节肌肉长期僵硬导致的并发症，增加骨密度，从而加速神经修复速度，重建上下肢协调真实步态运动功能，缩短康复时间。该技术对神经内科、神经外科、康复科及骨科患者不同治疗阶段的康复训练均有积极意义。

七、软体智能腕手联动康复训练与评估系统

软体智能腕手联动康复训练与评估系统通过自主研发的气动软体手功能机器人结构配合柔性驱动技术，与生物电反馈刺激技术结合，为患者提供灵活的上肢腕手关节联动康复训练，实现上肢神经多通道外周刺激；融合多维度 VR 场景，提供真实生活模拟场景的同步协调康复训练与评估，提高患者的依从性和主动训练意愿；利用远程医患交互平台，进行脑卒中全周期康复管理，使医院、社区、居家康复无缝衔接，加快康复进程。

二代设备主要由可穿戴腕手机器人康复训练与评估系统、远程康复大数据管理与 AI 处方推荐系统、远程医患交互平台和扩展接口组成（图 13-4-4）。

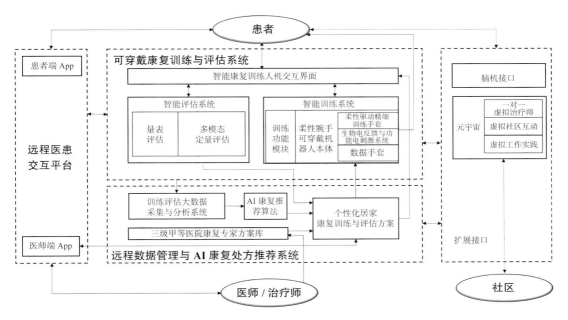

图 13-4-4　软体智能腕手联动康复训练与评估系统框架

（一）可穿戴腕手机器人康复训练与评估系统

可穿戴腕手机器人康复训练与评估系统通过生物反馈刺激技术及可穿戴电极贴片，根据智能算法输出适合腕关节的驱动信号，实现便携式上肢腕关节的屈伸康复训练，并辅助手指牵伸；由自行研制的气流体柔性驱动技术和软体可伸缩仿生肌骨提供机械牵伸助力，避免患指在训练过程中的二次伤害，同时为指关节运动提供足够的驱动力；采用量表评估及基于肌电采集模块和肌力传感反馈模块的定量评估，获取患者康复状态，并在医师指导下生成评估报告，为 AI 处方推荐系统生成个性化处方提供依据；具有智能康复训练与评估交互界面，可随时导入远程数字康复训练处方，实现视频处方跟训、视觉反馈训练以及在远程康复训练指导和全程训练数据监控下进行智能量化随诊和训练。

（二）远程康复大数据管理与 AI 处方推荐系统及远程医患交互平台

搭建信息化互通平台，开发由三级甲等医院专家提供的先进临床经验方案库，结合 AI 算法推荐生成康复处方，依托远程医患交互平台，帮助分级诊疗下患者获取先进康复方案，帮助患者在医师指导下有效、准确地进行全周期居家康复。

（三）多模态整合应用

融合多模态人体生物传感与感官刺激组件，如视觉、听觉、触觉等，采用 VR 技术，进行多维度沉浸式虚拟生活场景训练；预置脑机接口与元宇宙接口，可实现元宇宙空间在虚拟治疗师一对一指导下的康复训练，提高患者康复的依从性和有效性；提供虚拟社交甚至虚拟工作场景，通过增加患者的自身价值感提高患者康复的意愿和效率，帮助患者早日回归社会。

（1）创新性地设计了柔性仿生肌骨，通过气流体控制技术实现患指运动高效、安全地驱动。本项目创新性地设计了柔性可伸缩仿生肌骨结构，通过控制仿生肌骨中性面两侧弯曲形变差异，实现仿生肌骨的弯曲；利用安全气流体控制技术驱动仿生肌骨牵引患肢背伸和握拳。由于气体的弹性效应，可最大限度地保护患者安全，同时仿生肌骨在单侧布置，最大限度地模拟了医护人员对患肢手指的牵引与拉伸动作，同时方便快速穿戴。

（2）创新性地开发了生物反馈刺激模块，驱动上肢手功能和腕关节联合运动，实现真实场景下的模拟康复训练。项目通过生物反馈刺激技术与独创的专业电极贴片相结合，刺激相应的肌肉神经，模拟人脑运动信号进行规律的收缩运动，融合柔性仿生肌骨驱动手功能精细化动作逻辑，实现真实生活的场景训练。一方面，促使腕关节、手功能肌肉得到足够运动，维持肌肉功能活性，防止肌肉萎缩；另一方面，通过将神经刺激反馈到大脑神经中枢，帮助外周与大脑中枢建立联系，促进神经功能恢复。

（3）创新性地开发了远程医患交互平台，实现患者全周期康复中居家康复训练和评估的远程指导与修正。患者进行居家康复时，只需要佩戴可穿戴电极和柔性康复训练手套，即可便捷地模拟真实场景下的腕、手功能康复训练。训练过程中，智能评估系统获得包括训练类型、训练时长、训练强度、训练频率在内的个性化康复训练配方，并将该训练配方上传至云端医患交互平台。医师通过云端医患交互平台对患者病情和手功能关节状态远程智能评估，定制或修正患者的个性化康复训练处方。系统还提供视频处方跟训、远程康复训练指导和全程训练数据监控，通过云端数据处理实现智能随诊、AI 管理。

（4）采用 VR 技术，提供多维度沉浸式虚拟生活场景训练环境。本项目将计算机技术、传感技术、脑机接口技术、仿真技术融合在一起，构造出多模态信息融合的 3D 动态交互式虚拟生活场景，通过视觉、听觉等感官刺激，以及主从式功能游戏、助力与阻力训练、声控训练，增强了患者的康复体验感和趣味性。同时，预置脑机接口与元宇宙接口，可实现多个患者在同一虚拟场景下进行康复训练，实现元宇宙空间里的沉浸式居家康复体验。

八、上肢康复机器人的评估功能

上肢康复机器人的评估功能主要通过上肢设备对患者的运动能力和认知状态进行全方位评价。运动能力主要指关节的活动度，即手臂运动可以达到的极限范围，评估过程中记录关节的运动范围角度作为活动度。认知评估工具主要是 MoCA 和 MMSE 量表。评估结果可以在上位机查看，并可导出 PDF 格式的评估报告。

第五节　康复机器人的应用

一、康复机器人在医院的应用

以康复机器人为终端的康复机器集群在医院构成了智能康复平台，主要针对疾病恢复期患者的需求搭建，突破三级医院资源紧缺难以满足患者需求的限制。平台通过统一智能康复机器人接口实现设备在科室内的物联网化，同时搭建软硬件控制平台、数据中心及处方应用系统等，实现专业康复医院的信息化和智能服务化建设，使康复服务逐步达到信息化、标准化、智能化（图 13-5-1）。

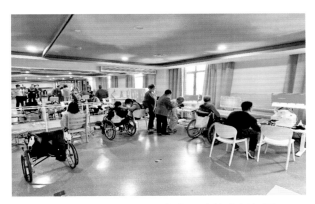

图 13-5-1　康复机器人在医院的应用场景

二、康复机器人在社区的应用

智能康复机器人在社区中应用有效解决了社区康复专业人员不足的情况。机器人能针对患者功能的损伤程度和康复程度提供不同强度和模式的个性化训练。智能康复机器人所带来的训练趣味性能够缓解患者康复训练时的紧张感，有效促进患者的主动参与度。可以客观评价康复训练的强度、时间和效果，使康复治疗更加系统化和规范化，节约成本，弥补康复治疗师不足的困境，提高康复效率，保障操作安全。

目前，上海市已建成了首批 41 家示范性社区康复中心，社区康复中心配备多种上下肢智能康复机器人、高频治疗仪、数字化作业治疗系统等智能机器人为未来社区康复治疗提供了示范效应，让因病或事故导致肢体功能障碍的居民可以在家门口得到智能化、个性化的康复训练，提高生活质量（图 13-5-2）。

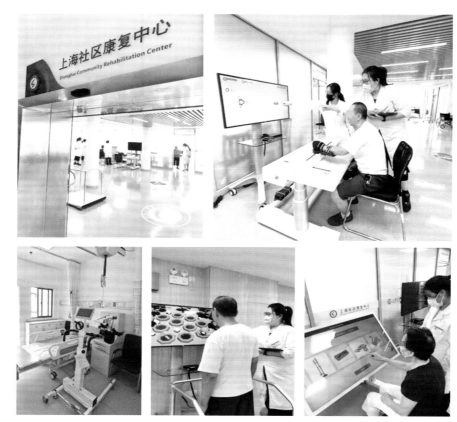

图 13-5-2　康复机器人在社区的应用场景

扫描下方二维码查看本章参考文献

第十四章

人体跌倒防护设备及主动呼救系统创新技术

本章针对老年人跌倒伤害以及丧失应答能力时紧急的呼救问题，介绍苏州佑行健康科技有限公司研发的救摔设备和姿态识别呼救系统。其中包括两种创新技术，一种是全球首创的非气囊式可折叠缓冲技术，结合 AI 高精度传感器对人体姿态的实时追踪和风险判别，实现摔倒发生时的髋部防护，减轻伤害；另一种是创新性提出的"零键呼救"概念和技术，即丧失应答能力下的主动呼救，也就是远程确认功能。目前该技术已进入研发后期，相关产品已进入小批量生产阶段，即将形成两款产品，分别为智能可折叠救摔防护服和全域姿态识别监护仪。

基于可穿戴压力康复鞋和惯性传感装置，本章第四节介绍法罗适（上海）医疗技术有限公司研发的防摔倒全周期康复训练与评估系统。该系统可实现对患者双足足底压力负重能力、压力分布、动静态平衡能力的分析，根据传感器监测反馈数据对患者防跌倒相关指标进行预评估，评估完成后再根据智能生成康复训练计划或医师定制康复训练计划进行防跌倒康复训练。该康复训练计划可在院内或家庭场景进行，医师可通过远程医患交互平台实现对患者全周期康复训练数据的跟踪与康复情况的交流。

从总体技术发展趋势来说，对人体跌倒的防护必然从一次性技术走向可重复使用技术。作为可重复使用的主动缓冲技术，未来的发展方向一方面从算法层面对摔倒的识别会更加精准，假阳性率会更低；另一方面，从缓冲体的设计和选材层面会在实现同样防护能力的基础上更加轻便。防护区域会从以髋部和股骨骨折为防护重心走向多区域全方位的防护，且总体成本会降低，更易被大众接受。基于姿态识别的监护系统会发展出更加多样的姿态识别方法，有助于发现危险、远程康复评估，甚至预测某些重大疾病的发作，提前干预，防患于未然。

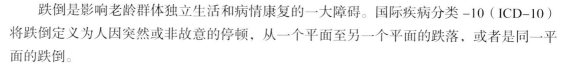

第一节　跌倒的风险和危害

一、全球跌倒相关数据

跌倒是影响老龄群体独立生活和病情康复的一大障碍。国际疾病分类 –10（ICD–10）将跌倒定义为人因突然或非故意的停顿，从一个平面至另一个平面的跌落，或者是同一平面的跌倒。

世界卫生组织报道，全球每年有 28%～35% 的 65 岁及以上老年人跌倒，70 岁及以上人群的跌倒发生率上升到 32%～42%。美国疾病控制与预防中心发现曾经跌倒过的人群再次跌倒的风险要比没跌倒过的人群高 2～3 倍。全国第七次人口普查结果显示，我国 60 岁及以上人口为 26 402 万，占所有人口的 18.70%（其中 65 岁及以上人口为 19 064 万，占 13.50%），独居和空巢老年人达到 1.18 亿左右。我国每年约有 2500 万老年人发生超过 3000 万次跌倒受伤，跌倒在我国全人群意外伤害死因顺位中排第四位，而在 65 岁以上老年人中则居首位，并且随着年龄的增加，跌倒的死亡率急剧上升，我国老年人跌倒死亡率达 42.2%（44.3/105），跌倒被称为老龄人口的头号意外"杀手"。

二、跌倒的危害性

世界范围内，跌倒所致外伤在老龄群体外伤中所占比例很高，30%～50% 的老年人跌倒导致轻伤，包括瘀伤、擦伤和撕裂，约 10% 的老年人跌倒会造成重大伤害，包括颅内损伤和骨折，骨折中以股骨颈骨折和股骨粗隆骨折发生率最高，前臂次之，胸腰椎再次，其中有 1% 为髋部骨折。跌倒增加老年人的死亡风险，期望寿命会减少 10～15 岁，且生活质量显著下降。在中国，跌倒后以髋部和股骨骨折最为常见，男性占 34%，女性占 66%。髋部骨折在 65 岁以后发生率逐年上升，75～84 岁年龄段达到最高峰，其后发生率逐渐降低。2020 年我国老年髋部骨折人数达 180 万~200 万。老年人跌倒骨折后 22% 左右在 1 年内死亡，另有 50% 的患者出现不同程度的生活自理困难，严重者需长期卧床。

跌倒后骨折的主要原因为骨质疏松。患有骨质疏松的老年人，即使一点轻微的外力也可能发生骨折，有很高的致残率和致死率。现阶段我国大约有 4000 万~8000 万骨质疏松患者，患病率以年均 3.6% 的速度递增。预计今后 50 年世界骨质疏松性骨折总数的 50% 发生在亚洲。

老年人跌倒除了导致机体创伤以及某些身体功能的衰退这些生理上的伤害以外，后续还会给个人、家庭和社会带来巨大的压力。

从个人心理层面来看，老年人跌倒后会产生一系列消极心理反应：一是内心否认，怨天尤人，不配合治疗和康复；二是感知过敏，对外界环境刺激敏感，心生反感和厌恶；三是情绪消沉，极易产生恐惧心理和畏难情绪，会因害怕再次跌倒而限制自身活动，从而减少社会活动，长而久之，易与社会隔离，而需卧床的患者更易产生消极和抑郁心理；四是在跌倒后的康复过程中容易产生退行性行为，极度依赖家人或照料者，缺乏康复的动力和意志力，往往放弃康复训练或停滞不前。

从家庭支出和社会经济负担来看，老年人摔伤及康复给全社会带来巨大的医疗和康复成本。美国因老年人摔倒受伤带来的医疗成本每年超过 500 亿美元，在中国，这个千亿人民币级的数字正在随人口老龄化急剧攀升。研究表明，在各种骨折中髋部骨折的花费是最多的，占每年直接费用的 72%。据统计，在美国因发生髋部骨折所消耗全寿命预期总费用平均高达 81 000 美元，包括直接消费（住院治疗费、康复费、护理费）和间接消费（朋友和家人等的家庭护理费用）。国内有文献报道，北京地区 2016—2017 年老年髋部骨折患者的平均住院花费为 5.5 万~ 6.5 万元，且逐年增长。

综上所述，老年人跌倒后所致外伤恢复慢，预后差，部分甚至会造成长期卧床，需要消耗巨大的医疗资源和看护成本。

三、导致跌倒的风险因素

美国疾病控制与预防中心研究显示，跌倒并非衰老的必然结果。但是，老年人跌倒的可能性更高，因为跌倒的风险因素会随着年龄的增长而增加。跌倒风险因素是增加跌倒风险的可能原因，来自生物学特征、行为或环境的一个或多个方面。

（1）生理方面　①肌肉无力或平衡问题；②药物不良反应和(或)相互作用；③慢性病，如关节炎和脑卒中；④视力改变和视力丧失；⑤脚部失去知觉；⑥骨质疏松。

（2）行为方面　①缺乏活动；②危险行为。

（3）环境方面　①杂物和绊倒的危险；②照明不良；③缺少护栏，如楼梯栏杆等；④浴缸或淋浴间内外缺少扶手；⑤公共场所设计欠佳。

通常由 2 个或 2 个以上的危险因素（如平衡不佳和视力低下）相互作用导致跌倒。个体所具有的风险因素越多，其跌倒的可能性越大。

四、跌倒后丧失应答能力的严重性

老年人因意外事故或突发疾病而导致的跌倒，如果伴有一过性脑缺血、缺氧引起的短时间意识丧失现象，称为"晕厥"。晕厥发生比较轻微的原因有过度紧张、惊吓、恐惧或突然改变体位等，比较严重的原因有心源性（由突发心脏病引起）、脑源性（由脑血管意外引起）、失血性、过敏性等。

老年人跌倒后，如果意识清醒，仍有行动能力，后续救援可根据实际状况现场进行沟通，或者通过设备联系监护人；如果意识丧失，无应答能力，无法及时呼救或联系监护人，往往错失黄金救援时间，导致生命危险。

老年人跌倒的场景可分为室内和室外，如果是在室内无人处，跌倒导致晕厥的后果非常严重，新闻报道中多见家中老人晕倒多日后才被发现的事件；如果是在室外，也一直存在一个悬而未决的社会问题，即"老人跌倒扶不扶"。这些社会事件的发酵，一方面反映了部分社会成员间的信任危机，另一方面也反映了公众急救意识和知识技能的匮乏，尤其是遇到跌倒者陷入昏迷，丧失应答能力时无从施救或给予帮助，使得原本能够挽救的生命在拖延中贻误最佳救援时机。

第二节　跌倒防护相关智能穿戴
设备的研发

一、跌倒防护相关设备的发展演变

目前国际上人体跌坠防护技术有两大类：一类是基于物理结构的惰性防护，如海绵垫、头盔等；另一类是基于气囊的主动但一次性防护。全球已有包括美国、日本、法国、荷兰、以色列及中国等多个国家的创业团队各自研发出了人体穿戴式气囊跌倒防护设备，但气囊的一次性使用特性也决定了其在人体穿戴上的诸多局限和弊端：气囊打开偏保守可能会错过真实的摔倒；高压气瓶装置的风险；气囊产品的质量、体积不便于穿戴等。

二、创新产品概述

（一）创新产品的突破点

苏州佑行健康科技有限公司创新研发出一款可重复使用的主动防护可穿戴设备。这种设备的可重复性使用在于其可折叠，其将建筑学领域中的拉张结构原理转换到了人体防护领域中进行创新运用。该设备的人体救摔功能是通过高精度智能算法实时监测人体姿态行为，在人体摔倒前一瞬间预测跌倒可能并快速弹出机械缓冲装置（图14-2-1），用以保护以髋部为核心的关键人体部位，达到减少伤害的目的。使用后或即时判断假阳性（未最终跌倒），缓冲装置可收折还原继续使用。其创新性在于实现了跌倒防护可穿戴设备的可重复性主动防护，突破了原有气囊技术一次性使用的局限。

可折叠缓冲技术与气囊技术的特点比较见表14-2-1。

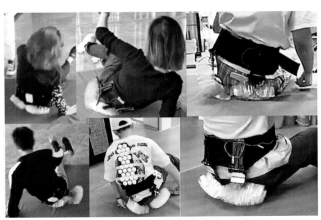

图 14-2-1　真人摔倒防护示例

表 14-2-1　可折叠缓冲技术与气囊技术的特点对比

指标	可折叠缓冲技术（重复使用）	气囊技术（一次性）
安全性	不错过任何一次危险的跟跄	易错过真实摔倒，或跟跄触发报废
成本	制造成本低于气囊，且可重复使用	制造成本高，且每次弹出需更换气瓶
适配性	约 1 kg	约 2 kg
二次伤害风险	无高压气源，且缓冲体软硬程度可根据穿戴者体重配置，不易造成二次伤害	薄壁高压气瓶本身有不稳定性风险。气囊偏硬和弹性特质可能造成二次伤害

（二）产品工作原理

本产品的工作基本原理是将反应装置搭载于腰间，用高精度传感器对姿态进行实时跟踪，AI 算法为每 10 ms 对最近的姿态特征（如步伐的错乱）进行一次摔倒风险判别，在摔倒前一瞬间，迅速激发驱动结构，让缓冲体蜂巢结构组件快速弹出移动至臀部下方，保护承受冲击力最大的髋部（图 14-2-2）。如果跟跄未导致摔倒，装置回扣复位，即可再次使用。该缓冲装置折叠时呈薄型平面软膜，展开后呈蜂巢式立体结构（图 14-2-3）。

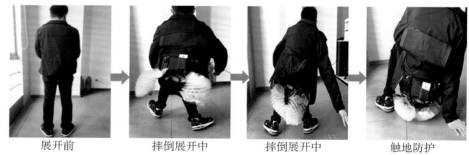

展开前　　　　摔倒展开中　　　　摔倒展开中　　　　触地防护
图 14-2-2　救摔设备缓冲体展开流程

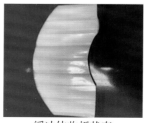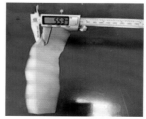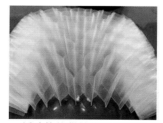

缓冲体收折状态　　　缓冲体厚度小于 6 mm　　　缓冲体蜂巢结构展开状态
图 14-2-3　缓冲体蜂巢结构示意

该缓冲体中蜂巢结构组件的工作原理为通过电机驱动勾齿啮合实现产品反复打开与收合（图 14-2-4）。

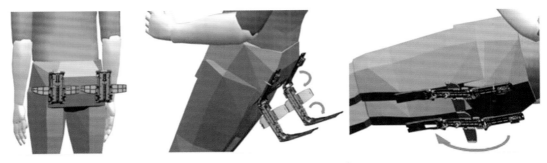

图 14-2-4 驱动结构原理示意

产品完整打开的过程：算法判断信号→电机高速自转→勾齿瞬间分离→弹簧/扭簧释放压力→蜂巢随 B/C 板迅速展开。产品完整收合的过程：B/C 板合并→蜂巢收拢→扭簧/弹簧力被压缩→勾齿啮合→电机制动。

第一代产品主要围绕解决致瘫率最高的髋部、股骨和脊柱挤压性骨折的防护问题，因此可折叠缓冲体主要展开在后髋部区域，另外在侧髋部及脊柱设有复合材料惰性缓冲垫防护（图 14-2-5），所以，产品对后摔、侧摔均有保护。对于前摔，因为一般会先有四肢进行支撑保护，严重情况多见于手腕关节处骨折，不至于长期卧床或瘫痪，所以第一代产品未将前摔作为保护重点。

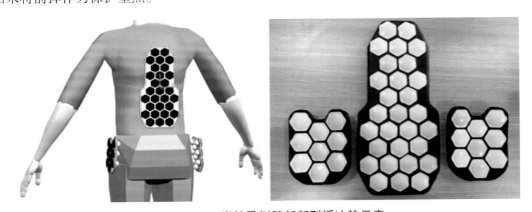

图 14-2-5 脊柱及侧髋部新型缓冲垫示意

作为人体穿戴的防护设备，其完全摆脱了原有气囊和高压气瓶的组合设计和发生过程，采用基于 AI 技术的结构式触发收合完成缓冲和反复使用，在人体主动防护技术上实现了从一次性转化为多次重复性，同时使得可穿戴设备的相关产品在安全性、适配性等方面显现出更多优势。

（三）目前研发进展

苏州佑行健康科技有限公司联合昆山杜克大学全球健康研究中心进行了对该救摔装置的一系列摔倒模拟测试，高密度地真实检验了装置并采集数据，从多方面验证了其安全性和有效性。经多位志愿者超过 500 次的任意多样化摔倒测试后，摔倒救护的总有效性达到70% 以上，未出现装备带来二次伤害的问题。进一步提升性能后的算法使救护的总有效率提升至 80% 以上。

复旦大学智能机器人研究院仿生结构与机器人实验室也针对该设备中可折叠缓冲体进行了力学与能量吸收测试，验证了可折叠缓冲体对人体摔倒后身体对抗地面的冲击力的吸收现象。在静压实验中，受力曲线表现出良好的撞击能量吸收性质。在撞击对比实验中，缓冲效果达到甚至超过一个相同高度（厚度）的国家标准体操垫。另外，支撑力可以根据不同体重人体选择不同的支撑效果（图 14-2-6）。

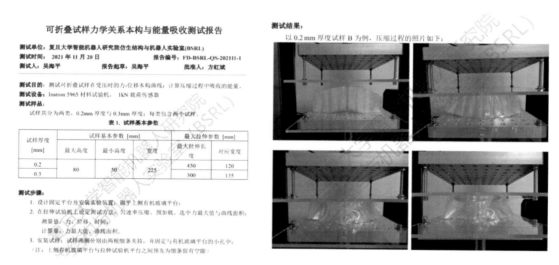

图 14-2-6　缓冲体力学与能量吸收测试

（四）相关知识产权

1. 发明专利　一种可穿戴设备及可穿戴设备的系统（申请号：CN 111623226 A）。该专利申请公开了一种可穿戴设备，包括可移动组件、功能组件和控制组件，其中功能组件位于可移动组件上，由可移动组件带动其移动，控制组件控制可移动组件发生移动。

一种碰撞防护装置（申请号：CN 109795438 A）。该发明设计一种碰撞防护装置，包括防护部位、感测部件、计算处理部件和控制部件，其中防护部位具有收合状态和展开状态，两者之间可以实现往复循环变化，感测部件感知物体的硬度及其相对于碰撞防护装置的移动方向和速度，计算处理部件根据感测部件的感测结果通过预设规则产生指令，控制部件根据计算处理部件所产生的指令控制防护部件的展开。

2.实用新型专利　一种可折叠缓冲装置（申请号：CN 215898957 U）。该申请公开了一种可折叠缓冲装置，包括缓冲组件、开合组件及驱动组件，其中缓冲组件直接或间接地设置于开合组件上，包括第一端面和第二端面，两者通过多个依次排列的缓冲筒连接，开合组件及缓冲组件均具有收和状态和展开状态，驱动组件与开合组件连接，驱动组件带动开合组件展开或收合，进而带动缓冲组件展开或收合。

一种复合盾片地防护垫（申请号：CN 213819936 U）。该申请公开了一种复合盾片的防护垫，包括层叠设置的硬质层和弹性缓冲层，其中硬质层包括多个阵列式排布的盾片，弹性缓冲层连接各盾片，并提供弹性缓冲。多个硬质盾片阵列排布，可以达到对肢体各种弯曲活动阻碍的最小化，从而实现防护效果和穿戴效果的最佳组合。

第三节　丧失应答能力下主动呼救系统的研发

一、现有预警呼救系统

目前的呼救系统以一键呼救的方式居多。该方式要求使用者在危急情况下能准确按键发起呼救，另外有室内监测或者根据某一生理指标超标发起呼救的方式。目前的呼救系统要么仅限于室内发挥作用，延迟推测性报警容易错过最佳救援时间，要么靠单一阈值超标就发起呼救，容易产生失误性呼救。远程呼救发起后，紧急联系人往往无法与呼救者取得联系，最重要的救援抉择往往因无法了解呼救者真实情况而被延误。

二、创新呼救概念及技术实现

苏州佑行健康科技有限公司的研发团队提出并实现了"零键呼救"这一全新的概念（相对于需要使用者操作的"一键呼救"而言），即在丧失应答能力下的主动呼救及远程确认功能。当使用者发生摔倒或如遇其他危险如重症发作后，该系统可以在使用者已经完全或部分丧失应答能力下，及时发现、确认并发起呼救。在医疗救援领域有一个长期存在的矛盾，即越是需要得到紧急救援的对象，往往因为丧失自主呼救的能力而越难主动发起呼救，而且即使发起自动呼救也难以确认真实情况，因而错失了黄金救援时间。

"零键呼救"的创新概念，突破了从主动发现危险情况，并确认、追踪情况到救援全过程中的交流障碍和信息障碍，实现使用者部分或完全丧失应答能力下的救援，同时尽量杜绝失误报警带来的救援资源浪费。该功能可实现对室内外环境的应对，通过 AI 姿态解析多重确认连续追踪监控功能，确保对事态的精准确认，尽量杜绝失误性呼救，对紧急情况进行全面监护（图 14-3-1）。

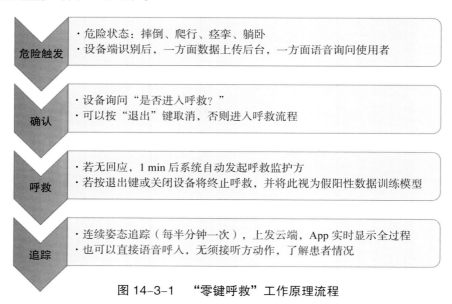

图 14-3-1　"零键呼救"工作原理流程

创新的呼救系统利用 AI 算法实时识别高风险动作或姿态，危险姿态会首先触发确认流程，再进入呼救流程，且在整个呼救流程中保持对使用者的姿态追踪，并开放直接的语音交流（无须任何肢体动作下可以进行接听和对讲），从而解决了丧失应答能力下的主动呼救、确认以及远程了解情况的难题。作为一个完整的智能呼救方案，其兼顾了使用者、监护方、救援方的诉求。

三、主动呼救系统的创新产品

苏州佑行健康科技有限公司在提出"零键呼救"概念的同时，研发出一款非接触式便携呼救器，即随身全域姿态监护仪。与目前市场上老人腕表不同的是，该呼救器依靠 AI 连续追踪并解析 10 多种人体不同姿态，而非基于心率和血压的体征监测发现危险姿态，分析身体状况。因为在真实情况里，血压和心率的波动并不直接对应于危急事件，反而与运动、情绪具有真正的强关联性。呼救阈值过低，容易导致"狼来了"；呼救阈值过高，则会错过真实危机。根据手腕姿态来确定危险情况的误报率更高。人体姿态的变化与危急情况有极强的关联性，如抽搐、爬行。随身全域姿态监护仪还有事后追踪确认功能。另外，这款产品不用贴合皮肤，不用固定穿戴，可随身完全自由佩戴，甚至放在衣服口袋就行，从固定穿戴到可携带，会让老年人更容易接受。

第四节　防摔倒全周期康复训练 与评估系统

一、技术路线

　　基于可穿戴压力康复鞋和惯性传感装置可实现对患者双足足底压力负重能力、压力分布、动静态平衡能力的分析，根据传感器监测反馈数据对患者防跌倒相关指标进行预评估，评估完成后再根据智能生成康复训练计划或医师定制康复训练计划进行防跌倒康复训练。该康复训练计划可在院内或家庭场景进行，医师可通过远程医患交互平台实现对患者全周期康复训练数据的跟踪与康复情况的交流（图 14-4-1）。

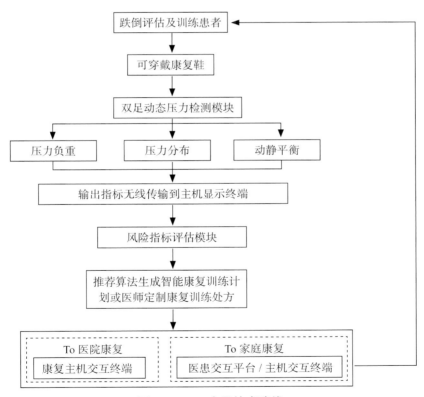

图 14-4-1　产品技术路线

二、系统工作原理

下肢全周期康复训练与评估系统(1.0版)结构示意见图14-4-2,产品主要由助行主机、助行支架和康复训练鞋组成。助行主机主要包括大屏显示器、数据存储与分析模块、远程通信模块等组件,助行支架由高强度可折叠、可升降机构组成,康复训练鞋由不同尺码的康复鞋本体、蓝牙通信模块和压力传感器模块构成。

产品主要工作原理:①患者穿戴好下肢康复训练鞋后打开鞋背面的电源开关,鞋内置蓝牙通信模块与下肢康复运动训练软件系统进行手动匹配连接;②足底在反复踩踏或行走训练过程中通过挤压接触下肢康复训练鞋本体并将力量传递到足底压力传感器,实时记录患者康复训练过程中的压力值;③通过模数转换后将压力值通过无线传输方式传输到下肢康复运动训练系统主机进行显示,包括足底压力负重、压力分布及平衡相关参数;④患者下肢关节在康复训练过程中会持续主动屈伸,刺激关节形成良性生理康复,有利于提高患者的下肢负重能力并重塑本体感觉。

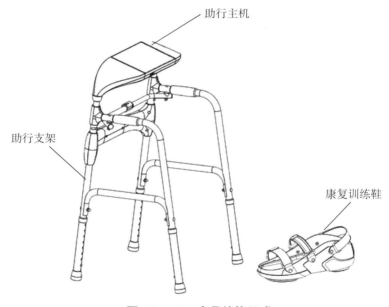

图 14-4-2 产品结构组成

三、临床应用

主诉:患者为68岁女性。主诉双膝关节疼痛4年余,加重1个月。

现病史:患者4年前无明显诱因出现双膝疼痛,上楼梯明显,休息后缓解,疼痛时伴有行走受限,以右侧为著。曾至当地医院就诊,予硫酸软骨素、氨基葡萄糖等药物治疗,效果欠佳。1个月前上述症状明显加重，走平路时明显疼痛。其余肢体无活动障碍。

专科检查：脊柱生理弯曲存在，各棘突居中，无侧弯畸形，压痛、叩击痛阴性。双下肢未见明显外翻畸形，双膝关节内侧、外侧间隙无明显压痛，伸屈活动受限，右侧15°～135°，左侧10°～135°。双膝关节内外侧侧方应力试验阴性，双膝踝关节、足背明显水肿，双侧踝关节、足趾感觉活动正常，足背动脉可及，四肢肌力5级、肌张力正常，生理反射存在，病理反射未引出。余肢体查体未见明显异常。

辅助检查：双下肢X线检查显示双髋关节、双膝关节、双踝关节退行性变。

术前诊断：双膝骨关节炎。

手术：同期双侧全膝关节表面置换术。

康复训练方案：20个/组，每日2组。

患者精准负重训练情况：①术后第二天，通过评估自动生成精准负重值，疼痛阈值：视觉模拟评分1分；②给予患者50%体重值负重进行康复训练；③单侧负重33 kg，左右侧分别完成20次，超重1次，无不适主诉；④术后第三天，单侧负重值42 kg，左右侧分别完成20次，无不适主诉；⑤从术后第二天起，逐渐增加负重训练，负重值分别为体重的50%、70%、100%；⑥术后1周患者可以独立完成床椅转移、坐站转移，无痛平地步行100 m，独立完成上下楼梯训练，自行扶拐如厕，无不适主诉（图14-4-3）。

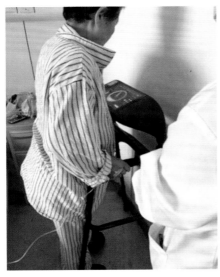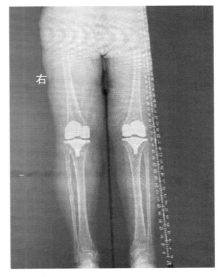

图 14-4-3 防跌倒训练

总结：该患者经过1周的早期康复治疗，出院时步态正常，无明显疼痛，日常生活活动能力评分100分。本例报告提示，针对性强并被有效贯彻实施的负重康复训练计划可有效提升患者的下肢站立和行走能力，解决足部问题并预防跌倒。

四、项目成果与实验分析

目前已开发完成基于下肢负重功能的康复运动训练系统 1.0 版，产品主要分为医用版和家用版。患者可在医院进行术前、术后康复评估并制订康复训练计划，回家后可按照康复训练计划进行持续的负重康复训练，医师可通过远程医患交互平台实现患者康复过程的全程跟踪和交流。

（一）下肢康复运动训练系统 1.0 版

下肢功能障碍患者穿戴康复鞋进行相关负重能力的评估和训练，可通过足底压力传感器实现患者足底压力的实时动态监测，足底压力大小与下肢本体疼痛感觉建立相互反馈机制后可实现对负重能力的精准评估与训练（图14-4-4）。其主要功能包括：①可实现患者术前、术后（6 周至 6 个月）下肢负重能力的精准评估和康复训练（踩踏和行走）；②可自动智能生成患者多病种推荐康复训练计划；③可根据医师经验实现对康复训练计划定制化更改；④可实现患者与医师对康复评估及训练数据的双向沟通，从而反馈并解决问题。

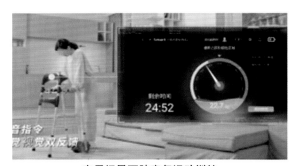
家用场景下肢康复运动训练

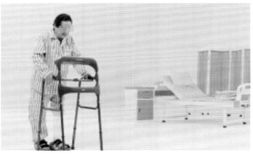
医院场景下肢康复运动训练

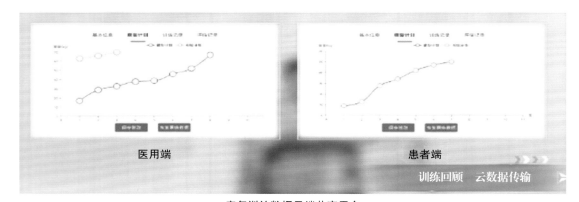
医用端　　　　　　　　　　　　　　　患者端

康复训练数据云端共享平台

图 14-4-4　多场景康复运动训练与康复数据云平台

（二）下肢康复运动训练系统 2.0 版

下肢康复运动训练系统 2.0 版功能模块增加了平衡和足底分布评估及训练模块（图 14-4-5）。通过硬件和软件优化迭代，应用全周期康复理论实现了下肢功能障碍患者术前、术后早期到后期的多功能康复评估及训练。

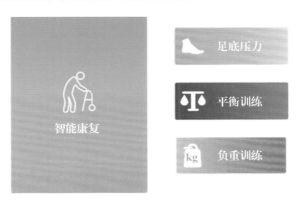

图 14-4-5　下肢康复运动训练系统 2.0 版功能模块

1. 可实现患者平衡能力的评估及训练　该系统可以进行防摔倒风险评估、单足和双足稳定性测试、稳定范围测试、姿势稳定测试、感觉统合临床测试和站立平衡临床测试；可进行姿态稳定性训练、稳定范围训练、重心转移训练、随机控制训练和承重百分比训练（图 14-4-6）。

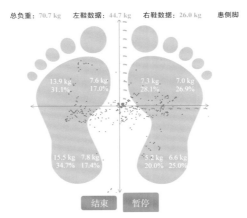

图 14-4-6　平衡评估及训练

2. 可实现单模块或者多模块复合数字医疗电子处方康复训练　基于临床有效验证方案或大数据 AI 技术生成下肢负重、平衡、足底压力分布单模块或多模块复合康复训练电子计划。目前该技术已得到诸多医疗机构的认可，如上海市第六人民医院、安徽医科大学第一附属医院、江苏省人民医院等。

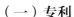
五、其他成果

（一）专利

①发明专利：测力助行装置（申请号：CN 201310321141.9）；②实用新型专利：一种康复助行器支架（申请号：CN 211214233 U/CN 211214234 U），负重康复数据采集鞋（申请号：CN 210783098 U）；③外观专利：智能负重康复助行器（申请号：CN 30589279 S）。

（二）医疗器械注册证

①国家药品监督管理局注册证：下肢康复运动训练系统（湘械注准 20212191322，皖械注准 20212190375）；②美国食品和药品管理局认证。

（三）获奖情况

① 2021 年获得中国老年福祉产品创意创新创业大赛银奖，成功入选上海市 AI 和智慧医疗成果；②荣获中华医学会第十届骨科学术会议首届"最佳设计奖"第一名；③ 2019 年荣获 G60 科创走廊创新创业大赛银奖；④ 2019 年荣获香港科技大学百万奖金创业大赛优胜奖。

扫描下方二维码查看本章参考文献

第十五章

专注度与情绪评估新技术

AI技术不断发展，逐步形成了智能康复信息处理这一新的医工交叉领域，其智能化、无人化、非接触、可感知等优势为传统脑卒中患者的康复训练与康复评估带来了革命性的变化。本章主要介绍基于智能视觉技术的康复训练与康复评估新技术，包括手功能康复患者的专注度评估系统与脑卒中患者康复过程中的情绪评估系统。

第一节手功能康复患者专注度评估系统主要介绍了脑卒中手功能障碍患者进行机器人辅助运动训练时的专注度评价问题。为研究患者康复训练时的专注度，针对脑卒中患者的特殊性，采集了大量患者进行机器人辅助训练时的面部视频（被采集者均知情且同意），利用深度学习算法对脑卒中患者的训练专注度进行分析。本节介绍了专注度识别的研究和应用的现状，以及基于头部姿态估计技术和视线估计技术的专注度分析框架。现阶段专注度识别的主要应用场景是学生课堂注意力、驾驶员注意力等，较少涉及脑卒中患者的康复训练方面。本节基于自行构建的脑卒中患者数据集和Biwi公共数据集，在视觉领域对脑卒中患者的专注度进行算法研究与应用验证，证明了该评估技术的有效性与正确性。

第二节脑卒中患者康复过程情绪评估介绍了一种新的融合情绪感知的脑卒中康复评估系统。在脑卒中患者康复训练过程中，情绪的变化对于康复效果有较大的影响。康复训练过程中无法反映患者对于不同类型和强度康复任务的接受程度，容易造成患者的抵触，且患者康复积极性的不同会对评估结果造成很大的偏差，使得治疗师对患者运动或思维能力造成误判。本节基于表情识别方法对脑卒中患者康复过程中的"难易度感受"和"积极性"情绪进行分析，进而评估康复任务的合适程度，并提出相应的康复训练调节方案，对康复过程的优化具有重要价值。该系统的核心算法已经申请发明专利———一种基于自注意力的脑卒中患者表情识别方法及系统。

随着计算机视觉分析算法的不断发展，未来的智能康复器械在康复过程中不仅能够提供常规的训练，还能够读懂患者的内心感受，通过分析患者的专注度、表情、情绪等，可以提供更加个性化的康复服务，这将是康复器械智能化发展的重要方向之一。

第一节　手功能康复患者专注度评估系统

脑卒中患者会发生运动、语言、情绪、感知等一系列的功能障碍，在其恢复过程中会采用运动训练的方法进行辅助治疗，运动训练一般用于轻度患者以及使用药物和手术治疗后。1989年，Janet Carr和Roberta Shepher提出了运动再生学习方法，这一理论对脑卒中患者的康复起到了非常重要的作用。运动训练一般有两种方式——康复医师辅助和医疗机器人辅助。传统康复过程中康复医师对患者进行一对一治疗，能充分了解患者的恢复状态，保证患者的运动效果并及时加以调整。不过由于康复医师的资源有限，不能覆盖所有的脑卒中患者，于是开发了医疗机器人辅助的康复方法。机器人辅助可以不受外界因素的影响，定量地辅助患者进行运动训练，在节省医疗资源的同时也能保证训练强度。但是机器人辅助并不具有可随时调整性，不能完全代替康复医师。研究表明，患者进行机器人康复训练时的主动性会影响整个康复过程，所以，研究患者在进行机器人辅助训练时的参与度，即患者康复过程中的专注度是有必要的。

从 20 世纪 80 年代开始，专注度识别研究引起了广泛关注。Fredricks 等的研究表明，人们学习时的专注程度可以用于评价学习效果，康复训练也可以看作是学习的一种。专注度的识别研究可以分为自动化识别与非自动化识别两种，传统的非自动化识别方式包括调查问卷、评分量表等，这些方式的主观性较高，不适用于所有情况。随着科技的发展，自动化的识别方式应运而生，其中一类基于深度学习的专注度研究方法从头部姿态估计和视线估计出发，利用深度学习在计算机视觉领域的优越性能，在专注度识别上取得了积极的成果。

头部姿态估计通过检测人脸朝向结合人眼注意力从而估计整个头部姿态，可应用于驾驶员监控、注意力识别及表情识别等。主流的头部姿态估计方法有外观模板、回归、流形嵌入、几何、跟踪分类和回归融合、深度学习等。其中深度学习具有检测结果准确、自动化程度高等优点。如 Ranjan 等提出了一种多任务的深度学习框架，该框架包括人脸检测和面部关键点检测、头部姿态估计，并取得了非常优秀的成果。

视线估计也称视线追踪，是利用视觉、光学等检测方法来获取人眼注视点和注视方向的过程。目前主流的视线估计方法可以分为两类——基于模型的方法和基于特征的方法。基于模型的方法是利用眼面部的几何模型来预测注视方向，有很高的精度，但是使用设备比较复杂，还需要精确的校准过程。基于特征的方法根据人脸图像或人眼图像计算得到特征值，根据特征值求取视线方向，因此，基于特征的视线估计可以利用机器学习的方法来求解模型。国内外大量学者对视线估计方法做了很多改进，如 Feng 等提出一种通过单眼相机在任意场景中采集眼睛图像的视线估计方法，Zhang 等提出了适用于野外场景的视线估计技术，在一定程度上克服了光照等因素的影响，并发表了著名的人脸图像数据集 MPIIGaze。

现阶段专注度研究主要面向学生课堂注意力方面，在脑卒中康复训练领域的应用较少。本课题的研究提供了一种针对手功能康复患者辅助训练与康复评估的新方法。

一、手功能康复患者专注度评估系统简介

手功能康复患者专注度评估系统的研究重点是如何保持并提高患者在康复训练中的投入状态，采集了患者进行机器人辅助训练时的面部视频，对患者训练时的专注度进行分析。该系统以提高患者训练中的投入状态为目标，以患者康复训练过程中的专注度为研究切入点，采取理论分析、计算模拟和实验验证等手段，运用头部姿态估计和视线估计方法，在医院采集的脑卒中患者康复训练面部视频数据基础上，获取患者进行康复训练过程中的视线方向及头部姿态方向，并设计一套集数据采集、模拟训练和专注度分析为一体的评估软件，对患者康复训练过程的专注度进行研究分析。研究的整体思路如图 15-1-1 所示。具体研究内容分为以下几点：①脑卒中患者面部表情数据集创建；②基于残差网络的头部姿态估计；③基于复合损失卷积神经网络的视线估计；④基于头部姿态估计和视线估计的专注度评估软件系统开发。

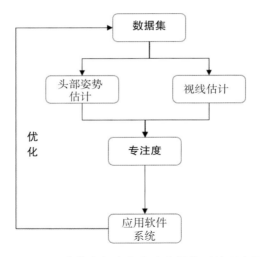

图 15-1-1　手功能康复患者专注度评估系统研究思路

二、手功能康复患者专注度评估技术方案与技术路线

（一）数据集创建

采集脑卒中患者进行机器人辅助康复训练的面部视频，对视频进行预处理后，筛选出有效的图片，组成新的脑卒中患者面部表情数据集。

1. 数据采集　研究开始前，在上海市第三康复医院通过了伦理审批，采集了包含 40 例脑卒中患者在内的共计 200 人次（被采集者均知情且同意）进行机器人康复训练时的面部视频，每份视频时长 20 min。

2. 数据处理　使用基于 Python 和 OpenCV 的人脸识别技术将视频中心的患者人脸所在区域逐帧截取出来，以排除其他人员的干扰。使用图像增强、尺度变换等方法进一步处理图像，得到分辨率大小合适、人脸清晰完整的脸部图像，最后筛选出无遮挡且环境状况良好的图像。使用手动标记的方式标记患者头部姿态角度和视线注视点，最终建立一个包含头部姿态和视线注视点的脑卒中患者面部表情数据集。

（二）基于残差网络的头部姿态估计方法

本节使用深度残差网络 ResNet 101，采用多角度回归损失计算，结合梯度优化和自适应的方法。与基于关键点的方法相比，该方法使用了卷积神经网络，准确性更高。另外，相比于 ResNet 50，该方法具有更深层次的网络结构（图 15-1-2）。对该算法在新构建的数据集上进行训练测试实验。具体来说，全连接层输出设置为 198 层，其中前 66 层用于粗分类和辅助学习，66 层以上用于精细分类和头部姿态估计，选择 AdaBound 优化器对网络进行梯度优化。使用 Softmax 分类器进行回归分类计算每一层的交叉熵损失，同时计算偏航角、仰俯角和旋转角的均方误差，最终结合其他层的输出计算总损失函数。

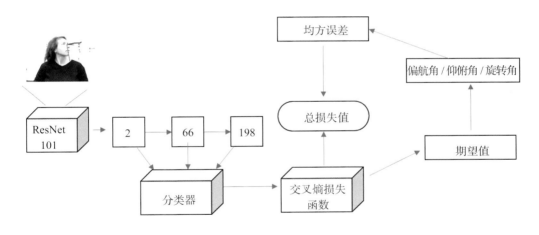

图 15-1-2　头部姿态估计网络

（三）基于复合损失卷积神经网络的视线估计方法

基于复合损失卷积神经网络的视线估计方法提出一种具有空间权重的卷积神经网络的复合损失网络，使用两个互相独立的全连接层，分别对应 3D 视线的水平偏转角和竖直偏转角，并在新构建的数据集和公开数据集上进行训练。

（四）基于头部姿态估计和视线估计的专注度评估软件系统开发

由于脑卒中患者的面部表情和动作与健康人有一定区别，故提出一种头部姿态估计与视线估计相结合的专注度判别方法，结合上述两种专注度识别方法的特征，对脑卒中患者的专注度进行研究。根据头部姿态估计和视线估计的结果，提出一种服务于脑卒中患者康复训练专注度的判别机制，对患者的专注度进行分类，并最终建立一个专注度评价量表。

开发了一套集采集分析数据、注意力评估为一体的软件，结合康复训练内容，便于患者训练测试。软件采用外接滑轨及手柄，结合单片机控制的方式，患者使用手柄控制屏幕中的物体往目标区域移动，根据移动过程花费时间和移动准确度评分，并利用摄像头采集患者使用过程中的面部信息，优化创建的数据集。

脑卒中患者训练过程专注度判别主要依靠头部姿态估计状态分析和视线估计状态分析，还需结合开发系统取得的注意力训练评分。首先统计某一时段内头部偏离帧数、正视情况下的视线偏离帧数、总图像帧数，以及它们占该时段内总帧数的比值。作为初步判断结果，该计算原理主要依据卡内基梅隆大学机器人研究所提出的 PERCLOS（单位时间眼睛闭合百分比）疲劳检测算法。检测原理是根据一定时间内眼睛闭合帧数占该时间段内总帧数的比例，通过判别该指标是否超过某阈值来判别个体是否处于疲劳状态，计算公式如下：

$$PERCLOS = \frac{眼睛闭合帧数}{检测时间段总帧数} \times 100\%$$

其次加入开发系统训练分数对前面的判断结果进一步分析，最终完成对患者专注度整体分析。

整体的分析过程分为两个方案，方案一为结合头部姿态估计和视线估计分析结果对专注度进行分析，方案二为分别针对头部姿态估计结果和视线估计结果对专注度进行分析，评估软件通过对比两种方法的效果，根据其优缺点评估适用于不同患者的训练效果。方案框架如图 15-1-3 所示。

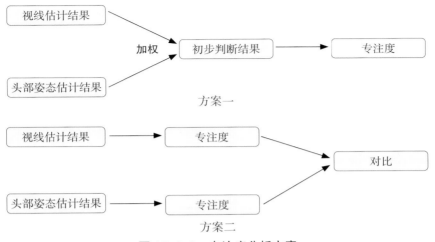

图 15-1-3　专注度分析方案

三、手功能康复患者专注度评估研究成果

（一）数据集部分

图 15-1-4 展示了部分数据集的采集结果，根据人脸识别结果，在训练视频中定位人脸位置并截取出一定大小的图片，形成初步的脑卒中患者头部姿态数据集，此数据集还未进行多角度的分类等优化处理，仅仅只能满足初步的训练测试。

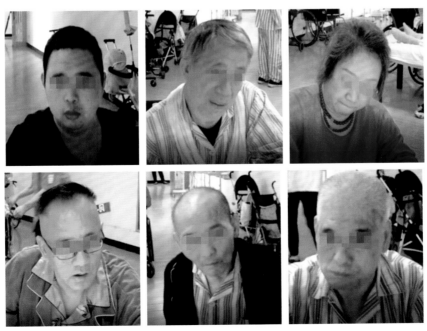

图 15-1-4　数据集展示

（二）头部姿态估计部分实验结果

使用上述基于深度残差网络的头部姿态估计网络，对数据集进行训练测试，头部姿态估计效果如图 15-1-5 所示。

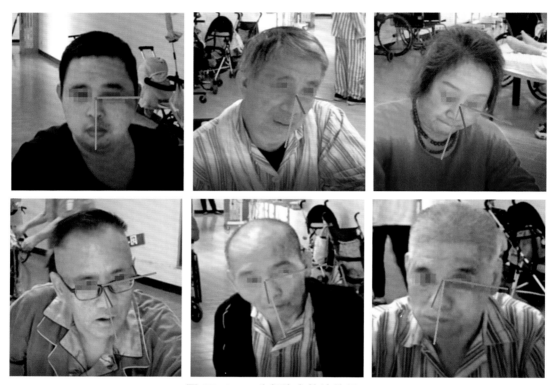

图 15-1-5　头部姿态估计效果

在公共数据集 Biwi 上进行对比验证，试验结果表明，本文所述方法在自行构建的脑卒中患者数据集上的偏航角、俯仰角、旋转角及平均绝对误差，均比在 Biwi 数据集上的结果小（表 15-1-1）。

表 15-1-1　两个数据集实现的结果

数据集	偏航角 /（°）	俯仰角 /（°）	旋转角 /（°）	平均绝对误差
Biwi	4.320	4.149	3.654	4.041
自行构建	3.034	3.256	2.167	2.819

第二节 脑卒中患者康复过程情绪评估系统

一、脑卒中患者康复过程情绪评估系统概述

脑卒中患者的情绪变化可以有效地反映患者对康复任务强度的感受。然后根据患者的主观感受调节训练任务强度可以使患者在身体恢复的"黄金期"达到更优的康复效果。但目前尚未有系统能评估脑卒中患者在康复训练过程中的情绪变化。基于此展开了融合情绪感知的脑卒中康复评估系统研究，具体内容如下：①分析患者情绪变化与康复任务强度之间的关系，确定识别需求。选择目前性能最优的 DB Face 算法实现人脸检测，并根据脑卒中患者表情识别对模型鲁棒性的需求，选用基于多头自注意力机制的 ViT 模型进行实现。②由于脑卒中患者表情识别任务对模型识别准确性和鲁棒性有更高的要求，本节提出了块卷积 ViT 表情识别模型。该模型在拥有 ViT 网络识别准确率和鲁棒性的同时，改善了 ViT 结构训练困难和资源消耗大的问题。在常见表情识别公开数据集上进行实验对比，本文提出的主干网络的参数量仅为 ResNet 网络的 1/4，且准确率较高。最终，模型分别在 RAF-DB 和 FERPlus 数据集上获得 89.44% 和 88.21% 的准确率，优于其他近期相关研究。③在上海市第三康复医院取得相关研究伦理报告，合作构建脑卒中患者表情数据集。设计采集方案，并编写流程化采集软件，完成脑卒中患者表情数据集的构建。使用迁移学习的方法，训练适用于脑卒中患者的表情识别模型。经实验分析，最终模型在该自行构建的私有数据集的基础类别和特殊类别上的识别准确率分别达到 90.28% 和 90.08%，并且通过混淆矩阵和 t-SNE 图分析证实了模型和数据集的有效性。④基于在该私有数据集上训练的脑卒中患者表情识别模型，设计了融合情绪感知的康复评估系统，研究了常规评估和情绪评估的融合方法。通过测试分析典型患者的情绪评估结果，验证患者情绪波动与康复任务强度之间的关系。

二、脑卒中患者康复过程情绪评估系统技术方案与技术路线

为了获得针对脑卒中患者康复过程中情绪识别的算法，本平台构建了脑卒中患者表情数据集，并设计了脑卒中康复评估算法。其中，数据集的构建流程如图 15-2-1 所示。在上海市第三康复医院获得了伦理报告，招募了 37 例脑卒中志愿患者（年龄 31~87 岁，平均年龄 63.8 岁，男 25 例，女 12 例，病程从 2 周至 1 年不等）进行数据采集（被采集者均知情且同意）。通过表情诱发任务诱导患者做出目标表情，根据视频片段将所采集的原始视频进行初步筛选分类，之后根据人脸检测与特征点检测算法提取人脸图片，并对人脸进

行标准化。最后，对生成的图片再次筛选，剔除标签错误、动态模糊或存在遮挡的图片，形成包含 4 类基础表情（悲伤、惊讶、高兴、愤怒）和 4 类特殊表情（疼痛、发力、中性、疲倦）的私有数据集。

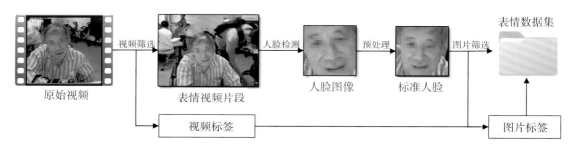

图 15-2-1　脑卒中患者表情数据集构建流程

本系统设计的情绪诱发与视频采集软件流程如图 15-2-2 所示。采集过程中的界面如图 15-2-3 所示。为了帮助患者更好地理解所需展示出的表情，受试者首先需要根据所展示的诱发图像模仿图中表情，之后表情图像会消失，受试者根据自己的理解做出相应类别的表情。在表情诱发图片展示期间，软件自动开启录制，并根据命名规则按照类别进行保存。

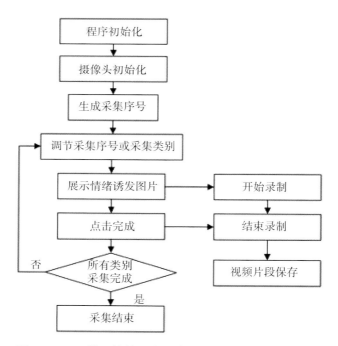

图 15-2-2　基于情绪诱发的表情采集软件流程

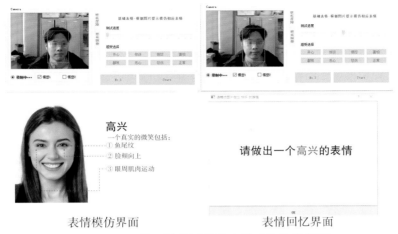

表情模仿界面　　　　　　　　　　　表情回忆界面

图 15-2-3　基于情绪诱发的表情采集软件界面

　　另外，本系统还设计了基于真实康复环境的表情采集软件，其流程如图 15-2-4 所示，采集界面如图 15-2-5 所示。与情绪诱发的表情采集软件相似，该软件默认开启人脸检测功能，提供自动化人脸表情采集。

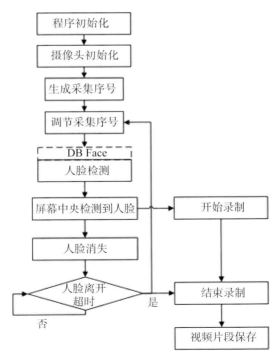

DB Face 是该软件中使用的人脸检测算法。

图 15-2-4　基于真实康复环境的表情采集软件流程

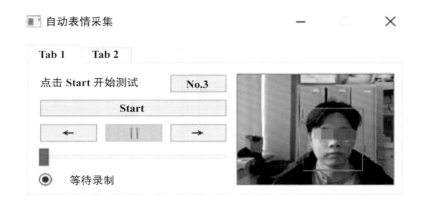

图 15-2-5　基于真实康复环境的表情采集软件界面

　　获取表情视频片段后，进行图像的采样和人脸的矫正。采集对象在采集过程中处于运动状态，存在姿态差异问题，需要从图像中提取人脸区域。本项目使用 DB Face 算法获取人脸框与特征点信息，对图像进行矫正和裁切，使人脸五官尽可能对齐，获取标准人脸图像。此后，根据面部表情编码系统 FACS 对表情样本进行标注，确定采集对象的情绪，主要包括发力（ST）、疼痛（PA）、疲倦（TI）、高兴（HA）、惊讶（SU）、悲伤（SA）和愤怒（AN），部分基础类别表情如图 15-2-6 所示。表情视频片段提供预处理后获得标准化的表情图像序列。为了保证数据集可靠，本文使用 FACS 编码系统对标注过的表情图像序列进行筛选。3 类特殊表情（疼痛、发力、疲倦）的 FACS 编码如表 15-2-1 所示，对应表情的运动单元展示如图 15-2-7 所示。

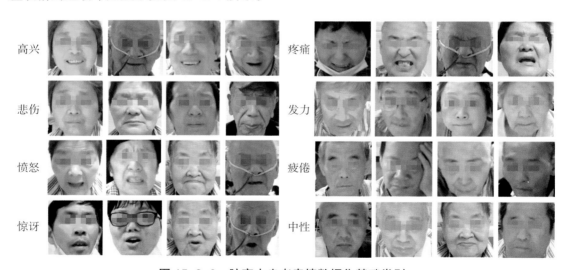

图 15-2-6　脑卒中患者表情数据集基础类别

表 15-2-1 三类特殊表情的 FACS 编码

表情类别	面部表情编码
疼痛	AU4+（AU6 或 AU7）+（AU9 或 AU10）+AU43
发力	AU4+AU6+（AU23 或 AU24 或 AU28）
疲倦	AU43+AU54

注：AU—运动单元；AU4—皱眉；AU6/AU7—眼眶收紧；AU9/AU10—提肌肉收紧；AU23—收紧嘴唇；AU24—挤压嘴唇；AU28—抿嘴；AU43—闭眼；AU54—头部前倾。

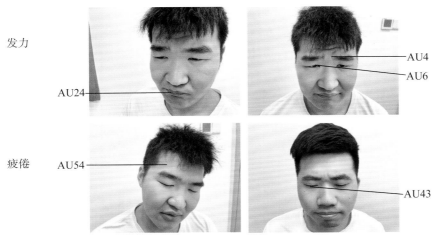

AU—运动单元；AU4—皱眉；AU6—眼眶收紧；AU24—挤压嘴唇；AU43—闭眼；AU54—头部前倾。

图 15-2-7 发力和疲倦表情的运动单元展示

为了平衡所得的各类表情数据集，对数据集部分类别进行上采样。首先，在视频片段的选择上，对于同一位采集者，至少采集两类表情标签，保证每位采集对象的视频都拥有正标签和负标签。其次，根据表情视频片段数量改变每段视频提取图片的数量，如对多数类标签高兴和发力，以每段视频 5 张情绪顶峰表情图像进行提取，而其他少数类别每段视频提取 7 张图片，并且每段视频提取视频开头或结尾的中性表情。再次，将最终数据进行上采样，在基础类别图片数量不足 100 张的类别上采样至 100 张图像，特殊类别图像数量不足 250 张的类别上采样至 250 张，最终组成平衡的脑卒中患者表情数据集，共 1670 张表情图片，各类表情的数据量对比如图 15-2-8 所示。

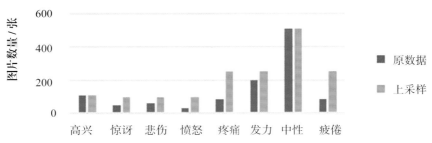

图 15-2-8　脑卒中患者表情数据集基础类别图像上采样对比

在获得脑卒中患者表情数据集后，本系统使用自行设计的块卷积 ViT 表情识别模型进行训练，实验表明模型识别基础类别和特殊类别的准确率分别达 90.28% 和 90.08%。以下是基于块卷积 ViT 的表情识别算法的具体内容。

针对 ViT 模型缺少卷积偏置归纳，模型存在较多冗余和计算开销大的问题，本系统提出了 FER-PCVT 网络模型。网络主要分为 3 个部分：块卷积嵌入模块、金字塔形 Transformer 模块和表情基线分类器。模型整体框架及模型输入输出特征图尺寸如图 15-2-9 所示。

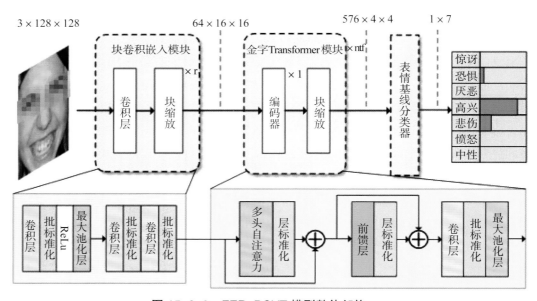

图 15-2-9　FER-PCVT 模型整体架构

（1）块卷积嵌入模块　由于缺少卷积带来的归纳偏置，ViT 模型需要使用位置信息嵌入的方法帮助模型了解图像块的位置信息，但获得的效果有限。有研究使用卷积神经网络收集图像的纹理特征信息，使用 Transformer 编码器对收集的特征图进行处理而不是对图像像素直接处理，获得了一定的性能提升，ViT 作者也研究了 Resnet 与 ViT 模型的结合，但该方法使得原本就十分复杂的 ViT 模型更加臃肿。本文将卷积方法和现有块嵌入方法结合，提出块卷积嵌入层，以更少的参数量收集图像的纹理特征图。该模块具体结构如图 15–2–10 所示。

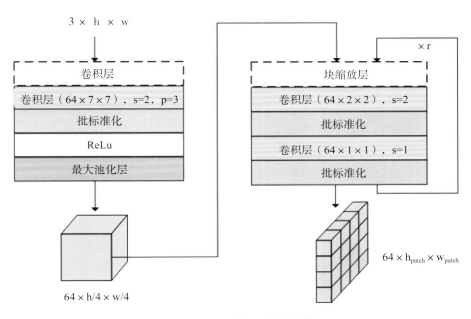

图 15–2–10　块卷积嵌入模块

（2）金字塔形 Transformer 模块　传统的 Transformer 编码器为了获得特征块之间的全局联系，需要对所有图像块进行线性映射，从而生成特征向量 Q、K、V。但 CvT、PvT 等研究使用卷积映射代替线性变换映射，限制特征块感知的区域，从而降低同一时间下的计算资源消耗。本系统参考该映射方法，使用卷积映射方法进行特征向量 Q、K、V 的计算。另外，为了减少特征参数和计算量的同时防止模型过拟合，并提高模型泛化能力，本系统结合池化层的设计思路，设计了块结合池化层，实现了金字塔结构的 Transformer 模块。其结构如图 15–2–11 所示。

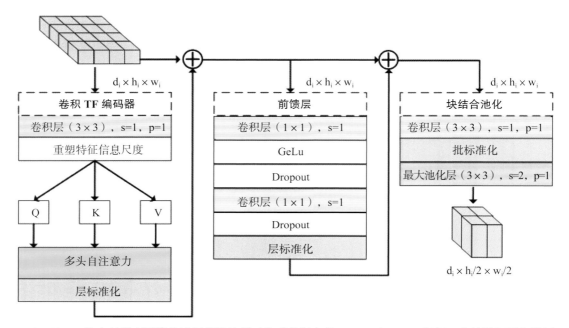

Q、K、V 为在对所有图像块进行线性映射时生成特征向量；GeLu 与 ReLu 相似，也是神经网络常用的激活函数之一；Dropout 用于防止模型过拟合。

图 15-2-11　金字塔形 Transformer 模块结构

（3）表情基线分类器　表情基线的确定一直是情绪分类任务中的难点，由于每个人情绪表达能力不同，所展示出的中性表情也会有所差异。如果将中性表情单独作为一类的话，以 FACS 编码的标准只有完全没有动作单元中的动作的表情才会被确定为中性表情，这使得中性表情与其他表情相比更加难以识别。本系统将特征进行分组，使用两个卷积网络分别提取人脸的表情差异特征和表情基线特征，以差异特征和基线特征加权相加的方法表达最终的人脸表情特征。模块整体框架如图 15-2-12 所示。

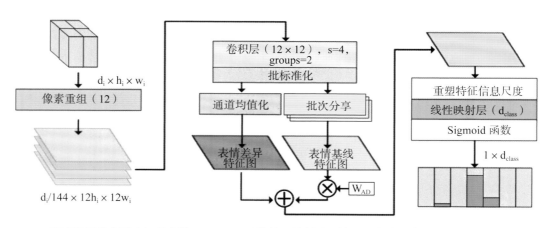

WAD 是可学习的自适应权重参数；Sigmoid 函数是一种激活函数，可将输出值约束在 0～1，便于分类。

图 15-2-12　表情基线分类器模块结构

最后，在采集制作的脑卒中患者表情数据集上对设计完成的基于块卷积 ViT 的表情识别算法进行训练，以得到可以用于康复评估的算法模型。本系统在训练过程中，为了最大限度地利用每个样本，对数据集采用了"数据增强"处理技术。首先以 50% 的概率随机对图像进行高斯加噪，添加的噪声均值为 0、方差为 30。之后图像依次经过 ±5° 的随机旋转、图像标准化和 4%～20% 的随机遮挡，经实验可以使 Resnet18 在 Raf-DB 上提升约 2% 的准确率。此外，本实验基于 Pytorch 框架，并采用交叉熵损失函数，优化器选用 AdamW，使用交叉熵损失函数计算损失，损失函数计算公式如下：

$$loss_{CE}(p,q)=-\sum_{i=1}^{C} p_i \log(q_i) \text{ 。}$$

三、脑卒中患者康复过程情绪评估系统成果

（一）主干网络性能对比

本系统通过对比 CVT、PVT、ResNet18 和 PCVT 在 RAF-DB 数据集上从零开始训练的效果，验证所提出的主干网络在表情识别任务中的性能。其中 CVT、PVT 与本系统工作相似，也是基于卷积的 ViT 模型变种网络。ResNet18 作为主流卷积神经网络模型的代表，目前该主干网络在表情识别任务中仍处于 SOTA。模型训练过程的正确率变化与损失变化如图 15-2-13 所示。

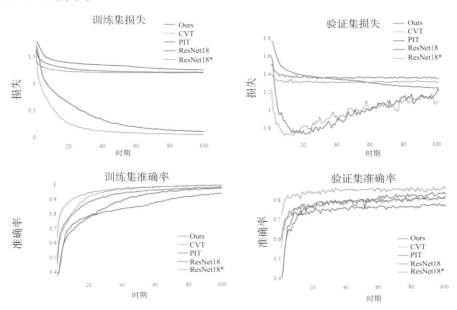

使用预训练模型 Ours 表示本文设计的主干网络 PCVT；CVT 和 PIT 是根据 ViT 模型改进的表情识别算法；ResNet18 是以卷积网络为主要结构的图像分类算法；ResNet18* 是 ResNet18 的预训练模型。

图 15-2-13 主干模型在 RAF-DB 数据集上的训练效果

从训练效果对比中可以看出，在均未使用预训练的情况下，本系统的主干网络在正确率上超过了 ResNet18、CVT 和 PVT。值得注意的是，在验证集损失变化图表中我们可以看到，CVT 和 PVT 的损失值快速下降，在第 20 个 epoch 时开始上升。分析是由于这两个网络使用 Class Token 和 MPL Head 的方式进行分类，该分类方法适用于目标检测任务但在分类任务中会导致模型过拟合，本系统使用多层感知机的分类方法，因此未出现该现象。

最终各类主干网络在 RAF-DB 上的详细测试结果如表 15-2-2 所示。本系统所提出的基于 ViT 的轻量级主干网络在不使用预训练的情况下，仅使用 ResNet 约 1/3 的参数量，在 RAF-DB 数据集中的识别准确率分别超越了主流卷积网络 ResNet18 和最新 ViT 主干网络 CVT。

表 15-2-2　主干网络在 RAF-DB 数据集上的详细测试结果

模型	参数量 /M	FLOPs/G	准确率 /%
ResNet18	11.20	0.29	81.52
ResNet18*	11.20	0.29	86.28
CVT	19.55	0.66	81.45
PVT	6.25	0.14	77.80
本系统	2.46	0.12	84.22

（二）FER-PCVT 模型性能对比

分别在 RAF-DB 和 FERPlus 上对模型从零开始训练，最终在以上两个数据上分别达到了 89.44% 和 88.21% 的准确率。表情基线分类器的添加使得模型在 RAF-DB 数据集上的准确率提升了 5.22%，对分类效果有较大的提升。与近期的表情识别模型性能对比如表 15-2-3 所示。

表 15-2-3　算法性能对比

模型	年份 / 年	准确率 /%	FERPlus RAF-DB
SHCNN	2019	86.54	–
LDR	2020	87.60	–
RAN	2020	87.85	86.90
SCN	2020	88.01	87.03
DSAN-VGG	2020	–	85.37
SPWFA-SE	2020	86.31	86.31
EfficientFace	2021	–	88.36
本系统	2021	88.21	89.44

本算法在 RAF-DB 和 FERPlus 上的混淆矩阵，如图 15-2-14 所示。模型在 RAF-DB 的准确率高于 FERPlus，我们认为这是由于 FERPlus 数据集的数据不平衡（最大类别样本比 82.9）相比于 RAF-DB（最大类别样本比 17.0）更加严重导致的，由于本系统算法中所使用的表情基线会根据批次中的中性表情确定表情基线，数据不平衡所带来的模型预测偏向会对表情基线的预测有较大的影响。

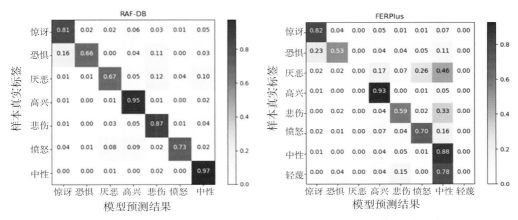

图 15-2-14　算法在 RAF-DB 和 FERPlus 上的混淆矩阵

根据输出表情基线分类器最后一层线性变换的输入和输出，绘制本文算法在 RAF-DB 上的 2D t-SNE 图，如图 15-2-15 所示。可见该模型对各类别的情绪都可以进行良好的区分，恐惧、愤怒和厌恶类别由于数据量较小，容易被误判为其他类别。

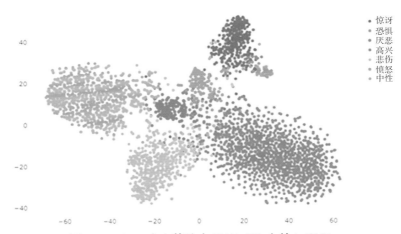

图 15-2-15　本文算法在 RAF-DB 上的 t-SNE

（三）脑卒中患者表情数据集实验结果与分析

由于本系统采集的私有表情数据集数据量略小，直接对模型进行训练会导致模型过拟合，所以使用迁移学习的方法。在 RAF-DB 数据集上对本文提出的 FER-PCVT 模型进行预训练，并读取所得模型参数；然后删除表情基线分类器的参数，获取模型加载除分类器外的模型参数；最后冻结模型主干网络的参数，在脑卒中患者表情数据集上对模型的分类器进行重新训练。

最终本文提出的模型在脑卒中患者表情数据集中基础类别和训练类别的识别分别达到了 90.28% 和 90.08% 的准确率，识别结果混淆矩阵如图 15-2-16 所示。

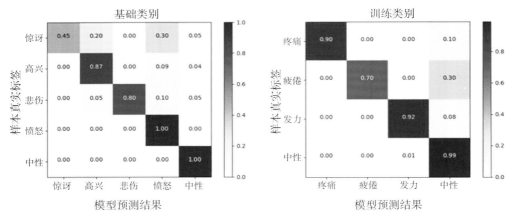

图 15-2-16　脑卒中患者表情数据集的混淆矩阵

分析混淆矩阵，本文所提出的 FER-PCVT 模型可以实现对脑卒中患者的表情分类。使用本文所提出的表情基线表情分类器，模型对患者的中性表情识别率均达到了 99% 以上。在基础类别中，惊讶表情和愤怒表情较为相似，且样本数量较少，所以该类的识别率较低。在特殊类表情识别中，模型可以准确地识别疼痛表情和发力表情。由于疲倦表情与中性表情较为相似，使得模型可能将部分疲倦表情误判为中性表情。识别结果的 t-SNE 如图 15-2-17 所示。

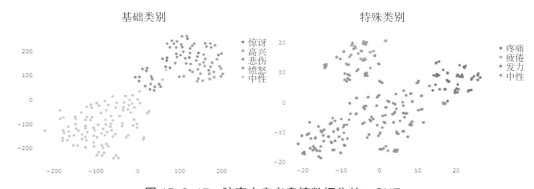

图 15-2-17　脑卒中患者表情数据集的 t-SNE

从 t-SNE 图中可以看出，在基础类别中，模型可以很好地识别中性、悲伤表情，高兴和愤怒表情，而惊讶表情和愤怒表情有较多的重叠。在特殊类别中，模型可以清晰地分离所有表情，并且中性类与所有类别接近且分布类似于 V-A 理论。通过结果分析，可以看出所训练的模型具有较好的脑卒中患者表情识别能力，也证明了数据集的有效性。另外，本文对比了 ResNet18 在脑卒中患者表情数据集的表现（表 15-2-4）。

表 15-2-4   各类表情片段的筛选事件

模型	准确率 /%	基础类别和特殊类别
ResNet18	87.70	88.10
本系统	90.28	90.08

（四）脑卒中康复评估系统的设计与开发

基于上述脑卒中患者表情识别模型，本文实现了对脑卒中患者康复过程中情绪的感知。本团队以此模型为基础，设计融合情绪感知的脑卒中康复评估系统（图 15-2-18），系统按功能主要分为情绪评估模块和情绪调节模块，检测展示界面如图 15-2-19 所示。

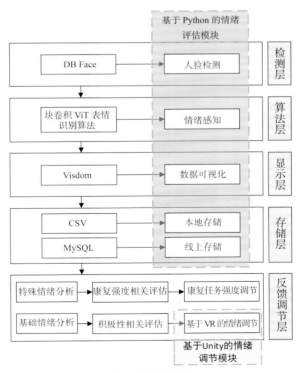

DB Face 是人脸检测算法。

图 15-2-18   融合情绪感知的脑卒中康复评估系统框架

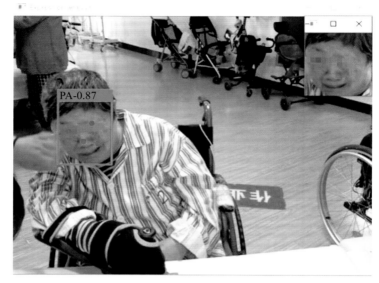

图 15-2-19　检测展示界面

通过对 3 例典型脑卒中患者的评估结果进行分析，研究患者情绪评估结果与康复任务强度之间的关系。患者基本信息如表 15-2-5 所示。患者 A 手部能力较弱，但训练积极性与参与度较强，进行主动手功能训练。患者 B 手部能力较强，应对手功能训练较为轻松，进行主动手功能训练。患者 C 手功能较弱，进行被动手功能训练，训练过程中有设备拉扯导致的疼痛情况出现。

表 15-2-5　患者测试信息

患者	手功能状况	训练类型	训练强度
患者 A	较弱	主动	合适
患者 B	较强	主动	较低
患者 C	弱	被动	过高

在相同强度的手功能训练中，患者 A 与患者 B 的情绪评估结果对比如图 15-2-20 所示，其中类别标签为疼痛（PA）、发力（ST）、疲倦（TI）和中性（NE）。通过对比可以看出手功能较弱的患者 A 表现出的发力情绪更为明显，手部训练可以有效激发患者 A 的积极性。患者 B 的训练强度处于合适的区间但还有提升空间。由于疼痛表情和中性表情容易存在误判，对于不明显的未知表情会被分类为疼痛表情。

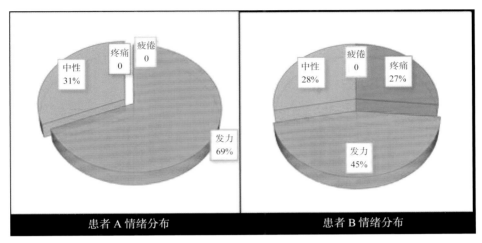

图 15-2-20　情绪评估结果对比

　　另外，在测试过程中患者 A 与患者 B 的情绪强度对比如图 15-2-21 所示。通过对比可以看出，患者参与感越强，识别出的情绪强度也越高，患者的情绪强度曲线随着任务的间歇性浮动得更加明显，且在主动训练过程中患者不容易产生疲倦情绪。

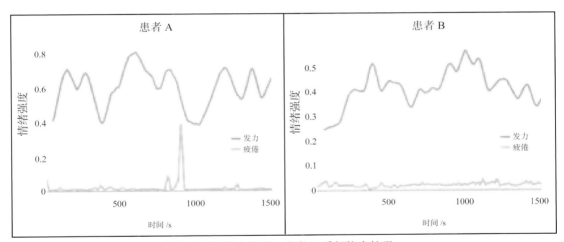

患者 A 手部能力较弱；患者 B 手部能力较强。

图 15-2-21　不同手部能力患者进行主动手功能训练的情绪强度曲线对比

　　患者 C 在参与测试的第 760 秒由于设备的拉伸，患者出现较为明显疼痛表情，患者的疼痛区间清楚地从图 15-2-22 中疼痛曲线中看出，经过实验将系统的疼痛阈值设置为 0.8，如检测到患者的疼痛强度大于阈值则进行报警提醒。被动训练的患者发力情绪强度远低于主动训练的患者。

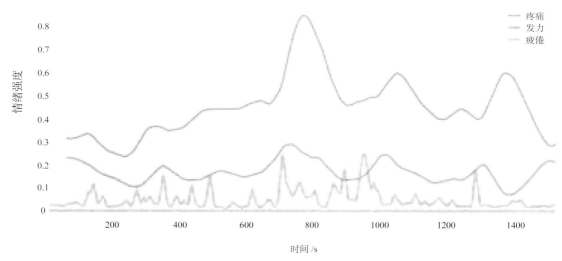

图 15-2-22　患者 C（手功能较弱）被动手功能训练的情绪强度曲线

扫描下方二维码查看本章参考文献

第十六章

手功能康复信息化技术

在这个信息技术不断发展的年代，医疗信息化逐渐深入到康复领域，将 AI、物联网、大数据等高科技应用到康复设备，使康复设备变得人性化、智能化，实现人机交互、智能辅助训练、精准力控等目标。上海司羿智能科技有限公司联合手功能康复平台共同研发基于神经康复原则的羿生手功能康复系列产品，辅助各级医院康复科高效治疗，缓解康复人员短缺的压力，并为患者居家康复提供专业的康复指导。本章介绍羿生手功能康复系列产品的研发背景、研发意义、理论基础、产品类目及使用方法等。羿生手功能康复机器人系列产品结合了软体机器人技术和神经科学，可提供被动、助力、抗阻、双手镜像、声控等多种训练模式，涵盖从脑卒中超急性期到康复期的全周期，通过脑控康复训练对患者脑电信号进行运动意图辨识，可实现"感知—控制"双向闭环神经刺激，重塑患者的神经通路，提升康复疗效。

第一节　手功能全周期康复信息化管理的定义和国内外现状

信息化是指培养、发展以计算机为主的智能化工具为代表的新生产力，并使之造福于社会的历史过程。随着全球信息化水平的提高，各行各业都逐渐向信息化转变，渗透到生活的方方面面，例如：纸媒在信息传播中的主导地位逐渐被电子传媒替代；互联网门诊的兴起减轻了医院门诊的压力，也方便了患者就诊。不过，信息化只是媒介和工具，其为社会生活提供便利的同时也对相关从业人员提出了要求，要求搭建出更为便捷、高效、易于操作和理解的同时又兼具实用性的信息化管理平台。对于使用者来说，也必须具有一定的信息化操作能力，才能可以配合平台的信息化管理，获得自己想要内容。只有信息化的管理人员和实际的使用人员都尽到自己应尽的职责和义务，信息化管理才能取得最大的效果，达到互惠互利、共赢共生的目的。

医疗行业是保障大众生命和健康的基础，因此，医疗的信息化有着举足轻重的地位。由于医疗本身极强的专业性和高度的知识密集性，医疗信息化作为一个独立的学科应运而生。医疗信息化主要关注如何通过生物医学数据、信息和知识的有效使用来进行科学研究，辅助决策。医疗信息化作为一个交叉学科，其研究范围逐渐趋向于与其他学科，如生物医学、AI、信息管理等学科的融合。随着 2015 年发布的《国务院关于积极推进"互联网 +"行动的指导意见》以及 2016 年发布的《国务院办公厅关于促进和规范健康医疗大数据应用发展的指导意见》的推出，国家对医疗信息化的发展给予了足够的重视。尽管如此，我国医疗信息化建设主要依托于国家层面的宏观指导，各医疗机构分散建设导致标准化低、信息利用率低。在科学研究领域，有部分国内学者已经开始关注如何利用大数据、AI、云计算等技术提高医院的信息化水平。

为了进一步提高我国脑卒中的整体康复质量，尤其是手功能的康复水平，脑卒中手功能全周期康复信息化管理这一概念应运而生。脑卒中手功能全周期康复信息化管理指在以中枢—外周—中枢、上下肢一体化、手脑感知、左右制衡4大理论为理论基础的框架下，以脑机接口、镜像疗法、运动想象疗法、无创神经调控等技术为治疗手段，将脑卒中患者从超急性期到慢性期全周期的治疗及评估进行信息化管理的过程。通过医师端和患者端的互动连接，将患者的治疗评估信息化，整合成以手功能康复为核心的信息化管理，这一创新可以更好地管理患者，使患者获得更满意的康复效果和更高的生活质量。

目前专门针对手功能康复甚至是脑卒中康复的信息化平台在国内外还较为少见，主要是一些针对慢性病管理的平台或者App。App作为一种信息化的平台和媒介，可以有效地做到患者的管理和交流。有统计表明，目前中国智能手机的普及率迅速增长，2015年为58%，2017年达到71%。智能手机的普及给患者端的信息化管理提供了强有力的支持，使得手机成为信息化管理中最有力的武器和最稳定的媒介。截至2018年8月底，中国第三方应用商店和苹果商店（中国）的应用数量分别超过248万和178万。在我国，有53.7%的中国慢性病住院患者愿意使用体育活动App。研究显示，截至2017年底，已经有近8.4万名开发者参与健康相关应用的开发，较2016年增长了45%。巨大的市场潜力使得越来越多的企业进入了这一欣欣向荣的产业。

与此同时，产业的蓬勃发展也带来了一些隐忧。一项系统评估显示，中国多数与健康相关的App缺乏监管，内容质量参差不齐。有研究表明，我国52.7%的脑卒中相关应用是由非医疗机构开发的。更让人担忧的是，目前国内还没有关于脑卒中相关App信息问责的全面研究报告。缺乏问责机制使得企业的试错成本大大降低，进一步导致行业监管困难。国内有专业人员对市面上的127个健康相关App调查发现，在127款App中，91%是免费的，39%是为普通人群设计的，33%是为健康专业人员设计的，只有一小部分（16%）是为居家脑卒中患者设计的。值得注意的是，除了前面提到的半数App是在没有卫生专业人员参与的情况下开发的之外，79%的App没有与卫生专业人员进行在线互动，也就是说，大部分App是无法让患者完成与相关卫生专业人员的沟通和互动的。在无法与医师或治疗师沟通的情况下，患者很难通过App中有限的信息选择适合自己的内容。脑卒中康复，尤其是手功能康复，需要很强的专业知识和临床经验作为基础，否则App的辅助治疗效果可能会适得其反。

综上所述，我国的康复信息化甚至是医疗信息化还停留在医院端的建设阶段，通过档案的信息化、住院流程的信息化等提高患者的就医效率及服务体验，这对于患者来说的确更方便。然而，对于特定病种，尤其是脑卒中的信息化管理，还处于起步阶段，而能覆盖从脑卒中超急性期到慢性期全周期以及专门针对复杂的手功能信息化的管理理论与实践指导，目前尚为空白，需要康复专业从业人员去填补和探索。

截至 2017 年底，全球健康类 App 数量超过 32.5 万，健康相关 App 的普及改变了人们寻求健康相关信息、建议和指导的方式。2016 年，42% 的美国智能手机用户使用过至少一款健身 App，其中 18% 的用户使用过健康指导服务 App。一篇纳入了美国、英国、韩国、俄罗斯、日本、捷克及巴西等国家的系统性回顾显示，移动 App 用于脑卒中后康复的 4 个领域——身体功能、认知功能、言语功能及危险因素的控制都有较大的作用和意义。在身体功能方面，研究者评估手臂和手的主动和被动动作、日常生活活动、每日步数和行走时间、上肢功能、手功能和肌力等指标，经过 6 周的干预，移动 App 辅助治疗组较对照组在肌力和手功能方面取得了显著进步。在危险因素的控制方面，如血压、糖化血红蛋白、腰围和无烟率等，经过 6 个月的随访，患者血压和糖化血红蛋白的目标完成率都有显著改善，但其他危险因素没有改善。研究结果提示，移动 App 可能在一定程度上控制卒中后的危险因素。意大利学者 Piron 等对 5 例脑卒中患者提供了运动远程康复治疗，表明远程康复可以促进患者在非医疗机构环境中的手臂运动技能学习，并降低医疗成本。该研究者的另一项针对 36 例脑卒中后上肢功能障碍患者的研究显示，在虚拟环境中接受远程康复治疗的患者可以获得比常规治疗更好的运动表现。远程化康复可以有效提升患者的自我管理意识和依从性，进而提高康复效果。

信息化 App 及设备在国外已经得到了广泛应用，且取得了一定的成果，但目前多数对患者的信息化管理都集中于居家康复，涉及住院超早期及恢复期康复管理的较少。目前我国对脑卒中康复的远程信息管理大多停留在护理延伸阶段，与国外相比，我国的脑卒中信息化康复，尤其是手功能的信息化康复，还有很长的路要走。

第二节　手功能全周期康复信息化管理的意义

有研究表明，在发生脑卒中后的 24 h 内进行康复是可行的、安全的，24 h 内的超早期康复干预可以更好地帮助患者建立康复意识以及防止肢体畸形、压疮等并发症，尤其是呼吸肌的训练，有助于提升患者的整体状态。脑卒中患者的预后，尤其是手及上肢功能的预后，往往在超急性期就会初见端倪，这对日后患者治疗策略的制订是选择尽可能地恢复患侧手部功能向 Brunnstrom Ⅳ~Ⅴ 期去发展，还是偏向于抑制后续可能产生的患侧手痉挛，利用健侧为主、患手辅助的策略进行日常生活活动能力训练，以及与患者日后的生活质量息息相关。利用影像等信息资料可以在早期卧床阶段诱发患者运动想象，或利用健侧手的活动对卧床患者进行镜像训练，从而更好地刺激患者相关运动脑区的激活，获得更好的康复效果。国内一项研究在常规护理的基础上，由康复师参与指导录制康复锻炼相关视频，制订康复锻炼相关护理操作流程与指引，通过移动护理查房车、科室内电子滚动大屏及 iPad 等设备播放相关视频等方法，有效地提高了患者康复锻炼的依从性。除患者、治疗师或康复护师之外，家属在整个康复过程中也是一个很重要的存在，在早期或超早期康复中，家属往往是监督者甚至是执行者的角色，相比于患者的依从性，家属的依从性以及对康复治疗的支持和认可尤为重要。院内床边康复时间是很有限的，患者能否积极地进行早期功能锻炼取决于家属的态度。如果家属可以在治疗师的指导下早期学习一些简单的功能锻炼和被动活动的技术，对患者早期的康复及预后都会有很大的帮助。

与此同时，早期对患者进行信息化管理可以让患者养成记录自己康复进程的习惯。有研究表明，有规律地进行治疗记录可以更好地提升康复的依从性，同时增加患者日后对自己训练情况进行对比的可能。主动关节活动度、肌力的提升甚至利用可穿戴设备评估等，任何客观数值的进步都可以提升患者康复的信心，而早期患者自信心的增强及其与治疗师之间信任关系的建立对日后的进一步康复都是有有利的。

到了恢复期阶段，也就是 Brunnstrom Ⅱ~Ⅳ 期，这一时期可以说是患者康复最主要的时期，而患者手与上肢功能在临床上可能停留在 Ⅱ~Ⅳ 期当中的任何一个阶段停滞不前，能恢复到Ⅴ期甚至功能完全恢复的患者较少。在这个时期，患者也可能在任何一段时间内出现飞跃式的进步。既往治疗师多通过纸质化的病史或量表来评估患者在这一时期的功能变化，但纸质化病史往往保存不便，易于丢失数据，而且溯源时耗时耗力。信息技术强大的储存和检索功能可以更好地储存和检索这些资料。另外，现存的评估脑卒中上肢手功能的量表大部分都依赖于评估者的临床经验，除了关节活动度或握力这些数值以外，有很大一部分评估患者运动功能的量表，如 Ashworth 分级、BI、Brunnstrom 分期、肌力、Wolf 运动功能评价量表、普渡钉板等都是半定量的，并不能量化地反映患者功能。即便是关节活动度和握力这种定量的评估，由于脑卒中患者特有的肌张力和共同运动模式的存在，也很难被精准地判断。数字化技术如多模态视频评估技术、可穿戴设备评估、上肢机器人等可对患者进行定量评估，可以更多维度地对患者的功能和恢复情况进行评估，更好地反映患者的实际功能。同时信息化设备对患者评估数据的保存和分析也有巨大优势，不仅可以节省治疗师评估的人力成本，而且有趣的评估界面、人性化的评估手法以及取得进步的成就感（如参与游戏训练时得分的提高）都会给患者带来更为积极的体验和感受。

脑卒中患者肢体功能的恢复需要大量时间进行运动再学习，从时间和人力上寄希望于治疗师陪伴如此长的训练时间是不可能的，临床上康复治疗师更多是提供训练决策意见，进行动作纠正及要点指导。既往患者或家属只能通过纸笔或视频来记录训练过程，一旦离开了门诊或治疗大厅，就陷入了孤立无援的境地。通过数字化管理，治疗师可以将运动处方，包括训练项目、时间、频率、强度等以简洁的"清单"形式发送给患者，方便患者随时翻阅和查询。对于一些不易通过文字描述的训练项目，治疗师可以通过录像形成包含不同训练视频以及对训练详细讲解视频的动作库，对不同患者进行指导时，治疗师直接从动作库中选取适合患者训练的动作即可。如果训练中出现了问题或疑问，患者还可以通过信息化管理终端向治疗师咨询，获得解答，进一步提高训练质量，增进治疗师与患者之间的信任。

居家康复是多数脑卒中患者最长期的康复阶段，可能伴随患者终身。居家康复效果的优劣取决于患者的依从性和能否在随访中与相关专业人员形成正向的反馈。信息化管理在这一阶段显得尤为重要，因为不在医院，患者无法经常与治疗师面对面沟通，信息化设备连线沟通就可有效地弥补沟通上的缺陷。

丹麦的一篇文献针对恢复期患者的信息化管理这一主题访问了 5 名作业治疗师和 4 名物理治疗师，针对信息化建设的必要性，对患者及治疗师的意义，以及目前遇到的困难进行了交流。因为普及率最高，手机这一电子设备肯定是对患者进行信息化管理的最优解。但是，并非每位患者都能熟练运用手机，尤其是 60 岁以上的老年人或者一些不愿意去研究和接受新鲜事物的中年人。所以对作业治疗师来说，在信息化管理的背景下，他们最初的评估往往包括使用手机的能力，而不仅仅是做饭等其他日常生活活动能力。在信息化时代，管理手机似乎被视为脑卒中后恢复的一项重要技能，能熟练运用手机上的导航 App，或在紧急情况下拨打电话，给脑卒中幸存者一种安全感，同时也促进了散步等活动。有研究发现使用手机的能力还可以用来评估患者的认知能力和精细活动能力，还有研究报告显示可以通过脑卒中患者使用密码 (手机、电子邮件、手机银行等) 的能力来筛查记忆缺陷。对于物理治疗师来说， 训练不足和过量是脑卒中患者康复过程中需重点关注的问题，可利用手机上的计步器功能可视化监测患者的活动量，以达到更高的活动水平和能量资源之间的平衡。信息技术还可以帮助脑卒中幸存者设置警报和提醒，并在手机上口述存储信息。具有上述功能的 App 可以弥补患者记忆的缺失以及帮助患者完成更为精细的运动。此外，对于治疗师来说，训练中的视频资料也是很好的诊断和指导依据。App 可以帮助脑卒中患者了解康复过程的进展，并帮助他们评估步态的对称性和质量，甚至在约定的时间内治疗师可以实时对患者的步态进行指导。同理，对于作业治疗师或手功能治疗师来说，也可以通过视频的方式来指导和观察患者上肢的训练。录像比书面描述和图片更直观，更容易理解，可以提高康复的质量，同时可保证患者因为种种原因需要咨询不同的治疗师的过程中康复治疗的连续性，提高患者的训练质量和依从性。

对于治疗师来说，目前对患者进行居家康复信息化管理仍存在一些局限性和障碍。第一个障碍在于因缺乏合适的平台对数据进行统一管理，患者与治疗师的联系方式复杂，传统的聊天软件在传输和储存视频上并不方便，而转换到带评估功能的视频软件上又需要很多操作，不同治疗师、不同部门、不同医院之间无法形成有效的联系，导致资料无法统一使用。此外，由于伦理和隐私原因，患者出院时须删除视频记录，治疗师疏忽时就可能忘记。作业治疗师和物理治疗师希望有更有效的方法来管理部门内和部门间的通信信息，有统一的 App 或信息化平台对这些资料进行整合和分析，让不同治疗师、不同部门甚至是不同医院可以共享患者在康复过程中的相关资料，从而更好地了解患者的康复进程。第二个障碍是部分病房内限制使用 iPad 和电脑，不便于治疗师即时地记录干预措施。第三个障碍是一些知名 App 需要订阅。仅部分脑卒中患者出院后购买了 App，还有部分患者并没有订购，即使他们在康复过程的早期受益于该 App。另外，App 本身质量参差不齐，脑卒中康复领域缺乏高质量的 App，订阅成本使得患者不愿过多尝试。第四个障碍是许多 App 解决方案的功能不够简单，超出了一些脑卒中患者当前的认知能力，App 时常会进行一些更新，患者和治疗师需要不断学习才能掌握更新后的应用。第 5 个障碍是 App 中的很多运动方案是由非专业人士设定的，治疗师往往难以进行修改和设定，无法结合本身的界面给予患者运动方案指导而需要转去与患者的聊天界面给予文字性指导，失去了使用 App 的便捷性。

目前看来主要障碍还是 App 或信息化管理平台的质量欠佳，这些平台或 App 的质量直接决定了患者和治疗师的体验以及治疗师是否愿意实施对患者的信息化管理。尽早由专业人员和机构搭建合适的平台以及推出功能友好的 App 将有助于提高信息化康复管理的质量。

相比于在院或门诊康复，居家康复时治疗师无法对患者实施手法治疗，尽管治疗师的一部分工作可以被患者借助工具的自我手法操作或者家属的辅助所替代，但是缺乏专业指导的训练和评估导致患者完成训练的质量和数量往往不能令人满意。脑卒中患者的训练细节需要由有经验的治疗师通过与患者的接触进行评估，这种情况下，可穿戴设备可以帮助患者更好地达成居家康复的目标。如果从超急性期就开始使用可穿戴设备，经过住院和门诊阶段的磨合，患者对设备比较熟悉且可熟练运用，后期转到居家康复时，可穿戴设备就可更好地代替治疗师的作用。有研究表明，电刺激结合手套等可穿戴设备可以有效提升脑卒中患者居家康复的质量。可以识别患者手指或上肢关节运动的可穿戴设备不仅可以用来进行训练，还可以采用不同模块对患者的手部运动功能、表面肌电信号进行收集，从而更好地评估患者的状况。相比于家属拍摄的视频或患者的口述，这些设备的评估数据更加客观。国内目前也有相似的产品问世，羿生康复机器人手套结合低频电刺激设备在临床上已经开始投入使用，后续相关的科研成果和临床结果也将陆续公布。

相比于心血管疾病患者，脑卒中患者的心电和血压监测往往不足。由于发病机制有共通之处，脑卒中患者往往也是心血管意外的高危人群，相比于医院中有较为完善的抢救措施，居家康复的安全性更需要关注。国外已经有相关专业人员研发出基于肌电和心电的居家康复平台，该平台与机器人手套控制模块相结合，可为康复训练中的机器人手套提供精确的控制策略。该评分可在软件界面上实时显示患者的心率、指屈肌和指伸肌肌肉强度等信息，为医师或患者提供大量的医学参考信息。基于此可穿戴的肌电／心电系统原型，可以构建基于肌电／心电的移动医疗 App，提高家庭治疗的有效性和安全性。

脑卒中患者常常合并多种慢性病，如冠心病、高血压、高血脂、糖尿病等，住院期间一般都能得到较好的管理，相关指标也可以得到较好的控制。出院后，患者的作息习惯，包括是否按时服药、是否规律运动和训练、是否进行饮食控制等都很难进行随访和跟踪。饮食或运动日记是一种帮助患者进行自我管理的方法。但是，让那些自控能力较差的患者记日记本身就是一件很困难的事，而那些能够坚持记日记的患者也许并不需要去提醒和关注就能较好地完成自我管理。信息化管理可以通过设备对患者进行提醒，这种提醒可以是系统预先设置的，也可以是治疗师或相关医护人员主动进行的，患者有无按照提醒完成相应任务可实时反馈给治疗师或相关医护人员，医护人员再根据患者的实际情况给予用药、运动、饮食或心理方面的建议。这样的双向模式一方面可以使患者在督促下更好地执行医嘱以及遵循相关医务人员的建议，另一方面治疗师可以获得相应的院外临床资料，观察患者的行为和疗效，从而提高临床水平。

全周期信息化脑卒中手功能康复管理从超急性期到慢性期关注了手功能一系列的变化，通过信息化的管理，让治疗师及医护人员的功能和角色进一步延伸，可以管理到患者的方方面面，保证患者的训练质量、医疗质量，也提高了训练的安全性。"治疗师的手"从脑卒中超急性期一直陪伴到患者出院回归家庭和社会。家属对患者的管理也不再孤独无助，在信息化管理的指引下，医疗团队可以为患者及家属提供更多支持。信息化管理节省了治疗师的人力，可使治疗师有更多的时间关注患者的病程、优化康复策略。全周期信息化管理可使脑卒中手功能康复过程变得更清晰明了，对患者、患者家属及相关医务人员都有重要意义。

第三节　全周期手功能康复信息化管理的实现

全周期手功能康复信息化极具意义和价值，也极具难度和挑战。上海司羿智能科技有限公司开发的手功能康复机器人、智能康复镜、上肢康复机器人、主动上肢康复结合评估系统及康复信息化平台 5 个产品完整地实现了手功能康复信息化的全周期管理。

一、手功能康复机器人

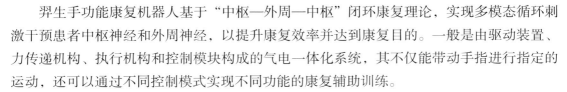

羿生手功能康复机器人基于"中枢—外周—中枢"闭环康复理论，实现多模态循环刺激干预患者中枢神经和外周神经，以提升康复效率并达到康复目的。一般是由驱动装置、力传递机构、执行机构和控制模块构成的气电一体化系统，其不仅能带动手指进行指定的运动，还可以通过不同控制模式实现不同功能的康复辅助训练。

康复机器人手套可提供被动、主动、抗阻、双手镜像、分指、助力及声控等多种训练模式，涵盖从脑卒中超急性期到慢性期的全周期康复。如被动训练模式可为患者提供超早期的被动运动训练。助力训练模式主要在软瘫期的脑卒中患者出现轻微运动时，可佩戴手功能康复系统的气动康复手套，监测患者的轻微活动并辅助患者完成训练动作。脑卒中后痉挛是致残的主要原因之一，可使用机器人手套帮助患者预防手掌痉挛，改善偏瘫侧手功能。该系统设有语音声控功能，可观察手的抓握动作，提高患者主动参与意愿，改善患者的语言功能，增加手运动皮质的兴奋性。

除了医用款，上海司羿智能科技有限公司推出的家用款康复机器人能更好地贴近患者，帮助患者进行居家训练，便于携带，使用方便。该设备结合了柔性机器人技术和神经科学，帮助患者通过运动再学习促进神经损伤的康复，提高手部活动能力，帮助患者进行手指屈伸，降低患者手部肌张力，缓解水肿和僵硬，加快手功能康复进程。家用款康复机器人配套的小程序可将康复过程电子化和数据化，为患者提供数据记录报告，有利于康复师跟进康复进程，患者还可在线联系康复师远程咨询，康复师也可远程指导调整训练处方，加强了患者与康复师的联系（图 16-3-1）。

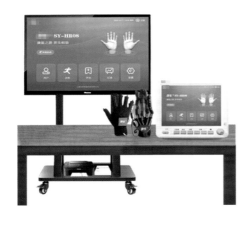
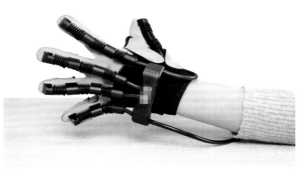
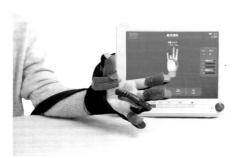
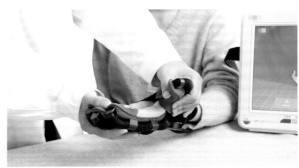

图 16-3-1　手功能康复机器人

二、智能康复镜

　　羿生智能康复镜是一种镜像康复训练装置，利用镜像疗法，将健侧活动的画面复制到患侧，让患者想象患侧运动，通过镜面等设备形成视错觉、视觉反馈，结合康复训练项目而形成的治疗手段。所谓镜像疗法就是遮挡住患者的患侧手或上肢，同时将一个镜子放置在桌面上，健侧手和患侧手分别对称放置于镜子的两侧，通过镜面镜像显示患者的健侧手，患者目光注视镜面，将镜面内的健侧手当作自己的患侧手。如健侧手进行手部屈曲和伸展运动，患者集中注意力注视镜面，同时想象镜面内显示的动作为对应患侧手的动作。通过不断的视觉反馈（包括运动观察成分）刺激大脑初级运动区皮质，从而影响皮质的电活动及兴奋性，促进脑功能重塑，以辅助运动功能恢复。智能康复镜可根据使用者的姿势调整动作镜像显示模块的倾斜角度，以保证使用者的上肢动作和下肢动作可以清晰地在动作镜像显示模块中显示，以更好地进行镜像康复训练。使用者还可以根据动作提示语音进行系统的动作康复训练，有利于提升使用者在使用过程中的参与度与沉浸感（图 16-3-2）。

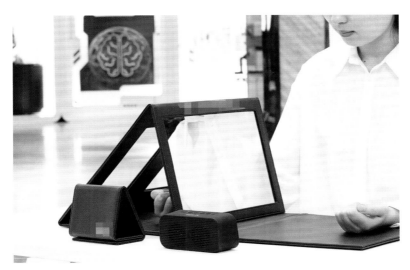

图 16-3-2　智能康复镜

三、上肢康复机器人

羿生上肢康复机器人是一款智能化上肢康复机器人产品，在涵盖被动、助力、主动、抗阻的前提下，突出医家两用的特点，提供具有高性价比且符合医院、社区、家庭三级场景需求的一体化解决方案，将上肢智能化康复各场景打通并最终带入家庭，提升患者的康复效率。经济便携型的上肢康复机器人是可以更好地满足医院（特别是基层医院）、社区、家庭全场景上肢康复需求的康复设备。它采用全方位移动底盘，采用成熟的全方位移动平台，结构简单、成本低，易推广；设备主机体积小、质量轻、便携、易用、安全，可快速在不同场景中切换，满足多场景使用需求；采用精密光学定位系统，精度可达 0.03 mm，对患者的动作感知更加敏感、精准（图 16-3-3）。

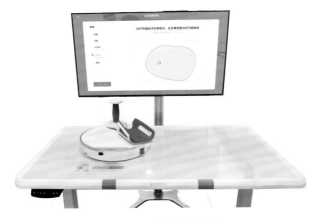

图 16-3-3　上肢康复机器人

四、主动上肢康复与评估系统

羿生主动上肢康复与评估系统是一款用于上肢减重的训练器械，为上肢支撑提供动力，其助力曲线柔和，符合人体上肢运动规律，患者可以在完全零肌力下进行康复训练，减少了使用限制，可加快康复训练的进程。

该产品主要包括硬件和软件两部分。硬件部分包括机械结构的设计和搭建。软件部分包括3D场景的建设、模型的读取重绘以及对模型运动的控制、基于kinect的肢体运动检测。患者训练实际是一个参与游戏的过程，由kinect检测其肢体状态，进而反映在虚拟场景人物的运动状态中，通过控制游戏中人物的动作实现某些游戏目标，从而达到训练的目的。在训练过程中，摄像头读取肢体角度、速度等参数，从而使训练更加科学和安全。将交互式VR技术与康复训练机器人技术相结合，在机器人辅助四肢康复训练过程中引入生动的、多感知的交互式虚拟场景，达到虚拟场景漫游的效果，使患者通过观看情景中的人物运动产生身临其境的感觉，为其康复训练带来乐趣，增加患者康复训练的积极性。开展情景交互式康复机器人的研究，开发和提升其中的信息检测、虚拟场景人机交互、机器人控制、触觉反馈、基于生理信息的康复评估等关键技术，提高患者康复训练的积极性、可靠性、科学性，从而改善康复效果。

卒中后的偏瘫患者多存在肩、肘、腕等上肢关节的感觉和运动障碍，在训练指关节的同时进行上肢整体协调训练可更好地促进整体肢体功能的恢复。司羿智能主动上肢康复与评估系统可为上肢支撑提供动力，其助力曲线柔和，符合人体上肢运动规律，患者可以在完全零肌力下进行康复训练，大幅缩减了患者使用限制；能在多个维度实现上肢的被动、助力、主动运动；减重等级可随患者适时调节，结构高效精简，使用简单，不限制使用场景，随时随地可开展康复训练；还可结合羿生手功能系列产品、训练反馈信息和评估系统进行情景互动和训练。

五、康复信息化平台

随着互联网技术的发展，越来越多的患者期望以互联网为媒介，"足不出户"就能享受到医疗服务。康复信息化平台在当下康复治疗师严重短缺的情况下，借助互联网技术将康复课程按病种标准化，同时提供在线康复咨询、康复训练指导、病例管理和康复随访服务，充分利用可穿戴设备、动作识别技术的成果和转化应用，不仅能够有效缓解治疗师不足的问题，还能够及时开展康复随访，督促患者按照既定计划完成康复。同时，远程康复具有持续、规律的优势，成本相对较低，更易被患者家庭所接受。

羿生康复信息化平台是一款基于微信小程序的线上康复平台，依托于微信生态体系，贴合广大患者的使用习惯，方便其更加便捷地进行康复。羿生康复信息化平台基于"智能硬件＋内容＋服务＋AI"的核心理念，依托互联网、5G、AI、大数据等技术，同时在智能康复设备群的基础上，融入定制化康复内容和AI支持以及全周期全环节服务，融合线上康复咨询系统、远程问诊系统、康复方案系统、康复教育系统、康复随访系统、康复分析预警系统等对患者进行全周期、全环节、全方位的康复支持。该平台通过大数据分析构建康复知识图谱和专家系统，拓展包括视频评估在内的康复评估，建立以用户为核心的个性化康复训练处方，实现线上专业评估、康复训练、远程康复指导。同时该平台基于。

医用/家用场景，打通医院、社区、家庭三级场景康复，使康复设备、康复处方、康复数据在康复各环节一体化流转，依靠技术将前沿康复方式及技术带入社区，走进家庭，为患者康复做出努力（图16-3-4）。

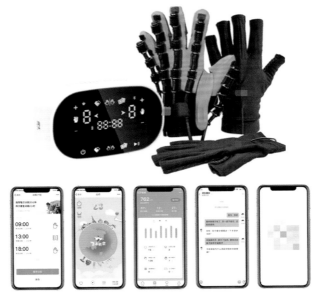

图 16-3-4　康复机器人手套及相关 App

在患者生命体征较为稳定的情况下，超急性期患者的康复与管理是从患者发病24 h内就开始的。在卒中发生的第一天，治疗师首先在信息化设备上为患者建立档案，内容包括患者的基本资料、发病时间、发病部位、既往病史、家族史、用药情况等。

第一次训练内容建议患者家属进行录像并上传到信息化档案中．此时的训练内容以被动训练和运动想象训练为主。根据患者脑卒中的部位，相应的信息化软件会自动筛选出适合早期患者观看的视频（如损伤位于右侧大脑半球，需要训练患者的空间定位及图像识别能力，如损伤的是左侧大脑半球，则需要侧重患者的语言功能恢复）并提示家属定时给患者观看。

手部感觉需要更多的刺激和输入，在治疗师的常规治疗结束后，利用羿生康复机器人手套进行有规律的被动运动训练可以让患者的本体感觉在早期就得到刺激。相比于金属材质的刚性外骨骼机器人，羿生康复机器人手套以柔性纺织物弯曲传感器代替市面上普遍使用的弯曲传感器。柔性纺织物弯曲传感器柔韧性好、灵敏度高、贴合度高，更适用于手指弯曲度数的实时测定及运动，柔性材质相较于刚性材质也更为轻盈和小巧，适合治疗师会诊治疗以及患者居家康复。由于患者可能无法长时间处于坐位，并且早期肩关节及肘关节屈肌的无力导致患者无法很好地观察自己手部的运动，利用相应配套 App 给予运动影像及声音刺激可以解决这一问题，App 中的图像和声音与手套的运动是互相对应协调进行的，在多重刺激的输入下，可以帮助患者手部的运动觉更快恢复并刺激大脑相应的运动区兴奋。

在早期康复中，低频电刺激也是一个非常重要的手段。患者通过训练可以在日常功能性活动中得到运动、本体感觉及认知的综合输入，增强关节和肌肉信息传入，提供更好的运动视觉反馈及对运动点的直接刺激，调动患者参与自主性运动的积极性，刺激和增强运动皮质的功能连接，进而促进相应皮质的活动，其本质是达到神经功能重建的目的。目前医用的电刺激需要专业人员去操作，体积较大，有限的医用资源也导致患者无法得到足够的治疗。羿生低频复健仪在临床上可以很好地替代目前院内低频刺激设备，同时该设备也可以连接信息化管理小程序 /App，由治疗师选定部位、刺激参数及治疗时间，并通过信息化管理小程序 /App 反馈给患者，让患者可以遵从治疗师的处方更精准地对偏瘫侧的肌肉进行刺激（图 16-3-5）。

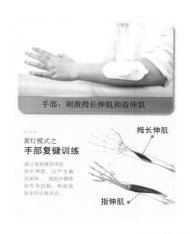
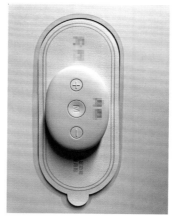

图 16-3-5　低频电刺激

信息化管理小程序 /App 可以生成相应的在院治疗日志，该日志包括患者当天治疗的项目、时间及强度等指标，还有患者在治疗时的视频及图像资料。患者可在患者端确认以上资料，并且可以删除自己不希望被保存到云端的资料。当天的治疗反馈可发送到治疗师端，治疗师收到患者反馈及治疗日志后给予相应回复，双方确认后当天的治疗记录将被保存在云端。至此，第一次治疗的信息化管理流程完成。

在完成第一次治疗以后，患者与治疗师之间也逐渐建立了信任关系。为了进一步了解患者的情况，除了运动功能，患者的生活习惯、饮食、心理状况都需要进行全面的评估，这些量表都由信息化管理小程序 /App 推送给患者端并由患者在治疗师或相关卫生人员的指导下完成。随着患者病情的改善和功能的恢复，患者需要定时（一般为每月 1 次）评估。运动功能的评估包括肌力、肌张力、主被动关节活动度等需要治疗师以视频的形式上传。羿生康复机器人手套也可以在早期评估患者手部的动作，柔性纺织物弯曲传感器可以很好地贴合患者的手指，在进行主动运动时非常细微的动作都可以很好地被捕捉到，而在进行被动运动时，不同速度的被动运动可以评估手部在不同速度刺激下的肌张力。每次训练时这些数据都被记录下来，并每周生成图表反映患者的训练情况和功能状态，使患者和治疗师可以更直观地观察到患者的进步以及功能的变化。

当患者可以坐起后，视觉反馈就可以更多地依赖患者自身的肢体功能，这时需要在健侧佩戴羿生康复机器人手套。相对于患侧，健侧端机器人手套的主要作用是信息采集及运动模式识别。即便是简单的四肢联合屈伸或对指等动作，每个人的手部在运动时都有不同的模式。脑卒中后手部失去运动功能，既往的运动模式很难重构和追溯，但其对患者来说意义重大，如果能找到病前的运动模式，对患者日后的手功能康复无疑是一个非常好的指引。健侧手的运动模式是目前可以收集到的最接近患侧手病前运动模式的资料，利用健侧的传感器，羿生康复机器人手套快速识别患者的运动模式并进行分析和计算，从而形成患者专属的手部运动模式模型并复制到患侧的机器人手套上，而患者手部运动模式模型也被储存到云端的患者档案中。根据健侧手的活动，羿生康复机器人手套在几乎无延时的情况下使患侧手产生相应的被动活动，由于健侧手每次的活动幅度都可能不同，每次活动都会进行重新计算和分析并反馈到患侧手的被动活动中，让患者产生双手同步活动的错觉。这样主被动活动结合的模式可以很好地激活患者的镜像神经元，形成具有羿生康复特色的镜像疗法。相比传统的镜像疗法，该创新式镜像疗法通过真实的视觉信息（外骨骼手套外周辅助产生），整合（外周）触觉信息、听觉信息，高度还原手功能运动真实场景形成多模态训练，更加有效地刺激大脑运动皮质，诱发中枢控制能力，改善手部运动功能。

在条件允许的情况下，治疗师也可以把健侧运动模式的识别和分析这一动作提前到患者的超早期康复中，利用患者自己的运动模式让患者进行被动活动，同时患者在进行运动想象时观察到的视频也是从健侧手运动并通过镜像技术处理而成的，在卧床期就可以进行镜像疗法，观察自己手也比观察陌生的手更易于接受（图 16-3-6）。

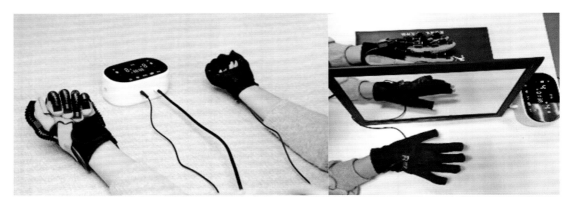

图 16-3-6　双手镜像训练机器人手套

在脑卒中超早期和急性期的康复中，传统的上肢与手功能康复往往是以被动运动以及一些大关节的活动诱发，手部活动的早期诱发通常不受重视。通过羿生康复机器人手套以及羿生低频电刺激，再结合相应的 App，对患者早期进行基于镜像疗法的训练以及本体感觉的个性化刺激，可弥补临床康复中的这部分缺失。通过 App 对患者进行信息化管理，可以在早期就关注到患者的功能状况，同时总结超急性期这一时期的患者信息，可以帮助治疗师全方位地了解患者的恢复进程。

发病 1 个月之后，患者将逐渐转到恢复期的康复治疗。经过 1 个月的磨合，患者和治疗师之间也有了一定的了解，此时双方都会收到一份调查问卷。患者端的问卷主要是对治疗师的业务水平、治疗的整体效果及治疗中的态度等进行评价，且提出相应的建议；治疗师端的问卷主要是就患者的依从性及配合度，能否较认真地完成康复任务以及康复的认同度等进行评价。双方在评价完成之后问卷都会上传到云端，是否让对方可见可以自由选择，是不是选择看对方的评价也是自由选择的。

到了恢复期，患者逐渐将训练的重心转移到特定的任务训练中，由于这个时期的特殊性，常规的运动评估需要从每月 1 次转变到每周 1 次的频率。这时进行 1 个月后首次的FMA-UE 评分，对上肢和手功能进行评估是极为重要的。在首次评估中，患者需要戴着手套进行，在完成手与上肢功能评估的各个动作过程中，患者手部的肌力、肌张力及关节活动度的变化尤为重要。测试中手部肌张力的上升说明该测试动作对于患者是费力的，而且是易于诱发共同运动和提高肌张力的。尽管在 Brunnstrom 理论中，脑卒中恢复早期需要适当利用肌张力及共同运动诱发运动，但是治疗师还是需要根据自己的临床经验适当控制肌张力的过度诱发，因为很多不良的运动模式如果被过多诱发和强化，在恢复后期则很难改正。

当测试完成后，治疗师会得到患者在活动中手部肌张力及关节活动变化的曲线图，此时治疗师需要通过经验和观察判断和识别手部的活动是主动运动还是共同运动诱发的肌张力导致的活动，App 的视频模块需要在测试中与手套同时进行记录，这样有利于治疗师在测试过程中将患者的运动与机器手套捕捉到的数据进行对比和分析。通过评估和分析，物理治疗师可以精准地将训练方案调整到某个动作的某个角度。就像制订心肺运动处方中的无氧域一样，通过手套与视频的对应评估，治疗师可以找到患者的"肌张力域"，从而避免患者在训练中过度诱发手部的肌张力。下肢训练及步行在很多时候往往是过度诱发上肢与手部痉挛的"元凶"，患者过早地进行步行训练以及强度过大的下肢训练会诱发全身肌张力的提高。很多时候，尽管手部治疗师或作业治疗师对患者的手与上肢小心翼翼，但是物理治疗师在训练下肢时有时却会让这份小心翼翼的成果"付之一炬"，所以建议在进行下肢及步行训练时佩戴手套对患者手部的肌张力进行监控。

　　通过发病 1 个月后的第一次评估，治疗师为患者制订综合康复方案，使患者即使由不同治疗师进行治疗也能保证治疗的连续性和同质性。每次治疗之后，治疗师根据当天的治疗情况编写和提交患者从治疗室回病房后的训练任务。患者通过 App 查看内容之后，每完成一个项目都需要进行确认，完成情况会在第二天反馈到治疗师端的 App 中。在患者同意的情况下，治疗师可以在 App 中将同一病区的病友组成小组，患者每日进行打卡，可以有效提高患者的依从性和康复的积极性。App 中还开通了"亲情号"功能，开通成为亲情号的账号可以从查看 App 中的数据和视频，以及与治疗师之间的互动来了解患者的康复情况，让无法陪伴在患者身边的家属也可以参与患者的康复过程，协助医护人员监督患者进行训练和治疗。这个阶段相比于早期，患者需要更多不同功能性动作的训练，任务导向性的运动比单纯地完成一个动作往往有更好的运动效果。每个人完成任务的习惯和运动模式都是有区别的，与之前健侧手套对于健侧运动的识别一样，患者需要先佩戴健侧手套完成相应的任务来让设备进行分析和学习。App 有相关的动作库及动作建议，治疗师也可以根据自己的经验设计动作来训练，通过一段时间的训练，患者会得到一个包含了丰富健侧动作的动作库。羿生康复机器人手套在训练中可以辅助患者在任务导向性训练中更好地完成任务，从而给大脑以正反馈。羿生低频复健仪在训练中，尤其是完成任务中手部放下物体的运动中，可以有效地刺激指伸肌的运动来帮助患者放下物品，通过之前检测任务模式的学习，由 App 智能化控制的电刺激可以在适当时候刺激指伸肌来完成放开物体的任务。"中枢—外周—中枢"结合刺激在大脑中形成了一个闭环（图 16-3-7），更好地起到训练患者手功能的目的，而在训练中的语音刺激则能在完成任务时刺激更多的感官，激活更多的大脑区域。

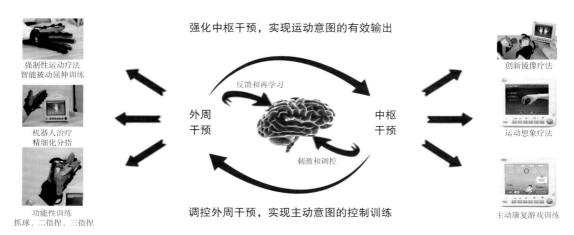

强化中枢干预，实现运动意图的有效输出

强制性运动疗法
智能被动屈伸训练

机器人治疗
精细化分指

功能性训练
抓球、二指捏、三指捏

反馈和再学习

外周干预

中枢干预

刺激和调控

创新镜像疗法

运动想象疗法

主动康复游戏训练

调控外周干预，实现主动意图的控制训练

图 16-3-7 "中枢—外周—中枢"式闭环模式

　　单纯的任务导向训练和运动训练在康复过程中会略显枯燥，羿生康复机器人手套在电脑端口还配套了轻松的游戏来帮助患者恢复，并且开放了竞技比赛模式。治疗师可以选择功能恢复相近的患者来进行两两比赛，甚至可以设置每周得分排行榜来激励患者更多地通过游戏来进行训练。有研究表明游戏疗法可以很好地激励患者的康复积极性。开发出可以让患者更多地参与、符合脑卒中康复理念的游戏，可以进一步发挥羿生康复机器人手套的作用。相对于传统的康复模式，游戏中患者的表现更容易转化成数据从而进行信息化管理，如果能设计出从超急性期到居家康复阶段都有与之对应的高质量游戏化的训练疗法，全周期手功能康复信息化管理中很多的难点问题就可以得到解决。所以，游戏化康复未来会成为全周期手功能康复信息化管理的亮点和特色（图 16-3-8）。

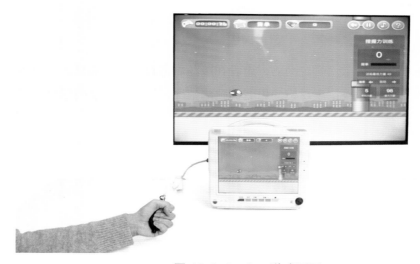

图 16-3-8 App 游戏页面

在院期间，患者的手功能康复依托治疗师的全程陪同，再结合手套、低频电刺激及 App 等一系列信息化管理的措施，保证了康复的质量。相较于传统康复，在院期间这一系列信息化管理可以帮助提高患者的康复治疗质量和训练效果。精准化的治疗，实时地进行反馈和沟通，通过面向家属、病友、治疗师的互动来提高患者的积极性，游戏疗法这一创新模式更是让患者摆脱了训练中的枯燥，为未来全周期手功能康复信息化管理提供了进一步发展的方向和目标。

相比于住院及门诊期间有治疗师和相关医务人员的陪伴，出院患者回归家庭以后往往会因为失去了治疗师和医务人员的指导而缺乏安全感，害怕自己的训练没有效果，又或是因为没有监督而导致训练的完成度降低甚至终止训练。这一时期需要专业人员通过信息化管理与患者取得联系，由于脑卒中后遗症期功能恢复逐渐处于瓶颈期，进步的空间也不是很大，因此这一时期的信息化管理最主要的还是给予患者更多的心理上的支持和鼓励以及对生活方式的管理，与医务人员的互动和联系可以有效缓解患者从医院到家庭的无助和焦虑。

患者出院后较为完整的评估只能在定期来院随访时才能完成，而回归家庭社会后，部分患者因为多种原因无法完成定期随访，这种情况下，通过可穿戴设备及通信设备对患者状况进行评估可以保证患者在整个治疗过程中评估的延续性。通过 App 及羿生康复机器人手套进行训练可以在训练的同时实时监测和评估患者的数据，并将相应数据反馈给治疗师，保证了治疗师和患者之间相互的联系。

很多脑卒中患者在出院后由于缺乏自我管理能力，往往会导致功能的退化，甚至不能遵医嘱按时服药。通过对于患者的信息化管理，利用相关 App 中的特定功能，可以对患者的饮食、服药、睡眠及运动情况都进行管理。患者每天将自己的饮食拍照，然后运用相关 App 中计算能量的功能实时监控每日能量的摄入情况，甚至可以寻找专业营养师进行咨询。医师在出院时将患者所有服药的剂量及服药时间发送到 App 上，再由 App 自动生成闹钟提示患者在特定时间服用特定药物，患者在服药后进行确认以对自己的用药情况进行记录。目前很多可穿戴设备都可以检测患者的睡眠情况，当发生睡眠问题时，患者可以通过 App 向睡眠专家进行咨询，专业人员可以从 App 中获取患者睡眠相关资料甚至是患者之前填写的关于心理状况及睡眠质量方面的量表进行综合评估。

从脑卒中发生后的超急性期的介入，到最后患者回归家庭和回归社会，信息化管理无处不在。脑卒中患者手功能的全周期信息化管理借助可穿戴设备和配套的 App，可以帮助患者进行更专业、更精准化的评估，制订适合患者的个性化康复计划。借助相关从业人员的创造力，游戏化的信息化管理可以帮助患者获得更好的训练和就医体验。信息化管理侧重于促进患者与治疗师及家属之间的联动，发挥家属这一群体的作用，可以更有效地提高患者的依从性和积极性。通过羿生康复机器人手套及羿生低频复健仪结合 App 这一产品可以看出，已经有越来越多的从业人员在向脑卒中全周期信息化管理这一方向努力，通过医工结合的方法双方强强联合，取得了"1+1 ＞ 2"的效果。希望未来可以在这一方向上进一步努力，打造出符合我国国情，适合我国患者的优化的脑卒中信息化管理平台和设备。

六、手功能康复的未来——信息化与数字化交融

前文提到的信息化已经走在了路上，那么信息化之后呢？手功能康复又将进入哪一阶段来更好地造福百姓、服务患者呢？有一个答案很有希望，那就是数字化。那么数字化与信息化又有什么区别呢？以下用名片这个比喻来形容二者的区别。过去，我们使用的是纸质名片，每个人用一张小卡片，上面印有个人的姓名、地址、职务、电话号码、邮箱、单位名称、职业等。这就是名片 1.0。随后纸质名片被电子名片替代，之前的纸上由油墨打印出来的信息变成了一个个字符，但是这个名片可能只是储存在个人的手机或电脑里，只是在交换名片的时候进行转移，这就是名片 2.0。所以信息化可以看成是把原来纸质的信息和材料转为可以储存的字符和代码，把原来需要用纸笔处理的内容交给计算机处理，提高了工作效率。而数字化名片，则不需要在手机和电脑上存储，在我们把名片编辑好以后，系统会自动把名片储存到云端，在需要时只需要输入账号和密码就可以从云端获取。相比于信息化名片，数字化名片依托各种数字化的网络平台，内容会更丰富，更个性化，这就是名片 3.0。简单来说，信息化就是把纸上的文字或其他信息转变成字符或二进制代码等可以储存在电脑或电子设备中的形式。拍摄视频或照片也可以看作是信息化行为，上文中提到的利用可穿戴设备将患者的手部肌张力和肌力进行评估并上传到设备中，以及将患者各种评估资料在手机 App 上进行填写，这些都可以看作是信息化的表现，但是还远远达不到数字化的程度。患者的资料和各种康复信息尽管也是储存在云端，但是这个云端可能只存在于特定 App 的服务器或特定的设备中，如果患者不继续订购该 App 的话，很有可能患者在该 App 云端的资料就无法导出和查看。信息化的思维模式是自上而下的管理型思维，就像相关医务人员及治疗师对患者的管理一样，信息化使得管理成本和效果以及储存信息的能力大幅提高，但是信息化只是简化工作流程、提高工作效率、提升工作品质的一种手段，只是顺应科技和时代发展的顺势而为，信息化对于患者和医务人员来说是必要的，也是向前发展的必经之路。上文已经举例说明了信息化对于脑卒中手功能康复的影响，但是如果想要更进一步地服务患者，打造以患者为中心的康复模式，在信息化的同时如果加入数字化思维可能会取得更佳效果。

通过信息化的技术手段，我们对患者进行了很好的评估和干预，并且把患者的基本资料、既往病史及现病史、康复评估以及其他各项评估、康复日志等资料上传到了该 App

的云端中，通过患者、患者家属及相关医务人员的努力从超急性期开始对患者进行了全周期管理，从技术层面来说，已经较好地体现了信息化管理这一理念。而数字化则需要我们去打破壁垒，放弃以往医务人员管理患者的思维模式，反过来从患者的角度出发，思考患者的需求。令人欣喜的是上文的例子中有很多方面也体现了数字化思维，如利用游戏疗法促进患者训练的积极性和提高参与度，亲情号这一创新让无法陪伴患者的家属也可以参与到患者的康复进程中来，又比如通过机器人手套作为媒介让患者的健侧手带动患侧手活动，达到真正的"镜像"训练的效果，包括现在推进的康复面向基层和社区的推广，也可以看作对三级甲等医院医疗资源相对于患者受众稀缺的一种数字化思维的改进。这些例子都说明了数字化思维已经在我们相关从业人员中生根萌芽，越来越多的医务人员和从业者开始从患者的角度思考问题，满足患者的需求成了产品及 App 设计最重要的指标。不仅如此，对于信息的共享也是需要进一步提升的方面，在信息化管理的背景下，医院与医院之间，不同 App 之间的信息往往无法共享，相比于其他领域，医疗领域中患者各类检查报告及病史等信息的要求更为严格也有更大的需求，如果可以在保证患者隐私的情况下做到信息共享的话，医师很容易就可以获取患者的所有病史和数据，在进行诊断以及提供建议时也可以给予更为准确和专业的建议。而这样的一个平台有机会消除不同地区及不同级别医院之间康复资源分配不均的问题，有经验的康复治疗师或康复医师可以根据患者的病史以及从超急性期到目前为止一系列的康复资料分析和制订计划，从中可以获得患者大部分的信息。基于此制订的方案又会是非常具体而又易于操作的，可能仅仅需要通过一些可穿戴式设备来进行治疗，精确到训练动作角度的运动指导可以帮助下级医院或康复人才相对匮乏的地区仅仅需要以执行操作者的身份来为患者实施康复治疗，而诸如此类的基于 App 等信息化管理模式的远程会诊也可以帮助当地的治疗师进步。

医务人员从上而下对患者的管理模式通常来说是相对单一和有迹可循的，从患者的需求角度出发的管理模式则会有很大的空间值得我们挖掘和改进。医患关系从来都不应该是管理关系，而是在治疗疾病过程中相互学习、共同成长的伙伴关系。不论是信息化管理还是数字化管理，其本质都是提升医务人员的服务质量，两者应该是相互依存、缺一不可的。如果只谈信息化而不顾数字化发展，那么即使是再好的医疗条件也会显得缺乏了一丝温度，只顾数字化而忽略了信息化的发展则会缺乏技术扎实的根基。

司羿智能依托互联网、5G、AI、大数据等技术，建立了互联网康复医院平台，提供了一种新型医疗服务模式——"互联网＋康复服务"平台，是"智能硬件＋内容＋服务＋AI"新模式。结合现有的智能化康复产品群及 3000 多家医院、20 000 多用户、10 万多关注精准待转化用户等资源，联接医师与用户，实现线上预约、评估、专家诊疗、康复指导、数据监控、康复回访等全环节线上康复，打破远程康复壁垒。

通过康复医院的互联网＋康复服务平台，患者可穿戴司羿的康复设备，采集生命体征数据、体态数据，医师可结合 AI、大数据算法，对患者的康复效果进行实时评估。同时，通过分析采集的数据，医师可及时修正康复治疗措施，指导康复治疗师下一步的治疗方向。对于脑卒中患者来说，可减少并发症与复发的可能性，不仅提升了康复治疗效果，还减轻了家庭经济负担。

此外，互联网康复医院可以对康复医师及康复治疗师进行排班，患者可通过平台预约医师或康复师上门服务，把医院康复治疗业务拓展到患者家庭，扩大了医疗服务半径，真正做到让患者少跑路。平台能预约的医师或康复师不仅限于康复医院自身，更联通了三级、二级、社区医疗机构的优质康复医疗资源，让患者有更多的选择，真正实现"互联网医院＋智能康复设备＋远程康复"，完成"医院－社区－家庭"一体化全流程跟踪服务。

远程康复借助互联网技术将部分康复医疗服务由线下转移到线上，医师可以在线为患者提供康复咨询、康复训练指导、病历管理、康复随访等服务，让康复变得便捷化。脑卒中手功能全周期康复作为一个较新的理念还有很多提升空间，在众多同行和专业人员的努力下，以扎实的信息化技术为基础再辅以数字化的升华，脑卒中手功能全周期康复一定会越来越好！

扫描下方二维码查看本章参考文献

第十七章

老年综合康复技术与服务体系
大数据管理平台的搭建与应用

第一节　老年综合康复技术与服务体系大数据管理平台的背景

现阶段，我国人口老龄化加剧，老年人群康复供需失衡明显，老年人群的康复服务体系建设尚不完全，康复技术片面；康复服务局限，地区发展不平衡，难以覆盖疾病全周期；康复信息化、科技化程度低，疾病管理与随访监控效率低下。国家重点研发项目——老年全周期康复技术体系与信息化管理研究（编号：2018YFC2002300）旨在建立智能信息化老年全周期康复技术体系，实现老年人常见疾病与功能障碍的临床－康复无缝衔接。该研究结合康复医院业务特色，整合三级康复技术方案、多模态评价模型、全周期临床－康复衔接流程，形成老年全周期康复技术体系。基于该体系搭建了智能信息化大数据管理平台，该平台包括老年全周期康复体系大数据管理云平台和康复云学院平台两大板块。

智能信息化大数据管理平台紧扣国家康复医养政策，以《康复医院基本标准》为指导，具备强大的组织保障与技术支撑能力，团队成员囊括了医疗和信息技术等方面的专家，以及具有机器学习和智慧医疗领域研究、开发经历的大数据、云平台领域技术人员。目前已围绕互联网、智慧医疗、医师在线学习交流、讨论等业务方向的核心技术进行了大量投入和研究，自主构建了涵养名医讲堂 App 和云学院等主要功能模块的智慧平台（医链）和院后随访技术。目前，团队已为北京协和医院、浙江大学附属第一医院、浙江大学医学院附属儿童医院、浙江大学医学院附属妇产科医院、河南省人民医院等 2000 多家医院提供了信息技术支持。

通过研发老年全周期康复体系大数据管理平台，建设了老年常见功能障碍康复技术数据库、老年常见神经系统疾病综合康复数据库、老年常见骨关节疾病综合康复数据库、老年常见心肺疾病综合康复数据库，根据不同方向的康复技术需求开发了康、治、护、患的平台引擎，并利用数据库关联技术和 Web Service 技术实现数据互联共享。通过研发规范化培训远程智能管理工具，基于以上相关康复技术和服务体系研究成果，建设了专业、权威的康复云学院。通过信息化技术，以复旦大学附属华山医院等 19 家医院的康复学科为中心，辐射全国，实现了资源共享以及跨区域同质化推广应用。

第二节 老年综合康复技术与服务体系 大数据管理平台的架构

一、团队构成

杭州卓健信息科技股份有限公司全力支撑与保障老年综合康复技术与服务体系大数据管理平台项目的顺利进行。平台搭建的团队投入核心研发力量 10 余人，全部为本科及以上学历，其中博士 2 人、硕士 1 人，高级职称 2 人、中级职称 7 人。团队具备独立研发老年综合康复技术与服务体系大数据管理平台的能力。

二、大数据管理平台

根据老年常见功能障碍与老年常见疾病的构成，老年综合康复技术与服务体系大数据管理平台建设了老年常见功能障碍康复技术、老年常见神经系统疾病综合康复、老年常见骨关节疾病综合康复、老年常见心肺疾病综合康复 4 个独立的数据库。利用统一的系统标准、格式研发适用的软件工具，4 个数据库按要求入选病例，收集病例的一般资料，研究制订针对各种功能障碍的老年康复评估和治疗技术方案，包括技术参数、实施流程和规范（图 17-2-1）。

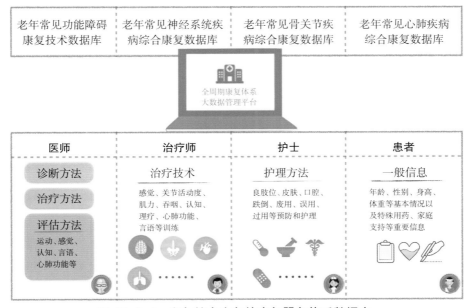

图 17-2-1 老年综合康复技术与服务体系数据库

　　整合康复技术方案、多模态评价模型、全周期临床－康复衔接流程，形成老年全周期康复技术体系，开发基于该体系的智能信息化大数据管理平台与移动终端（Web 和微信公众号），包括老年全周期康复体系大数据管理平台和康复云学院平台。研究构建老年全周期康复体系，优化并形成康复诊疗、评价、治疗、护理的管理策略，达到提升现有康复服务能力的目的。客观评价康复效果，记录患者康复数据，并针对性地解决康复专科医院在评估及治疗信息化建设的薄弱环节，实现医、治、护、患、管理者之间的信息互联互通以及医疗资源、信息共享（图 17-2-2）。

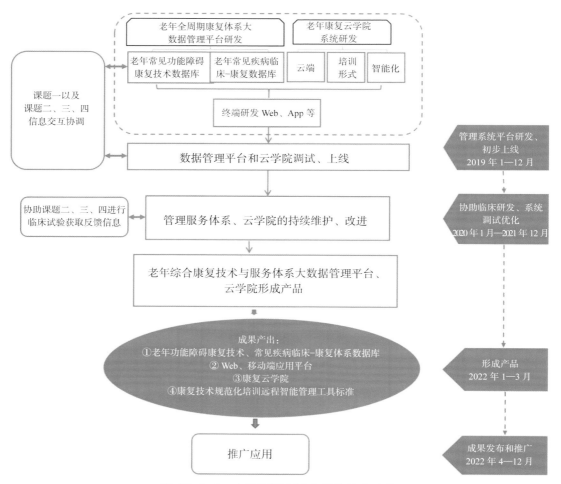

图 17-2-2　大数据管理平台总体技术路线

　　目前老年综合康复技术与服务体系大数据管理平台实现了各级医疗机构及医联体之间权限控制下的信息互通、患者流向管理、全周期康复服务、康复疗效评价、疾病病情监控、健康自主管理以及康复质量管理控制的智能化、信息化、结构化、可追溯管理，并覆盖项目参与单位以及下属康复医联体所在的 12 个城市的 20 家单位（图 17-2-3）。

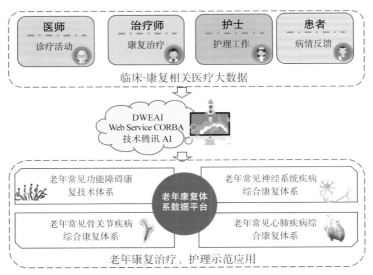

图 17-2-3 老年综合康复技术与服务体系大数据管理平台

三、规范化培训康复云学院

基于平台的康复云学院，在项目实施早期对所有课题单位参与研究人员进行规范化、同质化培训，确保临床试验数据可靠，在项目成果推广阶段对各地医联体内各级医疗机构、社区医院进行老年康复方案与服务流程的规范化培训，推进老年康复服务体系的全周期覆盖。采用分层培训模式下的康复云学院平台管理策略包括对各研究中心的标准、培训过程、培训效果、质量监管，学习行为和习惯数据的分析管理，评估各中心参与人员的能力和具体实施过程，实现整个课题管理精细化、可视化和标准化，为管理提供决策支持。经过临床验证的研究成果可以通过康复云学院平台面向全国康复学科进行互联网式的培训和普及，大大加快成果的推广和应用，并可对推广应用规范进行监管考核（图 17-2-4）。

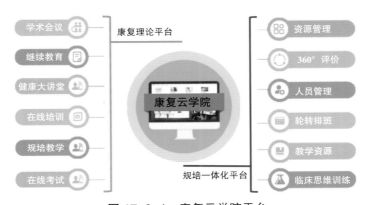

图 17-2-4 康复云学院平台

另外，康复云学院在平台架构中设立云康复学院，设立功能障碍、疾病、新技术、护理衔接 4 个系，系下分设 33 个班主任（图 17-2-5）。以班主任为管理成员的基本单位，班主任职责以标准作业程序设置，分别在课程目录设计、课程内容对接、课程设计把控、课程质量控制、课程时间节点、课程后期管理等方面规定具体要求细则（图 17-2-6）。

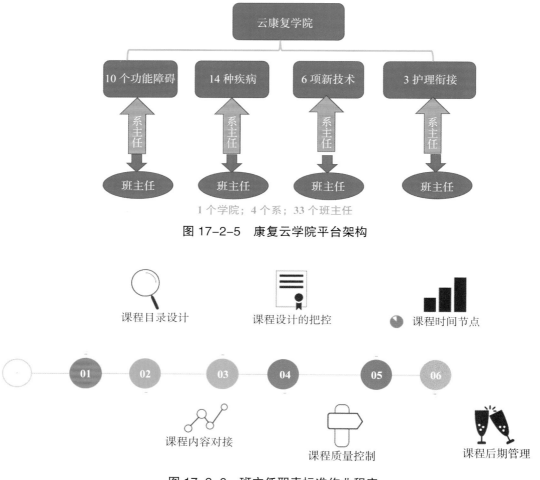

图 17-2-5　康复云学院平台架构

图 17-2-6　班主任职责标准作业程序

以老年常见功能障碍康复技术、老年常见神经系统疾病综合康复、老年常见骨关节疾病综合康复、老年常见心肺疾病综合康复 4 个数据库为依托，老年综合康复技术与服务体系数据管理平台与康复云学院平台相关轻耦合，助力课题各项成果向全国各康复机构推广应用（图 17-2-7）。

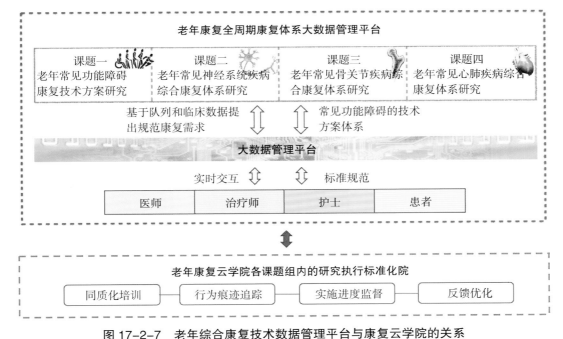

图 17-2-7 老年综合康复技术数据管理平台与康复云学院的关系

第三节 老年综合康复技术与服务体系 大数据管理平台的功能模块

一、大数据管理平台功能

老年综合康复技术与服务体系大数据管理平台基于 14 种老年常见疾病随访的 4 个数据库——老年常见功能障碍康复技术数据库、老年常见神经系统疾病综合康复数据库、老年常见骨关节疾病综合康复数据库、老年常见心肺疾病综合康复数据库建设可以进行管理服务、专科康复统计和专科康复管理，支持随访和数据监管（表 17-3-1，图 17-3-1）。

表 17-3-1　老年综合康复技术与服务体系大数据管理平台主要功能模块

主要功能模块	具体功能模块	具体内容
管理服务体系 主要功能模块	入组登记	①填写康复患者基本信息以及住院期间的临床数据（部分试点单位如浙江大学医学院附属第一医院已完成与电子病历、医院信息系统、实验室信息管理系统以及影像归档和通信系统接口对接，信息数据按课题要求自动抽取） ②支持手动录入患者基本信息、出院记录、检查记录、检验记录及手术记录等临床数据，完善患者诊疗全过程信息 ③通过特定关键字及康复方案为患者生成相应的康复计划，系统自动完成，无须人工干预 ④支持制订、调整和取消康复计划，满足部分特殊患者的康复需求 ⑤部分试点单位支持调阅患者既往住院记录，包括出院记录、检查记录、检验记录、康复记录等 ⑥支持按姓名、病案号、状态、出院日期查询出院患者信息
	课题列表	①支持按康复课题组别、科室、康复类别、康复组、康复组成员、康复状态、姓名关键字及康复日期对数据列表进行搜索查询 ②支持康复评定、治疗相关列表的分页显示
	康复记录	①支持调阅患者既往住院记录，包括出院记录、检查记录、检验记录、康复记录 ②支持按康复科室、康复类别、康复组、康复组成员、康复状态、姓名关键字及康复日期对康复记录进行搜索查询 ③支持康复记录导出为 Excel 文件 ④支持康复记录详情报告打印、导出 ⑤支持编辑康复记录报告
专科康复统计	康复类别统计	①支持按课题、康复科室及康复时间进行康复统计搜索查询 ②支持统计详情查看、导出 ③支持统计结果表格及图像化直观展示
	康复占比统计	①支持按课题、康复科室、康复模板、康复日期、康复组及康复医师进行康复统计搜索查询 ②支持统计结果导出 ③支持统计结果表格及图像化直观展示
	年度工作量统计	①支持按课题、康复科室及康复年度进行康复统计搜索查询 ②支持统计详情查看、导出 ③支持统计结果表格及图像化直观展示
	康复组工作量统计	①支持按课题、康复科室及康复日期进行康复统计搜索查询 ②支持统计详情查看、导出 ③支持统计结果表格及图像化直观展示

续表

主要功能模块	具体功能模块	具体内容
专科康复管理	康复科室管理	①主要对康复科室进行新增、修改、删除 ②支持按所属课题、关键字进行查询
	康复组管理	①主要包括对康复组和康复成员的新增创建、修改、删除 ②支持按所属课题、康复科室、关键字进行查询
	康复类别管理	①主要对康复类别进行新增、修改、删除 ②支持按所属课题、康复科室、关键字进行查询 ③支持设置关键字及康复方案完成出院患者康复计划并自动生成
	康复模板管理	①主要包括对康复问卷的新增、修改、删除 ②支持康复内容自主制订，满足不同课题病种患者的康复需求 ③支持模板预览、导入、导出 ④支持按所属课题、康复科室、关键字进行查询
	知识库管理	①主要对知识库和知识库标签进行新增、修改、删除 ②支持批量导入知识库信息 ③支持按知识库关键字进行查询

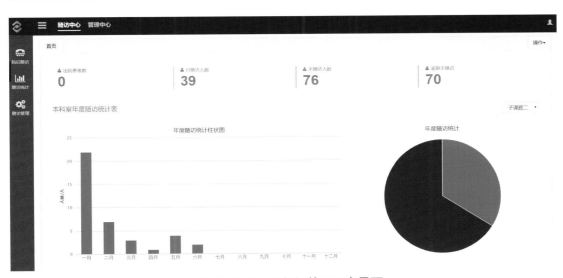

图 17-3-1　大数据管理平台界面

（一）课题随访

点击"随访中心 >> 院后随访 >> 课题随访"进入课题随访列表页面，该页面显示系统内所有科室患者记录。可以通过随访科室、随访类别、随访组、随访组成员、主管医师、随访结果、随访日期、姓名、姓名首字母、病案号、住院号、出院诊断进行查询。点击"患者姓名"可以查看患者基本信息、随访记录、出院记录、检查记录、检验记录

（图 17-3-2）。进入课题随访界面后，点击选择左侧患者列表可进行开始随访操作，点击右侧列表可以查看患者的随访知识指导。

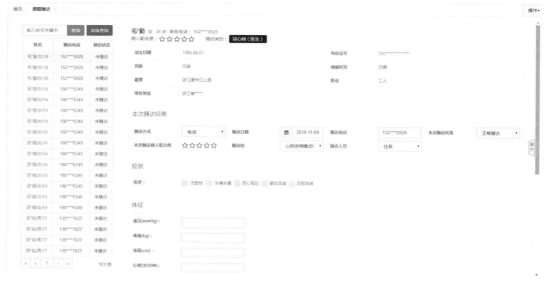

图 17-3-2　课题随访界面

（二）随访记录

点击"随访中心 >> 院后随访 >> 随访记录"进入随访记录列表页面，该页面显示系统内所有科室患者记录。可以通过随访科室、随访类别、随访组、随访组成员、随访状态、随访日期、姓名关键字进行搜索。点击"患者姓名"可以查看患者基本信息、随访记录、出院记录、检查记录、检验记录。

（三）随访登记

点击"随访中心 >> 院后随访 >> 随访登记"进入随访登记页面，该页面显示系统内所有科室患者记录。可以通过随访科室、处理状态、姓名、姓名首字母、病案号或出院日期进行搜索。点击"患者姓名"可以查看患者基本信息、随访记录、出院记录、检查记录、检验记录。

（四）随访统计

1. 随访类别统计　点击"随访中心 >> 随访统计 >> 随访类别统计"进入随访类别统计页面，该页面显示系统内所有随访类别统计结果。可通过随访科室、随访日期进行搜索，支持统计结果导出。点击统计数据可以查看统计详情数据。

2. 随访占比统计　点击"随访中心 >> 随访统计 >> 随访占比统计"进入随访占比统计页面。可通过随访科室、随访模板、随访日期、随访组、随访医师进行搜索，支持统计结果导出。

3. 客服工作量统计　点击"随访中心 >> 随访统计 >> 客服工作量统计"进入客服工作量统计页面。可通过随访科室、随访日期进行搜索，支持统计结果导出。点击图柱或统计数字可以查看统计详情数据。

4. 年度工作量统计　点击"随访中心 >> 随访统计 >> 年度工作量统计"进入年度工作量统计页面。可通过随访科室、随访年度进行搜索，支持统计结果导出。点击统计数据和柱状图可查看统计详情数据。

（五）随访管理

1. 随访科室　点击"随访中心 >> 随访管理 >> 随访科室"进入随访科室页面，可查看系统中已经新增的所有科室，可通过所属医院、关键字进行查询，能对科室进行添加、编辑和删除。

2. 随访组管理　点击"随访中心 >> 随访管理 >> 随访组管理"进入随访组管理页面，可查看系统中所有添加随访组信息，可以通过随访科室、关键字进行查询，能对随访组及成员进行添加、编辑和删除操作。

3. 随访类别管理　点击"随访中心 >> 随访管理 >> 随访类别管理"进入随访类别管理页面，可查看系统中已经添加的所有随访类别，可通过随访科室、关键字进行查询，能对随访类别进行新增、编辑和删除。

4. 随访模板管理　点击"随访中心 >> 随访管理 >> 随访模板管理"进入随访模板管理页面，可查看系统中所有添加的随访问卷模板，可以通过所属医院、随访科室、模板关键字进行查询，并能对随访模板进行新增、修改、删除和编辑模板操作。

（六）知识库管理

点击"随访中心 >> 随访管理 >> 知识库管理"进入知识库管理页面，可查看系统中所有添加的随访知识库信息，可以通过知识库关键字进行查询，能对知识库进行添加、修改和删除、批量导入操作。

二、规范化培训康复云学院

规范化培训康复云学院通过信息化技术以复旦大学附属华山医院康复学科为中心，辐射全国，实现资源共享和跨区域同质化推广应用。成员单位成员可通过电脑端网站（nnnnn.study.yilian120.com）或 App 在线学习。截至 2022 年 4 月 27 日，该平台已有注册用户 1629 人，培训项目 32 个，参培人次达到 1808 人次。针对应用中的反馈，开发团队正在积极调整平台的功能模块，以便更好地服务课题开展（图 17-3-3）。

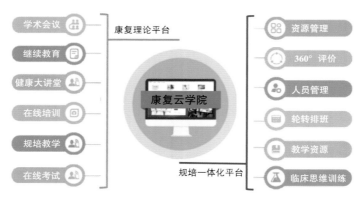

图 17-3-3　康复云学院功能架构

主要功能模块：管理员在此管理康复角色信息，增、删、改、查康复角色信息。信息包括姓名、手机号、身份证号、性别、邮箱、现工作单位、现工作科室、职称、申请时间、审核时间、审核人、最高学历等。管理员可以根据需求进行字段的显示或者不显示。可根据添加不同角色字段的设置添加角色和权限，可导入不同角色的基础信息。系统支持单个添加不同角色、批量添加、批量分配部门、批量删除，可以查看每个部门的不同角色信息，可以根据姓名、手机号、角色和状态等进行信息，筛选针对参加课题的成员单位（图 17-3-4）。

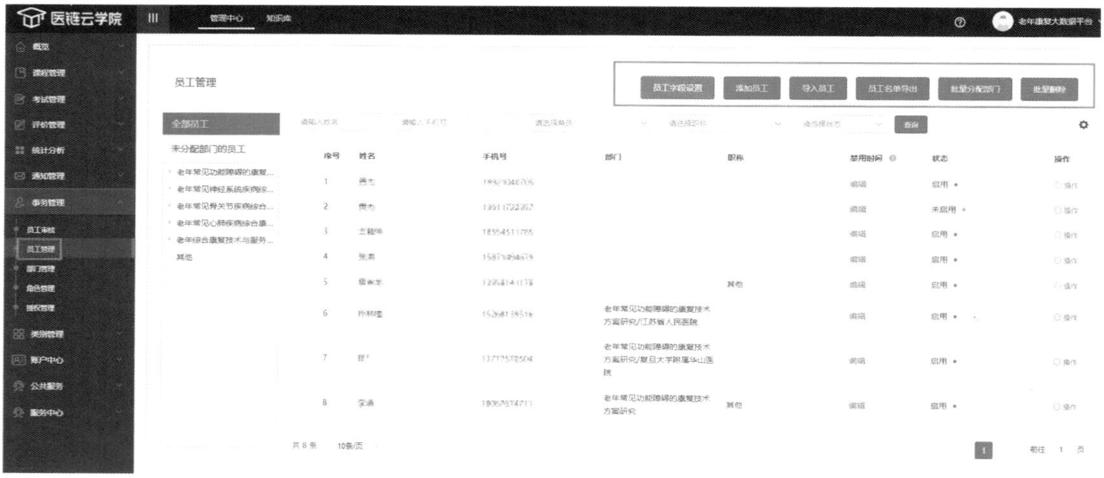

图 17-3-4　云学院权限角色管理

在线课程功能模块可进行在线课程创建、发布在线课程、课程分类管理，可根据课程需求创建自定义的课程分类。通知管理：管理员可在权限单位成员发布课程学习通知。

电脑端网站（nnnnn.study.yilian120.com）搭建使成员单位学员可通过电脑端在线学习（图 17-3-5）。